*Haarausfall*
*natürlich heilen*

1. Auflage November 2009
2. Auflage Januar 2010
3. Auflage Mai 2010
4. Auflage Januar 2011


Copyright © 2011, 2010, 2009 bei
Kopp Verlag, Pfeiferstraße 52, D-72108 Rottenburg

Lektorat: Dr. Thomas Rosky
Korrektorat: Dr. Renate Oettinger
Umschlaggestaltung: Angewandte Grafik/Peter Hofstätter
Satz und Layout: Agentur Pegasus, Zella-Mehlis
Druck und Bindung: CPI – Clausen & Bosse, Leck

ISBN: 978-3-942016-06-3

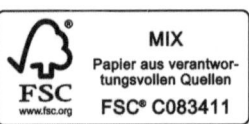

*Gerne senden wir Ihnen unser Verlagsverzeichnis*
Kopp Verlag
Pfeiferstraße 52
D-72108 Rottenburg
E-Mail: info@kopp-verlag.de
Tel.: (0 74 72) 98 06-0
Fax: (0 74 72) 98 06-11

*Unser Buchprogramm finden Sie auch im Internet unter:*
www.kopp-verlag.de

Brigitte Hamann

# HAARAUSFALL
## NATÜRLICH HEILEN

Das Geheimnis schöner und
gesunder Haare

KOPP VERLAG

# Inhalt

# Vorwort

Ich habe lange, gesunde Haare. Das war nicht immer so. Immer wieder gab es in meinem Leben Zeiten, in denen viele Haare ausgingen, bis zu dem Punkt, an dem ich »Geheimratsecken« bekam, weil die Haare an diesen Stellen zu dünn wurden. Ich fragte einige Ärzte, unter anderem eine Hormonspezialistin, was die Ursache sein könnte. Bei einer Blutuntersuchung stellte sich heraus, dass meine Werte alle in Ordnung waren. Die Hormonspezialistin meinte, ich solle mich nicht weiter damit befassen.

Ich befasste mich weiter damit und probierte einiges aus. Gegen die ausgehenden Haare half mir zunächst am besten der Tipp einer Freundin. Sie riet mir, das Haarwasser *Ell-Cranell® Alpha* zu verwenden, das ich Ihnen neben weiteren, ähnlichen Mitteln in diesem Buch vorstellen werde. Der Effekt trat schnell ein. Meine Haare wuchsen wieder nach. Auch an den Schläfen, die fast schon kahl wirkten, bildete sich ein neuer Flaum. *Ell-Cranell® Alpha* wirkt jedoch auf das Symptom und nicht auf die Ursache. Wenn man es absetzt, kann es erneut zu Haarausfall kommen.

Nach einer Reihe von Versuchen mit anderen Produkten entdeckte ich schließlich *Spirulina*, die Alge mit den wunderbaren Eigenschaften. Statt handelsüblicher Vitamin- und Mineralprodukte nahm ich davon täglich eine größere Menge – und meine Haare begannen zu wachsen sowie dichter und schöner zu werden. Etwa gleichzeitig las ich die Bücher *Gesundheit durch Entschlackung* und *Zivilisatoselos leben* von Peter Jentschura und Josef Lohkämper. Diese Bücher haben mir die Augen für die Vorgänge in meinem Körper geöffnet und mich die tieferen Ursachen meines Haarausfalls und meiner immer wieder auftretenden Beschwerden im Verdauungstrakt verstehen lassen, der ausgesprochen empfindlich auf verschiedene Nahrungsmittel reagierte. Ich begann, *7 x 7®* *KräuterTee* zu trinken, meine Nahrung mit täglich zwei bis drei Teelöffeln *WurzelKraft®* zu ergänzen und nahm darüber hinaus basische Fuß- und Vollbäder. Der Erfolg sprach und spricht für sich. Nicht nur die Haare sind gesund, auch ich fühle mich vitaler und aktiver, wenn ich das, was ich gelernt habe, anwende. Ich bin inzwischen vielen Menschen begegnet, die ausgezeichnete Erfolge mit den Produkten aus dem Hause *Jentschura* erzielt haben – und nicht nur bei Haarausfall. Aus diesem Grund werden Sie den beiden Autoren, ihrem Konzept und ihren Produkten in diesem Buch immer wieder begegnen.

Da das Gleichgewicht innerhalb der Körpersysteme und besonders des Säuren-Basen-Haushaltes ausschlaggebend für Gesundheit und Krankheit ist – gerade auch für die Schönheit und Gesundheit der Haare –, stelle ich Ihnen eine Reihe von Methoden und Persönlichkeiten vor, die sich speziell mit Übersäuerung und Verschlackung befasst haben. Darüber hinaus lernen Sie weitere Verfahren, Produkte und Nahrungsmittelzusätze kennen, die Ihnen helfen können. Der Schwerpunkt liegt dabei auf natürlichen Heilmitteln. Aber auch chemische Präparate, die gute Aussichten auf Erfolg bieten oder in der Testphase sind, werden vorgestellt. Ein Ausblick auf den aktuellen Forschungsstand zum Thema Haarausfall und eine Darstellung der Methoden, Haare optisch zu verbessern, vervollständigen dieses Buch, das Ihnen als Handbuch für Gesundheit und Schönheit dienen soll. Es zeigt nicht nur eine bestimmte Richtung auf, es ermöglicht Ihnen einen umfassenden Überblick über die Ursachen und Heilungsmöglichkeiten von Haarausfall.

Ich wünsche Ihnen viel Freude auf dieser Reise durch die Welt der Haare. Die Reise wird Sie auch durch Ihren Körper und zu den Gedanken und Erkenntnissen kompetenter Menschen führen. Vielleicht haben Sie dann am Ende eine neue Antwort auf Parzivals magische Frage gefunden: »Was fehlt dir?«

Rottenburg, August 2009

*Brigitte Hamann*

# Haare als Spiegel unserer Gesundheit

Nicht nur unsere Mimik, Gestik und unsere Ausstrahlung zeigen, wie es uns geht. Vielleicht haben Sie selbst schon beobachtet, dass auch Haut, Haare und Nägel auf unser psychisches und körperliches Wohlbefinden reagieren. Geht es uns gut, ist die Haut straff und gut durchblutet, die Haare glänzen. Sind wir erschöpft, müde oder krank, fehlt die Spannkraft.

Haare schmücken uns nicht nur, sie sind auch »Antennen« zur Außenwelt. Nicht selten führen seelische Ursachen wie Verluste, Verletzungen, Demütigungen, Ängste und Überlastungsgefühle zu Haarausfall, nicht zuletzt, weil vermehrt Säuren produziert werden. Die großen Regulierungsmechanismen des Körpers – Blutkreislauf, Hormone und Nervensystem – sind auch für den Zustand der Haare verantwortlich. Der Blutkreislauf nährt die Haarwurzeln, Hormone steuern das Haarwachstum und die Aktivität der Talgdrüsen, das Nervensystem ist über Nervenenden mit jeder Haarwurzel verbunden. Alle drei Systeme werden stark von unserer seelischen Verfassung beeinflusst. Ein schlechter Zustand der Haare oder Haarausfall ist immer ein Zeichen für ein Ungleichgewicht in unserem Körper-Seele-Geist-System. Geht es uns wieder gut, erholen sich meist auch Haare, Haut und Nägel. Wenn Sie wissen wollen, wie es Ihnen – von vorübergehenden Stimmungen einmal abgesehen – wirklich geht, dann betrachten Sie den Zustand Ihres Körpers. Seien Sie offen und ruhig dabei, das ist die beste Voraussetzung, um das körperliche Befinden klar zu sehen sowie Ursachen und Zusammenhängen möglicher Störungen auf die Spur zu kommen. Der nächste Schritt ist, Ihre Lebensweise zu überprüfen. Sind Ihre Ergebnisse gut, sind Sie mit Haut, Haar, Körperspannkraft und Gesichtsausdruck zufrieden, möchten Sie vielleicht eine Bestandsaufnahme davon machen, was Ihnen an Ihrem Lebenskonzept so besonders guttut. Andernfalls werden Sie das Bedürfnis nach Veränderung spüren. Dieses Buch soll Sie dabei unterstützen.

## Bedeutung und Symbolik von Haaren

Schon bei den Völkern des Altertums galten Haare, vor allem lange Haare, als Zeichen von Männlichkeit und Stärke, standen aber auch für Vitalität und Freiheit. Sklaven dagegen schor man die Köpfe, und auch heute noch wird das Scheren in manchen Gefängnissen praktiziert. Die Bibel erzählt, dass Dalila Samson seine Stärke nahm, als sie ihm die Haare abschnitt.

Haare drücken eine Bewunderung erregende animalische Kraft aus, was in dem Begriff »Löwenmähne« zum Ausdruck kommt. Eine starke Körperbehaarung, auch an Stellen, an denen normalerweise keine wachsen, galt lange als Zeichen für ausgeprägte Männlichkeit. Die Redewendung »Haare auf den Zähnen haben« wird in der Regel auf Frauen bezogen, die besonders bissig, aggressiv oder sogar bösartig erscheinen.

Haar verleiht dem Menschen Charakter und Individualität. Die Bedeutung, die den Haaren vom Beginn der Menschheitsgeschichte an gegeben wurde, entstand nicht, weil Haare aus biologischer Sicht notwendig wären. Sie entstand in erster Linie aus der Wirkung, die der Anblick der Haare auf andere ausübte. Länge, Form und Farbe zu verändern kann einen völlig anderen Typ aus einem Menschen machen. Wie viel Bedeutung das Haar bei der Beschreibung und oft auch

Bewertung von Menschen hat, zeigen heutige Bezeichnungen wie »Blondine« oder »Glatzkopf«.

Haare haben eine Signalwirkung und sind deshalb in unserem sozialen Leben außerordentlich wichtig. In ihrer Gestaltung drücken wir nicht nur unser Schönheitsempfinden aus, sondern auch eine Ideologie. Wenn Männer in unserer Gesellschaft zum Beispiel lange Haare tragen, zeigen sie damit, dass sie anders sind und frei von Konventionen sein wollen. Ein glattrasierter Kopf kann nicht nur aus der Not heraus geboren sein, er steht auch für das Zölibat. Mit dem Scheren der Haare verzichten Mönche und Nonnen symbolisch auf persönliche Macht und zeigen, dass sie sich einer höheren Macht unterstellen. Der kahle Kopf wird damit zum Symbol dafür, sich lieber für höhere Sphären zu öffnen, als ein von der Physis und der Materie bestimmtes Dasein zu führen. Früher schor man Menschen das Haar auch, um sie zu demütigen. Haarausfall wurde gleichgesetzt mit dem Verlust von Macht, Einfluss und Vitalität.

Mit dem Schauspieler Yul Brynner wurde in den 1970er-Jahren die Glatze allgemein salonfähig. Von nun an stand nicht nur die Haarpracht, sondern auch der kahle Schädel für Männlichkeit und Individualität. Auch die Schauspieler Telly Savalas und Bruce Willis machten die Glatze zu ihrem Markenzeichen. Frauen mit extrem kurzen Haaren wie die Sängerin Sinnead O'Connor faszinierten die Menge. Idole machen Mode, sorgen für gesellschaftliche Akzeptanz neuer Ideen und helfen Betroffenen, aus der Not eine Tugend zu machen.

Doch schon immer waren Männer auf der Suche nach einem Weg, um ihren Haarschopf zu behalten. Eines der ältesten in der Geschichte der Medizin bekannten Medikamente ist ein Mittel gegen die Glatzenbildung bei Männern. Vor 4000 Jahren rieben die alten Ägypter ihre kahlen Köpfe mit einer Tinktur aus gemahlenen und in Öl gebratenen Hundepfoten und Eselhufen ein. Im Laufe der Jahrhunderte gab es noch eine Vielzahl solcher skurrilen Mischungen. Man(n) ließ nichts unversucht, um wieder in den Besitz einer vollen Haarpracht zu kommen.

## *Haarverlust als psychisches Symbol*

In seinem Buch *Krankheit als Symbol* sieht Rüdiger Dahlke in Geheimratsecken die Aufforderung, sich philosophischen Aspekten und geistigen Dingen zu öffnen. Eine hohe Stirn zeigt das Bedürfnis, Raum für geistige Welten zu öffnen und diese in den Vordergrund des Lebens zu stellen. Als Grund für Haarausfall nennt er auch Selbstbestrafung und eine Regression in frühkindliche haarlose Zeiten. Man hat eine »Glatze wie ein Kinderpopo«. Alternativ kann Haarverlust auch ein Zeichen dafür sein, dass der »Urwald des Unbewussten« lichter wird und damit auch überschaubarer sowie weniger urwüchsig. Tiefer Kummer und Gram, zum Beispiel beim Verlust von geliebten Menschen, kann dazu führen, dass wir uns die Haare raufen. Häufig weist uns Haarausfall darauf hin, dass es nötig ist, von etwas ab- oder jemandem loszulassen oder sich von überlebten Strukturen zu lösen.

Haarverlust bedeutet auch, schutzlos zu sein, nackt und entblößt, allen Blicken preisgegeben, sodass nichts mehr verborgen werden kann. Er wird so zum Signal dafür, dass ein Mensch möglicherweise über seine Grenzen hinausgeht und ein Rückzugsbedürfnis hat, das gehört werden will. Alternativ kann es die seelische Aufforderung sein, sich mehr zu öffnen und weniger geschützt oder gepanzert zu zeigen oder die kindliche Offenheit wiederzugewinnen, die es erlaubt, eine neue, freiere und spontane Identität zu finden. An diesen konträren Beispielen lässt sich erkennen, wie wichtig es ist, mit der Symbolsprache des Körpers nicht zu vereinfachend umzugehen. Steife Knie können eben nicht nur einen Mangel an Demut, sondern auch den Zwang durchzuhalten signalisieren.

# Symptome als Sprache der Seele

Körperliche Symptome sind eine Sprache der Seele. Wenn
unsere Psyche keine andere Form findet, uns wichtige Inhal-
te bewusst zu machen, greift sie zu Symptomen, die immer
auf etwas Tieferes hinweisen. Diese Sprache ist archaisch, wir
verstehen sie nicht einfach so, wie wir Worte verstehen. Wenn
wir uns dieser Botschaft mit der Offenheit eines Kindes
zuwenden, das neugierig und gespannt auf etwas lauscht,
erschließt sie sich uns nach und nach und manchmal auch
spontan in einem Aha-Erlebnis.

Ich erinnere mich an eine Frau, die in einer Beratung von
ihren andauernden Magenschmerzen sprach. Auch während
unseres Gesprächs hatte sie Beschwerden. Sogar eine Opera-
tion war versucht worden, jedoch ohne Erfolg. Sie wirkte
niedergeschlagen und hilflos, hier und da blitzte aber eine
intensive Lebensfreude und Kraft auf. Wir machten eine sogenannte Einzelaufstellung, bei der sie alle Positionen einnahm, die aufgestellt wurden, jedoch ohne zu wissen, welche
Position was bedeutete. Schließlich sollte sie sich einen Ort
im Raum suchen, der für ihr Symptom stand. Sie wählte
einen besonders schönen Platz vor einer großen Palme und
wurde plötzlich ganz munter. Was sie alles gern tun würde
und sich schon immer gewünscht hatte, was ihr besondere
Freude machte, all das sprudelte plötzlich aus ihr heraus. Ihr
Gesicht hatte sich verändert. Die Frau, die zuvor von einer
erdrückenden Beziehung berichtet hatte, in der sie sich wie
festgebacken fühlte, von einem Leben, das sie empfand, als
würde eine Decke aus Blei über ihr liegen, zeigte nun ganz
andere Seiten. Als wir nach dem Ende der Aufstellung über
ihr Symptom und seine Veränderung sprachen, war sie zunächst sehr erstaunt. Aus Ängsten heraus hatte sie es nicht
gewagt, ihrem Veränderungswunsch in die Augen zu sehen.

Wie jedes Symptom kann Haarausfall auch ein Hilferuf
der Seele sein. Während Sie auf Ursachensuche sind, kann es

eine gute Idee sein, sich die entscheidende Frage zu stellen: »Was *fehlt* mir?«

## Die magische Frage

Als Parzival zu Amfortas, dem kranken König der Gralsburg, kam, der an einer nicht heilenden Wunde litt, wusste er zunächst nicht, worin seine Aufgabe bestand und was er tun sollte. Erst als er nach langen Wirren, in denen er lernte und innerlich wuchs, zurückkehrte, war er in der Lage, Amfortas die magische Frage zu stellen: »Was fehlt dir?«

Als »junger Tor«, so beschreibt es Wolfram von Eschenbach in seinem im zwölften Jahrhundert entstandenen Epos, bricht Parzival aus der Einsamkeit des Waldes auf, wo er nach dem Willen seiner Mutter in völliger Unschuld aufwuchs, um wie sein Vater Ritter zu werden. Seine Mutter Herzeloide, die er allein zurücklässt, stirbt an Herzeleid, doch Parzival kann die Tragweite seines Tuns noch nicht erkennen. Schließlich gelangt er zur Gralsburg, wo er den kranken König Amfortas trifft, der von vielen Jungfrauen umsorgt wird. Er fragt jedoch nicht, woran der König leidet, sondern schweigt gemäß der Vorschrift. Sein Onkel und Mentor Gurnemanz hatte ihm nämlich geraten, nicht zu viele Fragen zu stellen. Deshalb stellt er auch die mitfühlende Frage nach der Wunde des Königs nicht, die von ihm erwartet wird, denn sie würde die höfischen Verhaltensregeln sprengen und sich stattdessen auf das wahrhaft Menschliche hinter allen Regeln beziehen. Wieder erkennt Parzival nicht die Folgen seines Tuns – aus Unwissenheit, denn er ist der »reine Tor«. So sagt ihm der Ritter Gurnemanz: »Und nun willst du also ein Ritter sein, Parzival. Aber unter dem roten Samtmantel und dem glänzenden Harnisch trägst du immer noch das Torenkleid und darunter bist du immer noch nichts anderes als ein großer, törichter Knabe. Du weißt es nur nicht.«

Ohne zu wissen, worum es sich handelt, beobachtet Parzival nachts, wie der heilige Gral in einer Prozession durch die Gemächer getragen wird. Weil die Gralsburg am nächsten Tag verlassen ist, reitet Parzival zu König Artus, um dort die anderen Gralsritter zu treffen. Dort verflucht ihn die Gralsbotin Kundry, die, wenn sie sprach, »alle Freude darniederschlug«.

Parzival reist weiter durch das Land und trifft einen Einsiedler, der ihn über den Gral aufklärt. Der Gral ist der Stein der absoluten Reinheit. Er verleiht den Menschen ewiges Leben, solange sie ihn wöchentlich einmal erblicken. Nun begibt sich Parzival auf die Suche nach dem heiligen Gral.

Viele unterschiedliche Aufgaben muss Parzival lösen, viele Kämpfe bestehen – so muss er sich im Zauberschloss des Schwarzmagiers Klingsor bewähren –, bis er schließlich wieder zur Burg des Amfortas zurückgelangt. Nun erfährt er, dass es sich um die Gralsburg handelt. Parzival ist am Ziel seiner Reise angekommen – und er war schon einmal dort, ohne es zu wissen.

Als er zum zweiten Mal den qualvoll leidenden Amfortas trifft, stellt der gereifte Parzival schließlich die erlösende Frage und zeigt Mitgefühl, worauf Amfortas endlich genesen kann. Parzival wird der neue Gralskönig. Mit Gottes Hilfe, so berichtet das Epos, stellte er seine Ehre wieder her und rettete sowohl sich als auch das gesamte Gralsreich.

### Die Botschaft des Symptoms verstehen

Die Frage »Was *fehlt* dir?« ist sehr konkret. Häufig fragen wir heute jedoch das Gegenteil: »Was *hast* du?« – so, als sei das Symptom oder die Krankheit etwas, das uns von außen angefallen hat. »Was *fehlt* dir?« geht tiefer und legt nahe, dass das Symptom etwas mit unserem Innenleben zu tun hat. Etwas fehlt oder ist grundlegend anders, als es sein sollte. Symptome sind die Sprache der Seele. Weil wir uns das Fehlende nicht bewusst machen oder nicht hinsehen wollen, bleibt unserem Unbewussten nichts anderes übrig, als sich mithilfe eines Symptoms auszudrücken. Symptome sind mehr oder weniger deutliche Alarmzeichen unserer Seele. Sie wollen uns sagen, dass wir uns wieder mehr uns zuwenden sollen, um herauszufinden, an welcher Stelle wir ungeeignet mit uns umgehen oder leiden, ohne es wahrhaben zu wollen. Für viele Menschen sind Unfälle, die man im weiteren Sinn ebenfalls als Symptome bezeichnen kann, so etwas wie ein aufrüttelnder Weckruf, der ihnen die Möglichkeit bietet, einen anderen, besseren Weg einzuschlagen.

Alle Symptome weisen auf ein tieferes Problem hin. Lassen Sie uns das Wort »Problem« einmal definieren. Das Wort kommt aus dem Griechischen und bedeutet »das, was zur Lösung vorgelegt wurde«. Ein Problem ist etwas, das vor uns liegt und uns zunächst daran hindert, einen gewünschten Zustand zu erreichen. Erst müssen die tieferen Zusammenhänge des Problems verstanden werden, damit es gelöst werden kann. Vereinfacht ausgedrückt nennt man einen Zustand oder eine Aufgabe, deren Lösung mit Schwierigkeiten verbunden ist, ein Problem.

Die im Problem liegende Schwierigkeit kann einfach (also auf den ersten Blick) lösbar sein, sie kann aber auch (real oder vorgestellt) unlösbar erscheinen. Sich bei Problemen wie zum Beispiel Haarausfall in erster Linie auf die vermeintliche Unlösbarkeit zu konzentrieren ist weder eine präzise noch eine hilfreiche Bestandsaufnahme der Situation. Je mehr wir uns mit den mit der Lösung verbundenen Schwierigkeiten beschäftigen, desto unüberwindlicher erscheint das Problem. Die Fähigkeit, in uns liegende Ressourcen zu aktivieren, und die menschliche Gabe, den richtigen Lösungen und Tipps intuitiv im Außen zu begegnen, werden auf diese Weise unterdrückt. Oft hilft der Satz: »Ich lasse mich finden.«

Die gängige IST/SOLL-Theorie geht davon aus, dass Probleme Hindernisse darstellen, die überwunden oder umgangen werden müssen, um von einer unbefriedigenden Ausgangssituation in eine befriedigende Zielsituation zu gelangen. Ein Problem wird auch als eine »Abweichung vom Zustand des Optimums« definiert. Ganz klar: Wir wollen schöne, dichte Haare, das wäre der Optimalzustand. Doch Haare als lebendige Einheit zeigen den IST-Zustand als Ausdruck der körperlichen und seelischen Gesundheit.

Als Problem bezeichnen wir etwas, das uns körperlich, seelisch oder im Außen mit etwas konfrontiert, das
- bei einem IST/SOLL-Vergleich nicht das gewünschte Ergebnis bringt,
- sich gegen unsere Absichten entwickelt hat,
- unsere gewohnte Ordnung durchbricht,
- uns behindert oder schmerzt,
- uns unsicher oder ängstlich macht,
- wir vielleicht sogar als bedrohlich empfinden,
- von dem wir oft einfach wünschen, es solle verschwinden.

## Unbewusste Verhaltensmuster aufdecken

Die entscheidende Frage dafür, wie sich ein Problem entwickelt, ist, wie wir damit umgehen. Der amerikanische Bestsellerautor Anthony Robbins (*Das Power-Prinzip*) erzählt die Geschichte von zwei Brüdern, deren Vater trunksüchtig und im Leben gescheitert war. Der eine Sohn ist ebenfalls trunksüchtig und im Leben gescheitert, der andere ist erfolgreich und trinkt nicht mehr, als ihm guttut. Robbins befragte beide unabhängig voneinander, warum ihr Leben so und nicht anders verlaufen sei. Und beide antworteten: »Was kann schon aus einem werden bei so einem Vater!«

Für den Lebensweg, den wir gehen, spielt das, was wir erlebt haben, zweifellos eine große Rolle – aber nicht als absolute Erfahrung von objektiven Ereignissen, sondern im Zusammenspiel mit dem, was wir daraus machen. Und was wir daraus machen, ist viel stärker das Ergebnis von Vorgängen in unserem Unbewussten als wir gemeinhin annehmen. Unser Unbewusstes ist die größte, schöpferische Kraft in uns. Es ist eine ressourcenvolle Quelle, in deren Wasser die »Steine unserer Lebenserfahrungen« gefallen sind. Wie jeder Stein, der ins Wasser fällt, bilden auch die Steine unserer Lebenserfahrungen immer größer werdende Ringe. Diese Ringe spiegeln unser größer werdendes Lebensumfeld. Der erste Ring ist klein, so wie das Lebensumfeld des Neugeborenen. Je mehr Menschen hinzukommen und je mehr sich unser Lebensraum ausdehnt, desto größer werden die Kreise. In der Gegenwart erleben wir den aktuell äußersten Ring – und haben den Stein vergessen, der der Ausgangspunkt für das Muster unserer Erfahrungen ist. Und dennoch nehmen wir alles, was geschieht, aus der Perspektive dieser ersten Lebenserfahrungen wahr. Unsere Wahrnehmungen, ganz gleich ob sie bewusst oder unbewusst stattfinden, bestimmen unser Handeln und damit die Wirkungen, die wir im Leben erzeugen.

Ob unsere Haare wieder wachsen oder ausgehen, ob sie schöner, kräftiger und glänzender werden oder matt und spröde, wird wesentlich von dieser unbewussten Seite beeinflusst. Dort sind alle unsere schon früh gelernten Überzeugungen über das Leben verankert. Sie wirken nach wie vor in uns, aber meist haben wir vergessen, dass sie existieren, so wie sich die äußersten Ringe im Wasser, die der Stein bildete, als er hineinfiel, nicht mehr an den Stein als Ausgangsereignis erinnern.

Erfahrungen machen wir nie, ohne dabei zu fühlen. Aus unseren Gefühlen entstehen unsere Überzeugungen, Meinungen und Glaubenssätze über uns, die Welt und die Möglichkeiten, die uns offenstehen. Diese Überzeugungen, seien sie bewusst oder unbewusst, bilden die Grundlage unseres

Handelns. Sie entscheiden darüber, wie wir der Welt begegnen und wie wir mit uns selbst umgehen.

Wir gestalten unser Leben aus dieser tiefen inneren Quelle in uns, mit all ihren Erinnerungen, Erfahrungen und Bildern. Trotz unseres Eindrucks, unser Verstand würde am Steuer sitzen und lenken, lenken diese Bereiche weitaus mehr mit, als uns bewusst ist. Oft sind wir ausgesprochen erfolgreich. In anderen Situationen wiederum, wo getrübte, verletzte und nicht versöhnte Anteile am Steuer eingreifen oder es gar übernehmen, stellt sich Misserfolg ein, Macht- und Ohnmachtgefühle treten auf, häufig auch ein Getriebensein oder körperliche, seelische oder geistige Symptome. Meist lässt sich etwas Konkretes finden: ein körperliches Symptom eben, eine Krankheit, ein kleiner oder größerer Unfall, Schlaflosigkeit … Die Liste ist lang.

Wollen wir also ein Problem lösen – zum Beispiel die tiefere Ursache eines Haarverlusts kennenlernen –, müssen wir uns auch diesem inneren Bereich zuwenden, aus dem heraus wir unsere Wirklichkeit gestalten, anstatt nur ein Medikament zu finden, das das Symptom möglichst schnell und effektiv beseitigt. Denn es wird sich wieder melden, vielleicht an anderer Stelle und auf andere Weise. Wenn wir uns stattdessen aufrichtig und mitfühlend dem zuwenden, was wir als prägend erlebten und wodurch wir wurden, was wir heute sind, ändert sich viel. Unsere Einstellung zu uns selbst, zu anderen Menschen, zur Welt insgesamt und zu unseren Zielen wird freier und weiter. Wir glauben wieder an uns und daran, dass uns andere Möglichkeiten im Leben offenstehen. Wir können freier entscheiden und freier (er-)leben. Die Notwendigkeit, Symptome zu produzieren, verringert sich oder fällt weg. Wir können die Liebe und Kraft finden, so mit uns umzugehen, dass das Symptom seine Aufgabe als erfüllt ansieht und nicht mehr gebraucht wird.

Diese schöpferische Gestaltungsfähigkeit des Menschen im Guten wie im Schlechten haben viele große Menschen beschrieben. Buddha sagte: »Der Geist ist alles. Was du denkst, wirst du werden.« Von Ramakrishna stammen die Worte: »Wir sind durch unseren Geist gebunden und wir werden frei durch unseren Geist (…) Derjenige, der aus einer starken Überzeugung heraus sagt ›Ich bin nicht gebunden, ich bin frei‹ wird frei sein.« Jesus sagte: »Es geschehe dir nach deinem Glauben.« Die Botschaft des chinesischen Orakel- und Weisheitsbuches I Ging lautet: »Wenn du deinen Geist beherrschst, beherrschst du die Welt«, und der amerikanische Psychologe und Philosoph William James schrieb: »Die größte Entdeckung meiner Generation ist, dass ein Mensch sein Leben verändern kann, indem er seine Einstellung verändert.« Pragmatischer drückte es der erfolgreiche amerikanische Unternehmer Henry J. Kaiser aus. Er bezeichnete ein Problem als eine Gelegenheit in Arbeitskleidung.

Jedes Symptom (das heißt jedes Problem) hat eine Botschaft. Deshalb lautet die eigentliche Frage: Worum geht es wirklich bei dem Symptom? Was ist der eigentliche Grund für den Haarausfall?

Wenn Sie feststellen, dass Ihre guten Absichten beim Essen, beim Sport, beim Rauchen oder wo auch immer nicht lange anhalten, lohnt es sich, tiefer nachzuforschen. Vielleicht ist es einfach nur Bequemlichkeit, beim Sport zum Beispiel, oder schlicht die Freude am Genuss beim Essen und Trinken. Vielleicht ist es aber auch mehr: etwas, das Ihnen auf einer tieferen Ebene fehlt, oder etwas, was Sie ausgleichen oder verdrängen möchten durch Ihr Verhalten.

Begeben wir uns auf Spurensuche.

## Was fehlt Ihnen?

Vielleicht liegt es ja »nur« am falschen Essen. Sie haben ein volles Tagesprogramm, Zeit ist kostbar. Sie essen schnell, gesund natürlich. Auf Ihrem Schinkenbrötchen ist ja ein

Salatblatt und selbst bei *McDonald's* gibt es eine Portion Grünes mit dazu. Salate mit Fertigdressing, die Pizza aus dem Tiefkühlfach. Mal ein Stück Obst dazwischen. Abends braucht man ein Glas Wein oder Bier zur Entspannung oder auch zwei oder drei, bevor man sich an den Fernseher setzt. Mehrere Tassen Kaffee während des Tages halten munter. Sport machen Sie eventuell auch, und vielleicht gehen Sie in die Sauna. Das haben Sie alles gut vertragen, bis eines Tages die Haare auszufallen begannen. Das ist nicht Ihr Szenario? Schreiben Sie ein anderes über Ihre Ernährung und Ihren Tagesablauf.

Wenn auch bei Ihnen, wie bei so vielen Menschen, in erster Linie Übersäuerung und Verschlackung die Wurzel des Übels sein sollten, können Sie ja leicht Ihre Ernährungsgewohnheiten ändern, oder?

Vielleicht fällt es Ihnen aber nicht ganz so leicht. Nicht nur nach Silvester stellen viele Menschen fest, dass die guten Vorsätze nicht lange hielten. Ob Essen, Stress, Rauchen, Bewegung und Sport, Arbeit, Beziehung oder andere Gewohnheiten, wir stellen fest: Ich will es ändern – aber *es* geht nicht.

Wenn *es* nicht geht, ist *es* offensichtlich ziemlich mächtig. Man kann *es* also nicht einfach ablegen oder ignorieren. *Es* hat eine hartnäckige Tendenz, sich immer wieder zu melden. In Ihrer Arbeit oder beim Sport würden Sie wohl auch kaum davon ausgehen, dass Sie eine Chance haben, sich mit einem Konkurrenten oder Gegner zu arrangieren, den Sie noch nicht einmal kennen. Deshalb stellt sich die Frage: Wer oder was ist *es*? Und was will *es* erreichen? Da wir alle bekanntlich »nicht aus einem Holz geschnitzt sind«, mag es Anteile in uns geben, die mehr Erfolg darin sehen, die eigentlich schädliche Gewohnheit fortzuführen. Denn bei allem, was wir tun – auch wenn es scheinbar etwas ist, das unseren Wünschen und Interessen entgegensteht –, gibt es einen verborgenen Gewinn. Nur wenn Sie diesen Gewinn kennen und eine Möglichkeit finden, das Gewünschte anders zu erreichen, werden

Sie dauerhaft erfolgreich sein. Das gilt nicht nur für eine neue Haarpracht, sondern für jeden Bereich des Lebens.

Deshalb sollten wir uns zuerst fragen, was wir davon haben, etwas so zu machen, wie wir es nun einmal tun. Es geht hier nicht darum, Vorlieben einfach abzuschaffen, sondern an einen Punkt zu kommen, an dem Vorlieben und Verträglichkeit zusammenkommen und der Körper sich, wenn nötig, regenerieren kann.

Stellen Sie sich also einmal die folgenden Fragen:

- Was habe ich davon, zu essen, was ich esse, wenn es mich doch übersäuert?
- Was habe ich davon, häufiger oder mehr Alkohol zu trinken, als mir vielleicht guttut?
- Was habe ich davon, zu rauchen?
- Was habe ich von zu viel Süßigkeiten und Limonaden?
- Was habe ich davon, meinen Tag immer auf hohem Stressniveau zu verbringen?
- Was habe ich von exzessivem Sport?
- Was habe ich davon, zu tun, was ich tue?

Sind Sie abends vielleicht so gestresst, dass Sie rauchen, Alkohol trinken oder essen müssen, um sich zu beruhigen? Dann ist die nächste Frage: Weshalb stressen Sie sich so? Was haben Sie davon, so gestresst zu sein? Wollen Sie sich im Grunde beweisen, dass Sie etwas wert sind? Suchen Sie Anerkennung? Glauben Sie in Ihrem tiefsten Innern, Sie würden nur für Ihre Leistung geliebt? Was geschieht, wenn Sie weniger arbeiten/leisten würden?

Müssen Sie mit Ihrem Bodybuilding beweisen, wie männlich Sie sind, obwohl Sie zwar männlich, aber nun einmal zart besaitet sind?

Muten Sie Ihren Haaren permanentes Färben und Dauerwellen zu, weil Sie im Grunde glauben, Sie würden nur geliebt, wenn Sie attraktiv sind? Welche Angst treibt Sie an? Welche Hoffnung? Welche Glaubenssätze?

## Selbstttest: Wie wichtig ist Ihnen gesundes Haar?

Was steht wirklich hinter der Wirkungskette von Abläufen in unserem Organismus, die als Symptom schließlich Haarausfall (und andere Symptome und Krankheiten) produzieren?

Mit der folgenden Frage können Sie sich auf die Spur kommen: Wie wichtig ist es mir, dass meine Haare gesund, voll und schön sind im Vergleich zu anderen Zielen?

Kreuzen Sie an auf einer Skala von eins bis zehn, bei der eins das wichtigste und zehn das unwichtigste Ergebnis ist: Wie wichtig ist es mir im Vergleich zu anderen Bedürfnissen und Zielen, das Ziel schöner, gesunder Haare zu verwirklichen? Welches andere Bedürfnis/Ziel steht höher in der Skala?

Skala für Ihren Wunsch, wieder schöne volle Haare zu bekommen

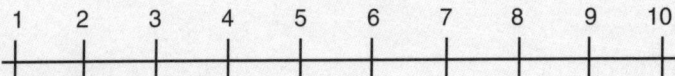

Skala für einen oder mehrere Wünsche, die stärker sein könnten

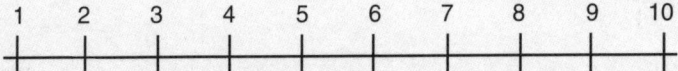

Fazit: Wenn Sie andere, tiefere Motive entdecken, die einer echten Veränderung für schöneres Haar im Wege stehen, beginnen Sie zuerst, sich mit diesen zu beschäftigen. Maßnahmen, die das Haar regenerieren oder sein Wachstum fördern, sollten Sie währenddessen flankierend anwenden.

# Was Sie über Haarwuchs
# wissen sollten

Haut und Haare sind ein Wunderwerk der Natur. Lassen Sie sich durch eine kleine Beschreibung ihres feinen Aufbaus inspirieren, sodass Sie ein Gefühl für die faszinierende Biologie Ihres Haares entwickeln können und vielleicht schon einen ersten Eindruck davon bekommen, wo Ihr Haar- oder Hautproblem liegen könnte.

## Der Aufbau der Haut

Die Haut ist in drei unterschiedlich strukturierten Schichten aufgebaut, in die die Haare tief hineinreichen. Die unterste Schicht ist die Unterhaut, deren Bindegewebe mit tiefer liegenden Geweben verbunden ist. In die Unterhaut eingelagert sind Fettzellen, die ein Nahrungsdepot darstellen, aber auch als Schutzpolster und Wärmeisolierung dienen. Die Unterhaut ist von zahlreichen Blutgefäßen und Nervenfasern durchzogen, über die die Versorgung mit Sauerstoff und Nährstoffen hergestellt wird.

Die mittlere Schicht ist die sogenannte Lederhaut, in der sich die Blutgefäße aus der Unterhaut in feine Kapillaren verzweigen. Diese haben die Funktion, Haut und Haare mit Nährstoffen zu versorgen und die Haut von Abfallstoffen zu befreien. Die Kapillaren regulieren darüber hinaus die Körpertemperatur und beeinflussen die Hautfarbe. In der Lederhaut enden zahlreiche Nervenfasern. Sie ermöglichen die Sinneswahrnehmungen der Haut, steuern ihre Funktionen ebenso wie die der Schweiß- und Talgdrüsen sowie der Haarfollikel.

Die oberste Schicht, die Epidermis, schützt gegen Hitze und Kälte, gegen Druck, Reibung und Strahleneinwirkung. Sie erneuert sich durch ständige Zellteilung. Diese Zellen wandern nach außen, verhornen dabei und blättern ab. Innerhalb von 30 Tagen erneuert sich eine gesunde Epidermis vollständig. Die Oberhaut selbst ist nicht durchblutet. Sie bezieht ihre Nährstoffe aus der darunterliegenden Lederhaut.

## Die Haut als Ausscheidungsorgan

Die Haut ist ein sehr effektives Ausscheidungsorgan und wird deshalb auch als »dritte Niere« bezeichnet. Säuren und Gifte werden laufend über die Haut ausgeschieden, besonders über die Achselhöhlen, die Füße und die Kopfhaut. Hier wird verständlich, weshalb Autoren wie Walter Mauch Deodorants als »Bombe unter der Achselhöhle« bezeichnen, da sie neben anderen Effekten die natürliche Ausscheidung und Entgiftung behindern. Die Schweißdrüsensekretion ist ein wichtiger Ausscheidungsmechanismus. Auf einen Quadratzentimeter Kopfhaut kommen etwa 200 Schweißdrüsen, die in erster Linie für die Ausscheidung von Säuren zuständig sind. Starkes Schwitzen kann deshalb ein frühes Symptom von Übersäuerung sein. Handelt es sich um »Säureschwitzen« (Peter Jentschura), ist auch das Blut dickflüssig und nährstoffarm. Der Schweiß brennt dann oft auf der Haut. In diesem Fall werden auch die Haarwurzeln unterversorgt.

Nicht nur die Schweißdrüsen, sondern auch die Talgdrüsen, die zu jedem einzelnen Haar gehören, sorgen für die Ausscheidung von toxischen Stoffen während der Nacht. Auf der Kopfhaut entsteht ein Belag aus Schadstoffen, Fetten und Säuren, der bei der nächsten Haarwäsche weggespült wird. Geht dieser Ausscheidungsvorgang über das normale Maß hinaus, werden Kopfhaut und Haare belastet. Die Haare fetten schnell und verlieren ihre Form. Oft verstopfen auch die Talgdrüsen, was zu Entzündungen führt.

## Verschlackung des Haarbodens

Der Begriff »Schlacken« ist die populäre Bezeichnung für die pH-neutralen Salze, die durch die Neutralisierung von Säuren und Giften mithilfe von Mineralstoffen entstehen. Schön wäre es, wenn damit die Übersäuerung oder Vergiftung bereinigt wäre und Schlacken einfach ausgeschieden würden. Leider ist es jedoch so, dass Schlacken aus einem Säure- bzw. Giftanteil und aus einem Mineralstoffanteil bestehen. In der Chemie nennt man das den vorderen Mineralstoff und den Säurerest. Schlacken können nicht in beliebiger Menge ausgeschieden werden. Sie lagern sich insbesondere an den Haarwurzeln der Kopfhaut ab, sodass der Haarboden insgesamt verschlackt, das Haar nicht mehr genügend Versorgung bekommt und ausfällt. Peter Jentschura weist darauf hin, dass der Körper in diesem Stadium immer noch Haarsubstanz produziert, wenn auch nicht an der gewünschten Stelle am Oberkopf. Stattdessen wachsen Haare aus der Nase und den Ohren, und die Augenbrauen werden besonders lang oder wuchern. Oft wird dieser Effekt dem Alter zugeschrieben. Doch die tiefere Ursache ist der Schlackenmüll, der aufgrund der altersbedingten Veränderung des Stoffwechsels im Körper entsteht. Stärkerer Haarwuchs aus Nase und Ohren und bei den Augenbrauen kann also ein Zeichen von Verschlackung sein.

Fraglos ist, dass das Mineralstoffdepot des Haarbodens entleert worden sein muss, da sonst keine Verschlackung eintreten kann. Ist der Haarboden verschlackt, entsteht eine zunehmende Spirale aus weiterer Übersäuerung und Verschlackung, sodass der Haarboden schließlich einem sauren Ackerboden gleicht, auf dem die Pflanzen absterben. Besser als Peter Jentschura kann man es nicht formulieren: »Auf einem sauren Boden wachsen keine Bäume, aber Pilze! Auf einem sauren Haarboden wachsen keine Haare, sondern nur Pilze!«

Befindet sich Ihr Haarboden in diesem Stadium, ist höchste Alarmstufe angesagt, nicht nur Ihren Haaren zuliebe! Bürsten und Massieren, Einreibungen mit entsprechenden Mitteln und eine Umstellung auf basische Ernährung können diesen Prozess wieder umkehren. Es sind jedoch Ausdauer und Sorgfalt gefragt. Mehr dazu finden Sie im Kapitel »Haarausfall und Ernährung: Was uns krank macht« (Seite 67–87).

Auch Schuppen können übrigens auf eine Übersäuerung und Verschlackung hinweisen. Wird die Kopfhaut beim Ausscheidungsvorgang überlastet, teilen sich die mit Säuren und Giften gefüllten Hautzellen zu schnell, sterben und fallen als Schuppen ab.

## Der Aufbau der Haare: ein Wunderwerk der Natur

Haare sind lange Fäden aus Horn. Sie bestehen im Wesentlichen aus Keratin. Das Haar ist in drei Schichten aufgebaut: Cuticula (Horn- oder Schuppenschicht), Cortex (Faserschicht oder Faserstamm) und Medulla (Haarmark). Die äußere Schicht, die Cuticula, besteht aus verhornten, abgestorbenen Zellen, die sich in Richtung Haarspitze orientieren. Sie wird Schuppenschicht genannt, weil sie wie bei einem Tannenzapfen aus übereinanderliegenden Zellen aufgebaut ist. Wenn das Haar glänzt und gesund ist, bildet die Schuppenschicht eine glatte, geschlossene Oberfläche. Das Licht wird optimal reflektiert und ergibt so den schönen Glanz des Haares. Beschädigtes Haar dagegen ist rau und stumpf.

Darunter befindet sich die Faserschicht (Cortex), die etwa
80 Prozent der gesamten Haarsubstanz ausmacht. Sie besteht
aus vielen feinen Keratinfasern. Sprungkraft, Festigkeit und
Elastizität des Haares werden von der Faserschicht bestimmt.
Sie enthält die natürlichen oder durch Färbung aufgebrach-
ten Farbpigmente, die durch die dünne Schuppenschicht hindurch zu sehen sind und dem Haar seinen Farbton geben. Im
Inneren des Haares befindet sich das Haarmark. Es besteht
aus Zellwandungen, Abbauprodukten aus den Zellen der
Faserschicht und Fetten.

Jedes Haar wächst aus einem schmalen Kanal in der Ober-
haut, der sich bis in die Unterhaut hineinzieht. Die Form
dieses Kanals entscheidet darüber, ob das Haar gerade oder
gewellt ist. Auch die bis tief in die Unterhaut reichende
Haarwurzel befindet sich innerhalb dieses länglichen Kanals.
Zusammen mit dem Kanal bildet sie das sogenannte Haarfollikel. Ein dicht verzweigtes System an Adern sorgt für die
Ernährung und Gesundheit des Haarfollikels. Sein unterster
Teil ist die Haarzwiebel, in der das Haar zu wachsen beginnt.
Sie setzt sich aus der Matrix und der Haarpapille zusammen.
In der Matrix entstehen durch Zellteilung neue Haarzellen,
während in der Haarpapille der Farbstoff Melanin gebildet
wird, der den heranwachsenden Haarzellen ihre Farbe ver-
leiht. Die Haarfarbe eines Menschen ist genetisch festgelegt.
Die Haarpapille versorgt das Haar von innen heraus mit
Nährstoffen.

Jedes Haar ist in einen Muskel eingebettet, der das Haar
aufrichtet. Es ist von Nervenfasern umgeben, die auf den
kleinsten Reiz, wie beispielsweise einen Lufthauch, eine Berührung, Kälte oder Gefühle wie Stress und Wut, reagieren.
Wir bekommen eine Gänsehaut, weil der Muskel sich zusam-
menzieht bis an den Punkt, an dem jemandem »die Haare zu
Berge stehen«.

**Ihr Haar in Zahlen**

Kopfhaare werden im Schnitt 60 bis 80 Zentimeter lang. Das tägliche Wachstum beträgt 0,3 Millimeter, im Monat sind das 1,0 Zentimeter. Die Lebensdauer beträgt zwischen zwei und fünf Jahren, während es bei Augenbrauen und Wimpern nur drei bis fünf Monate sind. Die Haardichte wird anhand der Anzahl von Follikeln pro Quadratzentimeter gemessen. Im Durchschnitt sind das 150 bis 200 Follikel. Der Durchmesser eines Haares beträgt durchschnittlich 0,1 Millimeter.

## Haarwachstum und Entwicklungsstufen

Die **Wachstumsphase** (Anagenphase) dauert bis zu fünf Jahre. In dieser Zeit werden neue Haarwurzeln gebildet. Etwa 80 bis 85 Prozent der Kopfhaare befinden sich in der Regel in der Wachstumsphase.

Die **Übergangsphase** (Katagenphase) beginnt damit, dass in der Matrix keine neuen Zellen gebildet werden. Der untere Teil des Haarfollikels verengt sich. Das Haar wandert nach oben und fällt schließlich aus. Dieses Stadium dauert zwei bis drei Wochen. Nur etwa ein Prozent der Haare befindet sich in der Übergangsphase.

In der **Ruhephase** (Telogenphase), die zwei bis vier Monate dauert, regeneriert sich die Haarpapille und sammelt Nährstoffe. Etwa zehn bis 14 Prozent der Haare sind in diesem Zustand.

An die Ruhephase schließt sich eine erneute Wachstumsphase an. Es entstehen neue Haarwurzeln und die Produktion der Haare beginnt. Spätestens hier wird das alte Haar von den nachwachsenden Haaren verdrängt.

Dieser Haarwechsel findet ständig auf dem gesamten Kopf statt, ohne dass die Haare insgesamt weniger werden. Pro Tag fallen 20 bis 100 Haare aus, die auch wieder nachwachsen. Sie sind ein Zeichen für einen funktionierenden Haarstoffwechsel. Haarausfall besteht erst dann, wenn über einen längeren Zeitraum täglich mehr als 80 bis 100 Haare ausfallen, das Haar deutlich lichter wird oder bestimmte Bereiche des Kopfes wie die Schläfen kahl werden. Im Waschbecken oder auf dem Boden können 50 bis 100 Haare je nach Länge und Dicke schon nach einem großen Büschel aussehen.

## Warum werden Haare grau?

Stress lässt Haare ergrauen. Menschen, die einem großen Schrecken oder Trauma ausgesetzt sind, können – wie man aus vielen Beispielen weiß – ganz plötzlich grau werden. Doch bei den meisten Menschen verläuft dieser Prozess nicht über Nacht, sondern langsam über Monate oder Jahre hinweg. Peter Jentschura führt dieses Ergrauen auf einen plötzlichen oder schleichenden Verzehr von Mineralstoffen zurück. Kupfer und Eisen werden aus den Haaren abgezogen und in die innersten Organe verlagert. Er vergleicht diesen Vorgang mit dem Absterben eines Blattes, dem der Stamm den Saft entzieht, um weiteres Wachstum sicherzustellen. Durch den jährlichen Saftentzug aus den Blättern entsteht im Stamm ein neuer Jahresring.

Während des menschlichen Alterungsprozesses, bei dem die Haut faltig und das Haar grau wird, verliert das Haar zunächst seine Farbe in Form der Mineralstoffe Kupfer und Eisen. Später werden die Haare lichter und fallen eventuell ganz aus.

Graue Haare legen einen Mineralstoffverlust nahe, dem man mit Entsäuerung, Entschlackung und Remineralisierung

begegnen kann. Ursachen können aber auch Entzündungs-
herde im Körper, zum Beispiel an den Zähnen, sein.

Eine andere Ursache für das Ergrauen haben japanische
Forscher entdeckt. Sie fanden heraus, dass Stress auf der
Zellebene in den Stammzellen der Haarfollikel, aus denen die
Melanozyten entstehen, zum Verlust der Haarfarbe führt.
Melanozyten sind die Pigmentzellen, die dem Haar seine
Farbe verleihen. Die Untersuchung stützt die Vermutung,
dass Schäden an der Erbsubstanz entscheidend zum Alte-
rungsprozess und damit auch zum Grauwerden beitragen.
»Die DNA in Zellen steht ständig unter Angriffen von
erbschädigenden Einflüssen wie etwa Chemikalien, ultravio-
lettem Licht oder ionisierender Strahlung«, erläutert der
Stammzellforscher Emil Nishimura von der Universität
Kanazawa. »Man schätzt, dass eine einzelne Zelle von Säuge-
tieren pro Tag auf etwa 100 000 DNS-schädigende Ereignisse
treffen kann.« Die Zellen versuchen, die geschädigte Erbsubstanz zu reparieren bzw. zu eliminieren. »Sind Stammzellen aber einmal irreversibel geschädigt, müssen sie ausgeschaltet werden, um die Qualität des Stammzellpools zu ge-
währleisten«, so Nishimura.

Die in der Zeitschrift *Cell* veröffentlichten Ergebnisse des
Stammzellforschers hatten schon früher gezeigt, dass der
Verlust von Haarfarbe auf den allmählichen Rückgang der
Anzahl von Stammzellen zurückgeht. An Mäusen wies Nishi-
mura nach, dass hinter diesem Rückgang irreparable Schäden
der DNA stehen, die zum Beispiel durch radioaktive Strah-
lung ausgelöst werden können. Wenn es möglich wäre, diese
Zellschädigung zu vermindern, könnte auch der Prozess des
Ergrauens verlangsamt werden.

# Formen von Haarausfall

Haarausfall kann in unterschiedlichen Formen auftreten. Wir alle kennen die sogenannten »Geheimratsecken« und den Haarkreis bei einer Glatze, von dem vor allem Männer betroffen sind. Haare können aber auch gleichmäßig verteilt ausgehen, und zwar nicht nur am Kopf, sondern am ganzen Körper. Im Allgemeinen unterscheidet man zwischen diffusem, kreisrundem und erblich bedingtem Haarausfall. Letzterer wird auch als Androgenetische Alopezie bezeichnet. Der kreisrunde Haarausfall wird auch zu den Autoimmunerkrankungen gezählt.

Es ist ganz natürlich, dass wir täglich eine gewisse Menge an Haaren verlieren. Auch Haare haben ihren Lebens- und Wachstumszyklus. Bis zu 100 ausgefallene Haare pro Tag können als unbedenklich angesehen werden. Die Menge, die individuell verkraftbar ist, hängt davon ab, wie füllig das Haar ist, und vor allem davon, wie gut es nachwächst. Sollten Sie auf dem Badezimmerboden oder in der Dusche mehr Haare als üblich finden, ist es ratsam, sich einmal die Mühe zu machen und sie zu zählen. Vor allem dann, wenn sich Ihre Haare darüber hinaus auch verändert haben, wenn sie weniger Sprungkraft oder Glanz besitzen, ist es ratsam, sich mit möglichen Ursachen zu befassen. Wie wir sehen werden, lässt sich ein wesentlich größerer Prozentsatz an Haarproblemen durch eine Ernährungsumstellung und Nahrungsmittelergänzung beheben oder zumindest verbessern, als allgemein angenommen wird.

# Diffuser Haarausfall

Wenn die gesamte Kopfpartie betroffen ist und täglich mehr als 100 Haare ausgehen, handelt es sich um diffusen Haarausfall. Die Haare dünnen insgesamt aus. Bei jeder Form von Haarausfall ist die Frage, ob die Haarfollikel grundsätzlich funktionsfähig bleiben oder ob sie zerstört sind, entscheidend. Bei diffusem Haarausfall bleiben die Follikel in der Regel intakt, sodass sie wieder nachwachsen können. Haarfollikel nennt man die weiter oben beschriebenen schmalen Tunnel, die tief in die unteren Hautschichten hineinreichen. Die Lage des Follikels in der Haut bestimmt den Fall des Haares und erzeugt zum Beispiel Haarwirbel. Am Ende des Haarfollikels befindet sich die Haarpapille, die zusammen mit dem umliegenden Bindegewebe über den Blutkreislauf für die Ernährung des Haares sorgt. Werden zu wenig Nährstoffe oder zu viele Säuren und Giftstoffe zum Haar hin befördert und zu wenig Schlacken abtransportiert, wird es auf Dauer in Mitleidenschaft gezogen.

Bei fieberhaften Erkrankungen und Infektionen tritt häufig ein mehr oder weniger starker Haarausfall auf. Ein möglicher Grund kann Sauerstoffmangel sein, durch den der Haarfollikel nicht ausreichend mit Mineralstoffen versorgt wird. Auch Resorptionsstörungen im Magen-Darm-Trakt sowie Pilze im Darm können diffusen Haarausfall auslösen, da auch hier wichtige Stoffe verloren gehen. Da Haare mit Vitalität zu tun haben, wirken sich körperlich-seelische Belastungen wie Unfälle, Operationen, Stillzeit, Trennungen und Tod eines nahe stehenden Menschen ebenfalls auf die Haardichte aus. Es gibt zahlreiche Berichte von Menschen, die wegen eines traumatischen Erlebnisses über Nacht grau wurden oder denen die Haare ausfielen.

Grundsätzlich wirken sich alle gesundheitlichen und seelischen Belastungen auf den Säure-Basen-Haushalt aus und lassen ihn ins saure Milieu kippen. In einer Vielzahl von

Fällen ist ein übersäuerter Organismus die auslösende Ursache des Haarausfalls, nur die Ursprünge der Übersäuerung variieren.

---

### Vorsicht bei Amalgamfüllungen!

Diffuser und kreisrunder Haarausfall kann auch durch undichte Amalgamfüllungen entstehen. Das freigesetzte Quecksilber führt zu meist starken Vergiftungen mit verschiedenen Symptomen.

Es kommt zu Haarausfall, weil der mit der Aufgabe der Neutralisierung überforderte Organismus den Haarboden als »Neutralisierungsfeuerwehr« zuhilfe nimmt.

---

## Telogener und anagener Haarausfall

Zwei Formen des diffusen Haarausfalls sind der telogene und der anagene Haarausfall. Telogener Haarausfall (Telogen Effluvium) wird dann diagnostiziert, wenn sich sehr viel mehr Haarfollikel in der Ruhephase befinden als normal. In der Telogenphase (Ruhephase) des Haares bilden sich keine neuen Haarzellen mehr. Das Haar fällt beim Waschen oder Kämmen leicht aus. Während normalerweise nur zehn bis 14 Prozent des Haares in der Telogenphase sind und der Rest sich in der Wachstums- oder Zwischenphase befindet, nimmt bei telogenem Haarausfall der Prozentsatz der Haare, die in der Telogenphase sind, stark zu. Das Wort »effluvium« bedeutet »wegfließen«. Die Bezeichnung *Telogen Effluvium* weist darauf hin, dass die Haare beim Kämmen oder Waschen stärker ausfallen als üblich, sie »fließen weg«.

Beim anagenen Haarausfall fällt das Haar im Wachstumsstadium (Anagenphase) aus. Häufig wird dieser Haarausfall durch Bestrahlungen, Chemotherapie und Vergiftungen aus-gelöst.

Telogener und anagener Haarausfall treten meist nicht sofort auf, sondern erst einige Monate nach dem auslösenden Ereignis. Auch seelischer und körperlicher Stress sowie Hormonschwankungen können die Ursachen sein. Da bei allen Erkrankungen, Vergiftungen, Bestrahlungen und Stress der Säure-Basen-Haushalt aus dem Gleichgewicht gerät, ist die Grundlage aller weiteren Behandlungen eine basisch aus-gerichtete Ernährung und Remineralisierung.

## Kreisrunder Haarausfall

Kreisrunder Haarausfall ist eine Form des Haarausfalls, bei dem Haare plötzlich in einem klar begrenzten, meist kreis-runden Bereich ausfallen. Dabei handelt es sich um einen entzündlichen, meist wieder rückgängig zu machenden Prozess, der auch Alopecia areata genannt wird. Man vermu-tet, dass die körpereigene Abwehr eine große Rolle spielt. Aus diesem Grund wird der kreisrunde Haarausfall zu den Autoimmunerkrankungen gezählt. Auch Erbfaktoren kön-nen von Bedeutung zu sein, da die Erkrankung in etwa 25 Prozent der Fälle gehäuft innerhalb einer Familie auftritt. Besonders betroffen sind Kinder und junge Männer. Häufig wachsen die Haare nach einigen Monaten wieder nach. Aller-dings kann es erneut zu einem Haarverlust kommen. In manchen Fällen fallen alle pigmentierten Haare aus. Die nach-wachsenden Haare haben dann keinen Farbstoff mehr, sodass die Betreffenden nur noch graue Haare haben.

Der Haarausfall setzt oft akut und plötzlich ein. Zur Be-handlung werden meist eine entzündungshemmende Thera-pie und/oder eine die Durchblutung fördernde Haartinktur eingesetzt. Da diese Behandlungen besonders sorgfältig durchgeführt werden müssen, ist es empfehlenswert, einen darauf spezialisierten Arzt aufzusuchen. Auf der Homepage der größten Selbsthilfeorganisation für Menschen mit kreisrundem Haarausfall im deutschsprachigen Raum, der Alopecia Areata Deutschland e. V., finden Sie eine Liste mit Ärzten, die Erfahrung in der Behandlung dieser Erkrankung haben (*http://www.kreisrunderhaarausfall.de/*).

Autoimmunerkrankungen haben jedoch in der Regel eine tiefere, seelische Ursache, die sich nicht nur mit Tinkturen behandeln lässt.

## *Haarausfall als Autoimmunerkrankung*

Als Autoimmunerkrankung bezeichnet man Krankheiten, die durch den selbstzerstörerischen Angriff des Immunsystems auf körpereigene Strukturen (Zellen, Gewebe, Organe) zustande kommen. Bei kreisrundem Haarausfall und besonders dann, wenn nicht nur das Kopfhaar, sondern auch Wimpern, Brauen und Körperbehaarung ausfallen, ist von einer Überreaktion des Immunsystems auszugehen. Die eigenen Abwehrzellen greifen die Haarwurzeln an und zerstören sie.

Das Feld der Autoimmunerkrankungen ist weit. Allen gemeinsam ist jedoch, dass sie mit einem psychischen Hintergrund korrespondieren, bei dem die innere Abwehr auf Hochtouren gebracht wird. Grund kann eine besonders hohe Sensibilität und Offenheit sein, sodass die Psyche überschnell Verteidigungsmauern hochfährt, die sich in der Körperabwehr ausdrücken. Umgekehrt kann der Kampfinstinkt zu stark ausgeprägt sein, sodass bereits jede kleinere Unstimmigkeit zum Anlass genommen wird, um in eine Verteidigungshaltung zu gehen. In beiden Fällen besteht eine extreme, immer präsente Alarmbereitschaft.

Vera Pfeiffer, die selbst an dieser Erkrankung litt, hat neben anderen Maßnahmen auch Hypnose angewendet. Ih-

42

rem Buch *Haare können wieder wachsen* ist eine CD zur Selbsthypnose beigefügt, mit deren Hilfe man sich entspannen und den Haarwuchs anregen kann.

### *Kreisrunder Haarausfall und Psyche*

Es gibt einen Zusammenhang zwischen neuro-vegetativen bzw. psychischen Belastungen. Diese können nur ein paar Wochen, aber auch Jahre zurückliegen. Der kreisrunde Haarausfall kann die Spätfolge einer früher erlebten Krise sein, die bis zu sieben Jahre zurückliegen kann. Viele Zyklen im menschlichen Leben, in der Natur und der Mythologie folgen einem Siebener-Rhythmus. In der Bibel gibt es die sieben fetten und die sieben mageren Jahre, die vermutlich auf den Hochwasserzyklus des Nil zurückgehen. Der Mondzyklus, von dem der Begriff »Monat« abgeleitet ist, teilt sich in vier etwa siebentägige Wochen. Es lohnt sich nachzuforschen, was in den Jahren im Leben geschehen ist, die mit der Zahl Sieben beginnen und ein Vielfaches von Sieben sind. Aber auch sieben Tage oder Wochen können von Bedeutung sein und psychische Hintergründe von Haarverlust erhellen.

## Haarausfall bei Männern

Haarausfall kann anlagebedingt und durch Hormone gesteuert sein. Man nennt diese Form des Haarausfalls androgenetische Alopezie, weil sie mit den Androgenen, den männlichen Geschlechtshormonen, zusammenhängt. Sie betrifft hauptsächlich Männer, kann aber auch bei Frauen auftreten (siehe Seite 45). In den Haarausfallstatistiken wird sie als die am häufigsten auftretende Form von Haarausfall genannt. Nicht ausreichend untersucht und in eine solche Statistik einbezogen ist die Quote, die die Diagnose »hormonell«

erhält, jedoch auf etwas anderes zurückzuführen ist: eine Übersäuerung des Körpers, die erst in jüngster Zeit als Haarausfalldiagnose auch bei Männern verstärkt in Betracht gezogen wird. Übersäuerung und Verschlackung sind Kulturkrankheiten, die sich durch alle Bevölkerungsschichten ziehen. Je wohlhabender eine Gesellschaft und je größer das Angebot an Genussmitteln und an denaturierten Lebensmittel ist, umso häufiger kommt es zu Übersäuerung und Verschlackung.

Ein wichtiger Grund für die höhere Anfälligkeit für Übersäuerung und den daraus resultierenden Haarausfall bei Männern ist, dass der männliche Organismus alle täglich anfallenden Säuren und Gifte sofort verstoffwechselt, wozu er die entsprechenden Mengen an Mineralstoffen braucht. Diese muss er jedoch zuführen, da unser Körper keine Mineralstoffe herstellen kann, sodass die Ernährung und/oder der Zusatz von Mineralstoffen eine wesentliche Rolle spielt. Frauen dagegen halten während ihrer fruchtbaren Jahre Säuren und Gifte zurück und scheiden sie weitgehend mit der Periode aus. Der Mineralstoffbedarf zur Neutralisierung ist demgemäß entsprechend geringer.

## Studien zu Glatze und Haarausfall bei Männern

Amerikanische Forscher haben im Rahmen einer groß angelegten Studie herausgefunden, dass es einen Zusammenhang zwischen einer Glatze und einem erhöhten Herzinfarktrisiko gibt. Aus der Sicht des Säure-Basen-Haushaltes wird dies verständlich, da der Organismus sich bei einer anhaltenden Azidose (Übersäuerung) zunächst an den Haarboden hält und ihm die Mineralstoffe zur Neutralisierung entzieht. Die nächste Stufe ist ein Kippen des lebenswichtigen basischen pH-Wertes im Blut, was zu Herzattacken und Schlaganfall führen kann. Wie schon an anderer Stelle erwähnt, nennt

Peter Jentschura dies einen »Schlackanfall«. Das Infarktrisiko erhöht sich bei einem schnell fortschreitenden Haarausfall ebenso wie bei einer Glatze.

Eine Studie aus Finnland weist darauf hin, dass es auch einen Zusammenhang zwischen einer Glatze und der Häufigkeit von Diabetes gibt. Für den Zuckerhaushalt ist die Bauchspeicheldrüse verantwortlich, die nur im basischen Milieu arbeiten kann.

Die bei Männern so häufigen Geheimratsecken können auf ein durch Säurezufuhr überlastetes Nieren-Blasen-System zurückzuführen sein, wie eine schwedische Studie belegt. Demnach haben bereits junge Männer um die 20 mit Haarverlust aufgrund ungeeigneter Lebensweise zu kämpfen.

Interessant ist in diesem Zusammenhang, dass in Asien nur jeder siebente und in Afrika nur jeder vierte Mann Haarausfall hat. Die asiatische und afrikanische Ernährung ist sehr viel basischer als die westliche, was sich jedoch durch wachsenden Fleisch-, Süßigkeiten- und Alkoholkonsum ändert.

Gleich, welche Diagnose Sie für Ihren Haarausfall erhalten – und auch wenn Sie glauben, Sie müssten ihn als gegeben hinnehmen –, probieren Sie es einmal mit den in diesem Buch gegebenen Empfehlungen. Es könnte sein, dass Sie eine Überraschung erleben. Auch wenn es sich tatsächlich um androgenetische Alopezie handelt, kann der Verlauf durch eine Ernährungsumstellung und Übermineralisierung günstig beeinflusst werden.

Was geschieht bei einer androgenetischen Alopezie? Männliche Hormone bewirken einerseits einen stärkeren Bartwuchs, andererseits die Vermehrung von Talgdrüsen auf dem Kopf, wodurch Haare ausgehen und häufig auch Schuppen gebildet werden, die das Haarwachstum beeinträchtigen. Der Haarausfall entsteht durch eine Überempfindlichkeit der Haarwurzel gegen das männliche Geschlechtshormon Testosteron bzw. dessen Abkömmling DHT. In der Folge verkürzt sich die Wachstumsphase, während die Ruhepause immer länger wird, bis die Haare schließlich gar nicht mehr nachwachsen und ausfallen. Androgenetische Alopezie betrifft ausschließlich die Kopfhaare.

Bei vielen Männern setzt diese Veränderung zwischen dem 30. und 40. Lebensjahr ein, bei manchen auch schon früher. Es beginnt im Stirn- und Scheitelbereich, wodurch die bekannten »Geheimratsecken« entstehen, und dehnt sich aus bis zur Glatze. Forschungen bei Männern mit Glatze haben gezeigt, dass Haare auch hier wieder nachwachsen können, wenn sie den Körper entgiften, darauf achten, Säuren zu vermeiden, und täglich Mineralstoffe in hoher Dosierung zu sich nehmen. Dieser Prozess dauert sechs Monate bis zu einem Jahr oder etwas mehr.

## Androgenetische Alopezie bei Frauen

Frauen leiden wesentlicher seltener unter dieser Form des Haarausfalls. Wenn sie vorkommt, wird sie durch eine Störung der weiblichen Östrogenproduktion verursacht, wodurch oft auch eine maskuline Behaarung entsteht, wie zum Beispiel Bartwuchs oder eine Behaarung der Zehen und Unterschenkel. Hormonpräparate wie hormonelle Verhütungsmittel oder örtlich aufgetragene, östrogenhaltige Präparate können hier abhelfen (Seite 213). Da die Wirkung meist nur so lange anhält, wie das Präparat angewendet wird, ist es sinnvoll, nach anderen, ergänzenden oder alternativen Wegen zu suchen, wie die weiter oben genannte Ernährungsumstellung und Entsäuerung, die auch bei andro-genetischer Alozepie hilfreich sein können, obwohl es zunächst keinen direkten Bezug zu geben scheint.

## Gentests in Lausanne

In der Online-Ausgabe des Fachmagazins *Nature Genetics* erschien im Oktober 2008 eine Studie, derzufolge der Risiko-faktor für den genetischen Haarausfall das Chromosom 20 ist. Haarausfall kann demnach nicht nur über den Vater, sondern auch über die Mutter vererbt werden.

Zwei Forschergruppen kamen dem Chromosom 20 unab-hängig voneinander auf die Spur, die eine mit Beteiligung des Lausanner Universitätsspitals. Das Team mit Forschern aus Großbritannien, Island, Holland und der Schweiz wertete das Erbgut von 578 Männern mit Glatze und von 547 Kon-trollprobanden aus und stieß dabei auf das neue Gen. Um den Verdacht zu bestätigen, wurden daraufhin weitere rund 3000 Freiwillige aus Island, Holland und Großbritannien un-tersucht. Den Ergebnissen der Forscher zufolge trägt jede Siebte der Testpersonen entweder den neu entdeckten oder den schon länger bekannten Risikofaktor für Haarausfall in ihrem Erbgut. Kommen beide zusammen vor, steigt die Wahr-scheinlichkeit, früh im Leben eine Glatze zu bekommen, um das Siebenfache an (Quelle: *http://www.sprechzimmer.ch/ sprechzimmer/Fokus/Haarausfall*).

## Genetische Anlage ist kein unausweichliches Schicksal

Der international bekannte Zellbiologe Bruce Lipton hat in seinem Buch *Intelligente Zellen: Wie Erfahrungen unsere Gene steuern* bahnbrechende Erkenntnisse über die Zell-membran vorgestellt. Seine Forschungen zeigen, dass der Mensch keineswegs ein Gefangener seines Erbguts ist. In leicht verständlicher Sprache und anhand eingängiger Bei-spiele führt er vor, wie die neue Wissenschaft der Epigenetik die Idee auf den Kopf stellt, dass unser physisches Dasein durch unsere DNS bestimmt würde. Unser Denken und

Fühlen sind es, die in jede Zelle hineinwirken und unser Leben bestimmen. Wie wir die uns umgebende Umwelt wahrnehmen, bestimmen unsere Gene, doch wir können sie beeinflussen und verändern. Sowohl unser persönliches Leben als auch unser kollektives Dasein wird durch die Verbindung zwischen innen und außen, zwischen Geist und Materie gesteuert. Hier wird ein altes spirituelles Gesetz – Geist herrscht über Materie – biologisch untermauert. Seine Arbeit, mit der er zum Pionier der neuen Wissenschaft der Epigenetik wurde, bezeichnet Bruce Lipton als die »Neue Biologie«.

Im *Geo Magazin* 4/2007 berichtet Ethan Watters: »Eine neue Disziplin, die ›Epigenetik‹, räumt mit alten Vorstellungen auf: Gene sind nicht starr, sondern ein Leben lang formbar. Wir selbst können sie durch den Lebensstil, etwa die Ernährung, an- oder ausschalten. Genetisch beeinflussten Krankheiten lässt sich so vorbeugen. Sogar über das eigene Leben hinaus: bei Kindern und Kindeskindern« (Quelle: *http://www.geo.de/GEO/mensch/medizin/53101.html*).

Der androgenetisch diagnostizierte Haarausfall ist kein unabwendbares Schicksal und der Einsatz chemischer Substanzen nicht die einzige Behandlungsmöglichkeit!

## Haarausfall bei Frauen

Die häufigsten Ursachen für Haarausfall bei Frauen sind: hormonelle Umstellungen wie in der Schwangerschaft und in den Wechseljahren, Dysregulationen im Hormonstatus und Übersäuerung.

Wie schon erwähnt, spielt der Hormonstatus auch bei Frauen eine Rolle. Bereits leichte Änderungen im Hormonspiegel können zu Haarausfall führen. Nach Absetzen der Antibabypille können deshalb beispielsweise vermehrt Haare ausgehen. Im Normalfall reguliert sich dieser Haarverlust wieder, wenn der Körper sein Gleichgewicht wiederhergestellt hat. In manchen Fällen ist jedoch eine Behandlung nötig, zum Beispiel durch Haarwässer, Einnahme von wachstumsfördernden Mitteln usw. Mehr dazu finden Sie in den nachfolgenden Kapiteln.

Da das Hormonsystem ebenfalls vom Säure-Basen-Haushalt beeinflusst wird, ist auch hier eine Nahrungsumstellung in den basischen Bereich hilfreich. Genaueres zur Reaktion des Hormonhaushaltes auf das Säure-Basen-Gleichgewicht finden Sie auf den Seiten 67 bis 72.

## Haarausfall während und nach der Schwangerschaft

Als natürlich anzusehen ist der Haarausfall nach einer Schwangerschaft, da in dieser Zeit wegen des hohen Östrogenspiegels kaum Haare ausgehen. Die Haare wirken besonders dick. Nach der Geburt setzt ein Hormonabfall ein, der oft von stärkerem Haarausfall begleitet wird. Er regelt sich von selbst, wenn die überschüssigen Haare ausgegangen sind und der Ausgangsstatus erreicht ist.

> Für Frauen während der Schwangerschaft nennt Peter Jentschura einen dreifachen Mineralstoffbedarf:
> - den einfachen, normalen Erhaltungsbedarf, den jeder, ob Frau oder Mann, hat
> - den zweifachen wegen der ausbleibenden Periode
> - den dreifachen wegen des Wachstums des Kindes

In den Wechseljahren können ebenfalls vermehrt Haare ausfallen. Die Ursache dafür sind hormonelle Umstellungen des Körpers. Mit Eintritt in die Wechseljahre ändert sich bei Frauen der Hormonhaushalt. Die Produktion der weiblichen Hormone lässt nach, der Anteil der männlichen Hormone steigt. Auch Frauen können unter androgenetischer Alopezie leiden, dem von den männlichen Hormonen (Androgenen) verursachten Haarausfall (siehe auch Seite 45).

Bis zur Menopause haben Frauen einen natürlichen Weg des Säureabtransports: Die täglich anfallenden Säuren werden einmal im Monat mit dem Menstruationsblut in größerem Umfang ausgeschieden. Aus diesem Grund sind Frauen oft weniger stark übersäuert als Männer. Auch hier ist ein Grund für die stärkere Tendenz zu Haarausfall bei Männern zu suchen. Hildegard von Bingen schreibt in ihrer *Physica*: »Die Frau scheidet während ihrer fruchtbaren Jahre einmal im Monat ihre schlechten Säfte aus.«

Überschreitet die Menge der säurebildenden Nahrungsmittel (oder die von Giften, wie zum Beispiel Quecksilber aus undichten Amalgamfüllungen) die Menge, die der Körper der Frau von selbst ausscheiden kann, wird – wie übrigens auch in allen anderen Fällen von Haarausfall, die auf Übersäuerung zurückzuführen sind – der Haarboden als reicher und leicht verfügbarer Mineralstoffspeicher bevorzugt zuhilfe genommen.

## *Haarausfall während und nach den Wechseljahren*

In den Wechseljahren wird die Periode unregelmäßiger. Die Möglichkeit der Frau, über die Menses zu entschlacken, lässt nach. Säuren bleiben im Körper und bilden bei der Neutralisierung Schlacken, die sich im Gewebe einlagern und den pH-Wert des Blutes in Richtung des sauren Bereichs lenken. Viele Frauen kennen diese Zusammenhänge nicht. Sie nehmen an, dass für die Wechseljahre vor allem Hitzewallungen und Gewichtszu- oder -abnahme charakteristisch sind. Tatsächlich ist dies jedoch eine Zeit, in der das Haar besonders gefährdet ist. Eine Ernährungsumstellung wird nur selten empfohlen, stattdessen werden Hormontabletten gegeben.

Was als Gewichtszunahme angesehen wird, ist häufig ein
durch Übersäuerungs- und Gärungsprozesse geblähter Bauch,
der auf Diäten (mit Ausnahme der basenreichen Diät) nicht
reagiert. Ausgesprochen positiv wirkt sich in dieser Zeit eine
basische Körperpflege aus (siehe Kapitel »Was Sie gegen Übersäuerung und Verschlackung tun können«, Seite 89–105).

Während der Schwangerschaft und ab der Menopause
besteht ein erhöhter Mineralstoffbedarf, der durch eine erhöhte Mineralstoffzufuhr ausgeglichen werden kann.

## Haarausfall durch Diäten und Ernährungsdefizite

In unserem Kulturkreis wollen die meisten Menschen schlank
sein. Das Schönheitsideal, das uns täglich vorgeführt wird,
sind flache Bäuche, durchtrainierte Muskeln und kein Gramm
Fett zu viel. Die Realität sieht anders aus. Viele Menschen
haben daran gemessen zumindest ein paar Pfund oder wenigstens ein paar Speckröllchen zu viel. Tatsächlich führen falsche
Ernährung, Bewegungsmangel und Stress oft zu Übergewicht, und das schon bei jungen Menschen. Auch Ernährungsgewohnheiten wie Fast Food oder ein Baileys zwischendurch fördern die Pfunde. Auf dieser Basis ist ein ganzer Wirtschaftszweig entstanden, der sich nur mit dem
Schlankwerden befasst – Lebensmittelhersteller, Fitnessclubs
und Diätgurus werben mit endlosen Versprechungen.

Genau die Ernährungs- und Verhaltensfehler, die viele
zunehmen lassen, führen auch in ihrer entgegengesetzten
Zielrichtung oft zu negativen Folgen im Körper: Nulldiäten
oder solche, die bestimmte Nahrungsmittelkategorien favori-
sieren und andere völlig ausschließen, führen nicht selten
zu Mangelerscheinungen oder, wie ich es häufig von Trenn-
kost gehört habe, zu Blutdruckerhöhung und anderen
Dysregulationen.

Schnelles Abnehmen führt zu Mangelzuständen, die Hautprobleme und Haarausfall nach sich ziehen. Sie können nur dann verhindert werden, wenn man trotz Diät sehr genau auf eine ausgewogene Ernährung achtet und gegebenenfalls Nahrungsmittelergänzungen einsetzt. Eine basenreiche Ernährung, bei der keine größeren Mengen an tierischem Eiweiß gegessen werden und wenig oder kein Alkohol getrunken wird, sorgt ganz natürlich dafür, dass sich das Gewicht auf ein gutes Niveau einpendelt. Wussten Sie übrigens, dass Alkohol reichlich Kalorien enthält? Nicht nur Bier und Liköre, auch Rotwein und Schnäpse führen zu einer rapiden Gewichtszunahme. Alkoholische Getränke ersetzen aus Sicht der zugeführten Kalorienmenge oft eine ganze Mahlzeit oder sind wie eine zusätzliche obendrauf.

## Haarausfall im Alter

Eine der häufigsten Formen von Haarausfall tritt bei älteren Menschen auf. Er wird meist als eine natürliche Folge des Alterungsprozesses betrachtet. Warum aber haben manche Menschen eine volle Haarpracht und andere nicht? Ist das angeboren? Peter Jentschura und Josef Lohkämper, die sich ein Leben lang mit Übersäuerung, Verschlackung und Entmineralisierung befasst haben, sagen ganz klar »Nein!«. Viele Haarprobleme, die einer hormonellen Veranlagung oder der natürlichen Alterung zugeschrieben werden, gehen auf diese Prozesse zurück. Doch Haarausfall im Alter ist keineswegs ein vorbestimmtes Schicksal (siehe auch Seite 46). Ein wesentlicher Teil des Alterungsprozesses wird durch Entmineralisierung verursacht. Und die Ursache der Entmineralisierung ist ein übersäuerter Körper. Wenn wir älter werden, kann der Körper Säuren schlechter ausscheiden und Mineralien weniger gut binden. Dies verlangt jedoch lediglich, die Ernährung und Lebensweise den Bedingungen anzupassen.

## *Gene, Haarausfall und Selbstverantwortung*

Aufschlussreich ist hier Peter Jentschuras klare Aussage, dass jeder für seinen Haarverlust selbst die Verantwortung trägt. Anders als viele Ärzte und Experten sieht er in Haarausfall, besonders bei Männern, keineswegs ein unausweichliches, angeborenes Schicksal. Nach seiner Auffassung steht in den Genen nur, dass der Haarboden ein Organ des Säure-Basen-Haushaltes ist, ebenso wie es genetisch bedingt ist, dass die Leber unser Entgiftungsorgan ist. So entscheiden wir tagtäglich selbst, ob wir unsere Organe durch unsere Ernährung und Lebensweise pflegen oder übersäuern und vergiften. Eine konsequent basische Ernährung und Pflege wirkt damit nicht nur dem Haarausfall, sondern auch anderen typischen Zivilisationskrankheiten entgegen.

# Von der Bestandsaufnahme zur Diagnose: Wie ist der Zustand meiner Haare?

Nehmen Sie sich etwas Zeit und machen Sie eine Bestandsaufnahme Ihres Haarzustands. Finden Sie heraus, ob Sie wirklich Haarausfall haben und wodurch er verursacht sein könnte. Lassen Sie einen möglichen Haarausfall nicht auf sich beruhen. Wenn Sie mehr Haare als gewöhnlich auf dem Badezimmerboden oder im Abfluss entdecken, sollten Sie aktiv werden.

Lesen Sie sich die folgenden Fragen in Ruhe durch und kreuzen Sie die zutreffenden Antworten an.

*In welchem Zustand ist Ihre Kopfhaut?*
O fühlt sich gesund an
O ist empfindlich
O ist angespannt
O hat trockene oder fettige Schuppen
O juckt
O hat andere Symptome: _____

*In welchem Zustand sind Ihre Haare?*
O glänzend und kräftig
O fein und brüchig
O stumpf und mit rauer Oberfläche
O dünn und flaumig
O große Längenunterschiede durch Abbrechen
O gespaltene Spitzen (Spliss)

O fettig und strähnig
O trocken, spröde, glanzlos
O fettige Schuppen
O trockene Schuppen

*Was tun Sie, wenn Sie Ihre Haare waschen?*
O Ist das Wasser an Ihrem Wohnort sehr kalkhaltig? Wenn ja, verwenden Sie gefiltertes Wasser?
O Ich reibe meine Haare kräftig trocken
O Ich föhne sie (wie heiß?)
O Ich lasse sie an der Luft trocknen

*Wie behandeln Sie Ihre Haare?*
O Ich färbe sie / habe Strähnchen
O Ich habe eine Dauerwelle
O Ich trage Zöpfe / einen Pferdeschwanz
O Nichts davon

*Wie pflegen Sie Ihre Haare?*
O Ich mache regelmäßig eine Packung oder Spülung
O Ich betreibe keine spezielle Haarpflege

*Wie bringen Sie Ihre Haare in Form?*
O Bürsten mit einer Naturborstenbürste
O Bürsten mit einer Drahtbürste
O Kämmen mit einem gesägten Kamm
O Kämmen mit einem Holzkamm
O Kämmen mit einem beliebigen Kamm

*Tragen Sie Kopfbedeckungen wie Hüte oder Perücken?*
O ja
O nein

*Gibt es weitere Faktoren, die sich auf Ihre Haare auswirken könnten?*
O  Strahlung (häufiges Röntgen)
O  Chemotherapie
O  Klima (starke Sonneneinwirkung, Wind, Kälte)

*Wie ist Ihr Stressniveau?*
O  sehr hoch
O  hoch
O  mittel
O  niedrig

*Leiden Sie zum ersten Mal an Haarausfall?*
O  ja
O  nein

*Welche Stellen sind am stärksten betroffen?*
O  vorn
O  hinten
O  oben (Scheitelbereich)
O  an den Seiten
O  an den Schläfen
O  auf dem ganzen Kopf
O  einzelne, kreisrunde Stellen

*Wie viele Haare verlieren Sie täglich?*
Zählen Sie Ihre ausgefallenen Haare pro Tag. Wie viele Haare gehen insgesamt täglich aus, zum Beispiel beim Kämmen, Bürsten oder Waschen? Wie viele Haare finden Sie auf Ihrer Kleidung, auf dem Kopfkissen, dem Badezimmerboden, im Waschbecken?
O  bis zu 50 Haare
O  bis zu 100 Haare
O  deutlich über 100 Haare
O  wenig Haare
O  ich weiß nicht

*Fallen Ihre Haare aus oder brechen sie über der Kopfhaut ab?*
Sehen Sie sich einige Ihrer ausgefallenen Haare genau an:
Können Sie am Haarende noch eine kleine Verdickung (die
Haarwurzel) erkennen?

O  Nein, meine Haare fallen mit der Wurzel aus
O  Ja, meine Haare brechen über der Kopfhaut ab
O  Kann ich nicht beurteilen


*Was haben Sie bisher getan, um den Haarausfall zu stoppen?*
O  Ich habe meine Ernährung umgestellt
O  Ich habe verschiedene Mittel gegen Haarausfall auspro-
    biert: _____
O  Ich habe Mittel zur Durchblutungsanregung angewendet
O  Ich bin in ärztlicher Behandlung/habe eine ärztliche Be-
    handlung versucht
O  Ich massiere meine Kopfhaut


## Auswertung und Fazit

Werten Sie nun das Ergebnis aus. Wenn etwa 50 Haare pro
Tag ausgehen, handelt es sich sicher nicht um Haarausfall.
Auch bis zu 100 Haare sind in der Regel normal. Allerdings
kann diese Menge Ihr Haar über einen längeren Zeitraum
bereits ausdünnen. Verlieren Sie mehr als 100 Haare täglich,
sollten Sie definitiv etwas unternehmen.
    Sehen Sie sich die angekreuzten Punkte nochmals in Ruhe
an und markieren Sie diejenigen, die Ihrer Meinung nach als
Gründe für den Haarausfall in Frage kommen. Was haben Sie
bereits unternommen? Schreiben Sie in den nachfolgenden
Zeilen alle Produkte und Aktivitäten auf, an denen Sie festhalten wollen. Notieren Sie, welche Produkte und Methoden
Sie nicht mehr anwenden möchten. Was haben Sie noch nicht
versucht? Wenn Sie zum Beispiel bisher nichts in Ihrer Ernährung umgestellt haben, tragen Sie diesen Punkt ein.

Was ich beibehalten möchte:

_____

_____

_____

_____

Was ich ändern möchte:

_____

_____

_____

_____

Was ich jetzt tun möchte:

_____

_____

_____

_____

Was Sie hier notiert haben, gibt Ihnen einen Überblick über Ihre aktuelle Situation. Nachdem Sie dieses Buch gelesen haben, sollten Sie Ihre notierten Antworten noch einmal überprüfen und gegebenenfalls ändern und ergänzen.

# Ursachen des Haarausfalls – ein Überblick

## Häufige Ursachen

- Zu viel säurebildende Nahrung wie Fleisch, Fisch, Genuss-mittel
- Zu wenig basische Nahrung wie Obst und Gemüse
- Zu wenig Flüssigkeit (vor allem bei hohem Kaffee- oder Alkoholkonsum)
- Mangel an Vitalstoffen wie Zink oder Eisen, an Amino-säuren (zum Beispiel Cystin) und an Vitaminen der B-Gruppe
- Gestörte Darmflora
- Mangelnde Bewegung, besonders im Freien (Sauerstoff-mangel)
- Hormonumstellungen und Hormonstörungen (Schwan-gerschaft, Menopause)
- Entzündungen im Körper
- Immunschwäche
- Infektionskrankheiten (zum Beispiel Grippe)
- Stoffwechselstörungen
- Fehlfunktion der Schilddrüse
- Kopfhauterkrankungen, zum Beispiel durch Bakterien und Pilze
- Drüsenerkrankungen (Talgabsonderung)
- Amalgamfüllungen
- Vergiftungen
- Einnahme von Medikamenten

- Strahleneinwirkung
- Stress
- Rauchen

## *Ursachen von Haarausfall nach*
## *Peter Jentschura*

- 85 Prozent Mineralstoffverzehr zwecks Säure- und Gift-neutralisierung
- Fünf Prozent Mineralstoffverzehr während der Schwan-gerschaft
- Fünf Prozent Vergiftung mit der Folge drastischen Mineralstoffverlustes zwecks Giftneutralisierung
- Drei Prozent Stress und andere Negativerfahrungen
- Ein Prozent hormonelle Ursachen
- Ein Prozent erblich-genetische Ursachen

## *Herkunft von Schadstoffen nach*
## *Peter Jentschura*

- Impfungen
- Nikotin
- Alkohol
- Weißer Zucker
- Süßstoffe
- Konservierungsstoffe
- Künstliche Aromen, Geschmacksverstärker, Substanzen mit E-Nummern, Konservierungsmittel
- Farbstoffe
- Lösungsmittel
- Gluten
- Kochsalz
- Natriumglutamat
- Zahnersatzgifte, zum Beispiel Amalgam
- Spülmittel, Waschmittel, Weichspüler

- Chemikalien in Bekleidung, Möbeln und Fußboden-
  belägen
- Medikamente mit Nebenwirkungen
- Umweltgifte wie Insektizide, Herbizide, Pestizide, Abga-
  se usw.
- Energetische Belastungen wie Handys, Elektrosmog, Mi-
  krowelle, Radioaktivität, Erdstrahlen

# Was Sie tun sollten, wenn Ihr Haar ausfällt

## Machen Sie eine ehrliche Bestandsaufnahme Ihrer Ernährung!

Da Ernährung bzw. Übersäuerung ein viel häufigerer Grund für Haarausfall ist, als allgemein angenommen wird, sollte eine solche Bestandsaufnahme Ihrer Essensgewohnheiten an erster Stelle stehen. Über Ernährung und Ernährungsfehler sowie darüber, wie man sie beheben kann, finden Sie umfangreiche Informationen in diesem Buch.

## Prüfen Sie mögliche Mangelzustände und toxische Belastungen!

Ernähren Sie sich zu einseitig? Mangelzustände sind eine häufige Ursache für Haarausfall, aber auch Vergiftungen (siehe Seite 85 f., 91 ff., 118 ff., 127 f., 147, 155), kommen nicht selten vor. Durch einen Bluttest können Sie feststellen lassen, ob Ihnen wichtige Vitamine fehlen. Ein umfassendes Bild liefert außerdem die Haarmineralanalyse.

## Machen Sie eine Haarmineralanalyse!

Ein bekanntes Diagnoseverfahren ist die Haarmineralanalyse. Sie deckt Mangelzustände oder Überschüsse von Mineralien und Spurenelementen auf und zeigt toxische Belastungen durch Schwermetalle an. Auch Störungen im Langzeitstoffwechsel und im Säure-Basen-Haushalt sind erkennbar. So können Sie selbst oder der Sie behandelnde Arzt oder Heilpraktiker entscheiden, welche Produkte Sie brauchen, um Mangelzustände zu ergänzen oder Gifte auszuleiten. Das Verfahren eignet sich auch für jeden, der einen Überblick über den eigenen Mikronährstoffhaushalt bekommen möchte. Analysiert werden rund 30 Mineralstoffe, Spurenelemente und toxische Metalle. Die Ergebnisse werden sowohl in Zahlen als auch in einem Balkenprofil dargestellt, sodass Sie sie bequem mit den ebenfalls abgebildeten Normalwerten (Referenzwerte) vergleichen können.

Während die Blutanalyse nur über den aktuellen Gesundheitszustand eines Menschen Auskunft gibt, kann über die Haarmineralanalyse ein Zeitraum von vier Monaten überblickt werden. Im Blut sind die getesteten Stoffe nur wenige Stunden, im Speichel einige Tage und im Urin bis zu fünf Tage nach der Einnahme vorhanden. Haare dagegen speichern Mineralien und andere Stoffe langfristig. Mit einer Haarmineralanalyse kann noch Jahre später nachgewiesen werden, ob jemand Drogen oder Medikamente eingenommen hat. Bereits eine Woche nach dem Konsum lassen sich Beruhigungsmittel, Psychopharmaka, Kokain und Cannabis nachweisen.

Wenn Sie eine Haarmineralanalyse machen wollen, schneiden Sie ein halbes Gramm Nackenhaare ab (etwa einen Esslöffel voll) und senden Sie diese Probe an eines der Labore, die die Analyse durchführen. Viele Apotheken bieten den Test an. Die Haarproben werden im Labor gereinigt, zerkleinert, durch eine chemische Behandlung verflüssigt und die Inhaltsstoffe mit einem sehr präzisen Messverfahren analysiert. Auf diese Weise finden Sie heraus, ob Sie zum Beispiel unter Amalgambelastungen (Quecksilber) leiden, unterversorgte Haarwurzeln haben (Mineralstoffmangel) oder ein

»Zuviel des Guten« Ihren Haarausfall verursacht. (Quelle: *http://www.gesundheitstrends.de/gesundheitstrends/aktuelle trends/haarmineralanalyse.php*)

## Überprüfen Sie Ihre Zahnfüllungen!

Über 50 Prozent einer Amalgamfüllung bestehen aus Quecksilber. Besonders wenn eine solche Füllung älter ist, kann sie Quecksilber an den Körper abgeben. Viele Zahnärzte sagen uns noch heute, dass Amalgamfüllungen im Zahn ungefährlich sind, stufen sie aber als hochgiftig ein, wenn sie auf dem Tisch liegen. Quecksilber ist ein Schwermetall, das giftiger ist als Blei, Kadmium oder Arsen. Werden die Plomben entfernt, geht auch der die Amalgamfüllung empfehlende Zahnarzt von einer Quecksilberbelastung im Körper aus, die mit entsprechenden Mitteln ausgeschleust werden muss. Die so entstehenden Quecksilberwerte sind oft erschreckend hoch.

In vielen kosmetischen Präparaten ist Quecksilber enthalten: in Nasensprays, in der Reinigungsflüssigkeit von Kontaktlinsen, in manchen Kosmetika, antiseptischen Cremes und Farben, in Weichspülern, in Tätowierungsfarbe und in manchen Fischsorten, vor allem in Thunfisch. Wenn Sie Ihrem Körper ausreichende Chancen einräumen, Säuren und Gifte abzutransportieren, sind diese Mengen in der Regel unbedenklich. Doch von Amalgamfüllungen im Mund lässt sich das nicht behaupten.

## Lassen Sie Ihren Hormonspiegel untersuchen!

Der Bluttest zeigt Ihren sogenannten Hormonstatus. Durch Krankheiten wie Schilddrüsendysfunktion, hormonelle Umstellungen und seelische Belastungen kann der Hormonspie-

gel aus dem Gleichgewicht geraten und Haarausfall verursachen. Auch ein Schock, traumatische Erlebnisse, Unfälle und
Operationen können zu einer Veränderung im Hormonhaushalt und im Säure-Basen-Haushalt führen.

## Machen Sie einen Schilddrüsentest!

Die Schilddrüse ist zuständig für die Herstellung von Hormonen, die den Stoffwechsel regulieren. Da sie eine besonders wichtige Verbindungsstelle im Drüsensystem ist, können schon bei einer kleinen Unter- oder Überfunktion Probleme im Stoffwechsel auftreten.

Ist der Schilddrüsenhormonspiegel zu hoch (Hyperthyreose), steigt der Grundumsatz des Körpers stark an, sodass
mehr Energie verbraucht wird als gewöhnlich. Die Folgen
sind eine oft sehr starke Gewichtsabnahme (auch wenn man
viel isst), Nervosität, Gereiztheit, Schwitzen. Man fühlt sich
müde, hat je nach Schwere der Überfunktion Herzrasen und
Muskelschwäche. Der sogenannte Morbus Basedow oder ein
Kropf weisen auf schwere Formen der Hyperthyreose hin.

Bei einem Mangel an Schilddrüsenhormonen (Hypothy-
reose) läuft der Stoffwechsel langsamer ab als normal. Die
Folgen sind geringere körperliche und geistige Leistungsfähigkeit, man ist müde und schlaff. Der Kopf fühlt sich wie
Watte an, man kann nicht klar denken oder hat Schwierigkeiten, sich zu konzentrieren. Die Muskeln sind schwach, man
ist kälteempfindlich, hat ein großes Bedürfnis nach Schlaf.
Oft sind die Augenlider und Hände geschwollen. Die Haut
ist trocken und schuppt sich.

Sowohl die Unter- als auch die Überfunktion der Schilddrüse können Haarausfall auslösen. Ja nach Stadium sind die
genannten Symptome offensichtlicher oder weniger deutlich.
Deshalb ist ein Bluttest bei diffusem Haarausfall immer empfehlenswert. Die Erkrankung lässt sich gut behandeln.

# Haarausfall und Ernährung: Was uns krank macht

Haarausfall kann durch eine ganze Reihe unterschiedlicher Ursachen entstehen. Bis auf wenige Ausnahmen wie den androgenetischen Haarausfall, der vor allem bei Männern auftritt, hat er mit dem Verlust von Vitalität zu tun. Nicht umsonst verbinden wir Haare mit Lebenskraft.

Eine der häufigsten Ursachen ist die Übersäuerung und Verschlackung des Körpers.

## Übersäuerung als Ursache von Haarausfall

Es ist wissenschaftlich nachgewiesen, dass bei Krankheiten gleichzeitig eine Übersäuerung des Organismus besteht. Bei Herzinfarkt, Zuckerkrankheit, Migräne, Rheuma, Krebs (um nur einige Beispiele zu nennen) und ebenso bei traumatischen Erlebnissen sowie psychischen Krisen kippt der Säure-Basen-Haushalt in das saure Milieu, woran sich erkennen lässt, das Übersäuerung und Krankheit Hand in Hand gehen. Übersäuerung und Verschlackung sind die Krankmacher Nummer eins in unserer Zivilisation. Schätzungen zufolge sind 90 Prozent der Bundesbürger von Übersäuerung betroffen. Die meisten von ihnen wissen nicht, was der Grund für ihre Beschwerden ist. Kopfschmerzen, chronische Müdigkeit, Energiemangel, Verdauungsbeschwerden, andere, durchaus heftige Symptome und nicht zuletzt Haarausfall werden auf unterschiedlichste Ursachen zurückgeführt. Immer noch stellen zu wenige Ärzte die Diagnose »Übersäuerung«. Erst seit einigen Jahren beginnt dieses Thema den ihm gebührenden Platz einzunehmen. Viele, auch starke Symptome verschwinden, bevor es zu einer ernsten Erkrankung kommt, wenn die notwendige Umstellung erfolgt und der Säure-Basen-Haushalt wieder im Gleichgewicht ist. Haarausfall ist ein Symptom, und Symptome sind die Sprache unseres Körpers. Es lohnt, ihnen zuzuhören und ihre Botschaft zu verstehen.

Das Thema Übersäuerung hat die Menschen schon immer beschäftigt. Bereits Hippokrates, der als Vater der Medizin gilt, war davon überzeugt, dass sich die Säure von allen Körperflüssigkeiten am schädlichsten auswirke. Paracelsus warnte vor Übersäuerung als Folge der Ernährung. Hildegard von Bingen sprach von schlechten Säften. Heute befassen sich Spezialisten wie Peter Jentschura und Josef Lohkämper mit den Zusammenhängen zwischen Übersäuerung, Entmineralisierung und Verschlackung und bieten Konzepte an, um aus diesem Teufelskreis auszubrechen.

**Merken Sie sich das folgende Prinzip:**
Immer wenn dem Körper ein Übermaß an Säuren und Giften zugeführt wird, kommt es zu einer Entmineralisierung, was eine Vielzahl von Symptomen und Krankheiten zur Folge hat. Häufig besteht gleichzeitig eine Verschlackung, da der Körper die Säuren nicht nur mit allen Mitteln zu neutralisieren versucht, sondern die anfallenden Stoffwechselendprodukte, die wir im Volksmund »Schlacken« nennen, auch ausscheiden muss. Doch das gelingt nicht immer vollständig. Die Schlacken lagern sich dann im Körper an – mit zum Teil verheerenden Auswirkungen.

Das Wissen um die Übersäuerung und Verschlackung des Körpers und deren Beziehung zum Alterungsprozess, zu Krankheiten und Symptomen ist alt. Inzwischen gibt es eine ganze Reihe von Methoden, mit denen wir diesem Problem begegnen können. Ich stelle Ihnen in diesem Buch einige davon vor, mit denen ich selbst, Menschen in meinem Umfeld und Menschen, die Erfahrungsberichte verfassten, gute Erfolge erzielt haben.

Typische Aussagen nach einer gründlichen Entschlackung und Darmreinigung sind: »Ich fühle mich rundum wohl und fit und vor allem auch ausgeglichener und zufriedener mit mir und der Welt«, »Ich fühle mich leichter, habe viel mehr Energie und meine Haut, Nägel und Haare wachsen wieder«, »Ich fühle mich wie neugeboren«, »Die Haut ist straffer und meine Falten sind weniger geworden.« Und nicht zuletzt wird immer wieder berichtet, dass die Haare wieder wachsen und im Gegensatz zu früher, wo sie brüchig und dünn waren, voller und glänzend wurden. Häufig wird auch das Empfinden einer seelischen Reinigung beschrieben, das Abwerfen von körperlichem und seelischem Ballast. Besonders bei Entschlackungskuren, die nicht nur aus Fasten bestehen, sondern Wert auf Essen – richtiges Essen – legen, entsteht nicht das Gefühl von Entbehrung. Die Kur macht vom ersten Tag an Freude.

## Der Säure-Basen-Haushalt

Der Säure-Basen-Haushalt ist einer der zentralen Regulierungsmechanismen unseres Körpers. Säuren und Basen entstehen durch die Verdauung von Nahrung. Beide haben ihren natürlichen Platz im Organismus. Vom Magen, in dem ein Salzsäuremilieu herrscht, einmal abgesehen, braucht der Körper ein neutrales bis basisches Milieu, um gut funktionieren zu können. Menschen mit einem ausgewogenen Säure-Basen-Haushalt sind nicht nur gesund und vital, sie bleiben

auch jung und sind gut gelaunt. Nehmen wir zu viele säurebildende Nahrungsmittel zu uns, entsteht ein unausgewoge-
nes Verhältnis, in dessen Folge unterschiedliche Symptome
bis hin zu ernsthaften Krankheiten auftreten. Auch unsere
Psyche reagiert – nicht umsonst sagen wir von einem schlecht
gelaunten Menschen, er sei »sauer«.

Unser Organismus braucht sowohl Säuren (zum Beispiel
Magensäure, Aminosäuren, Fettsäuren) als auch Basen (zum
Beispiel Calcium, Natrium, Magnesium). Basen sind die natürlichen Gegenspieler der Säuren, für deren Neutralisation
und Abtransport sie zuständig sind. Um das Säure-Basen-
Gleichgewicht aufrechtzuerhalten, verfügt der Körper über
verschiedene Puffersysteme im Blut, in den Geweben, in der
Lunge, den Nieren und dem Darm. Über das Bindegewebe
werden die Säuren aus den Zellen ins Blut transportiert, das
sie dorthin bringt, wo sie entsorgt werden können: zur Lunge, die die Kohlensäure mit dem Atem ausscheidet, zur Niere, die Säure über den Harn abgibt, zum Darm, zur Leber, zu
den Schweißdrüsen und zur Haut. Außerdem kann der Körper Säuren mithilfe seiner Mineralspeicher neutralisieren.
Gibt man diesem fein abgestimmten, intelligenten System die
Chance, das Gleichgewicht aufrechtzuerhalten, reguliert es
sich selbst. Wenn es mit zu vielen Säurebildnern und Schadstoffen, beispielsweise in Form von Umweltgiften, umgehen
muss und weder die Ausscheidungs- noch die Neutralisie-
rungsprozesse ausreichen, entsteht Übersäuerung (Azidose).
In bestimmten, jedoch weitaus selteneren Fällen kann auch
Untersäuerung (Alkalose) im Körper vorherrschen. Beide
können im Extremfall lebensbedrohlich sein.

Haarausfall ist also nicht einfach nur ein unerfreuliches
Symptom. Er kann auf eine ernst zu nehmende, grundlegende Unausgewogenheit im Körper hinweisen.

# Wie Übersäuerung entsteht:
## Du bist, was du isst!

Machen Sie sich bewusst: Ernährung hält Sie gesund oder macht Sie krank. Obwohl gesunde Ernährung ein Dauerbrenner in den Medien ist, sollten wir uns fragen, ob wir wirklich wissen, was uns guttut. Vieles, was appetitlich verpackt in den Regalen der Supermärkte steht, ist eher eine Zeitbombe und nicht das, wonach es aussieht. Wer die Bücher von Hans-Ulrich Grimm kennt (zum Beispiel *Aus Teufels Topf. Die neuen Risiken beim Essen*), sich mit genmanipulierter Nahrung oder Pestizidbelastung zum Beispiel im Tee beschäftigt hat, weiß, dass nicht alles Gold ist, was so verführerisch »glänzt«. Doch unsere eigentlichen Nahrungsrisiken fangen schon viel früher an, dort, wo Nahrungsmittel als gesund gelten oder zu unserem modernen Lebensstil gehören, jedoch starke Säurebildner sind, die unseren Organismus langsam, aber sicher vergiften.

Alte medizinische Systeme wie die Traditionelle Chinesische Medizin (TCM) und der aus Indien stammende Ayurveda, Propheten wie Jakob Lorber und die Mystikerin Hildegard von Bingen – sie alle wussten, was wir uns heute wieder neu erarbeiten: Milch und Milchprodukte (außer Sahne) sind nicht einfach gesund, sondern bilden Säure. Durch die Homogenisierung werden die im Naturzustand unterschiedlich großen Moleküle vereinheitlicht (homogenisiert). Diese Moleküle passieren Schranken im Körper, die sie nicht überschreiten sollten, was ein möglicher Auslöser für die sich immer mehr ausbreitende Laktoseintoleranz sein kann. Fleisch, Wurst und Eier sind neben ihren gesunden Eigenschaften stark säurebildend, ebenso wie Süßigkeiten und alle Weißmehlprodukte, gehärtetes Fett, Fertigprodukte, Kaffee mit und ohne Koffein, auch Instant- und Getreidekaffee, Alkohol, kohlensäurehaltige Getränke wie Softdrinks, Limonaden … Viele davon sind sogenannte Genussgifte, ein plastischer Begriff, der darauf hinweist, dass es sich häufig um Nahrungsmittel handelt, die wir nicht unbedingt brauchen. Wenn Sie das nächste Mal in ein Brötchen mit Butter, Wurst und Ei beißen und Ihren Mittagskaffee dazu trinken, seien Sie sich im Klaren darüber, dass Sie Ihrem Körper gerade zwei Säurebildner erster Klasse zuführen, auch wenn als »Ich bin gesund!«-Signal ein Salatblatt oben auf dem Brötchen liegt.

### *Alles im richtigen Maß: Auch Säurebildner haben gute Seiten*

Bedeutet das, dass wir von nun an nichts mehr von all dem essen oder trinken dürfen? Sicher hat die Natur nicht vorgesehen, dass wir uns ausschließlich basisch ernähren. Das lässt sich schon allein daran erkennen, dass es auch eine Untersäuerung gibt, die problematisch ist. Bis zu einem gewissen Maß kann der Körper Säuren und Gifte problemlos ausscheiden. Viele Säurebildner haben auch ihre guten Seiten: Fleisch und Milch zum Beispiel enthalten wertvolle Vitamine, Mineralien und bioaktive Stoffe. Grüner Tee ist leicht säurebildend, enthält jedoch auch wichtige Stoffe, die vor Krebs schützen. Alles ist eine Frage der Menge. Experten raten, 80 Prozent basische und 20 Prozent säurebildende Produkte zu verwenden. Wer sich täglich und über lange Zeit von Pommes Frites, Pizza, Brötchen und Ähnlichem ernährt, wer viel Kaffee und Alkohol trinkt, wer viel Wurst und Fleisch verzehrt, macht auf Raten, was eine altbewährte Hinrichtungsmethode sein soll: Man gibt dem Delinquenten nur Fleisch und Wein, nichts anderes, davon aber so viel er will.

Einfach Basen auf die Säuren zu schütten ist keine Lösung. Das von vielen eingenommene Natriumbikarbonat kann die Funktion des Magens und der Bauchspeicheldrüse stark beeinträchtigen. Eine wahllose und falsche Einnahme von Basenmitteln kann bei Überdosierung sogar eine Alkalose

(Säuremangel) auslösen. Wird der Organismus zu basisch, kann er nicht richtig funktionieren, was zu Beschwerden und Krankheiten führt. Entscheidend ist ein Gleichgewicht des Säure-Basen-Haushaltes. Dennoch sind basische Präparate, richtig angewendet, hilfreich, um einen Ausgleich herzustellen.

## Viele Nahrungsmittel bilden Säuren

Die nachfolgende Liste soll einen Überblick über die am häufigsten verzehrten Säurebildner geben. Manche der genannten Lebensmittel bilden Säuren in stärkerem, manche in schwächerem Umfang. Im Kapitel »Was Sie gegen Übersäuerung und Verschlackung tun können« (Seite 89–90) finden Sie eine Auswahl an Nahrungsmitteln mit ihren sogenannten PRAL-Werten (Säurebelastungswerte eines Lebensmittels) sowie Adressen im Internet, wo Sie sich ausführlich informieren können.

*Säurebildend sind:*
- Fleisch (alle Sorten)
- Wurst, Schinken
- Fleischbrühen
- Fische und Schalentiere
- (Kuh-)Milch sowie Milchprodukte wie Quark, Joghurt, Kefir
- Käse
- Eier
- alle Weißmehlprodukte und Teigwaren (auch aus Mais, Dinkel, Kamut, Hirse, Reis und Soja)
- Zucker
- Süßstoff
- Süßigkeiten (auch wenn sie nicht mit Fabrikzucker, sondern mit Rohrzucker oder Honig hergestellt sind) und Eis

- Gehärtete und raffinierte Fette und Öle, tierische Fette
- Margarine
- geschälte und polierte Getreide und Reis
- Vollkornprodukte
- Fertigprodukte, die Zucker, Essig, Milch, Fleisch, Fisch oder Getreide enthalten
- Kaffee, Instantkaffee, Getreidekaffee
- schwarzer Tee (grüner und weißer Tee nur schwach)
- alle kohlensäurehaltige Getränke (besonders Limonaden, die auch Zucker enthalten, Coca-Cola usw.)
- alle alkoholischen Getränke
- Senf und Essig
- Hülsenfrüchte wie Linsen, Bohnen, Sojabohnen, Kicher-erbsen
- Spargel, Rosenkohl, Artischocken
- Glukose (trotz des süßen Geschmacks stärker säurebildend als Essigsäure)

Wie Sie sehen, bilden auch solche Nahrungsmittel Säure, die zur gesunden Ernährung gehören, wie zum Beispiel Vollkornprodukte. Daran lässt sich erkennen, dass sowohl Basen als auch Säuren Bestandteile unserer Ernährung sind und es in erster Linie um Ausgewogenheit geht. Abgesehen von der Gesamtmenge sind vor allem denaturierte säurebildende Produkte ein Problem für den Organismus. Während einer Entsäuerungskur sollten Sie diese Nahrungsmittel weglassen und sich auf Obst, auch ungeschwefeltes Trockenobst, Gemüse, Sprossen, Kartoffeln, Salat und Kräuter konzentrieren. Mehr dazu finden Sie in den Kapiteln »Was Sie gegen Übersäuerung und Verschlackung tun können« und »Nahrung, die Ihre Haare gesund und kraftvoll macht«.

# Wodurch Säuren entstehen: ein kleines Lexikon

**Ameisensäure** entsteht durch den Abbau von Süßstoff.

**Essigsäure** entsteht bei der Verstoffwechselung von Kohlenhydraten (Weißmehlprodukte), Süßwaren und Fett. Auch durch den Konsum von Wein, Bier, Malz und Softdrinks kann Essigsäure gebildet werden. Als Säuerungsmittel für Obst, Gemüse und Fisch wird Essigsäure verwendet, ferner in Marinaden, Feinkostsalaten, Fertigsalatsaucen und Mayonnaisen. Essigsäure hat eine große Bedeutung als Geschmackstoff.

**Gerbsäure (Tannine)** ist im Wein (vor allem Rotwein), Kaffee und im schwarzen und grünen Tee enthalten. Der Gehalt an Tanninen ist ein ausschlaggebender Faktor für die Qualität des Weins. Im Tee werden Tannine, die den herben Geschmack hervorrufen, erst nach einer gewissen Ziehzeit freigesetzt. Sie können eine blähende und auch eine stopfende Wirkung haben. Die Aufnahme von Eisen kann durch Gerbsäure behindert werden.

**Harnsäure** entsteht im Stoffwechsel als Abbauprodukt von tierischem Eiweiß, also durch den Verzehr von Fleisch, Fisch und Eiern, besonders von Schweinefleisch. Sie wird zu 75 Prozent über die Nieren ausgeschieden, der Rest über Speichel, Schweiß und Darm. Bei einer ungenügenden Harnsäureausscheidung kann es unter anderem zu Diabetes, Bluthochdruck und Gicht kommen. Alkohol hemmt die Harnsäureausscheidung.

**Ketosäure** bildet sich beim Abbau von Fett in den Fettdepots.

**Kohlensäure** ist in vielen Getränken enthalten und

muss ebenfalls verstoffwechselt und ausgeschieden werden, sodass eine größere Menge ebenfalls zum Problem werden kann.

**Milchsäure** wird beim Abbau von Zucker gebildet. Sie wird vielen Nahrungsmitteln zugesetzt. Brauereien, Bäckereien und Hersteller von Süßwaren verwenden Milchsäure als Zusatzstoff. Als Lebensmittelzusatzstoff trägt sie zum Beispiel die Bezeichnung E 270. Bei anstrengenden körperlichen Tätigkeiten, beispielsweise beim Sport oder beim Bodybuilding, sammelt sich Milchsäure in den Muskeln an, sobald die Grenze überschritten wird, bis zu der eine Belastung ohne zunehmende Übersäuerung aufrechterhalten werden kann. Ein »Muskelkater« ist die Folge. Im menschlichen Organismus wird die rechtsdrehende L(+)-Milchsäure schneller abgebaut als die linksdrehende D(–)-Milchsäure, weshalb Milchprodukte damit werben, dass sie rechtsdrehende Milchsäure enthalten.

**Phosphorsäure** wird beim Abbau von Softdrinks gebildet.

**Salzsäure** ist ein Bestandteil des Magensaftes. Sie wandelt unter anderem Proteine um, tötet aber auch Mikroorganismen ab, bevor sie in den weiteren Verdauungstrakt gelangen können.

Auch bei einem Mangel an Basen wird Salzsäure gebildet. Der Grund dafür ist folgender: Basen entstehen nicht im Körper, sondern müssen mit der Nahrung zugeführt werden. Wenn die Ernährung zu wenig basische Stoffe enthält, stehen nicht genügend basische Stoffe zur Verfügung, die sich mit den Säuren zu neutralen Salzen verbinden können. Als Folge beginnt der Magen mit einer zusätzlichen Kochsalzspaltung. Die daraus entstehende Säureflut bezeichnen wir als Sodbrennen.

Dabei kommt es zu einem Rückfluss des sauren Mageninhalts in die Speiseröhre. Die Magensäure reizt beim Aufstoßen die Speiseröhre sowie das Zahnfleisch und greift den Zahnschmelz an. Aber auch Stress, Angst und Ärger kurbeln die Salzsäureproduktion an. Salzsäure wird auch als Lebensmittelzusatzstoff verwendet und hat dann die Bezeichnung E 507.

**Salpetersäure** entsteht durch die Verstoffwechselung von Pökelsalz, Kohlensäure, Acetylsalicylsäure (Aspirin) und Schweinefleisch.

**Schwefelsäure** bildet sich bei Fäulnisprozessen im Darm, aber auch bei der Verstoffwechselung von tierischem Eiweiß, vor allem von Schweinefleisch. Wenn der Darm mit dieser Aufgabe überlastet ist, kommt es zu einem geblähten Bauch und Darmblähungen.

Schwefelsäure wird unter anderem für die Produktion von Düngemitteln verwendet. Zusammen mit Salpetersäure ist sie ein Bestandteil des sauren Regens, der in Böden und Gewässern zu einem Absinken des pH-Wertes führen kann. Aus diesem Grund nimmt man an, dass Schwefelsäure eine mögliche Ursache für das Waldsterben in den 1980er-Jahren war.

**Oxalsäure** wird bei der Verdauung von Spargel, Tomaten, Spinat, Mangold, Rhabarber und Kakao gebildet.

Weitere Säuren, die verstoffwechselt werden müssen, sind zum Beispiel das **Nikotin** in Zigaretten und die **Acetylsalicylsäure** aus Schmerzmitteln.

Wie Sie sehen, nehmen wir tagtäglich säurehaltige Nahrungsmittel zu uns. Geschieht das maßvoll, ist daran nichts auszusetzen. Wesentlich ist jedoch, dass wir genügend basische Lebensmittel essen. Unsere Nahrung sollte zu 80 Prozent aus basischen Nahrungsmitteln bestehen – nicht nur unseren Haaren zuliebe!

# Was Übersäuerung im Körper bewirkt

Um der Übersäuerung und einem Haarausfall umfassend entgegenwirken zu können, ist es wichtig, eine Vorstellung davon zu haben, was im Körper vor sich geht. Unser Körper enthält wichtige Mineralstoffspeicher, die sich in der Haut und den Nägeln, in Zähnen und Knochen befinden. Eine der Aufgaben von Mineralien ist, die täglich anfallenden Säuren zu neutralisieren. Besonders reich an Mineralstoffen und Spurenelementen ist der Haarboden.

Mineralien und Spurenelemente können nicht im Körper hergestellt werden. Wir müssen sie durch unsere Nahrung zuführen. Wenn unser Essen nicht genügend Mineralstoffe enthält, die Aufnahme gestört ist oder der Körper zur Neutralisierung von Säuren und Giften besonders viele Mineralien und Spurenelemente braucht, muss er sie aus den körpereigenen Mineralstoffdepots entnehmen. Eine Entmineralisierung setzt ein, die neben anderen Effekten auch den Alterungsprozess beschleunigt. Dass unser Körper Mineralstoffe und Spurenelemente mit den Jahren weniger gut speichern kann, sollte ohnehin ein wichtiger Grund sein, mehr auf eine basische Ernährung zu achten. Mit einer Verdoppelung der Mineralstoffversorgung können so zum Beispiel auch Wechseljahresbeschwerden gemildert oder vermieden werden.

Übersäuerung spielt eine wesentliche Rolle bei der Entstehung von chronischen Erkrankungen, wie zum Beispiel Gicht, Rheuma oder Arthrose. Außerdem erhöht sie die Anfälligkeit für Allergien.

Unabhängig davon, welche Symptome und Beschwerden wir haben, lohnt sich immer ein Blick auf den Säure-Basen-Haushalt und unsere Ernährungs- und Lebensweise, die übersäuernd und schwächend oder stärkend sein kann.

## *Mineralstoffdepots – Quellen der Gesundheit und Jugendlichkeit*

Die wertvollsten Stoffe des menschlichen Körpers – Spurenelemente und Mineralstoffe – befinden sich in der Haut, im Haarboden, in den Zähnen und Nägeln, den Knochen, Sehnen und Kapseln sowie in den Gefäßen. Solange wir täglich mehr von diesen Stoffen zu uns nehmen, als wir für die Neutralisierung von Säuren verbrauchen, bleiben diese Depots erhalten. Darauf ist besonders mit dem Älterwerden zu achten, wenn die Aufnahme- und Speicherkapazität nachlässt. Gefüllte Mineralstoffdepots lassen Menschen länger gesund und schön sein, entleerte Depots führen zu Alterungsprozessen und schlechtem Befinden.

### *Blut ist basisch*

Unser Blut, von dem fünf bis sechs Liter im Körper zirkulieren, ist basisch. Nur in dem engen basischen pH-Bereich von pH 7,35 bis 7,45 (manche Angaben gehen nur bis sieben) kann das Blut optimal fließen und seinen Aufgaben nachkommen. Liegt der Wert unter sieben, überwiegen die Säuren. Bei Werten zwischen acht und 14 sind die Basen im Überschuss vorhanden. Die roten Blutkörperchen (Erythrozyten) kleben schon bei einem geringen Absinken des pH-Wertes zusammen, sodass das Blut dickflüssiger wird. Mithilfe der Dunkelfeldmikroskopie kann heute das sogenannte Geldrollenphänomen sichtbar gemacht werden, das auf eine Übersäuerung des Blutes hinweist.

Bereits bei einer leichten Übersäuerung (latente Azidose) sind Versorgung, Entsäuerung und Entschlackung der Zellen gestört. Sinkt der pH-Wert weiter ab, kommt es zu einem Verschluss der verschlackten Adern, wodurch Herzinfarkt und Schlaganfall ausgelöst werden können. Peter Jentschura nennt dies den »Schlackanfall«: Wenn die Puffersysteme des

Blutes erschöpft sind, greift der Organismus gemäß seiner
»Hierarchie der Lebenswichtigkeit« auf die verschiedenen
Mineralstoffdepots zurück, von denen der Haarboden der
am leichtesten verfügbare ist.

Peter Jentschura hat zusammen mit seinem wissenschaftlichen Team erforscht, welche Säuren welche physischen und
psychischen Folgen bzw. Symptome hervorrufen. Dem Ergebnis zufolge spielt die Zusammensetzung der anfallenden
Säuren keine Rolle. Entscheidend ist die Gesamtmenge bzw.
der dadurch entstehende niedrige pH-Wert des Blutes. Auf
der Basis dieser Erkenntnisse und seiner langjährigen Erfahrungen entwickelte Jentschura sein spezielles Behandlungs-
konzept gegen Haarausfall.

## *Der Haarboden als*
## *Mineralstoffdepot*

Genetisch bedingt ist bei fast jedem Menschen der Haarboden das am schnellsten verfügbare Mineralstoffdepot. Peter Jentschura und Josef Lohkämper nennen den Haarboden
die »Neutralisierungsfeuerwehr« des menschlichen Stoffwechsels. In *Gesundheit durch Entschlackung* schreiben die
Autoren: »Der Haarboden ist eine Art ›Feuerwehr‹, die immer dann im Einsatz ist, wenn es an der Säurefront des
Körpers ›brennt‹. Das ist immer der Fall, wenn diese ätzenden Flüssigkeiten oder Gifte neutralisiert werden müssen
und diese Aufgabe von den Mineralstoffen des Blutes und
der Lymphe allein nicht mehr bewältigt werden kann.«

Bei extremen Belastungen, wie zum Beispiel einer Chemotherapie oder der Einnahme starker Medikamente, zeigt
sich die Bedeutung des Haarbodens als schnellst verfügbares
Mineralstoffdepot deutlich. Wenn die Pufferkapazität von
Blut und Lymphe überschritten ist, beginnt ein massiver Haarausfall. Die Körperbehaarung ist erst später davon betroffen.

## *Haben Sie öfter Kopfschmerzen?*

Die meisten Menschen haben schon erlebt, dass sie nach einer feuchtfröhlichen Nacht oder einem schweren Essen mit Kopfschmerzen aufwachen. Peter Jentschura weist darauf hin, dass Kopfschmerzen generell ein Signal dafür sein können, dass Säuren vorhanden sind. Sie werden über den Blutkreislauf in den Haarboden transportiert, der sie mit seinem Mineralstoffreichtum neutralisieren soll. Dies geschieht aber erst, wenn der Stoffwechsel die Neutralisierung im Blut wegen einer zu großen Menge an Säuren oder einem Mangel an Mineralstoffen nicht durchführen konnte. Die Kopfschmerzen halten so lange an, bis die Säuren neutralisiert sind. Viele Menschen nehmen in diesem Fall eine Tablette, ohne sich über die Vorgänge in ihrem Körper im Klaren zu sein. Der Kopfschmerz verschwindet, aber ihr Haarboden hat erneut Mineralstoffe verloren, die wieder von außen aufgefüllt werden müssen, da der Körper sie nicht selbst bilden kann. Je mehr Mineralstoffe der Haarboden verliert, desto weniger kann er die Haare ernähren. Die Haare verändern ihre Qualität, beginnen schlechter nachzuwachsen und auszufallen. Sie können wieder nachwachsen, wenn der Säure-Basen-Haushalt wieder ins Gleichgewicht kommt.

## *Bei welchen Symptomen sollten Sie an Übersäuerung denken?*

Wenn Sie sich die folgende Liste ansehen, werden Sie feststellen, dass sich Übersäuerung überall im Körper bemerkbar machen kann. Treten Symptome auf, ist es wichtig, neben anderen Faktoren, die eventuell zu untersuchen sind, immer auch den Säure-Basen-Haushalt zu bestimmen.

*Symptome für Übersäuerung können sein:*
- Haarausfall und brüchige Nägel
- Sodbrennen
- Erschöpfung und chronische Müdigkeit
- Konzentrationsschwierigkeiten
- Gedrückte, misslaunige Stimmung
- Kopfschmerzen, Migräne
- Probleme im Verdauungstrakt
- Cellulitis
- Menstruationsbeschwerden
- Allergien
- Hautunreinheiten
- Regelmäßige Erkältungen und Grippe
- Anfälligkeit für Infekte und Entzündungen
- Gelenkschmerzen, Muskelkrämpfe und Arthritis
- Entzündetes Zahnfleisch
- Schlafprobleme
- Hoher Blutdruck
- Übergewicht
- Untergewicht
- Erhöhter Blutzucker (Diabetes)

---

### Worauf Sie beim Zähneputzen achten sollten

Putzen Sie Ihre Zähne nicht sofort, wenn Sie etwas Säurehaltiges gegessen haben. Das kann das Obst in Ihrem Morgenmüsli oder der Essig in Ihrem Salat sein. Die Säuren greifen den Zahnschmelz an und machen ihn weich. Der Speichel braucht einige Zeit, etwa eine Stunde, um die Säuren zu neutralisieren. Danach können Sie Zähne putzen. Der Zahnschmelz hat sich dann stabilisiert.

# Verschlackung – Altlasten im Körper

Wie schon beschrieben, ist die Entstehung von Säuren als Stoffwechsel-Abfallprodukte im Körper ein natürlicher Vorgang. Die entscheidende Frage ist, welche Menge anfällt und ob und in welchem Umfang die Säuren neutralisiert und ausgeschieden werden können. Hier variiert der individuelle Stoffwechsel, der schneller und stärker oder schwächer und träger sein kann. Reicht die Neutralisierungsfähigkeit der Puffersysteme in den Körperflüssigkeiten (zum Beispiel im Blut) nicht aus, kann der Säureüberschuss durch die Atmung (Abatmen von Kohlendioxid) und die Nieren (Bindung von Säuren an Ammoniak) über den Urin ausgeschieden werden. Wenn auch diese Regulationsmechanismen nicht ausreichen, greift der Körper auf seine Mineralstoffe zurück. Wichtige Mineralstoffe, die Säuren neutralisieren können, sind Calcium, Phosphor, Magnesium, Natrium und Kalium. Denn das oberste Ziel der Entgiftung, das Blut in seiner Zusammensetzung und im pH-Wert konstant zu halten, um Anlagerungen im Zellgewebe und in Geweben und Flüssigkeiten außerhalb der Zellen zu verhindern, ist lebenswichtig. Und unser Organismus setzt alles daran, diese Aufgabe zu erfüllen.

Wenn die Säureneutralisierung nicht über die Puffersysteme, sondern über die Mineralstoffdepots abläuft, bilden diese mit den Säuren zusammen Salze, die sich im Körper als Schlacken ansammeln. Die Verschlackungsgefahr ist groß, wenn der Organismus auf den Haarboden zurückgreifen muss. Zwar ist unser Körper darauf eingestellt, ein gewisses Maß an Schlacken und Toxinen auf natürliche Weise zu entgiften. Nicht eingestellt ist der Organismus jedoch darauf, mit den Mengen an Stoffwechselgiften umzugehen, die in erster Linie durch zu viel und zu einseitige Nahrung entstehen. Da er diese Gifte und Schlacken nicht mehr entsorgen kann, werden sie im Binde- und Fettgewebe, in Knochen und Haaren eingelagert, wodurch zum Beispiel Cellulitis entsteht. Der Körper legt eine Art Sondermülldeponie an. Peter Jentschura und Josef Lohkämper vergleichen die neutralisierten Säuren mit Autos, die in einem Parkhaus abgestellt wurden. Unser Organismus leidet unter einer zunehmenden Verschlackung und Vergiftung. In den Arealen, in denen der Körper die Schlacken ablegt, finden keine Stoffwechselvorgänge mehr statt. Also ist auch dort keine Entschlackung und Entgiftung mehr möglich.

## Verschlackung, Krankheitsgeschehen und Alterungsprozess

Ein wesentlicher Alterungsgrund ist, dass unsere Depot an Mineralstoffen und Spurenelementen durch die Neutralisierung von Säuren und Giften aufgebraucht und die in der Folge entstandenen Schlacken abgelagert werden. Der Verschlackungsprozess verläuft in einer ganz bestimmten Reihenfolge. Der Organismus versucht so lange wie möglich ein subjektives Höchstmaß an Wohlbefinden aufrechtzuerhalten. Zunächst lagern sich die Schlacken im Fettgewebe an, dann im Bindegewebe, dann in den Muskeln und Gefäßwänden, wodurch beispielsweise Arteriosklerose entsteht. Danach greift die Verschlackung auf die inneren Organe über und erreicht schließlich auch Herz und Gehirn. Gleichzeitig entleeren sich die Mineralstoffdepots. Durch die Ablagerung der Schlacken entstehen Krankheiten wie Nieren- und Gallensteine, Arteriosklerose, Rheuma, Alzheimer und Schlaganfall. Aufgrund des Mineralstoffmangels kommt es zu Parodontose, Osteoporose, Migräne und Haarausfall. Akne, Ekzeme, Neurodermitis, Kopfschmerzen und Migräne sind dagegen Krankheiten, die durch den Ausscheidungsvorgang entstehen.

# »Zivilisatose« – das Übel unserer modernen Zeit

Zivilisatose ist ein von Peter Jentschura und Josef Lohkämper geschaffenes Kunstwort. Es ist ein Sammelbegriff für Krankheiten, die von der modernen Zivilisation verursacht werden. Mit ihm können alle sogenannten »Zivilisationskrankheiten« erfasst werden, die mittlerweile in die Tausende gehen. Diese Krankheiten gehen im Kern auf eine Ursache zurück: Sie sind die Folge unserer modernen Ernährung und Lebensweise. Schädigungen durch Säuren, Vergiftungen, Bewegungsmangel und/oder falsche (zum Beispiel anaerobe) Bewegung sowie mentale Gifte wie negativer Stress oder belastende bis traumatische Erfahrungen belasten den Säure-Basen-Haushalt und erschweren die Ausscheidung der anfallenden Säuren. Dies kann auch durch falsches, anaerobes Training zum Beispiel im Fitnessstudio geschehen. Wenn etwa 80 bis 90 Prozent der maximalen Herzfrequenz eines Menschen erreicht sind, das Herz also sehr schnell schlägt, kann der Körper den Sauerstoffbedarf nicht mehr decken. Leistungssportler trainieren kurzfristig anaerob, um einen maximalen Leistungszuwachs zu erzielen. Für Untrainierte ist diese Trainingsform kontraproduktiv. Menschen, die eher selten trainieren, denken häufig, sie müssten bei diesen seltenen Gelegenheiten besonders »aufs Gas drücken«. Allerdings wird dadurch nur das Gegenteil des angestrebten Erfolgs erreicht. Die gesunde Belastungsrate des Herzens ist darüber hinaus auch altersabhängig.

Die beiden Autoren schreiben in ihrem Buch *Zivilisatoselos leben*: »Zu den modernen Zivilisationskrankheiten kommt es nur dann, wenn unser Organismus nicht in der Lage ist, sämtliche ihm zugefügten oder in ihm befindlichen Schadstoffe und Säuren auszuscheiden. Im Umkehrschluss bleibt jeder Körper so lange gesund, wie er alle Säuren, Gifte und Schadstoffe durch seine zahllosen Ausscheidemöglichkeiten

86

der Haut und der Schleimhäute, der Nieren, des Darms, der Lunge oder durch den Vaginal- oder Analbereich ausscheiden kann. Im Körper verbleibende Säuren, Gifte und Schadstoffe können Strukturschäden in den Zellen, Geweben und Organen hervorrufen. Sie können sich jedoch auch mit Mineralstoffen oder Eiweißstrukturen zu Schlacken verbinden, die sich in den verschiedensten Regionen, Zellen, Geweben, Gelenken usw. des Körpers ablagern« (Peter Jentschura und Josef Lohkämper, *Zivilisatoselos leben – frei von den Zivilisationskrankheiten unserer Zeit*, Münster 2004, S. 25).

Da der Körper alle Möglichkeiten der Reinigung nutzt, um Strukturschäden und Ablagerungen zu vermeiden, nutzt er alle Ausscheidungsmöglichkeiten, die ihm zur Verfügung stehen. Dazu gehören auch Schwitzen, Schuppenbildung, Pickel, Abszesse, Furunkel, Ekzeme, Ausflüsse, Schleimbildung, Geschwüre usw.

Zusammenfassend lassen sich die Zivilisationskrankheiten auf drei Erscheinungsformen reduzieren: Strukturschäden, die zunächst häufig Funktionsstörungen nach sich ziehen und später zu Funktionsausfällen führen, Ablagerungen (»Schlacken«) und Ausscheidungen.

Diese drei Formen treten in der Regel in Mischformen auf und führen zu den entsprechenden Beschwerden und Krankheiten.

## Wie Sie feststellen, ob Sie übersäuert sind

Die einfachste und schnellste Form, einen Einblick in den Säure-Basen-Haushalt zu bekommen, ist ein Urin-Teststreifen aus der Apotheke. Mit ihm testen Sie den pH-Wert, der angibt, ob das Milieu Ihres Körpers sauer, basisch oder ausgewogen ist. Ein ausgewogenes Verhältnis von Säuren und Basen liegt bei einem pH-Wert ab sieben vor. Darunter überwiegen die Säuren. Bei pH-Werten zwischen acht und 14 sind Basen im Überschuss vorhanden. Optimal fließen kann das Blut in dem engen Bereich von 7,35 bis 7,45.

Sie sollten jedoch mehr als einmal messen und die Tests über eine Reihe von Tagen und in größeren Abständen wiederholen, da der Urin sehr direkt auf alles reagiert, was wir zu uns nehmen. Der Morgenurin ist tendenziell sauer, da der Körper nachts entgiftet. Dies ist auch der Grund für den manchmal nicht so angenehmen Geschmack auf der Zunge, denn auch die Zunge ist ein Entgiftungsorgan. Im Ayurveda werden deshalb Mundspülungen mit Öl und Zungenbürsten empfohlen. Abends ist der Urin bei entsprechender Ernährung eher basisch.

Messen können Sie auch nach dem Genuss von basischen bzw. säurebildenden Nahrungsmitteln. Der Effekt kann sehr eindrucksvoll sein und dazu motivieren, die Ernährung umzustellen.

# Was Sie gegen Übersäuerung und Verschlackung tun können

Übersäuerung kann auch als Basenmangel definiert werden. Das bedeutet, dass Basen in höherem Maße zugeführt werden müssen. Wenn Sie nur übersäuert, aber nicht verschlackt sind, genügt es, bei der Auswahl der Nahrungsmittel darauf zu achten, mehr basische Lebensmittel zu sich zu nehmen. Sinnvoll ist grundsätzlich immer, dafür zu sorgen, dass die täglich anfallenden Säuren durch Trinken, Bewegung, Schwitzen und zum Beispiel durch basische Voll- und/oder Fußbäder vollständig ausgeleitet werden. Leistungssportler, in deren Körper durch die Muskeltätigkeit viel Milchsäure anfällt, können beispielsweise durch basische Stulpen während des Sports anfallende Säuren sofort neutralisieren, sodass kein Muskelkater entsteht. Mehr dazu lesen Sie im Kapitel »Vom Tee bis zum Kopfwickel – Jentschura-Produkte für eine basische Lebensführung« (Seite 96–104).

Wenn Sie säurearm (und gesund) leben wollen, essen Sie in erster Linie Obst, Gemüse, Salat und Trockenfrüchte, wodurch Ihre Säurebelastung reduziert wird. Ob ein Nahrungsmittel basisch oder sauer ist, können Sie an den sogenannten PRAL-Werten (Potential Renal Acid Load) ablesen. Die Professoren Thomas Remer und Friedrich Manz haben dieses System im Jahre 1995 entwickelt, um die Säureausscheidung über die Nieren berechnen zu können. Bei den PRAL-Werten wird die Darmresorption der Säuren und Basen berücksichtigt. Hat ein Nahrungsmittel eine negative Zahl, ist es basenbildend, hat es eine positive, ist es säurebildend. Die

PRAL-Werte der einzelnen Nahrungsmittel finden Sie zum Beispiel auf der Internetseite der Wengen-Apotheke Ulm (*http://www.wengen-apotheke.de/gesundheit*).

Wie sauer oder basisch Ihre Ernährungsweise ist, können Sie über einen Test im Internet (beispielsweise unter *http://www.isodisnatura.de*) feststellen. Ausführliche Informationen über PRAL-Werte von Lebensmitteln und Gegenmaßnahmen bei Übersäuerung bietet auch die Schweizer Website *http://www.gesund-durch-essen.ch*. Dort heißt es: »Ein Nahrungsmittel ist sauer, wenn es sauer schmeckt, säurebildend, wenn bei Umwandlung und Abbau mehr Wasserstoffionen als Basen entstehen. Umgekehrt, basenbildende Nahrungsmittel ergeben nach der Verstoffwechslung mehr Basen als Säuren und Wasserstoffionen. Der Geschmack ist dabei nicht entscheidend. So sind sowohl Zitrone als auch Sauerkraut basenbildend, wie andererseits nicht sauer schmeckender Zucker, Getreide, Eier, Fleisch, Käse säurebildend sind.«

Minuswerte bedeuten, dass ein Nahrungsmittel basenbildend ist. Pluswerte werden erreicht, wenn es Säure bildet. Spinat hat zum Beispiel einen PRAL-Wert von −14,0, ist also sehr basenbildend. Karotten haben −4,9, Kiwi −4,1, grüne Bohnen −3,1, Bananen −5,5. Linsen dagegen haben einen Wert von +3,5, Hühnerfleisch +8,7, ein Rumpsteak +8,8.

Die PRAL-Werte sollten jedoch nur als Anhaltspunkt betrachtet werden. Zum Beispiel haben säurebildende Nahrungsmittel wie Kaffee −1,4 und ein trockener Weißwein einen Wert von −1,2.

Doch bei Kaffee, Wein und auch bei Mineralwasser kommt es ebenso sehr auf die Qualität und Reinheit an. Gerade hier gibt es beträchtliche Unterschiede zwischen den einzelnen Produkten. Mehr dazu finden Sie auf den Seiten 133 ff. und 148 ff.

# Entsäuern und entschlacken nach Peter Jentschura

Diesem Abschnitt möchte ich die drei Gebote des Gesundheitskonzeptes von Peter Jentschura und Josef Lohkämper voranstellen. Sie lauten: Meide Schädliches! Iss, trink, tue Nützliches! Scheide Schädliches aus!

Peter Jentschuras Konzept für einen gesunden Körper legt den Schwerpunkt auf eine vollwertig-vegetarische Kost. Um sich seine Gesundheit, Jugendlichkeit und Vitalität gerade auch im hohen Alter zu bewahren, ist es unbedingt erforderlich, auf eine basenüberschüssige Kost zu achten. Dies gilt besonders, wenn Haarausfall signalisiert, dass das Gleichgewicht des Organismus gestört ist.

In *Gesundheit durch Entschlackung* heißt es: »Der Haarboden mit seinen Mineralstoffen und Spurenelementen ist die Neutralisierungsfeuerwehr des menschlichen Stoffwechsels. Säuren und Gifte verzehren entweder kontinuierlich oder abrupt, zum Beispiel während der Chemotherapie, diesen Mineralstoffspeicher. Die Folge ist Haarverlust. Dieser kann durch Entgiftung, Entschlackung und Remineralisierung gestoppt oder verhindert werden. Verlorenes Haar kann erneut nachwachsen« (Peter Jentschura und Josef Lohkämper, *Gesundheit durch Entschlackung*, Münster 1998, S. 122).

Im Kapitel »Meide Schädliches!« nennen Peter Jentschura und Josef Lohkämper die Auslöser der sogenannten Zivilisationskrankheiten: Ernährungsfallen, Konservierungsstoffe, Geschmacksverstärker und Süßstoffe, Wirkstoffe wie Deodorants, die Aluminiumverbindungen enthalten … Die Liste ist lang. Symptome wie Haarausfall zeigen sich hier als Folgeschäden einer Überlastung des Organismus mit schädlichen Substanzen, denn der Körper kann nicht alles ausscheiden.

Im Kapitel »Hütet euch vor den Giften!« heißt es: »Es gibt keine Krankheiten als statische Phänomene. Es gibt nur dynamische Prozesse des Körpers als Heil- und Rettungsversuche.«

Unter »Iss, trink, tue Nützliches!« geben die Autoren Tipps für eine richtige, basenbildende Ernährung, die auch für einen guten Nachtschlaf ausschlaggebend ist. Ein Morgen, der zum Beispiel mit einem Frühstück aus Obstsalat, einem Haferbrei oder einem Hirse-Buchweizen-Brei beginnt, ist eine gute basische Grundlage für den ganzen Tag. Mittags kann der Körper Salate und Rohkost am besten verdauen. Sie sollten immer vor einer warmen Mahlzeit gegessen werden, da sie die Verdauung anregen und wichtige Enzyme aktivieren.

Abends nach 18 Uhr beginnt die Ruhephase des Verdauungstraktes und der Leber. Die Nahrung wird nicht mehr optimal verwertet und liegt oft gärend im Darm, wodurch belastende Stoffwechselendprodukte entstehen. Dies gilt auch für alles Rohe wie Salate, Obst und ungekochtes Gemüse. Empfehlenswert sind gedünstetes Gemüse, Gemüsesuppen, Kartoffeln und Reis. Wissenswert für Brotliebhaber ist, dass neben den Konservierungsstoffen auch das im Brot enthaltene Klebeeiweiß Gluten Kapillargefäße verengt und verstopft.

Nützliches zu tun bedeutet nicht zuletzt, sich zu bewegen. Die Elastizität des Körpers entscheidet wesentlich über seine Gesundheit, Vitalität und Jugendlichkeit.

»Scheide Schädliches aus!« konfrontiert mit der Tatsache, dass Schlacken neutralisierte und im Körper abgelagerte Säuren und Gifte sind. Diese Erkenntnis beendet die immer noch bei vielen Menschen vorherrschende Vorstellung, der Körper würde alles ausscheiden. Darmuntersuchungen haben ergeben, dass sich in den Falten des Darms Medikamente finden lassen, die bis zu 20 Jahre vorher eingenommen wurden! Es ist deshalb grundlegend wichtig und in vielen Fällen sogar überlebensnotwendig, die Ausscheidungsorgane zu pflegen und zu unterstützen. Dazu gehören auch die Schleimhäute, die eine drastische Form von Entsäuerung und Entgiftung über Tränen, Niesen, Schnupfen, Erbrechen, eine Tropfnase, Zahnplaque, Ausflüsse und Durchfall betreiben.

In diesem Zusammenhang ist es sinnvoll, sich noch einmal die Ausscheidungsorgane und -regionen des Körpers zu vergegenwärtigen:

– Haarboden und Haare
– Stirn
– Mund und Rachen
– Urogenitaltrakt
– Unterschenkel
– Zehennägel
– Fingernägel
– alle Schleimhäute
– Nase innen und außen
– Augen
– Achselhöhlen
– Analbereich
– Füße und Zehen
– Hände und Finger
– die gesamte Hautfläche

## Das Drei-Stufen-Konzept der Entschlackung

Häufig sind Menschen nicht nur übersäuert, sondern auch verschlackt. Der Entschlackungsvorgang ist mit Geduld und Vorsicht anzugehen, da der Körper sonst mit Schlacken und Giften überschwemmt wird und unangenehme Symptome bis hin zu Vergiftungserscheinungen auftreten können.

Das Drei-Stufen-Konzept nennt die wesentlichen Elemente, wie eine bereits eingetretene Verschlackung behoben werden kann:

### 1. Maßnahme: Lösen Sie die Schlacken durch Teetrinken
Dabei ist es wichtig, dass der Tee sämtliche chemischen Elemente enthält, die der Mensch braucht. Nur so werden alle

94

unterschiedlichen Schlacken gelöst. Die Schlackenlösung ist noch keine Entschlackung! Die Schlacken müssen langsam und vorsichtig gelöst werden, weshalb auch die Menge an Tee, die täglich getrunken wird, langsam gesteigert werden soll.

## 2. Maßnahme: Sorgen Sie für eine Ausscheidung der gelösten Säuren und Schlacken

Zusätzlich sollte stilles, mineralarmes Wasser getrunken werden. Wasser soll den Körper nicht mit Mineralstoffen versorgen, sondern Säuren und Schadstoffe über die Nieren und die Blase ausleiten. Mineralstoffarmes Wasser reinigt den Körper von innen. Es empfiehlt sich, doppelt so viel Wasser wie Tee zu trinken, also pro Tasse Tee zwei Tassen Mineralwasser.

Eine effektive Ausleitung über die Haut findet durch basische Fuß- und Vollbäder, basische Hautwaschungen oder Wickel usw. statt. (Mehr dazu finden Sie auf Seite 96–104.) Die Haut ist die »Hilfsniere« des Körpers, über die ständig Säuren und Gifte ausgeschieden werden. Der sogenannte Säureschutzmantel der Haut ist nichts anderes als die Schicht, die durch die Ausscheidungen des Körpers auf ihr entsteht. Basische Bäder und Wickel helfen dem Organismus, Säuren über die Haut auszulaugen. Der Körper kann so immer wieder neue Säuren über die Haut herausschieben. Dieser Vorgang ist wichtig, weil die Nieren Säuren nur bis zu einem pH-Wert von 4,4 bis maximal vier ausscheiden können. Darunter tritt eine Ausscheidungssperre ein. Für die Haut gilt diese Sperre nicht.

## 3. Maßnahme: Sorgen Sie für eine umfassende Säureneutralisierung und Remineralisierung

Parallel zur Ausleitung muss eine Säureneutralisierung und Remineralisierung stattfinden. Man nimmt entsprechend große Mengen an vorzugsweise pflanzlichen Mineralstoffpräparaten ein, die den gesamten Bedarf an Spurenelementen und

Mineralstoffen decken. Werden nicht genügend Mineralstoffe und Spurenelemente eingenommen (siehe dazu auch die Seiten 133–146 im Kapitel »Nahrung, die Ihre Haare gesund und kraftvoll macht«), werden die gelösten Säuren nicht neutralisiert und überschwemmen den Körper, sodass es zu sogenannten Entschlackungskrisen kommen kann.

Je nach Beschwerden dauert die intensive Remineralisierungsphase kürzer oder länger. Bei Haarausfall setzen Peter Jentschura und Josef Lohkämper eine Dauer von sechs bis zwölf Monaten an, die bis zu 18 Monaten erweitert werden kann. Als oberstes Gebot bei Haarverlust gilt: ein Jahr lang übermineralisieren, also eventuell auch über die Zeit hinaus, in der bereits ein Erfolg sichtbar ist. Die entstehende Veränderung macht sich nicht nur beim Haar, sondern auch in der körperlichen und seelischen Gesamtverfassung bemerkbar.

Peter Jentschura und Josef Lohkämper zufolge entstehen in unserem Zivilisationskreis 85 Prozent des Haarausfalls durch Mineralstoffverzehr aufgrund von Säureneutralisierung. Etwa fünf Prozent gehen auf unterschiedliche Formen von Vergiftung zurück, wie Zahngifte, Umweltgifte, Medikamente, Wohngifte, Lebensmittelzusatzstoffe usw.

Weitere fünf Prozent sind auf einen Mineralstoffverlust während der Schwangerschaft zurückzuführen, wenn die werdende Mutter sich nicht genügend mineralstoffreich ernährt. Nur drei Prozent haben mit Stress und seelischen Problemen zu tun. Ein Prozent entfallen auf hormonelle und ein Prozent auf erblich-genetische Ursachen.

Bedenken Sie jedoch, dass es zu einem Bumerangeffekt kommen kann, wenn Sie Mineralstoffpräparate oder Basenpulver einnehmen und sich gleichzeitig große Mengen an Säuren zuführen, die aus unterschiedlichen Gründen nicht vollständig ausgeschieden werden können. Erinnern Sie sich: Schlacken sind neutralisierte und im Körper abgelagerte Säuren und Gifte.

# Vom Tee bis zum Kopfwickel – Jentschura-Produkte für eine basische Lebensführung

## 7x7® KräuterTee

Eine Besonderheit ist dieser Kräutertee aus 49 Kräutern, Samen, Gewürzen, Wurzeln und Blüten. Er enthält eine Fülle an Mineralstoffen. Ich begann ihn regelmäßig zu trinken, als ich nicht nur Haarprobleme hatte, sondern auch Störungen im Verdauungstrakt bekam. Mein Magen reagierte überempfindlich auf alle möglichen Nahrungsmittel und Getränke. Es dauerte eine Weile, bis ich verstand, dass die Ursache dort zu suchen war, wo ich sie nie vermutet hätte: Ich war übersäuert. Ich ließ weg, was mir nicht bekam, aber vor allem trank ich den Tee. Es genügte nicht, Unverträgliches einfach wegzulassen, das zeigte sich schnell, denn nach kurzer Zeit des normalen Essens und Trinkens war die Überempfindlichkeit wieder da. Der Tee hat auch heute noch einen festen Platz in meiner Ernährung. Wenn ich ihn trinke, denke ich oft an Peter Jentschuras Bezeichnung »der Zellspüler«. Sie gibt mir ein gutes Gefühl.

*7x7® KräuterTee* löscht den Durst, aber vor allem wirkt er entschlackend. Aus diesem Grund sollte man mit ein bis zwei Tassen täglich beginnen und je nach Bedarf und Lust bis zu einen Liter oder mehr pro Tag trinken. Die langsame Steigerung soll vermeiden, dass zu schnell zu viele Schlacken gelöst werden und den Körper überschwemmen. Zusätzlich sollte man ein bis 1,5 Liter mineralarmes stilles Wasser trinken, mindestens jedoch die doppelte Menge des Tees, damit die gelösten Schlacken ausgespült werden.

## WurzelKraft®

*WurzelKraft®* ist ein pflanzliches, omnimolekulares 100-Pflanzen-Granulat. »Omnimolekular« kommt von dem lateinischen Wort »omnes«, das »alles« oder »allumfassend« bedeutet. Damit soll ausgedrückt werden, dass *WurzelKraft®* alle Vitalstoffe der Natur enthält – die bekannten und auch die uns noch unbekannten –, da sie auf natürliche Weise in den Zutaten vorkommen. In *WurzelKraft®* finden sich Blütenpollen, Früchte, Gemüse, Salate, Kräuter, Keime, Samen und Nüsse sowie Gewürze. Sie wurden aufgrund von jahrzehntelangen Forschungen der Heilpraktikerfamilie Leisen, Peter Jentschura und Josef Lohkämper zusammengestellt und bieten eine hohe Bioverfügbarkeit, da sie schonend getrocknet werden und naturbelassen sind. *WurzelKraft®* ist glutenfrei.

Ich habe mit *WurzelKraft®* ausgezeichnete Erfolge erzielt. Auch bei den Finger- und Fußnägeln machte sich die Einnahme positiv bemerkbar. Zunächst fand ich es schwierig, das Granulat einzunehmen, da der Geschmack für mich gewöhnungsbedürftig war. Als ich mich mehr und mehr in die Stoffwechselvorgänge des Körpers vertiefte und auch die Reaktionen meines Körpers auf bestimmte Nahrungsmittel und Getränke aufmerksam beobachtete, wuchs mein Entschluss, *WurzelKraft®* längerfristig anzuwenden. Motivation ist ein wichtiger Faktor, und so entdeckte ich, dass es mir nach einiger Zeit relativ leicht fiel, ein bis drei Teelöffel am Tag davon zu nehmen. Nicht lange nach der Einnahme breitete sich ein wohliges Gefühl im Magen aus. Das machte Lust auf mehr.

## MorgenStund'

Wie es der Name sagt, ist *MorgenStund'* etwas fürs Frühstück. Der glutenfreie Brei enthält Hirse, Buchweizen, Amarant, Sonnenblumenkerne, Kürbiskerne und süße Mandeln

98

sowie Apfel und Ananas. Er wird als Brei mit Wasser gekocht und ist schnell zubereitet. Sie können ihn auch einfach mit heißem Wasser übergießen und quellen lassen. Prima schmeckt es, wenn man den Brei mit Obst (sehr gut ist Banane!), Trockenfrüchten, Nüssen, Sahne, Soja-, Reis- oder Mandelmilch verfeinert. Wer Brei mag, findet hier ein basisches Frühstück, das durch seine Vitalstoffe munter macht. Ich selbst mochte früher keinen Brei, hatte aber durch Anregung eines Freundes damit begonnen, Hafer- und Dinkelbrei zu essen. Als ich *MorgenStund'* entdeckte, wurde der Brei zu einer Leidenschaft. Hirse stärkt übrigens Haare, Haut und Nägel.

## *Basische Körperpflege mit MeineBase®*

Basische Körperpflege hat viele Vorteile: Sie entsäuert, entschlackt und entgiftet den Körper, regt die Haut an, sich selbst mit Fett zu versorgen, und entzieht Pilzen das saure Milieu, in dem sie gedeihen können. Außerdem hebt sie die Stimmung. Wenn die Säure-Basen-Balance stimmt, fühlen sich Körper und Seele leicht und gut gestimmt.

*MeineBase®* ist ein basisch-mineralisches Badesalz mit einem pH-Wert von ca. 8,5. Es eignet sich für Voll- oder Sitzbäder, aber genauso gut für Fuß- und Handbäder. Außerdem kann man damit verschiedene Formen von basischen Wickeln, Strümpfen und Stulpen herstellen.

Basische Bäder bewirken eine »Auslaugung« über die Haut. Sie ziehen Säuren, Gifte und Schadstoffe, die über die Haut ausgeschieden werden, sozusagen aus ihr heraus, sodass der Organismus immer mehr davon nach außen schieben kann. Nach dem Bad wird nicht gecremt oder geölt, sondern – wenn möglich, ohne sich abzutrocknen, nur mit einem Bademantel bekleidet – der Nacheffekt genutzt. Die Haut fettet durch die Base von selbst nach.

Vollbäder sollten ab 30 Minuten bis zu 1,5 Stunden dauern, da der Effekt erst nach einer halben Stunde eintritt. Auch Fußbäder sind sehr effektiv. Sie können bequem am Schreibtisch oder zur abendlichen Entspannung genutzt werden. Je stärker die Übersäuerung und eventuell auch der Entschlackungsbedarf ist, desto länger bzw. häufiger sollten solche Bäder angewendet werden. Gebadet wird in einer Wassertemperatur, die die Körpertemperatur nur wenig übersteigt.

## *Basische Wickel, Stulpen und Strümpfe*

Eine Form, den Entsäuerungsvorgang über viele Stunden zu unterstützen, sind die basischen Wickel, Stulpen und Strümpfe. Sie werden in das in Wasser aufgelöste Salz *MeineBase*® getaucht, ausgewrungen und angezogen.

Mit den basischen Strümpfen können Sie bequem über Nacht entsäuern. Am Morgen haben Sie eine streichelzarte Haut. Vorsicht ist bei Krampfadern geboten! Man sollte in diesem Fall darauf achten, die Strümpfe nur so lange zu tragen, bis die Beine sich stärker erwärmen. Man kann die Strümpfe dann entweder einfach ausziehen oder neu »zubereiten«.

Sportler, zum Beispiel Radfahrer, tragen basische Stulpen, also Stulpen, die in eine Lösung aus *MeineBase*® getaucht wurden, während des Sports. So kann die durch die Muskelbeanspruchung anfallende Milchsäure sofort neutralisiert werden und es entsteht kein Muskelkater. Es gibt auch basische Ärmel und Wickel für die Achselhöhle.

Abgesehen davon, dass alle Arten von Entsäuerungsmethoden bei speziellen Krankheiten oder für den Organismus insgesamt hilfreich sind, tun sie auch dem Haarboden nur Gutes. Wer am Kopf besonders effektiv vorgehen möchte, kann einen basischen Kopfwickel machen.

## Hitverdächtig bei Haarausfall:
## der basische Kopfwickel

Eine intensiv entschlackende Wirkung erzeugen Sie mit einem basischen Kopfwickel. Er sorgt für eine Regenerierung und bessere Nährstoffversorgung der Kopfhaut.

Stellen Sie dazu eine Lauge aus etwa 0,5 Liter warmem Wasser und einem halben Teelöffel *MeineBase*® her. Mischen Sie vier bis sechs Tropfen *3x3 HaarTropfen*® in die Lauge. Nehmen Sie ein Kopftuch an den Ecken und tauchen Sie es so in die Lauge, dass die Enden trocken bleiben, auch dann noch, wenn Sie es fest auswringen.

Befeuchten Sie die Kopfhaut und eventuelle kahle Stellen mit der Lauge oder legen Sie eine getränkte Laugenkompresse darauf. Wickeln Sie nun das vorher fertiggestellte Laugentuch um den Kopf und bei Bedarf noch ein weiteres, trockenes Tuch darüber. Waschen Sie das Haar wie gewohnt nach der Anwendung.

Wenn Sie den Kopfwickel mit einem basischen Fuß- oder Vollbad oder den basischen Strümpfen kombinieren, verstärken Sie die Gesamtwirkung. Nehmen Sie sich diese Zeit für eine angenehme Entspannung, vielleicht mit einer schönen Musik. Lassen Sie die Seele baumeln, während Ihr Körper sich reinigt.

## Haar- und Kopfhautpackung mit
## Cellulite Gel pH 7,5 und Basengel pH 8,5

Auch das *Cellulite Gel pH 7,5* und das *Basengel pH 8* kann man auf die Kopfhaut auftragen. Beide Gels sind wirksame Behandlungsmaßnahmen für einen verschlackten Haarboden und Haarausfall. Die Inhaltsstoffe des *Cellulite Gel* aktivieren den Stoffwechsel, während das *Basengel* beruhigend und kühlend wirkt und besonders für eine empfindliche Kopfhaut geeignet ist. Da die Wirkung des *Cellulite Gel* sehr intensiv ist, kann man auch *Basengel* im Verhältnis 1 : 1 beimengen.

Für eine Kurpackung tragen Sie einen halben Teelöffel *Cellulite Gel* und einen halben Teelöffel *Basengel* auf die Kopfhaut auf und lassen die Mischung 20 bis 40 Minuten einwirken. Wickeln Sie ein Handtuch um den Kopf oder setzen Sie eine Haube auf. Es wird keine zusätzliche Wärme, zum Beispiel über eine Trockenhaube, zugeführt. Wenn Ihre Kopfhaut schmerzt, tragen Sie das *Basengel* allein auf. Spülen Sie die Packung nach der Einwirkzeit ab und waschen Sie Ihre Haare wie gewohnt.

## *Nicht nur bei Haarausfall: 3 x 3 HaarTropfen*®

*3x3 HaarTropfen*® enthalten 21 ätherische Öle, Ethylalkohol, Aqua und Sauerstoff. Sie beleben die Kopfhaut und unterstützen den Haarboden dabei, die Haare mit einer Vielzahl wichtiger Nährstoffe zu versorgen. Sie werden zwei- bis dreimal pro Tag aufgetragen und einmassiert. Ihre Haare werden es Ihnen danken. Angenehm ist eine Kopfmassage, nachdem die Haartropfen auf der Kopfhaut verteilt wurden.

## *Der basische Einlauf und weitere Produkte*

Ein wichtiges Ausscheidungsorgan ist unser Darm. Nicht umsonst ist die Darmreinigung ein altbewährtes Naturheilverfahren. Fehlernährung und Ungleichgewichte im Säure-Basen-Haushalt, Antibiotika-Behandlungen, Behandlungen mit Cortison und anderen Medikamenten, die die Immunabwehr unterdrücken, Defekte im Immunsystem und Infektionskrankheiten, aber auch Hormone, die während einer Schwangerschaft oder in den Wechseljahren gegeben werden, sowie die Antibabypille begünstigen Störungen in den Verdauungsprozessen, die sich vor allem auch im Darm niederschlagen.

Für einen Einlauf bereitet man *7x7® KräuterTee* zu, siebt die Kräuter ab und lässt den Tee abkühlen, bis er eine Temperatur erreicht hat, die etwas unterhalb der Körpertemperatur liegt. Man gibt eine Messerspitze *MeineBase®* zu und rührt um. Der fertige Tee wird in das Einlaufgerät gefüllt. Der Absperrhahn sollte niedriger als das Gefäß sein und in das Waschbecken gehalten werden. Nun öffnet man den Hahn und lässt die Luft aus dem Schlauch, bis Tee herausläuft. Der Absperrhahn wird wieder geschlossen und der Einlauf kann beginnen.

Wenn Sie noch mehr tun wollen: Weitere Produkte wie eine basische Nasen- und Rachenspülung sowie eine basische Fließmaske finden Sie unter *http://www.p-jentschura.de.*

## Entsäuerung mit Jentschura-Produkten

### Vorbereitungsphase
Je nach Verschlackungsgrad kann eine Vorbereitung nötig sein, die ein bis zwei Wochen dauern kann. In der ersten Woche nimmt man täglich basische Fußbäder und/oder verwendet basische Strümpfe über Nacht. Dazu kommen drei mal zwei Teelöffel *WurzelKraft®* täglich. In der zweiten Woche nimmt man pro Woche ein bis zwei basische Vollbäder, fünf bis sechs Fußbäder und/oder trägt basische Strümpfe über Nacht.

### Der Dreisprung der Entschlackung
Für die **Schlackenlösung** werden täglich ein bis zwei Tassen *7x7® KräuterTee* getrunken. Die Menge kann bis zu einem halben bzw. einem Liter oder mehr gesteigert werden.

Zur **Neutralisierung** der gelösten Schlacken nimmt man täglich drei mal zwei bis drei Teelöffel *WurzelKraft®*.

Die **Ausscheidung** erfolgt über zwei bis drei basische Vollbäder pro Woche, vier bis fünf basische Fußbäder und/oder basische Strümpfe. Zusätzlich sollen täglich ein bis eineinhalb Liter stilles, mineralarmes Wasser getrunken werden. Darüber hinaus werden eine basenbildende, vollwertige Kost mit viel Gemüse und etwas Obst sowie eine regelmäßige, moderate Bewegung empfohlen.

## Immer gut: entsäuern durch Schwitzen und Bewegung

Wenn Sie nachts stark schwitzen, deutet das in der Regel auf einen verstärkten Entsäuerungsvorgang Ihres Körpers hin. Achten Sie darauf, was Sie am Tag bzw. Abend vorher gegessen haben oder ob der Tag besonders stressreich verlaufen ist. Schwitzen ist eine natürliche Reinigungsreaktion, die zum Beispiel auch bei höherem Fieber eintritt. Nicht umsonst spricht der Volksmund davon, dass man Krankheitserreger herausschwitzen soll, und verordnet Schwitzen dick eingepackt im Bett. Saunaanhänger schwören auf die reinigende und gesunderhaltende Wirkung des Schwitzens und kurieren damit auch erste Anzeichen von Erkältung aus.

Durch Bewegung kurbeln Sie Ihren Stoffwechsel an. Schnelles Gehen (»Walken«), Joggen, Radfahren, Fitnesstraining, Poweryoga ... für jeden ist etwas dabei.

### *Wenn Sie noch mehr tun wollen: die Regenata®Kur von Peter Jentschura*

Für viele Menschen ist es nicht so leicht und auch nicht besonders attraktiv, eine Entschlackungs- und Regenerationskur allein zu Hause oder im Umfeld einer Familie zu machen, die diese Kur nicht mitmachen möchte. Angenehmer und effektiver ist es, sich von Spezialisten in einer schönen Umgebung fachgerecht behandeln und verwöhnen zu lassen.

Regenata® ist eine Kur zur basischen Körperreinigung und Körperregenerierung. Basisches Essen und Trinken, basische Körperpflege, reinigende Behandlungen, Bewegung und Entspannung realisieren die drei Gebote des Jentschura-Konzepts »Reinigung, Regeneration und Reinerhaltung«. Wer möchte, verliert dabei auch seine Pfunde. Die Regenata®-Kur wird von einer Reihe Hotels in verschiedenen Regionen und Preisklassen angeboten. Mehr dazu finden Sie unter *http://www.regenata.de/*.

# Basenfasten

Unter den Büchern zu Entsäuerungs- und Entschlackungs-kuren stellt *Basenfasten – essen und trotzdem entlasten* von Sabine Wacker eine alltagstaugliche Variante vor, die dem Grundgedanken des Konzepts von Peter Jentschura und Josef Lohkämper sehr nahekommt. Schon in ein bis zwei Wochen, in denen man viel essen darf, nur keine säurebildenden Nahrungsmittel, stellt sich ein Erfolg ein: Das körperliche und seelische Wohlgefühl steigt, Haut und Haare werden wieder straff und voll, und man verliert an Gewicht.

Damit Sie einen ersten Einblick in Ihren Säure-Basen-Haushalt bekommen, empfiehlt Sabine Wacker, ein Urin-pH-Tagesprofil zu erstellen. Nach ihrer Ansicht reicht diese Methode zwar für eine solide Diagnose nicht aus, aber das Tagesprofil zeigt, wie der Organismus auf die Zufuhr von Säure- und Basenbildnern reagiert. Der pH-Wert wird mit einem in der Apotheke erhältlichen Teststreifen fünf- bis sechsmal pro Tag gemessen, und zwar vor und nach den Mahlzeiten. Notieren Sie die Ergebnisse zusammen mit einer möglichst genauen Bestandsaufnahme Ihres Tagesablaufs. Überlegen Sie, was Sie gegessen haben, wie die Begleitumstände waren, ob es Stress und Hektik gab, ob Sie Erfreuliches erlebt haben, ob Sie Bewegung hatten oder nicht. So lernen Sie die Reaktionen Ihres Organismus besser kennen. Normalerweise ist der Urin vor dem Essen sauer. Das zeigt sich an einem niedrigen pH-Wert und an Hungergefühlen. Nach dem Essen steigt der pH-Wert des Urins aufgrund der Basenflut.»Das ergibt im Verlauf des Tages eine Welle, die für den gesunden Säure-Basen-Haushalt typisch ist«, schreibt Sabine Wacker.

In ihrer Praxis wendet die Heilpraktikerin darüber hinaus die Antlitzdiagnose an und verschafft sich durch ein Gespräch einen Einblick in die Lebens- und Ernährungsgewohnheiten des Patienten. Mehr über Sabine Wacker finden Sie im Internet unter *http://www.naturheilpraxis-wacker.de/*.

## Ausleiten und reinigen mit Lymphdrainage

Eine effektive und entspannende Massagetechnik, die überschüssige Flüssigkeit aus dem Gewebe abtransportiert und wieder in den Blutkreislauf bringt, ist die Lymphdrainage. Sie arbeitet mit dem Lymphsystem, einem Teil des Immunsystems, der gegen Fremdpartikel und krankhaft veränderte Körperbestandteile, wie zum Beispiel Tumorzellen, aber auch gegen Schlacken, schützt.

Begründet wurde sie in den 1930er-Jahren von dem dänischen Physiotherapeuten Dr. Emil Vodder. Er begann damals mit ausstreichenden Massagetechniken, die er *manuelle Lymphdrainage* nannte. Dr. Vodder hatte beobachtet, dass Patienten mit chronischen Erkältungskrankheiten oft stark geschwollene Lymphknoten am Hals aufwiesen. Es gelang ihm, Patienten mit Atemwegserkrankungen erfolgreich zu behandeln und ihr Immunsystem zu stabilisieren. Er erkannte, dass sich durch ein gestörtes Lymphsystem Körperwasser in den Geweben staut und es zu Ödemen kommt, da das Gewebswasser nicht mehr ausreichend in die Blutgefäße zurückgeführt werden kann. Mit der Lymphdrainage war er in der Lage, das Gewebswasser abzuleiten, die Leistungsfähigkeit der Lymphbahnen wiederherzustellen und das Immunsystem anzuregen. Später erweiterte der deutsche Arzt Dr. Asdonk den Katalog an Anwendungsmöglichkeiten und entwickelte weitere Grifftechniken.

Meist wird die manuelle Lymphdrainage bei Ödemen (Wasseransammlungen im Gewebe) angewendet. Sie hilft aber zum Beispiel auch schwangeren Frauen, wenn sich ihre Beine schwer anfühlen. Das Lymphsystem ist kein Kreislaufsystem wie der Blutkreislauf, sondern besteht aus unzähligen feinsten Lymphbahnen, die im Gewebe beginnen, sich zu immer kräftigeren Gefäßen zusammenschließen und in den Schlüsselbeingruben in das venöse System münden. Auf dem Weg zum Venensystem konzentrieren Lymphknoten die Lymphe und eliminieren schädigende Einflüsse durch Abwehrzellen.

Obwohl die Lymphdrainage hauptsächlich bei Stauungen der Lymphe bzw. bei Wasser im Gewebe eingesetzt wird, eignet sie sich auch, um dem Körper zu helfen, Schlacken abzutransportieren, so einen ausgeglichenen Säure-Basen-Haushalt herzustellen und ein gesundes Haarwachstum zu fördern. Wichtig ist hier, gleichzeitig durch eine entsprechende Nahrungsergänzung zu remineralisieren. Lymphdrainage wird auch in Arzt- und Heilpraktikerpraxen angeboten sowie in Kosmetikinstituten, die sich die Wohlbefinden und Schönheit fördernde Wirkung zunutze machen, wie das Entstauen angeschwollener Gliedmaßen, des Haarbodens oder des Gesichts. Mehr zur Lymphdrainage finden Sie im Internet zum Beispiel unter *http://www.gesundheitpro.de*.

# Darmreinigung nach Renate Collier

Ein wichtiger Teil der Entschlackung ist die Reinigung des Darms, zu der Sie bereits in den vorhergehenden Kapiteln Hinweise finden konnten. Mechanische Darmreinigungsmethoden wie die *Colon-Hydro-Therapie* oder Einläufe erreichen nur den Dickdarm, aber nicht den Dünndarm. Der sieben bis neun Meter lange Dünndarm vollbringt jedoch die eigentliche Verdauungsleistung: das Aufschließen und die Aufnahme der Nahrungsmittel. Die Oberfläche des Dünndarms besteht aus Tausenden von kerzenförmigen Ausbuchtungen, den Darmzotten. Sind die Darmzotten verschlackt, können Mangelzustände und Gesundheitsstörungen auftreten. Die Aufgabe des Dünndarms besteht im Wesentlichen darin, die verwertbaren Bestandteile der Nahrung aufzuspalten, sodass sie resorbiert werden können, und die nicht verwertbaren für die Ausscheidung vorzubereiten. Die Azidoseärztin Renate Collier nutzte dieses Wissen für die Entwicklung ihrer Methode einer gründlichen Darmreinigung.

## *Renate Colliers Azidosetherapie*

Die Ärztin Dr. Renate Collier widmete sich lebenslang der Übersäuerung des Körpers und insbesondere des Bindegewebes, in dem Säuren, Gifte und Abfallstoffe eingelagert werden. Sie entdeckte, dass langanhaltende Fehlernährung zu einer schleichenden Übersäuerung aller Gewebe und Organe führt. Nach ihren Erkenntnissen ist ein intaktes Bindegewebe die Basis sämtlicher Regulationsvorgänge im Körper, angefangen von der Atmung über den Blutkreislauf und die Aufrechterhaltung des Säure-Basen-Gleichgewichts bis hin zu Heilungsprozessen. Es ist die wichtigste Komponente zur Aufrechterhaltung der Homöostase, des inneren Gleichgewichts.

Renate Collier hat mehrere Bücher publiziert. Fast alle sind inzwischen vergriffen. Relativ bekannt ist ihr Buch *Wie neugeboren durch Darmreinigung.*

Eine einfache, aber gründliche Methode der Darmreinigung nach Dr. Renate Collier ist der Bittersalztrunk. Man nimmt morgens auf nüchternen Magen einen Teelöffel Bittersalz oder Magnesiumsulfat (in der Apotheke erhältlich) gut verrührt in einem Viertelliter Wasser zu sich und frühstückt erst eine halbe Stunde später. Diese Lösung, die etwa gleichviel Salz wie das Blut enthält, umspült die Darmzotten und sorgt dafür, dass Ablagerungen ausgeschieden werden. Der Trunk hat keine Nebenwirkungen. Man kann ihn während einer Fastenkur, zwischendurch für vier Wochen oder auch auf unbegrenzte Zeit einnehmen.

## *Die Azidosemassage nach Renate Collier*

Renate Collier entwickelte eine Azidosemassage, die in ihrer Therapie einen hohen Stellenwert einnimmt. Sie betonte stets: »Ein Arzt, der nicht massieren kann, kann auch nicht behandeln.« Und: »Die Hände des Therapeuten sind die wichtigsten Werkzeuge sowohl für eine sichere Diagnose als auch für eine gute Therapie.« Bei der Azidosemassage handelt es sich um eine ganzheitliche und tiefgreifende Ausleitungs- und Entschlackungsmethode.

Mehr über Renate Collier finden Sie im Internet beispielsweise unter *http://www.wegdermitte.de* oder *http://www. eco-world.de.*

Einen Eindruck von einer hilfreichen Bauchselbstmassage können Sie auf der Homepage von Maria Köllner anhand von Fotos bekommen (*http://www.bauch-selbstmassage.de/ probe.html*). Ausführliches finden Sie in ihrem Buch *Die Bauchselbstmassage. Der leichte Weg zur optimalen Verdauung und einer guten Figur.*

# Die F.-X.-Mayr-Kur: entschlacken mit Milch und Semmeln

Drei Zitate von Dr. Franz Xaver Mayr fassen seine Erkenntnisse zusammen:
»Der Darm ist die Wurzel der Pflanze Mensch.«
»Der Tod sitzt im Darm.«
»Die Gifte im Darm sind es, die den Menschen krank, vorzeitig alt und hässlich machen.«

Der österreichische Arzt und Forscher Dr. Franz Xaver Mayr erkannte, dass der Schlüssel zu Gesundheit und Wohlbefinden in einer gesunden, leistungsfähigen Verdauung liegt. Vor allem dann, wenn der Darm seine Tätigkeit nicht richtig ausüben kann, wird er zum Auslöser für viele körperliche und seelische Beschwerden. Dr. Mayr betrachtete den Darm als das Zentralorgan der biologischen Kraft und Gesundheit des Menschen – immerhin ist der Darm mit rund 400 Quadratmetern das größte Organ des menschlichen Körpers. Viele Krankheiten verschwinden oder bessern sich, wenn der Darm gesund ist. Aufgrund dieser Erkenntnis entwickelte Franz Xaver Mayr ein ganzheitliches Fasten- und Ernährungskonzept, das den Darm von Grund auf regeneriert.

Die Mayr-Kur wird meist mit einem Teefasten eingeleitet. Danach geht es mit Semmeln und frischer Milch weiter. Wichtig ist, dass jeder Semmelbissen langsam gekaut und gründlich eingespeichelt wird. Auch nach dem langen Kauen wird er noch nicht gleich hinuntergeschluckt, sondern erst noch mit einem Teelöffel frischer Milch versetzt, der von dem Löffel heruntergesaugt wird. Ein bis zwei Minuten muss der Brei im Mund bleiben und weitergekaut werden, bevor er hinuntergeschluckt werden darf. Erst nach einer Pause von ebenfalls ein bis zwei Minuten nimmt man den nächsten Bissen zu sich. Durch das lange Kauen entleeren sich die Speicheldrüsen im Mund, und der Darm bereitet bereits reflexhaft die Verdauung vor. Das Sättigungsgefühl tritt bei dieser Esstechnik wesentlich früher ein.

Die F.-X.-Mayr-Kur ist für die meisten Menschen eine Geduldsprobe. Wer sie durchhält und jeden Bissen genießt, stellt fest, dass sich der Geschmack der Semmel verändert, je länger sie gekaut und eingespeichelt wird. Die Geschmacksnerven werden bei dieser Kur feiner und Ihre Fähigkeit, Ihrem Körper zuzuhören, nimmt zu.

Wenn Sie einfach nur auf Ihr Gewicht achten wollen, kann das langsame, ausführliche Kauen auch von normaler Nahrung dazu führen, dass Sie weniger essen und ohne Hungergefühl Kalorien sparen.

Eine Kur dauert im Normalfall drei Wochen und sollte in einer darauf spezialisierten Fastenklinik durchgeführt werden. Die drei Kurwochen verteilen sich auf eine etwa einwöchige Vorkurphase und eine etwa zweiwöchige Intensivphase. Zu Hause kann man eine kürzere Variante anwenden, die nur sieben Tage dauert.

Ausführliche Informationen zur F.-X.-Mayr-Kur finden Sie im Internet unter *http://www.gesundheitstrends.de* und *http://www.heilfastengesundheit.de/mayrkur.htm*.

## Ein neues Konzept: die Éjuva-Darmreinigung

Seit einigen Jahren erfreut sich *Éjuva*, eine sanfte und gründliche Darmreinigungs- und Vitalisierungsmethode aus den USA, auch in Deutschland immer größerer Beliebtheit. Die Éjuva-Darmreinigung soll in der Lage sein, die festsitzenden Plaque-Ablagerungen zu beseitigen, die bei den meisten Menschen nicht von allein den Körper verlassen. Entwickelt wurde *Éjuva* von dem Amerikaner Dr. Steven Hurwitz, der als Rohköstler großen Wert darauf legt, dass wir besonders in der entscheidenden Reinigungsphase nur unbelastete Biopflanzen zu uns nehmen.

Das *Éjuva*-Darmreinigungsprogramm besteht aus vier Phasen. Während den beiden ersten Phasen werden die Ablagerungen im Darm gelöst, in den Phasen drei und vier ausgeschieden. In der vierten Phase wird keine feste Nahrung gegessen. Man nimmt jeden Tag eine Kombination aus speziell hergestellten Präparaten und vier Kombi-Shakes sowie frische Frucht- und Gemüsesäfte zu sich. Die *Éjuva*-Präparate bestehen aus 93 speziellen Kräutern aus Wildwuchs oder Bioanbau, zum Beispiel aus Indien, China, Neuseeland und den USA. Sie bewirken eine sanfte und gründliche Reinigung des Darms, stellen die Homöostase im Körper wieder her und bauen eine gesunde Darmflora auf.

Viele Menschen haben bereits gute Erfahrungen mit dieser Methode gemacht. Mehr darüber finden Sie im Internet unter *http://www.ejuva.de/allgemein.html.*

## Ayurveda – die Wissenschaft vom Leben

Nicht nur im Westen gelten Haare als ein besonders wichtiges Schönheitssymbol. In der indischen Gesundheitslehre des Ayurveda werden sie sogar als die »Krone der Persönlichkeit« bezeichnet. Und tatsächlich gibt es viele Berichte alter indischer Bräuche, in denen sich Menschen die Haare abschnitten, wenn ein gravierendes Ereignis ihr Leben veränderte. Auch im Westen haben Tode und Trennungen bis heute eine so massive Wirkung auf die persönliche Lebensdefinition, dass nicht selten eine äußerliche Veränderung damit einhergeht. Zumeist handelt es sich dabei um eine neue Frisur, radikalen Gewichtsverlust oder um spontan aufflammende Krankheiten.

Wenn Ihnen solcherlei Zusammenhänge bekannt vorkommen, sind Sie gedanklich bereits auf halbem Wege im ayurvedischen Gesundheitskonzept. Entgegen unserer modernen technokratischen Medizin, die sich auf Maschinen und Tabletten verlässt, geht Ayurveda vielmehr von einer untrennbaren Symbiose zwischen Körper, Geist und Seele aus. Bereits der Name verrät, dass es hier um mehr als bloße Symptombekämpfung geht:

»Ayus« bedeutet Leben, »veda« vollständiges Wissen. Ayurveda ist »die Wissenschaft vom Leben«. Der klassische ayurvedische Arzt (Vaidya) war Internist, Chirurg, Psychologe und Philosoph in einer Person. Eine Synthese, die heute in dieser Form noch kaum Akzeptanz findet. Doch nur auf der Basis dieser interdisziplinären Herangehensweise ist es dem Vaidya aus ayurvedischer Sicht möglich, Empfehlungen für ein gutes und gesundes Leben in Bezug auf die gesamte Lebensdauer auszusprechen. Lebensereignisse und körperliche Erkrankungen sind dabei untrennbar miteinander verknüpft und müssen somit immer gemeinsam untersucht und behandelt werden – und zwar bei Krankheit im gleichen Maße wie zur Prophylaxe.

In Anbetracht des hohen Alters der ayurvedischen Lehre kann man durchaus ins Staunen geraten. Es wird allgemein angenommen, dass sie ihren Ursprung in der vedischen Kulturepoche Indiens etwa 2000 v. Chr. hat. Das liegt nicht zuletzt daran, dass die ersten medizinischen Beschreibungen des Ayurveda in den indischen Veden zu finden sind. Ayurveda ist somit die älteste Heiltradition der Geschichte. Doch damit nicht genug, auch der Begründer der westlichen Medizin, Hippokrates, und die Chinesen (TCM) stützen sich auf die indischen Erkenntnisse. Somit zählt Ayurveda zu den Grundlagen der heute am weitesten verbreiteten medizinischen Traditionen.

## *Das Körperbild im Ayurveda*

So wie jede medizinische Wissenschaft verfügt auch das Ayurveda über ein eigenes Menschenbild. In seinem Kern steht die Lehre von den drei Doshas. Diese Lebensenergien sind Grundlage aller Prozesse im Menschen und heißen Vata, Pitta und Kapha. Im Gegensatz zur westlichen Medizin prägen diese Grundqualitäten jedoch nicht nur unseren Körper, sondern auch unseren Geist und somit unsere Handlungen. Da jede Dosha bestimmte Funktionen übernimmt, ist sie auch dafür verantwortlich, wenn bestimmte Krankheiten im Leben eines Menschen auftreten. Ein Mensch kann auf einen Konstitutionstyp festgelegt sein oder ein Gemisch aus zwei oder drei Doshas aufweisen (zum Beispiel Vata-Kapha). Dies festzustellen ist entweder Sache des Arztes oder kann im Selbsttest durch eine Analyse des Erscheinungsbildes und der am häufigsten auftretenden Krankheiten ermittelt werden. (Tests hierzu finden Sie im Internet beispielsweise unter *http://www.ayurvedatest.de/*, *http://www.aok.de/bund/tools/ test_ayurveda/index.php* oder *http://www.veda.ch/ayurveda/ typentest.php*.)

Nahrung wird im Ayurveda als Information angesehen. Wenn wir uns unserem Konstitutionstyp entsprechend ernähren, werden diese Informationen in eine feinstoffliche Energie umgewandelt (Ojas), die im Übrigen auch bei positiven Erlebnissen entsteht. Diese Energie stärkt das Immunsystem und wirkt harmonisierend auf Körper und Geist. Ungeeignete Nahrung und »unverdaute« Erlebnisse erzeugen dagegen ein seelisches und körperliches Ungleichgewicht, das zu Symptomen und Krankheiten führt.

Um die Doshas in einer ausgewogenen Balance zu halten, schlägt Ayurveda verschiedene Maßnahmen wie eine ausgewogene Ernährung, Reinigung des Körpers, ausreichend Bewegung und mentalen Stressabbau vor.

## Die drei Doshas im Überblick

**Vata**

Diese Dosha steht für Leichtigkeit, denn sie bestimmt alle Bewegungsabläufe in uns. Von der gedanklichen Flexibilität bis hin zum Stofftransport in der Zelle und der Verdauung im Magen-Darm-Trakt – alles, was aktiv ist, gehört zu Vata.

Die Charakteristika von Vata sind:
*Element:* Luft und Raum
*Beschaffenheit des Haares:* dünn, empfindlich, wird leicht spröde, Tendenz zu Trockenheit und Haarausfall
*Generelle phänotypische Merkmale:* geringes Gewicht und schmaler Körperbau, trockene Haut
*Anfälligkeiten:* ungleichmäßiger Appetit, Tendenz zu Verstopfung und Blähungen, nervös und ängstlich
*Krankheiten:* Verdauungsstörungen, Schmerzen im unteren Rücken, Abmagerung, Arthritis
*Stärken:* schnelle Auffassungsgabe, begeisterungsfähig, sehr aktiv, eloquent
*Vata braucht:* gekochte, leicht verdauliche Kost

**Pitta**

Als Dosha der Körperwärme und des Stoffwechsels ist Pitta verantwortlich für die Verdauung, die Geschmeidigkeit der Haut, die Sehkraft und die sexuelle Lust.

Die Charakteristika von Pitta sind:
*Element:* Feuer und Wasser
*Beschaffenheit des Haares:* dick, geschmeidig, oft rötlich oder blond, glänzend, neigt zu frühzeitigem Ausfall und Ergrauen

*Generelle phänotypische Merkmale:* moderates Körpergewicht, weiche Haut, grün-graue Augen
*Anfälligkeiten:* Abneigung gegen Hitze, starker Hunger, Tendenz zu Ärger und Ungeduld
*Krankheiten:* Magenprobleme, Sodbrennen, Blähungen, Tendenz zu Entzündungen aller Art und Fieber
*Stärken:* arbeitet systematisch und organisiert, unternehmungslustig, gewitzter Redner
*Pitta braucht:* bittere, süße und herbe Speisen und kann kalte und warme, mittelschwere Kost zu sich nehmen

## Kapha

Kapha sorgt für Festigkeit im System. Dank seiner schweren und stabilen Qualität verschafft es uns gute Abwehrkräfte und Ausdauer.

Die Charakteristika von Kapha sind:
*Element:* Wasser und Erde
*Beschaffenheit des Haares:* gesund, kräftig, feste Wurzeln, ölige Geschmeidigkeit, Tendenz zu fettigem Haar und Schuppen
*Generelle phänotypische Merkmale:* schwerer Körperbau, große Augen
*Anfälligkeiten:* Neigung zu Übergewicht, langsame Auffassungsgabe, anhänglich
*Krankheiten:* im Atembereich (Bronchien, Lunge, Hals, Nase)
*Stärken:* schwer aus der Ruhe zu bringen, tiefer Schlaf, ausdauernd, methodisch
*Kapha braucht:* scharfe, bittere und herbe Speisen, mäßig gegart und warm; viel frisches Obst und Gemüse

## *Agni und Ama*

Zusätzlich zu den Doshas gibt es noch diverse andere Kräfte, die im Menschen wirken und Aufschluss über seine gesundheitliche Verfassung geben.

Da die Ernährung von zentraler Bedeutung im Ayurveda ist, hat die Verdauungskraft (Agni) eine besondere Bedeutung. Agni ist das körpereigene Feuer, das den Stoffwechsel steuert. Durch seinen Säuregehalt spaltet es einerseits Nahrung in unserem Verdauungtrakt auf, andererseits zerstört es schädliche Bakterien. Somit ist Agni für zwei der wesentlichsten Prozesse im Körper verantwortlich: die Versorgung der Zellen und unsere Autoimmunabwehr. Ein natürliches Hungergefühl (zwei- bis dreimal pro Tag) und eine regelmäßige Verdauung sind Anzeichen eines gut funktionierenden Verdauungsfeuers.

Wird der Nahrungsbrei durch mangelndes Agni im Magen jedoch nur unvollständig verdaut, entstehen Schlacken und Giftstoffe (Ama). Ausgelöst durch die belastenden Nahrungsrückstände reagiert der Körper mit Blähungen, Sodbrennen, blasser Haut und schwacher Konzentration. Im Übrigen kann Ama auch durch psychische Belastungen auftreten, darunter fallen zum Beispiel emotionale »Gärungsprozesse« durch unverdaute Wut und Trauer.

Da Ama die Versorgung der Zellen schwächt, werden auch die Haarwurzeln unterversorgt. Die Folge sind brüchige Haare, die leicht ausgehen. Anfällig sind dafür insbesondere Vata- und Pitta-Typen, da eine Unausgeglichenheit dieser Konstitutionstypen direkte Auswirkungen auf das Verdauungssystem hat. Menschen, die sich mit einem der beiden Konstitutionenstypen identifizieren oder ein Mischtyp (zum Beispiel Vata-Kapha) sind, sollten zum Wohl ihrer Haare also besonders darauf achten, im Gleichgewicht zu bleiben.

Die wichtigsten Faktoren zur Entstehung von Ama sind unausgewogene Doshas. Aber auch Qualität und Menge der

Nahrung, Medikamenteneinnahme, Klima, Stress und Schlaf-
mangel spielen eine Rolle.

## Lassen Sie es sich munden, um zu gesunden

Als Städter ist es für uns vermutlich unmöglich, die Bildung
von Ama vollständig zu vermeiden. Die kleinen Sünden des
täglichen Lebens verführen uns immer wieder, egal wie sehr
wir uns wehren. Natürlich kommt die Quittung postwen-
dend zu uns zurück, denn plötzlich reagiert der Verdauungstrakt auf Kaffee mit Sodbrennen und auf einen Salat mit
Blähungen. Deshalb ist es wichtig, bestimmte Regeln für eine
ausgewogene Ernährung zu befolgen:
Essen Sie sitzend und in Ruhe. Vermeiden Sie es, abends
Quark, Käse oder Joghurt zu essen, und verzichten Sie grundsätzlich auf warmen Honig. Diese Nahrungsmittel produzieren Ama. Lassen Sie die Finger von eiskalten Getränken und
Speisen, da sie die Verdauung lähmen. Als ganzheitlicher
Ansatz betont das Ayurveda immer wieder, wie wichtig es ist,
auf das natürliche Hungergefühl zu hören und die Speisen
wirklich zu genießen. Gönnen Sie Ihrem Magen außerdem
eine Pause von fünf bis sechs Stunden, bevor Sie wieder zu
Messer und Gabel greifen.

## Die ayurvedische Heißwasser-Trinkkur

Eine simple, aber sehr wirksame Maßnahme, den Stoffwechsel anzuregen und Schlacken zu eliminieren, ist das regelmäßige Trinken heißen Wassers. Hierfür nehmen Sie normales
Trinkwasser aus der Flasche, kochen es 15 bis 20 Minuten
lang auf dem Herd ab und füllen es in eine Thermosflasche.
Es reicht, wenn Sie über den Tag verteilt regelmäßig einen
Schluck trinken.
Diese Kur löst schnell und wirksam viele positive Reaktionen im Organismus aus: Heißhungergefühle zwischen den

Mahlzeiten werden gestillt, die Verdauung wird reguliert, das Hautbild verbessert sich und die Haare werden geschmeidiger. In Ruhe schlückchenweise getrunken, wirkt es beruhigend und stabilisiert die Psyche. Gerade nervöse, angespannte Menschen wissen diese Kur besonders schnell zu schätzen. Zur Abwechslung können Sie während des Kochens etwas frischen Ingwer in das Wasser reiben. Die Wurzel regt den Stoffwechsel noch stärker an und stärkt das Immunsystem. Die Trinkkur eignet sich auch wunderbar als Einstieg in eine Fastenkur oder ähnliche Maßnahmen zum Entgiften und Entschlacken des Organismus.

## Detox – geistig und körperlich entgiften

Nun haben Sie also eine Vorstellung davon, was Sie tun können, um sich und Ihre Haare im ayurvedischen Sinne fit zu halten. Da Nägel, Zähne und Haare im Ayurveda jedoch sehr eng mit dem Stoffwechsel verknüpft sind, ist eine gesunde Ernährungs- und Lebensweise unerlässlich. Nicht nur bereits angestauten Schlacken muss der Kampf angesagt werden. Genauso wichtig ist, eine Methode zu finden, um Ausnahmeereignisse wie Weihnachten und Geburtstage, an denen »geschlemmt« wird, auszugleichen.

Hierfür ist zusätzlich eine Entgiftungskur ratsam. »Detox«, das Entfernen aller giftigen Substanzen, ist das Zauberwort, das seit einer Reihe von Jahren in aller Munde ist.

Am besten gönnen Sie sich und Ihrem Körper bis zu 14 Tage Ruhe von all den intensiven Außenreizen, die ständig auf Sie einströmen. Realistisch gesehen ist es jedoch schwierig, seinen »inneren Schweinehund« entsprechend zu bändigen. Der bekannte Ayurveda-Arzt Dr. Schrott (*Ayurveda für jeden Tag*) schlägt daher in regelmäßigen Abständen ein Entgiftungswochenende vor. Während der zweieinhalb Tage tauschen Sie den täglichen Stress und das Fast Food gegen eine sanfte Behandlung von Körper und Seele ein. Wichtig ist, dass Sie sich darauf vorbereiten und einige Utensilien einkaufen, die Sie für die Speisen, aber auch die körperlichen Behandlungen (Kopfhautmassagen usw.) benötigen.

## Ayurvedisches Fitnesswochenende nach Dr. Schrott

Sie brauchen eine Thermosflasche für das heiße Wasser, gereiftes Sesamöl für Mundspülungen und Kopfhautmassagen, frischen Ingwer, Rohrzucker, Gemüsebrühe, Basmatireis und Linsen. Sie sollten dreimal am Tag essen und auf Zwischenmahlzeiten verzichten. Wichtig ist, dass Sie nichts Rohes, kein Fleisch, Fisch, keine Milchprodukte und nichts Süßes essen. Stattdessen stehen leichte Gemüse- und Linsensuppen sowie weißer Reis auf dem Speiseplan. Gehen Sie morgens und abends spazieren und massieren Sie sich täglich die Kopfhaut mit Öl. Dafür wärmen Sie zunächst gereiftes Sesam oder ayurvedisches Haaröl im Wasserbad auf Körpertemperatur auf. Setzen Sie sich im Badezimmer auf einen Hocker und legen Sie ein Handtuch unter. Nehmen Sie etwa einen Esslöffel Öl und massieren sie ihn in kleinen, kreisenden Bewegungen in die Kopfhaut ein. Bei regelmäßiger Behandlung wirkt die Massage gegen Schuppenbildung und fördert das Haarwachstum.

Das Gurgeln des Sesamöls (fünf bis zehn Minuten) reinigt das Zahnfleisch und tötet schädliche Bakterien im Mundraum ab. In jedem Fall sollten Sie viel schlafen, eventuell Yoga machen, meditieren und keine Pläne für das Wochenende haben.

Wenn Sie möchten, können Sie die Kur durch leichtes Abführen oder die Einnahme von *Triphala* (»Drei Früchte«) unterstützen. Das Präparat besteht aus pflanzlichen Zutaten, wie zum Beispiel pulverisierten indischen Stachelbeeren. Es gilt als hochpotent und wird in der ayurvedischen Tradition speziell zum Ausleiten von Giftstoffen verwendet.

Trinken Sie außerdem, je nach Konstitutionstyp, eine der folgenden Mischungen 15 Minuten vor jeder Mahlzeit:

Vata: ein Teelöffel Ingwersaft, ein Teelöffel Rohrzucker, eine Prise Salz und ein Teelöffel Zitronensaft gemischt

Pitta: dünner Ingwertee aus einer Scheibe frischer Ingwerwurzel (auf 0,5 Liter gekocht) mit etwas Vollrohrzucker

Kapha: ein Esslöffel frisch gepresster Ingwersaft mit einem Teelöffel Honig vermischt

Natürlich können Sie Ihre Haare mit den speziell für Haarausfall entwickelten Produkten der Firma *Kaya Veda* behandeln. Balvinder Sidhu, eine ayurvedische Ärztin, die sich insbesondere dem Thema Haare gewidmet hat, bietet auf Ihrer Internetseite *www.kayaveda.de* vom Shampoo bis zur Tinktur bewährte Produkte zur problemorientierten Pflege des Kopfes an. In ihrem Buch *Haarausfall – Ayurvedische Ansichten und Lösungsansätze: Ayurveda – Schönes, kräftiges und gesundes Haar im Einklang mit Körper, Geist und Seele* finden Sie zahlreiche Ernährungs- und Pflegetipps.

### Was Sie tun können, um perfekt gegen Ihre Konstitution zu leben ...

**Vata**
Sorgen Sie sich ständig und fasten Sie viel.
Betrachten Sie Regelmäßigkeit und Routine als etwas für alte Leute, aber doch nicht für Sie.
Legen Sie keinen Wert auf Schlaf, er wird ohnehin überbewertet.
Fahren Sie täglich so viel wie möglich mit Bus und Bahn.
Meiden Sie warme und beruhigende Orte.
Ernähren Sie sich von trockenen, gefrorenen und wenig nahrhaften Speisen.

**Pitta**
Essen Sie jede Menge stark gesalzene Speisen und rohes Fleisch.
Nur wenn Ihre Kleidung so eng ist, dass Sie im Schweiß stehen, sitzt sie richtig.
Essen Sie so viel Chillies wie möglich, das ist gut für den Teint und die Verdauung.
Vermeiden Sie kühle und ruhige Orte.
Gehen Sie mindestens einer frustrierenden Tätigkeit pro Tag nach.
Sporteln Sie am besten nur bei 37 °C, und zwar draußen.

**Kapha**
Leben Sie nach der Devise: Sport ist Mord, das weiß doch jedes Kind.
Ein guter Tag beginnt für Sie mit Chips und endet mit Bier.
Meiden Sie belebende und warme Orte, am schönsten ist es ja doch auf Ihrer Couch.
Machen Sie jeden Tag mindestens ein Nickerchen für zwei bis drei Stunden.
Stellen Sie sicher, dass Sie jeden Tag mindestens ein Mal etwas Süßes essen, am besten Eiscreme oder Sahnetorte.

## Atem ist Leben

Der Atem ist die Grundlage unseres Lebens. Unser Leben beginnt mit dem ersten Atemzug und es endet mit dem letzten Atemzug. Ebenso wie alle anderen lebenswichtigen Körperfunktionen geschieht die Atmung unwillkürlich. Das vegetative (oder autonome) Nervensystem steuert all die Prozesse, die nicht vom Willen gelenkt werden. Wir atmen automatisch, und so ist uns der Atem nicht bewusst. Er geschieht einfach. Atem kann aber auch willkürlich, also bewusst gelenkt und kontrolliert werden.

### *Flacher Atem und tiefe Bauchatmung*

Bewegung fördert das tiefe Aus- und Einatmen. Die Tätigkeiten, die viele Menschen ausüben, und die Haltung, die sie dabei einnehmen, führen eher zu einem flachen Atem. Unsere Lungen könnten mehr als drei Liter Sauerstoff aufnehmen, wir atmen jedoch meist nur etwa ein Siebtel der möglichen Menge, einen halben Liter, ein. Das führt dazu, dass von den drei Kammern der Lungen nur eine beatmet wird. Besonders in Situationen, in denen wir angespannt und gestresst sind, wenn wir Angst haben oder generell Gefühle vermeiden wollen, atmen wir flach und oft auch schnell. Bei anstrengenden Tätigkeiten kommen wir »außer Atem« und holen tief Luft, wenn wir eine Verschnaufpause einlegen. Ein flacher Atem kann zur Gewohnheit werden.

Wenn wir uns ausruhen oder entspannen wollen, holen wir dagegen tief Luft. Nicht umsonst ist ein gängiger Rat in Stresssituationen »Hol erst einmal tief Luft«. In diesem Augenblick atmen wir bewusst, wir wenden uns dem Lebensspender Atem zu. Eine flache Atmung schwächt das Immunsystem und ist an vielen Krankheiten und Funktionsstörungen bis hin zum Herzinfarkt beteiligt. Eine tiefe Bauchatmung sorgt dagegen für Gesundheit und Lebensfreude.

Über den Atem nehmen wir willkürlich oder unwillkürlich Einfluss auf unsere Gefühle. Jedes Gefühl hat ein bestimmtes Atemmuster. Wenn wir erschrecken oder Angst haben, halten wir die Luft an. Wir atmen heftig und schnell, wenn wir wütend sind. Angenehme Eindrücke lassen den Atem rund und voll werden.

Schon im Alten Indien kannte man die Bedeutung des Atems. Es entstand ein eigenes System innerhalb des Yoga, das *Pranayama*. Der indische Gelehrte Patanjali beschrieb in seinen Yoga-Sutras die Zusammenführung von Körper und Geist durch Atemübungen. Das Wort »Prana« stammt aus dem Sanskrit und bedeutet »Lebensatem, Lebenshauch«. Es ist vergleichbar mit dem »Qi« bzw. »Chi« im alten China, dem »Ki« in Japan und dem »Lung« Tibets. Da die Atmung der Träger der Lebensenergie ist, kann man Prana auch mit »Atem« übersetzen, wobei die ursprüngliche Bedeutung umfassender ist. »Pranayama« ist Konzentration auf den Atem, der durch Achtsamkeit und Üben bewusst reguliert und vertieft wird. Bewusste Atemtechniken nehmen auch Einfluss auf unser Bewusstsein. Diese Erkenntnis machte sich der Psychiater und Therapeut Stanislav Grof zunutze. Er entwickelte das *Holotrope Atmen*, das man mit »auf Ganzheit gerichtete Atemarbeit« übersetzen kann. Durch diese Atemtechnik öffnen sich Erfahrungsbereiche, die dem Bewusstsein im Allgemeinen nicht zugänglich sind. Grof bearbeitete so nicht integrierte Persönlichkeitsanteile mit dem Ziel einer »Hinbewegung auf Ganzheit«.

Die elementare Bedeutung des Atems für alle Lebensvorgänge lässt auch seine Wichtigkeit für den Haarwuchs deutlich werden. Wir können zum Beispiel bestens mineralisiert sein und trotzdem mangelt es den Haaren an dem Grundstoff des Lebens.

## Die Kunst des Ausatmens

Achten Sie darauf, voll auszuatmen. Beim Ausatmen wird nicht nur Kohlendioxyd abgeatmet, sondern es werden auch Säuren wie zum Beispiel Kohlensäure abtransportiert. Ausatmen bedeutet loslassen, entspannen. Wer viel singt, atmet automatisch tief aus, da das Ausatmen zum Modellieren des Tons gebraucht wird. Die Lungen werden vollständig frei von verbrauchter Luft und es kann wieder genügend frische Luft aufgenommen werden. Kontrolle über seinen Atem zu haben beginnt damit, ausatmen zu lernen. Die Konzentration auf das langsame Ausströmen der Luft aus den Lungen wirkt erholsam und reduziert Stress. Auf ein volles Ausatmen folgt ein tiefes Einatmen wie von selbst. Das eine bedingt das andere. Nur wo Raum geschaffen wird, hat etwas Neues Platz.

## Einige einfache Atemübungen

### *Die Bauchatmung*

Bei der ersten Übung geht es um die einfache Technik: Einatmen – Bauch hinaus; Ausatmen – Bauch hinein. Die Dauer des Ein- und des Ausatmens sollte gleich lang sein. Richtschnur sind etwa drei bis vier Sekunden.

Öffnen Sie wenn möglich das Fenster oder gehen Sie ins Freie. Die Übung kann jedoch überall, also auch in geschlossenen Räumen, durchgeführt werden.

Stellen Sie sich aufrecht hin. Beginnen Sie langsam einzuatmen und nehmen Sie wahr, wie sich erst der Brustkorb hebt und der Atem danach beginnt, in den Bauchraum zu fließen und ihn auszudehnen. Lassen Sie Ihren Bauch weit werden. Atmen Sie voll ein, halten Sie den Atem kurz an und beginnen Sie ebenso langsam mit dem Ausatmen. Während Sie ausatmen, können Sie ein wenig Druck auf Ihre Bauchdecke ausüben. Spüren Sie, wie der Atem entweicht, langsam und stetig. Geben Sie am Ende noch ein wenig Druck auf die Bauchdecke, um auch den letzten Rest an Luft hinauszuschicken.

Beginnen Sie von vorn, je nach Wunsch drei- bis achtmal. Sie werden einen leichten Schwindel im Kopf bemerken, der von der ungewohnten Sauerstofffülle herrührt. Sehr schnell stellt sich ein Gefühl von Lebendigkeit und Wohlbefinden ein.

## Die Aufladeübung

Diese Übung kann im Stehen, Sitzen oder Liegen durchgeführt werden. Konzentrieren Sie sich auf das Sonnengeflecht. Atmen Sie bewusst etwa drei bis vier Sekunden lang ein und dehnen Sie wie in der vorherigen Übung den Bauch hinaus. Schicken Sie dabei Energie, Licht und Wärme zu Ihrem Bauch.

Atmen Sie etwa drei bis vier Sekunden aus und ziehen Sie den Bauch ein. Beim Ausatmen können Sie die Energie dorthin schicken, wo sie gebraucht wird. Stellen Sie sich zum Beispiel vor, wie der Atem in die Kopfhaut und die Haarwurzeln fließt und sie mit neuer Energie auflädt.

## Atemübung zur Entspannung

Atemübungen bieten grundsätzlich immer die Möglichkeit zu entspannen. Auch Übungen, die aufladen und Energie an bestimmte Orte transportieren, haben gleichzeitig eine entspannende Wirkung. Pranayama fördert die Fähigkeit, sich entspannt zu konzentrieren.

Diese Übung können Sie ebenfalls im Stehen, Sitzen oder Liegen ausführen. Atmen Sie vier Sekunden lang ein und halten Sie dann vier Sekunden lang die Luft an. Atmen Sie acht Sekunden lang aus und halten Sie dann vier Sekunden lang die Luft mit leeren Lungen an.

## Atemübung im Gehen

Die Atemübungen können auch im Gehen ausgeführt werden. Eine gute Gelegenheit bietet ein Spaziergang in der Natur, aber auch Gehen in einem Raum erzielt gute Wirkungen. Verbinden Sie die oben beschriebene Bauchatmung mit den Schritten. Atmen Sie ebenso viele Schritte ein, wie Sie ausatmen. Sie können die Übung erweitern, indem Sie doppelt so viele Schritte ausatmen, wie Sie eingeatmet haben.

---

### Zitate zur Atmung

Nicht umsonst ist ein guter Rat, vor einer Entscheidung oder in einer wichtigen Situation erst einmal tief Luft zu holen – und wieder auszuatmen. Der elementaren Bedeutung des Atmens sind viele Zitate gewidmet. Ich möchte Ihnen einige davon vorstellen.

*»Bei jedem Atemzug stehen wir vor der Wahl, das Leben zu umarmen oder auf das Glück zu warten.«*
Andreas Tenzer

*»Wie du atmest, so lebst du.«*
Andreas Tenzer

*»Und je freier man atmet, desto mehr lebt man.«*
Theodor Fontane

*»Das Bewusstsein der Geschöpfe ist durch das Atemholen bedingt.«*
Dschuang Dsi

*»Bist du wütend, so zähle bis zehn, bist du sehr wütend, so mach dir Luft.«*
Mark Twain

# Krankheiten, die mit Haarausfall in Verbindung stehen

Bei vielen der nachfolgend genannten Krankheiten spielt Haarausfall eine Rolle. Die Symptome und Krankheiten auslösende Übersäuerung und Verschlackung führt meist dazu, dass der vitalstoffhaltige Haarboden zwecks Neutralisation der Gifte herangezogen wird. Durch die Entleerung der Speicher wird das Haar unterversorgt, dünnt aus und wächst schlechter nach. Darüber hinaus führen Krankheiten, seien sie nun seelischer Natur wie Stress und Bedrückung oder körperlicher Art, zu einem Kippen des basischen in das saure Milieu, sodass hier besonders auf eine basische Kost geachtet werden muss. Denken Sie immer daran: Haarausfall ist in vielen Fällen ein ernstes Warnsignal, wenn man von Strukturschäden, die zum Beispiel aufgrund von Färben und Dauerwellen entstehen, absieht. Krankheiten, die mit Haarausfall in Verbindung stehen, sind:

Sodbrennen, Magen- und Darmbeschwerden, Schlafprobleme, geschwächte Immunabwehr, Stoffwechselstörungen, Cellulitis, PMS (Prämenstruelles Syndrom), Pilzbefall (Mykosen) der Kopfhaut, Parasitenbefall, chronische Schmerzzustände, Fibromyalgie, Drüsenerkrankungen (Talgabsonderungen; Schilddrüse), Vergiftungen, Strahlenschäden.

Einige der aufgeführten Krankheiten werden im Folgenden ausführlicher besprochen.

# Cellulitis

Wegen ihrer wellenförmigen Ausbuchtungen in der Haut wird Cellulitis »Orangenhaut« genannt. Sie entsteht im Fettgewebe des Körpers, von dem Frauen in der Regel mehr haben als Männer. Naturgemäß steigt die Stärke der Cellulitis mit der Gewichtszunahme.

Das Fettgewebe ist eine der Speicher- und Ablagerungsstellen für Säuren und Schadstoffe. Wenn die »Kurzparkplätze« (Peter Jentschura) überfüllt sind, transportiert der Organismus sie in die Fettgewebe um die Hüften und Oberschenkel, manchmal auch die Oberarme und rund um den Darm und die Nieren. Äußere Behandlungsmethoden können lindernd wirken, packen jedoch das Übel nicht an der Wurzel.

Orangenhaut ist ein typisches Zeichen für Übersäuerung bei Frauen. Männer bekommen bei Übersäuerung schnell Haarausfall. Durch die veränderte Lebens- und Ernährungsweise von Frauen steigt jedoch auch bei ihnen die Tendenz zu Haarausfall.

# PMS – Prämenstruelles Syndrom

Nach Einsetzen der Menopause ist der Stoffwechsel von Frauen und Männern gleich. Säuren und Gifte müssen sofort verstoffwechselt und ausgeschieden werden oder lagern sich an, wenn ein Überschuss besteht. Bis zu diesem Zeitpunkt deponieren Frauen Säuren und Schadstoffe im Blut, in den Lymphen, der Zellflüssigkeit und der Gebärmutterschleimhaut. Die Säurekonzentration steigt dadurch täglich bis zur nächsten Periode an. Wenn dieser Pegel eine bestimmte Höhe überschreitet, kommt es zu Gereiztheit, Depressionen, Migräne und anderen Symptomen. Außerdem hält der Körper Wasser zurück, um die Säuren zu verdünnen, wodurch ein angeschwollener Bauch und insgesamt ein Schweregefühl entstehen. Manche Frauen entwickeln Ödeme, die als »Wasserbehälter« für eine Verdünnung sorgen sollen.

Die Säurebelastung von Frauen hängt logischerweise davon ab, wie sie sich zwischen den Menstruationsperioden ernähren, ob sie Sport treiben bzw. ausreichend Bewegung haben und wie ihr Stressniveau aussieht. Entsprechend ist die Intensität von PMS auch von der Ernährung, Lebensweise und dem persönlichen Erleben abhängig. Die Periode säurebelasteter Frauen dauert meist länger. Dies gilt nicht, wenn die Periode durch die Einnahme der Pille geregelt wird. In diesem Fall werden in der Regel weniger Säuren ausgeschieden, wodurch sich Schlacken im Gewebe ablagern und Haarausfall und Cellulitis fördern.

Wenn der Vormonat säurearm gestaltet wurde, verkürzt sich bei vielen Frauen die Menses und Beschwerden lassen nach.

## Fehlfunktionen der Schilddrüse führen zu Haarausfall

Schwankungen des Hormonspiegels beeinflussen den Zustand der Haare und können zum Beispiel bei Schwangerschaft oder in der Menopause Haarausfall verursachen. Haarausfall kann eine Folge von Krankheiten sein, die mit Hormonstörungen zu tun haben. Besonders häufig findet sich dieser Zusammenhang bei Schilddrüsenerkrankungen. Je nachdem, ob die Schilddrüse zu viel oder zu wenig Hormone produziert, handelt es sich um eine Über- oder Unterfunktion. Beide Formen gehen mit typischen Symptomen einher, deren Schwere je nach Erkrankungsintensität variiert.

Bei einer **Schilddrüsenüberfunktion** produziert die Schilddrüse zu viel von den Hormonen Thyroxin und Trijodthyronin. Der gesamte Stoffwechsel läuft auf Hochtouren und der Grundumsatz an Energie erhöht sich. Körpertemperatur und Herzfrequenz steigen an. Herzklopfen, Unrast, Übererregung, Schlaflosigkeit, Zittern und Schwitzen, Muskelschwäche, Durchfälle und Haarausfall deuten auf die Überfunktion hin. Häufig entwickeln die Betroffenen auch einen großen Appetit, ohne zuzunehmen. In manchen Fällen bildet sich ein Kropf (Struma). Die Haare neigen bei einer Überfunktion dazu, früher grau zu werden. Da das Ergrauen der Haare jedoch individuell sehr unterschiedlich vor sich geht, ist dies kein erstrangiges Symptom für eine Schilddrüsendysfunktion. Haarausfall in Verbindung mit den für die eine oder andere Form genannten Symptomen lässt eine Über- oder Unterfunktion vermuten.

Bei einer **Schilddrüsenunterfunktion** fehlen dem Körper die entsprechenden Hormone. Die für die Hormondrüsen zuständigen Messfühler im Gehirn melden ständig einen Mangel. Als Folge produziert die Hirnanhangdrüse mehr Hormone, die die Schilddrüse stimulieren sollen. Dabei wächst die Schilddrüse, bereitet aber zunächst keine Beschwerden. Wird die Unterfunktion auf Dauer nicht ausgeglichen, kann sich ebenfalls ein Kropf bilden.

Typische Symptome für eine Schilddrüsenunterfunktion sind Leistungsabfall, Konzentrationsschwäche, Müdigkeit, ein »wattiger« Kopf, Frieren und Gewichtszunahme. Ein weiteres wichtiges Symptom ist der Haarausfall, der bei einer Unterfunktion sogar häufiger vorkommt. Während sich bei der Überfunktion der Lebensrhythmus beschleunigt, wird er hier langsamer. Depressive Verstimmungen treten auf, manchmal auch ein Absinken des Blutdrucks. Diese Anzeichen werden von Ärzten oft als »unspezifische Altersbeschwerden« deklariert oder auf andere Ursachen zurückgeführt.

Auch hier zeigt sich, dass Haarausfall kein einfaches, hinzunehmendes Symptom ist. Im Falle einer Schilddrüsenerkrankung ist eine Behandlung wichtig, da sie zu ernst zu nehmenden Folgeschäden führen kann. Wenn Sie die genannten Symptome bei sich in schwächerer oder stärkerer Form feststellen, suchen Sie einen Arzt auf und lassen Sie Ihre Schilddrüse testen. Hier kann nur eine Normalisierung des Hormonspiegels helfen.

# Nahrung, die Ihre Haare gesund und kraftvoll macht

Die Grundvoraussetzung für einen ausgeglichenen Säure-Basen-Haushalt ist es, Essgewohnheiten zu ändern. Als optimales Verhältnis gelten 20 Prozent Nahrungsmittel, die sauer verstoffwechselt werden, und 80 Prozent, die eine basische Wirkung haben. Besonders eiweißhaltige Lebensmittel führen zu einem sauren Milieu. Dazu zählen tierisches Eiweiß und Fette wie Fleisch, Wurst, Fisch, Eier, Kuhmilch und Milchprodukte einschließlich Käse, vor allem Hartkäse (außer Sahne), Kohlenhydrate wie Zucker und Auszugsmehl in Nudeln, Mehlspeisen, Weißbrot, Kaffee, schwarzer Tee, alle chemisch behandelten Nahrungsmittel und Fertigprodukte. Basisch wirken rohes oder gegartes Gemüse, Kartoffeln, Obst, Blattsalate, Kräuter, Trockenfrüchte und Molke.

Die Liste der säurebildenden Nahrungsmittel ist lang, und wenn man sie studiert, kann einem das Gesicht lang und länger werden. Zum Trost sei hier ein Selbstversuch erwähnt, den die auf Azidosetherapie spezialisierte Naturheilärztin Dr. med. Renate Collier zusammen mit einigen Studenten über drei Monate durchgeführt hat. Alle Probanden nahmen in dieser Zeit eine hochwertige, rein basische Kost zu sich. Nach zwei Monaten fühlte sich keiner der Beteiligten noch wohl. Manche fühlten sich sogar extrem kraftlos. Ihr Fazit war, dass eine reine Basenkost im Alltag gut ist, um Säuren auszuschwemmen. Sie ist jedoch nach ihren Ergebnissen nicht als ausschließliche Kost geeignet. Renate Collier empfahl, nach einigen Wochen wieder individuell verträgliches Eiweiß und Milch hinzuzufügen. Ähnliche Prinzipien verfolgen auch Diäten wie *Metabolic Balance* und die *Blutgruppendiät* sowie die Ernährungslehre des Ayurveda, die von einem individuellen Typus ausgehen.

Die meisten Ernährungslehren sind sich jedoch darin einig, dass der Mensch eine basenüberschüssige Kost braucht und dass säurebildende Nahrungsmittel in größerer bis großer Menge schädlich sind.

Bewegung, Stressreduktion und eine basische Körperpflege unterstützen die Entsäuerung. Wichtig ist, reichlich mineralarmes, stilles Wasser zu trinken. Wasser soll dem Organismus vor allem helfen, Giftstoffe auszuleiten. Mineralstoffe werden über andere Nahrungsmittel und Nahrungsergänzungsmittel zugeführt.

Einen Überblick über Mineralwässer und ihre Inhaltsstoffe finden Sie zum Beispiel unter *http://www.gesund-durchessen.ch.*

# Was Ihr Haar braucht: Vitamine, Mineralien, Spurenelemente

Haare brauchen reichlich Nährstoffe, damit sie wachsen und gedeihen können. Die Vorgänge in den Haarzellen sind besonders energiereich, und bekanntlich läuft kein Motor ohne Sprit. Eine unausgewogene Ernährung und Diäten mit weniger als 1000 Kalorien pro Tag oder gar Nulldiäten hungern die Haarwurzeln ebenso aus wie eiweißarme Ernährung. Auch chronische Darmerkrankungen führen dazu, dass die notwendigen Stoffe aus der Nahrung nicht ausreichend aufgenommen werden. Das Haar wird dünn und brüchig.

Frisches Obst und Gemüse sind immer eine gute Wahl, um die Speicher des Körpers zu füllen. Die Inhaltsstoffe variieren von Sorte zu Sorte, sodass für eine volle Versorgung auf Abwechslung geachtet werden muss. Alleskönner sind

Algenpräparate wie *Spirulina* und *Wurzelkraft*® von Peter Jentschura. In diesen und anderen Nahrungsergänzungsmitteln ist ein ganzer Cocktail von Nährstoffen enthalten, sodass man sich um einzelne Stoffe in der Regel keine Sorgen machen muss. Da nicht jeder zu diesen Präparaten greifen möchte, stelle ich hier einzelne Vitamine, Spurenelemente und Mineralien vor, die für den gesamten Organismus und die Haare besonders wichtig sind.

## *Vitamin C*

Vitamin C (Ascorbinsäure) ist an so vielen Vorgängen im menschlichen Körper beteiligt, dass ein Mangel weitreichende Folgen haben kann. Es ist eines der wichtigsten Vitamine zur Unterstützung des Immunsystems. Ein wesentlicher Teil seiner Aufgabe besteht in der Abwehr von Viren und Bakterien. Vitamin C wird in den Leukozyten gespeichert, wo es aktivierte T-Zellen unterstützt. Arteriosklerose kann durch Vitamin C verhindert werden, weil es die Innenwände der Arterien so glättet, dass sich kein Cholesterin festsetzen kann.

Auch für die Hauptdrüse des menschlichen Körpers bietet das Vitamin Schutz, indem es ihre Hormonausschüttung fördert. Die Hirnanhangdrüse (Hypophyse), so genannt, weil sie über den Hypophysenstiel mit dem Gehirn verbunden ist, stellt viele Hormone her, die andere Drüsen im Körper dazu anregen, selbst Hormone zu produzieren. Vitamin C ist außerdem an der Funktion der Sexual-, Stress- und Wachstumshormone beteiligt und wirkt bei der Schilddrüsentätigkeit mit. Es sorgt dafür, das Bindegewebe gebildet wird und funktionstüchtig ist, begünstigt die Eisenaufnahme aus der Nahrung und hilft bei der Wundheilung.

Wenn es Ihnen an Vitamin C mangelt, haben Sie vermutlich keinen Appetit, sind häufig müde und reizbar. Wunden heilen schlechter. Stress ist ein Vitamin-C-Killer. Wenn Sie viel Stress haben oder seelisch belastet sind, sinkt der Vitamin-C-Spiegel und das Immunsystem ist weniger abwehrfähig. Raucher brauchen mehr Vitamin C als Nichtraucher. Skorbut, die typische Vitamin-C-Mangelerkrankung, ist heute bei Weitem nicht mehr so stark verbreitet wie in den Zeiten vor der Erfindung der Dampfschifffahrt, in denen die Seeleute aufgrund ihrer Mangelkost sogar an Skorbut starben.

Frisches Obst und Säfte sowie Vitamin-C-Ergänzungen sind heute überall verfügbar. Das Vitamin reagiert empfindlich auf Sauerstoff, Licht und Wärme. Obst und Gemüse sollten deshalb roh gegessen oder so schnell und so schonend wie möglich zubereitet und direkt verzehrt werden. Ein heißer Zitronentee enthält kaum noch Vitamin C. Auch lang gelagerte oder transportierte Waren enthalten kaum noch Vitamin C. Durch den Schockfrost ist in Tiefkühlkost oft noch mehr enthalten als in ungünstig zubereiteten oder gelagerten Waren. Vitamin C wirkt auch konservierend und wird unter der Bezeichnung »Ascorbinsäure« vielen Speisen und Getränken zugesetzt.

Das inzwischen zum Volksvitamin aufgestiegene Vitamin C soll auch in hohen Dosen ungefährlich sein. Überschüsse werden demnach einfach ausgeschwemmt. Viele Menschen nehmen deshalb täglich eine hohe Dosis zur Vorbeugung gegen Arteriosklerose. Zuckerkranke hoffen, dass die regelmäßige Einnahme des Vitamins das Herztodrisiko senkt. Vitamin C wurde zum Hoffnungsträger, als der Chemiker und Nobelpreisträger Linus Pauling aufgrund seiner Forschungen hohe Dosen von Vitamin C als Vorbeugung gegen viele Krankheiten empfahl.

Doch eine 2004 im *Spiegel* veröffentlichte Studie von US-Wissenschaftlern, die über 15 Jahre durchgeführt worden war, wies auf das Gegenteil hin, zumindest was Zuckerkranke angeht, von denen es in Deutschland rund fünf Millionen gibt. Die Diabetiker und Diabetikerinnen, die täglich mehr als 300 Milligramm Vitamin C in Tablettenform zu sich genommen hatten, wiesen das höchste Risiko für gefährliche

Krankheiten der Herzkrankgefäße auf. Das war keine besonders hohe Dosis, denn Linus Pauling hatte 1000 bis 1800 Milligramm pro Tag empfohlen. Das erhöhte Risiko bei Herzerkrankungen beschränkt sich jedoch laut dieser Studie auf Diabetiker.

Dass Vitamin C das Herzinfarktrisiko sogar steigern kann, könnte daran liegen, dass Ascorbinsäure nicht nur antioxidativ, sondern unter bestimmten Bedingungen auch oxidationsfördernd wirkt. Jacobs und seine Kollegen vermuten, dass Vitamin C als natürlicher Bestandteil von Obst und Gemüse positiv vom Körper aufgenommen wird, während synthetisch hergestelltes vor allem in großen Mengen möglicherweise die für die Blutgefäße schädliche Oxidation hervorruft.

## Vitamin C ist enthalten in:

| | |
|---|---|
| Camu-Camu: 2000 mg | Erdbeere: 50–80 mg |
| Acerolakirsche: 1300–1700 mg | Zitrone: 53 mg |
| Hagebutte: 1250 mg | Orange: 50 mg |
| Sanddorn: 200–800 mg | Rotkohl: 50 mg |
| Guave: 300 mg | Weißkohl: 45 mg |
| Schwarze Johannisbeere: 177 mg | Mango: 39 mg |
| Petersilie: 160 mg | Heidelbeere: 22 mg |
| Grünkohl: 105–150 mg | Ananas: 20 mg |
| Rosenkohl: 90–150 mg | Sauerkraut: 20 mg |
| Paprika: 100 mg | Avocado: 13 mg |
| Brokkoli: 115 mg | Cranberry: 13 mg |
| Spinat: 50–90 mg | Apfel: 12 mg |
| Kiwi: 80 mg | Banane: 10–12 mg |

Übrigens: Rinderleber enthält mit 33 mg ebenfalls einen relativ hohen Vitamin-C-Anteil.

## B-Vitamine

Die Vitamine der B-Gruppe haben grundlegende und unverzichtbare Aufgaben im Stoffwechsel unseres Körpers. Alle Stoffwechselfunktionen in den Zellen brauchen B-Vitamine zum Ab- und Umbau von Kohlenhydraten, Eiweiß und Fetten. Einen erhöhten Vitamin-B-Bedarf haben auch die Nervenzellen und die von der Arbeit der Nervenzellen abhängigen Muskeln, die Organe des Verdauungsapparates, Leber, Augen, Mund, Haut und Haare.

Ein Teil der B-Vitamine kann in einer gesunden Darmschleimhaut hergestellt werden. Daher schadet alles, was die Darmschleimhaut angreift: Zucker, Koffein, Alkohol, Nikotin, chronische Entzündungen im Darm oder häufige Durchfälle. Wie wichtig der Darm für unsere Gesundheit ist, lässt sich an seiner Größe erkennen: Würde man ihn mit all seinen Windungen auf einer Fläche ausbreiten, wäre er so groß wie ein Tennisplatz. Auf dieser enormen Fläche werden alle Mikronährstoffe wie Vitamine, Mineralstoffe und Spurenelemente aus der Nahrung aufgenommen und dem Stoffwechsel zugeführt. Wer ein Leben mit vielen »Vitamin-B-Räubern« führt, also viel Süßes isst, Kaffee und Alkohol trinkt, intensiv Sport treibt oder unter starkem seelischen Stress steht, braucht mehr B-Vitamine, die er deshalb zusätzlich zur Nahrung einnehmen sollte. Natürliche Lieferanten sind zum Beispiel die Mikroalgen Spirulina und Chlorella sowie *Wurzelkraft*® von Peter Jentschura.

Ein Mangel ruft zahlreiche Schädigungen hervor, die von Stress, Reizbarkeit, Appetitlosigkeit, Konzentrationsschwierigkeiten, Durchfällen, Erbrechen und Müdigkeit über eine zu schwache Blutbildung (Blutarmut) sowie Entzündungen der Schleimhäute im Mund, den Augen und im Magen-Darm-Trakt bis zu Störungen des Nervensystems (Krämpfe oder Lähmungen) reichen. Auch glanzlose, spröde Haare können ein Zeichen für einen Mangel an Vitamin B sein.

Zusammen mit Vitamin C gehören die B-Vitamine zu den wasserlöslichen Vitaminen. Ein Überschuss wird deshalb mit dem Urin ausgespült. Vom Aufbau her sind die B-Vitamine völlig unterschiedlich, die meisten kommen jedoch aus den gleichen Nahrungsquellen: Leber, Vollkornprodukte, Milchprodukte, Bierhefe, Melasse. Nur wer sicher ist, dass keine Pilze im Darm vorhanden sind, sollte zu Bierhefe oder Melasse als Vitamin-B-Lieferant greifen, da sie ansonsten das Pilzwachstum fördern.

B-Vitamine wirken am besten im Verbund. Es ergibt nur in wenigen Fällen einen Sinn, sich ein einzelnes B-Vitamin zu besorgen. Eine Ausnahme bildet Vitamin B12. In höheren Dosen kann es eingenommen werden bei Nervenentzündungen (Neuralgien), die ausgesprochen schmerzhaft sind und zusätzlich Wärme verlangen. Reichlich Vitamine des B-Komplexes enthält zum Beispiel Feldsalat.

## Biotin (Vitamin H)

Biotin wird als Vitamin H, manchmal auch als Vitamin B7 bezeichnet. Da es für die Haare besonders wichtig ist, möchte ich es gesondert aufführen.

Obwohl Biotin bei einer Vielzahl von Ernährungsfragen eine entscheidende Rolle spielt, dauerte es fast 40 Jahre, bis es als Vitamin anerkannt wurde. Im Stoffwechsel hat es einige wichtige Aufgaben. Im Fettstoffwechsel baut Biotin Fettsäuren auf und ab und wirkt im Cholesterinstoffwechsel und Eiweißstoffwechsel mit. Im Kohlenhydratstoffwechsel fördert das Vitamin die Bildung von Zuckerstoffen aus Eiweißen und Fetten. Insgesamt wirkt Biotin aktivierend auf die Abläufe im Nährstoffhaushalt. Wer viel Süßes und Fettreiches isst, braucht mehr von den Stoffen, die die Auf- und Umbauarbeit im Körper leisten. Verschiedene Studien haben festgestellt, dass der Nüchtern-Blutzucker umso niedriger ist, je mehr Biotin vorhanden ist. Auch für das Wachstum von

Kindern ist das Vitamin wichtig, weil es bei der DNA-Synthese eine wichtige Rolle spielt.

Ein Mangel an Biotin ist eher selten, da es in einer Vielzahl von üblichen Nahrungsmitteln enthalten ist. Natürliche Biotinlieferanten sind Vollkornbrot, Vollkornnudeln, Naturreis, Haferflocken, Eigelb, Milch, Leber, Linsen, Sojabohnen, Weizenkeime, Hefe, Nüsse und Champignons. Die Kochverluste betragen weniger als 20 Prozent, denn Biotin ist relativ hitzestabil. Dennoch ist bei Haarausfall auch ein Biotinmangel in Betracht zu ziehen.

## Retinol (Vitamin A)

Retinol ist ein fettlösliches, essenzielles Vitamin, das der Körper ebenso grundlegend braucht wie die B-Vitamine. Es findet sich in tierischem Eiweiß wie Fisch, Leberprodukten, Butter, Eigelb und Milchprodukten. Gemüse- und Obstsorten enthalten dagegen nur die Vitamin-A-Vorstufe Beta-Carotin, die im menschlichen Körper in Vitamin A umgewandelt werden kann. Beta-Carotin wird deshalb auch als Provitamin A bezeichnet. Der Vorteil von Beta-Carotin ist, dass es nur bei Bedarf in Retinol umgewandelt wird und im Gegensatz zu diesem auch in größeren Mengen nicht toxisch wirkt. Deshalb ist es sinnvoll, bei Nahrungsergänzungsmitteln darauf zu achten, dass sie Beta-Carotin anstelle von Vitamin-A-Varianten enthalten. Diese Empfehlung zählt jedoch nur bei der Einnahme von größeren Mengen.

Auch Vitamin A ist wichtig für das Wachstum, die Funktion und den Aufbau von Haut und Schleimhäuten, Blutkörperchen, Stoffwechsel sowie für den Sehvorgang. Bereits um 1500 v. Chr. verwendeten die Chinesen Leber und Honig zur Heilung von Nachtblindheit. Als fettlösliches Vitamin benötigt es Fett, um aufgenommen werden zu können. Eine stark fettarme Kost kann die Aufnahme stören, ebenso Leberschäden und die Einnahme von Östrogenpräparaten. Untersuchungen zeigten, dass Vitamin A selbst durch geringste Mengen Fett in Nahrungsmitteln vom Körper aufgenommen und verwendet werden kann.

Viele Obst- und Gemüsesorten enthalten Beta-Carotin, beispielsweise Orangen, Karotten, Spinat, Broccoli, Grünkohl, Peperoni und Kürbis.

## *Eisen*

Eisen ist für den Körper ein essenzielles, also lebenswichtiges Spurenelement, das sich zu 71 Prozent im roten Blutfarbstoff, dem Hämoglobin, befindet. Wir müssen es mit der Nahrung aufnehmen, weil der Körper es nicht selbst herstellen kann. Es ist ein wichtiger Bestandteil des Immunsystems und wird unter anderem für den Sauerstofftransport im Blut, die Atmung, die Zellteilung und die Energiegewinnung gebraucht.

Über das Hämoglobin ist das Spurenelement wesentlich an der Bildung neuer roter Blutkörperchen beteiligt, die als Transportmittel für den Sauerstoff im Blut von der Lunge zu den Zellen dienen. In den Zellen werden dann Kohlenhydrate und Fette abgebaut, wodurch Energie bereitgestellt wird. Als roter Muskelfarbstoff (Myoglobin) befindet sich Eisen auch in den Zellen des Herzens und der Skelettmuskeln, und auch hier sorgt es für den Sauerstofftransport. Es ist Bestandteil von Enzymen, die für den Energiestoffwechsel benötigt werden.

An den genannten Aufgaben lässt sich leicht erkennen, wie unverzichtbar Eisen für uns ist und wie sehr wir darauf achten sollten, genügend Eisen mit der Nahrung aufzunehmen. Frauen verlieren Eisen während der Periode und zwar durchaus viel, wenn sie stark ist. Verletzungen, Operationen, regelmäßige Blutspenden, Aufnahmestörungen im Darm, zum Beispiel aufgrund von chronischen Erkrankungen oder Infektionen, führen zu Eisenmangel. Der gesunde Organis-

142

mus kann ein Defizit problemlos wieder ausgleichen, vorausgesetzt, er bekommt genügend Eisen zugeführt.

Von dem in Lebensmitteln enthaltenen Eisen wird nur ein relativ geringer Prozentsatz aufgenommen: Aus Fleisch sind es etwa 20 Prozent und aus pflanzlichen Quellen nur etwa fünf Prozent. Im Durchschnitt liegt die Rate bei einer Mischkost bei zehn bis 15 Prozent. Nimmt man zusätzlich Vitamin C, zum Beispiel mit einem Glas frischem Orangensaft zu sich, wird mehr Eisen aufgenommen. Eine Liste besonders eisenreicher Nahrungsmittel mit Kombinationsempfehlungen finden Sie im Internet auf der Homepage der Bad Heilbrunner Gesundheitsdatenbank (*http://www.ferro.de*). Da Eisen leicht überdosiert werden kann, was zu Nebenwirkungen führt, sind Eisenpräparate nur bei starkem Mangel angeraten.

Sie erkennen einen Eisenmangel nicht immer sofort. Die Eisenspeicher leeren sich meist langsam. Wenn sie erschöpft sind, wird die Bildung der roten Blutkörperchen behindert. Einen Mangel an roten Blutkörperchen nennt man Blutarmut (Anämie). Müdigkeit stellt sich ein, die Leistungsfähigkeit lässt nach, die Nägel werden brüchig, die Haut trocken, die Infektionsanfälligkeit steigt. Auch eingerissene Mundwinkel, blasse Haut und Konzentrationsschwierigkeiten können ein Hinweis sein. Ein einfacher Test besteht darin, das Unterlid des Auges herabzuziehen und nachzusehen, ob das Gewebe gut durchblutet oder blässlich ist. Eisenmangel zählt zu den häufigsten Mangelerscheinungen. Da Haarwurzel und Haarwachstum von der Versorgung mit Mineralstoffen und Spurenelementen über das Blut abhängen, ist die Bedeutung von gut gefüllten Eisenspeichern leicht nachvollziehbar.

## Kupfer

Die Geschichte des Kupfers als Heilmittel lässt sich weit zurückverfolgen. Schon vor 4000 Jahren nutzten die Alten Ägypter die desinfizierende Wirkung von Kupfer für die

Wundheilung. Hippokrates, der Urvater der Medizin, behandelte Krampfadern und Geschwüre mit Kupfer. Im Alten China gab es eine Zeit, in der man die Verwendung von Papiergeld verbot und mit Kupfer bezahlt werden musste, weil man davon ausging, dass die antibakterielle Wirkung die Ausbreitung von Krankheiten verhindern würde.

Heute ist nachgewiesen, dass Kupfer zu den essenziellen Spurenelementen gehört, ohne die der Organismus nicht auskommen kann. Kupfer hat eine grundlegende Funktion für das Wachstum, die Knochenbildung, das Immunsystem und das Zentralnervensystem, das eine wichtige Rolle bei der Bildung der lebenswichtigen roten Blutkörperchen hat. Ebenso wie Eisen sorgt es für Farbe im menschlichen Körper. Für die Bildung des Pigments Melanin, das unserer Haut und unseren Haaren Farbe verleiht, wird Kupfer benötigt. Das Spurenelement ist auch Bestandteil vieler Enzyme, wodurch es Stoffwechselprozesse im Körper und in den Haaren reguliert. Durch einen Mangel an Kupfer können der Aufbau des roten Blutfarbstoffes Hämoglobin und in der Folge die Pigmentierung der Haut gestört sein, wodurch Flecken entstehen. Kupfer verbessert die Haarstruktur. Dünnes brüchiges Haar kann auch auf einen Kupfermangel zurückzuführen sein.

Eine gemischte Kost deckt in der Regel den Kupferbedarf. Vollkornprodukte, Hülsenfrüchte, Nüsse, Trockenobst und Hefe enthalten Kupfer, Milch dagegen nur sehr wenig. Eine einseitige Milchkost, zum Beispiel aus Diätgründen, kann daher zu einem Mangel führen.

Bewahren Sie säurehaltige Speisen nicht in Kupfergeschirr auf, da giftige Kupferverbindungen entstehen können.

## *Eiweiß*

Schönes, kräftiges Haar beruht auf einer gesunden, kräftigen Keratinschicht. Die Hornsubstanz ist die Grundsubstanz von Nägeln und Haaren, denen es Festigkeit und Spannkraft verleiht. Keratin ist für den Bau der Zellstruktur wichtig, weshalb Nägel und Haare brüchig werden, wenn die Keratinstruktur gestört ist.

Wie jedes Eiweiß besteht auch Keratin aus Aminosäuren. Ein Eiweißmolekül entsteht, wenn viele Aminosäuren miteinander verbunden sind. Die wichtigste Aminosäure im Keratin ist das Cystein, das zum Beispiel in Mikroalgen reichlich enthalten ist. Cystein bildet eine besonders widerstandsfähige Struktur, weshalb Haare und Nägel widerstandsfähiger sind als die Haut. Jedes Cysteinmolekül im Keratin sucht sich ein anderes Cysteinmolekül und geht mit diesem eine Bindung ein. Dieses Gebilde aus zwei Cystein-Molekülen nennt man dann L-Cystin, das man auch als Nahrungsergänzungsmittel zu sich nehmen kann, um die Qualität von Haaren, Haut und Nägeln zu verbessern. Neben Fleisch liefern Gemüse wie Kartoffeln, Getreide und Soja besonders wertvolles Eiweiß.

## Zink

Ein echtes Multitalent unter den Spurenelementen ist Zink. Es zählt zu den essenziellen, also lebenswichtigen Spurenelementen und hat viele Funktionen im Körper. Das Spurenelement ist wichtig für Haut, Haare, Nägel und Augen. Neue Haarzellen bilden sich schneller, wodurch das Haarwachstum gefördert wird. Der Mikronährstoff schützt die Haarwurzel vor Entzündungen und sorgt für eine gesunde Kopfhaut.

Für verschiedene Stoffwechselprozesse im Körper, wie die Herstellung und den Abbau von Kohlenhydraten, Lipiden und Eiweißen (Proteinen), wird Zink benötigt. Außerdem beeinflusst es den Säure-Basen-Haushalt des Blutes und die Wirkung verschiedener Hormone wie Insulin, Schilddrüsen-, Sexual- und Wachstumshormone. Besonders wichtig ist die Bedeutung von Zink für das Immunsystem. Wenn Sie häufig an Erkältungen oder Entzündungen der Haut leiden, wenn

Wunden schlecht verheilen oder wenn Sie Haarausfall haben, sollten Sie an einen möglichen Zinkmangel denken. Starkes Schwitzen, zum Beispiel beim Sport oder in der Sauna, führt zu einem Verlust an Mikronährstoffen, der je nach Häufigkeit durch eine Nahrungsergänzung ausgeglichen werden muss. Auch Verdauungsstörungen wie Durchfall, größere Alkoholmengen (mehr als ein Glas à 0,25 Liter), Rauchen, brüchige Fingernägel oder eine Zahnbehandlung, bei der viel Amalgam ausgebohrt wurde, können zu einem Zinkmangel führen.

Essenzielle Spurenelemente kann der Körper nicht selbst herstellen, sie müssen zugeführt werden. Einen leichten Zinkmangel kann man ausgleichen, indem man darauf achtet, zinkhaltige Lebensmittel zu essen. Vor allem tierische Produkte wie Austern, Fleisch, Eier und Käse enthalten viel Zink. Unter den pflanzlichen Produkten ist insbesondere Getreide sehr zinkhaltig.

Sehr viel Zink enthalten Austern, Leber, Roggen- und Weizenkeimlinge, Sonnenblumenkerne und Weizenkleie. Viel Zink ist zum Beispiel in Cashewkernen, Kalbfleisch, Käse, Paranüssen und Haferflocken enthalten. Auch Garnelen, Gersten- und Roggenkörner, Haselnüsse und Mais, Weizenvollkornbrot, Truthahn und Gans bzw. – wie ich bereits schrieb – generell Fleisch enthalten reichlich Zink. Wenig Zink findet sich in Gemüse, Huhn, Joghurt, Kartoffeln, Milch und Obst. Auch Mikroalgen enthalten viel Zink. Achten Sie beim Kauf auf die Inhaltsangabe, da es Produkte mit mehr und etwas weniger Zink gibt.

Vorsicht ist geboten. Nehmen Sie Zink nicht wahllos über einen längeren Zeitraum ein. Eine Überdosierung (mehr als 50 Milligramm pro Tag) über eine längere Zeit hinweg führt zu einer chronischen Zinkvergiftung, weil die großen Zinkmengen mit anderen Spurenelementen und Mineralstoffen wie Kupfer, Eisen und Kalzium wechselwirken. Durch die hohe Dosis kann auch ein Kupfermangel entstehen, der eine

Form der Blutarmut nach sich zieht. Je nach Ernährung werden bereits täglich etwa sieben bis zehn Milligramm Zink aufgenommen. Aktuell gelten 25 Milligramm Zink pro Tag als unbedenklich, sodass etwa 15 bis 20 Milligramm durch die Einnahme zusätzlicher Präparate abgedeckt werden können.

Zinkvergiftungen können entstehen, wenn man säurehaltige Nahrungsmittel oder Getränke konsumiert, die längere Zeit in verzinkten Behältern aufbewahrt wurden. Symptome für diese selten vorkommende Vergiftung sind Übelkeit, Erbrechen, Durchfälle, Kopfschmerzen, Fieber, ein metallischer Geschmack, beschleunigte Atmung und Bauchschmerzen.

# Vom Alkohol bis zum Fleisch: Welche Lebens- und Genussmittel mit Vorsicht zu genießen sind

## *Alkohol*

Alkohol verlangsamt den Fettstoffwechsel des Körpers. Da Alkohol für den Organismus in größeren Mengen ein Gift ist, hat der Abbau des Alkohols Priorität vor dem Abbau von Fett. Während dieser Zeit wird weniger Fett vom Körper verbraucht und mehr Fett im Fettgewebe eingelagert. Alkohol verdrängt Fette und auch Kohlenhydrate aus dem Stoffwechsel. Der Energiebedarf wird so lange über Alkohol gedeckt, bis er aufgebraucht ist. Erst dann werden wieder die anderen Energielieferanten in Anspruch genommen.

Nach Fett enthält Alkohol die meisten Kalorien. Jedes Gramm Alkohol liefert sieben Kilokalorien (kcal). Ein Liter Bier enthält etwa 470 kcal, eine Flasche Sekt (0,75 Liter) etwa 600 kcal, eine Tafel Schokolade dagegen nur etwa 530 kcal.

Etwa zwei Prozent des Alkohols werden direkt beim Trinken von der Mundschleimhaut aufgenommen. Weitere 20 Prozent wandern über die Magenschleimhaut in das Blut. Der restliche Alkohol wird erst im Dünndarm vom Körper absorbiert. Aus diesem Grund dauert es in der Regel eine Weile, bis man die Wirkung des Alkohols spürt. Spätestens zwei Stunden, nachdem man Alkohol getrunken hat, ist er komplett aufgenommen. Isst man wenig, kann das schon nach 30 bis 90 Minuten der Fall sein. Denn bei leerem Magen wird der Alkohol weitaus schneller aufgenommen. Fette Nahrung verzögert die Aufnahme zusätzlich.

Der Körper hat mehrere Wege, um den Alkohol wieder auszuscheiden. Bis zu fünf Prozent gehen mit dem Atem nach draußen. So entsteht die bekannte »Fahne«. Etwa zwei Prozent werden mit dem Urin ausgeschieden und weitere ein bis zwei Prozent über die Haut ausgeschwitzt. Es bleiben etwa 90 Prozent, die in der Leber durch Oxidation abgebaut und über die Lungen und Nieren ausgeschieden werden müssen. Ungefähr sechs bis sieben Stunden braucht der Körper, um den Alkohol vollständig abzubauen. (Der durchschnittliche Abbauwert liegt bei 0,15 Promille pro Stunde.) Vom Augenblick des Trinkens an sind das zwei Stunden bis zur Aufnahme plus sechs bis sieben Stunden bis zum Abbau. Der Alkohol bleibt also insgesamt acht bis neun Stunden im Körper. Weil der Stoffwechsel zwischen 0.00 Uhr und 6.00 Uhr langsamer ist, sinkt die Abbaurate in dieser Zeit auf etwa 0,09 Promille pro Stunde.

Alkohol wird sauer verstoffwechselt. Zum Abbau braucht er Mineralien und er entzieht dem Körper Wasser. Wer mit seinen Haaren oder mit Übersäuerung zu kämpfen hat, sollte mit Alkohol sparsam umgehen.

## *Kaffee*

Viele Menschen lieben den Duft von Kaffee. Im richtigen Maße genossen, regt er die Durchblutung im Kopf an und steigert die Konzentrationsfähigkeit. Wir fühlen uns wacher, fitter, aktiver. Nicht umsonst boomen Cafés und Coffee-Shops.

Doch Kaffee enthält viele Bitterstoffe, die dem Magen zu schaffen machen. Je nach Empfindlichkeit des Magens, aber auch der Bauchspeicheldrüse kann er mehr oder weniger offensichtliche Störungen im Verdauungstrakt hervorrufen, die zunächst nicht damit in Verbindung gebracht werden.

Solange kein Sodbrennen auftritt, denken die meisten Menschen und auch viele Ärzte nicht an Übersäuerung oder an eine Reizung der Bauchspeicheldrüse. Der zunächst latente Reizzustand kann zum Dauerzustand werden, vor allem, wenn noch andere starke Speisen und Getränke wie Fleisch, Wein usw. dazukommen. Wenn die Übersäuerung und die daraus entstehende Verschlackung ein gewisses Maß erreicht haben, kommt es zu echten Symptomen, von denen Haarausfall ein durchaus häufiges ist. Wenn Ihnen immer wieder Haare ausgehen und Ihr Blutbild (noch) keine Mangelerscheinungen an Vitaminen und Mineralstoffen anzeigt, sollten Sie Ihren Speisezettel nach Säurebildnern überprüfen.

Das bedeutet jedoch nicht, dass Sie von nun an lebenslang auf Kaffee verzichten müssen. Für eine Entsäuerungs- und Behandlungsphase kann das notwendig sein, aber wenn Ihr Haarausfall verschwunden ist und auch sonst keine Beschwerden zum Beispiel im Magen-Darm-Bereich mehr bestehen, können Sie wieder beginnen, Kaffee zu trinken. Doch sollten Sie beachten, dass es bei der Röstung und Bekömmlichkeit der verschiedenen Kaffeesorten beträchtliche Qualitätsunterschiede gibt. Normaler Filterkaffee ist in der Regel allein schon durch seine Zubereitungsart stark säurebildend. Das Wasser bleibt relativ lang im Filter und zieht viele Röststoffe heraus. Noch stärker ist dieser Effekt bei den französischen Kannen, bei denen ein im Deckel befindlicher Dauerfilter beim Herunterdrücken den Kaffee an den Kannenboden presst. Hier gibt es überhaupt keine Filterwirkung. Wenn Sie Ihren Kaffee stattdessen mit einem Kaffeeautomaten zubereiten, der das Wasser mit Druck schnell durch das Kaffeepulver presst, haben Sie sich schon etwas Gutes getan, und zwar auch dann, wenn Sie nicht unter Haarausfall leiden. Sie werden den Unterschied gerade dann bemerken, wenn Sie viel Kaffee trinken. Noch besser wird Ihnen der Kaffee bekommen, wenn Sie Hochlandsorten verwenden, zum Beispiel die der Firma *Hochland* in Stuttgart (*http://www.hoch*

*land-kaffee.de/*) oder den in Naturkostläden erhältlichen Mexikokaffee. Bei *Hochland*, aber auch bei anderen Anbietern der teureren Kaffeesorten, gibt es Sorten (*Colanka* und andere), die besonders wenig Säure bilden. Es lohnt sich, im Zweifel etwas mehr für Ihren Kaffee auszugeben, denn auch bekannte, eingeführte Sorten wie *Lavazza* bilden viel Säure.

## Tee

Wenn Sie gern Tee trinken, sind Sie anders als bei Kaffee nicht mit der Frage der Röststoffe konfrontiert. Dafür steigt aber das Risiko der Schadstoffbelastung. Zeitschriften wie *Ökotest* (*http://www.oekotest.de/*) führen dazu in Abständen Untersuchungen durch. Die Ergebnisse sind ernüchternd. Die meisten in den Supermärkten angebotenen Tees, aber auch solche aus Teeläden, sind stark pestizidbelastet. Wenn Sie einen solchen Tee heiß aufgießen, entfaltet sich das ganze »Aroma« der Giftstoffe in den sich vollsaugenden und öffnenden Teeblättern. Seien Sie also kritisch bei der Auswahl Ihres Tees – und nicht nur Ihren Haaren zuliebe!

Schwarzer Tee wirkt stärker säurebildend als grüner Tee, der auch ansonsten noch eine Reihe erfreulicher Eigenschaften vorweisen kann.

## Fleisch

Eiweiß, vor allem in Fleisch, aber auch in Fisch, Milchprodukten usw., ist säurebildend. Fleisch ist der Spitzenreiter. Wenn Sie an Übersäuerung leiden oder zusätzlich an Verschlackung, hilft Ihnen eine fleischlose Kost am besten. Das soll nicht heißen, dass Sie nie wieder Fleisch essen dürfen. Essen Sie weniger und seien Sie sorgfältig bei der Auswahl. Rotes Fleisch belastet den Organismus stärker als weißes Fleisch wie Geflügel und Kalb.

Eine beliebte Methode, um schlank zu bleiben, ist, nur Steak mit Salat und ohne Kohlenhydrate zu essen. Als Nebeneffekt tritt dabei häufig nach einiger Zeit ein hoher Blutdruck auf, und die Harnsäure steigt an mit den sich daraus ergebenden Folgen wie Gelenksproblemen und anderen Anzeichen von Übersäuerung. Fleisch soll immer Teil einer gemischten Kost sein oder auch immer wieder durch andere eiweißhaltige Nahrungsmittel ersetzt werden.

# Naturheilmittel und Nahrungsergänzungsmittel – Power für die Haare

Die Natur hat eine unglaubliche Vielfalt an Pflanzen zu bieten, deren Stoffe Körper, Geist und Seele des Menschen nähren und gesund erhalten. Schamanen in aller Welt bedienen sich dieses Wissens und die Medizin profitiert von dem alten Erfahrungsschatz naturkundlicher Heiler. Seit geraumer Zeit läuft ein Projekt zur Untersuchung von Pflanzen und Wurzeln, die von Schamanen in aller Welt verwendet werden. Besonders bekannt ist die Ginsengwurzel, die einen breit gefächerten Einsatzbereich hat. Von Erschöpfungszuständen über Herz-Kreislauf-Krankheiten bis zu Diabetes ist die Wurzel einsetzbar. Wie die meisten Naturheil- und Nahrungsergänzungsmittel ist ihre Wirkung nicht auf ein spezielles Organ beschränkt, sondern sie wirkt ganzheitlich und auf vielen Ebenen des Körpers. Auch wenn sich bei einem einzelnen Symptom Besserung zeigt, die Wirkungen im Organismus sind umfassend.

In Deutschland hat der Ethnobotaniker, Kulturanthropologe und Autor Dr. Wolf-Dieter Storl von sich reden gemacht. Auf der Homepage *http://www.storl.de* heißt es zu ihm: »Gärtnern, aber noch mehr die wilde, ursprüngliche Natur, die Wildpflanzen und Tiere, waren immer schon eine Quelle der Inspiration für ihn und formten seine Lebensphilosophie. Von den Cheyenne und anderen traditionellen Völkern in Asien und Afrika sowie von den Überlieferungen und Erzählungen europäischer Bauern und Kräuterkundiger erfuhr er viel über das Wesen der Pflanzen, über ihre ›spirituellen‹ Dimensionen. Pflanzen sind für ihn nicht nur botanische Gegenstände, sondern haben durch ihre Wechselbeziehung mit den Menschen auch eine kulturelle, sprachliche, heilkundliche und mythologische Identität.«

In diesem Kapitel wende ich mich dem zu, was die Natur uns schenkt.

## Algen – Wunderwerke der Natur

»Alles Leben kommt aus dem Wasser«, heißt es im Koran. Die Natur hat viel – vielleicht alles zu bieten, was uns an Leib und Seele gesund erhalten oder gesund machen kann. Der griechische Arzt Hippokrates sagte schon vor mehr als 2000 Jahren: »Eure Nahrungsmittel sollen eure Heilmittel sein und eure Heilmittel sollen eure Nahrungsmittel sein.« Algen vereinen beides: Sie sind Heilmittel und sie kommen aus dem Wasser, das mit seiner oft hohen Konzentration an Mineralien und lebensnotwendigen Substanzen die Wiege des Lebens darstellt. Algen gehören zu den ältesten Lebewesen auf unserer Erde. Ulrich Arndt schreibt in seinem Buch *Spirulina, Chlorella, Afa-Algen*: »So wie Algen generell Wasser und Luft der Erde zu reinigen vermögen, gelingt es den Mikroalgen als tägliche Nahrungsergänzung auf verblüffende Weise, das ›innere Meer‹ des Menschen zu säubern, das wiederum die wichtigsten Grundfunktionen des menschlichen Lebens reguliert: den Säure-Basen-Haushalt (bekannt durch die gefährliche ›Übersäuerung‹), den Sauerstoff- und Wärmehaushalt, den Elektrolyt- und natürlich den Wasserhaushalt.«

Besonders bekannt sind die Mikroalgen Spirulina, Chlorella und die Afa-Algen, die alle drei keine Meeresalgen sind, sondern in speziellen Seen wachsen und heute in großen Becken gezüchtet werden. Ihre Fülle an Vitalstoffen macht sie zu echten *Lebens*mitteln, die nicht nur einen hohen Nährwert liefern, sondern auch heilen.

Mikroalgen enthalten hochwertige Eiweiße, zu denen alle essenziellen – lebensnotwendigen – Aminosäuren gehören. Die Eiweiße sind leicht verdaulich und können gut vom Organismus aufgenommen werden. Sie haben einen hohen Gehalt an essenziellen Fettsäuren wie die Linolsäure und die sehr seltene Gamma-Linolensäure, liefern Mineralien, Spurenelemente, Vitamine, Enzyme und weitere Vitalstoffe wie Zink, Selen und Eisen, enthalten Antioxidantien (Stoffe, die die Bildung von freien Radikalen verhindern oder sie unschädlich machen) und Pflanzenstoffe wie Chlorophyll, krebshemmende Carotinoide wie das Beta-Carotin und vieles mehr. Darüber hinaus bündeln die Mikroalgen Sonnenkraft, die sie in winzigen Mengen abgegeben. Der russische Biologe Alexander Gurwitsch entdeckte in den 1920er-Jahren, dass biologische Systeme eine schwache Photonenemission abgeben, die sogenannten »Biophotonen«. Die Mikroalgen versorgen uns so innerlich mit Lichtenergie.

Inzwischen ist bekannt, dass chemisches Färben von Haaren zu Vergiftungen führen kann. GynäkologInnen fragen heute bei dem ersten Besuch danach, ob die Haare gefärbt sind. Die Auswirkungen auf den Körper können im Einzelfall gravierend sein. Mikroalgen helfen, der Anhäufung chemischer Stoffe im Organismus entgegenzuwirken.

Trotz der wunderbaren Wirkungen sind die Algen keine Medikamente. Sie sind Nahrungsergänzungsmittel und im Sinne von Hippokrates Heilmittel, die die Speicher des Körpers füllen, Schadstoffe und Schlacken entsorgen und die Lebensprozesse im Körper anregen und kräftigen. Dazu gehört auch das Haarwachstum.

*Mikroalgen helfen bei vielen Anlässen. Sie*
– aktivieren den Stoffwechsel
– stimulieren die körpereigenen Selbstheilungskräfte

- stärken das Immunsystem
- fördern die Blutbildung
- gleichen Mangelzustände durch Fehlernährung oder Krankheit aus
- senken den Cholesterinspiegel
- beugen Krebs vor
- schützen vor freien Radikalen
- helfen durch ihre antivirale Wirkung bei Infekten, Herpes, Masern, Mumps usw.
- sorgen für eine Entgiftung des Körpers, besonders bei Schwermetallbelastung (zum Beispiel durch Quecksilber aus Amalgamfüllungen)
- entgiften bei CKW, das über in der Nahrung enthaltene Pestizide und Insektizide aufgenommen wird
- sorgen für eine Ausleitung von chemischen Giftstoffen, die beispielsweise durch das Färben der Haare in den Körper gelangen
- stoppen Haarausfall und lassen Haare wieder wachsen

**Worauf Sie beim Kauf von Algen achten sollten**

Achten Sie beim Kauf auf die Farbe: Hochwertiges Spirulina hat eine dunkle, blaugrüne Farbe. Hellgrüne Tabletten sind meist mit einer Presshilfe gestreckt und können schädigende Substanzen enthalten. Chlorella sollte intensiv dunkelgrün sein.

Kaufen Sie Algen nur von Firmen, deren Zertifizierung eine regelmäßige Kontrolle der Algensubstanz sicherstellt, da Sie ansonsten Schwermetallbelastungen und andere Verunreinigungen in komprimierter Form mitgeliefert bekommen. Zertifikate wie die von Naturland oder das BIO-Siegel der EG-Öko-Verordnung bieten diese Gewähr.

## Spirulina – entgiften, vitalisieren und das Haarwachstum fördern mit der Wunderalge

Spirulina hat eine blaugrüne Farbe und gehört ebenso wie die Afa-Algen zu den Cyanobakterien, den »bläulichen Bakterien« (griech. cyano = blau). Anders als die Grünalge Chlorella haben die Blaualgen keinen Zellkern.

Spirulina kommt in stark alkalischen Salzseen vor, die einen pH-Wert zwischen neun und elf haben. Die Alge wächst in flachen, subtropischen bis tropischen Gewässern mit hohem Salzgehalt, vor allem in Mittelamerika, Südostasien, Afrika und Australien. Die an diesen Seen wohnenden Menschen nutzen die Alge als Nahrung.

Schon die Azteken kannten die wundersamen Wirkungen der Spirulina-Alge. Im Hochland Mexikos legten sie feine Netze in Seen aus und schöpften den grünen Brei ab, der auf der Wasseroberfläche schwamm. *Tecuitlatl* nannten sie die blaugrünen Kuchen, die aus dem an der Sonne getrockneten Brei entstanden. Für die Eingeborenen war es ein Wunderkuchen, dem geheimnisvolle, stärkende und gesundmachende Wirkungen zugeschrieben wurden. Auch heute haben viele Menschen die immunstärkende und vitalisierende Wirkung der Spirulina-Algen erfahren. Spirulina kann für ein breites Spektrum eingesetzt werden, angefangen bei der Prävention und Gesunderhaltung bis hin zu Symptomen, zu denen auch Haarausfall gehört. Grippe, Akne, Neurodermitis – der »Wunderkuchen der Azteken« eignet sich zur Behandlung zahlreicher Krankheiten. Studien belegen umfassende positive Wirkungen auf den gesamten Organismus.

Die Vielzahl positiver Wirkungen erklärt sich unter anderem daraus, dass Spirulina das Immunsystem stärkt und schützt. Wichtige Organe der Immunabwehr wie Knochenmark, Thymusdrüse, Milz und Lymphknoten und die Produktion von Immunzellen im Darm werden angeregt. Spirulina sorgt so einerseits für die die Immunabwehr aufbauenden Kräfte, andererseits unterstützt die Alge auch die Bildung von Antikörpern. Gestärkt wird außerdem die Widerstandskraft gegen Viren. Bei Grippe, Herpes Simplex und vielen anderen Infektionskrankheiten hat sich die Wunderalge bewährt. Durch die Aktivierung des Stoffwechsels wird die Darmtätigkeit angeregt. Pilzen wie dem *Candida albicans* wird der Nährboden entzogen. Ein angenehmer Nebeneffekt der harmonisierenden Regelung des Stoffwechsels und der Darmtätigkeit ist der Verlust von Pfunden. Mikroalgen helfen, schlank zu bleiben oder es zu werden. Mit Mikroalgen zu fasten bietet volle Ernährung des Körpers bei gleichzeitiger Kalorienreduktion. Da die Algen im Magen aufquellen, empfiehlt es sich, viel Wasser dazu zu trinken. Auch das reduziert Hungergefühle.

Einige Spirulinapräparate enthalten besonders viel Zink, das ein sehr wichtiger Baustein für die Bildung von Abwehrstoffen ist und sich besonders auch bei Erkältungskrankheiten bewährt hat.

Spektakulär ist, dass die Fähigkeit der Alge, den Schutz gegen UVA-Strahlung zu verstärken, sich auch in Extremfällen wie denen einer Schädigung durch radioaktive Strahlung heilsam bemerkbar macht, wie die Behandlung von Tschernobyl-Geschädigten zeigt.

Weil Spirulina Schadstoffe im Körper bindet, besonders Schwermetalle wie zum Beispiel Cadmium, Quecksilber und andere, kann man es zur Amalgamausleitung nutzen. Die Entgiftung und Ausleitung sollte durch Trinken von Kräutertees und Einnahme weiterer Pflanzensubstanzen unterstützt werden: 7x7® *KräuterTee* von Peter Jentschura, Cystustee, Bärlauchgranulat oder Koriandertinktur ziehen die Schadstoffe aus dem Körper. Spirulina (oder Chlorella, das bei Schwermetall- oder Pestizidbelastung besonders geeignet ist) bindet die Schlacken im Darm und scheidet sie aus. Empfehlenswert während einer Entgiftung sind Fußbäder, zum Beispiel mit *MeineBase*® von Peter Jentschura. Einem Fußbad mit Totes-Meer-Salz kann man noch einen Teelöffel Natron zufügen, um den pH-Wert besonders basisch zu machen. Messstreifen gibt es in der Apotheke.

Erfolgreich behandeln kann man auch Allergien wie Heuschnupfen und allergische Hautreaktionen sowie Entzündungen. Spirulina enthält Bestandteile, die die Produktion von Histamin hemmen, ein Stoff, der eine zentrale Rolle bei allergischen Reaktionen spielt. Diese erstaunliche Wirkung konnten schon viele Heuschnupfenpatienten spüren, denen es nach der kurmäßigen Einnahme von Spirulina deutlich besser ging.

Erst in letzter Zeit setzt sich die Erkenntnis durch, dass die blaugrüne Alge auch bei Übersäuerung angewendet werden kann. Übersäuerung ist ein häufiges Problem unserer modernen Zeit und eine der Hauptursachen für Beschwerden und Krankheiten. Die bereits in vorhergehenden Kapiteln genannten Ernährungsfehler, Stress, Bewegungsmangel oder Medikamenteneinnahme lassen den Organismus in das saure Milieu kippen. Spirulina ist basenbildend und immunstärkend. Der pH-Wert von Spirulina liegt bei neun bis elf und ist somit ein besonders empfehlenswertes Nahrungsergänzungsmittel, um die Säuren im Körper zu binden. Die Alge unterstützt das Basenfasten und jede weitere Form von Kur.

Wegen ihres hohen Gehalts an natürlichem Calcium wird Spirulina häufig bei Osteoporose oder zur Osteoporosevorbeugung eingesetzt. Vom »Knochenschwund«, wie die Erkrankung im Volksmund heißt, ist fast die Hälfte aller Frauen zwischen 45 und 80 Jahren betroffen. Spirulina enthält über 60 Prozent leicht verdauliches Protein, das der Osteoporose entgegenwirkt.

Ein erhöhter Cholesterinspiegel ist ebenso wie die Übersäuerung ein häufiges Phänomen in unserer Kultur. Studien zeigen, dass durch eine Einnahme von etwa sechs Gramm täglich innerhalb weniger Wochen der schädliche Anteil des Cholesterins, das LDL, gesenkt und das positive, das HDL, erhöht werden konnte. Das Arterioskleroserisiko wird verringert. Ulrich Arndt rät: »Die segensreiche Wirkung von Spirulina auf Blutgefäße und Blut können Sie durch die gleichzeitige Anwendung von Chlorella, die noch mehr Chlorophyll als Spirulina enthält, unterstützen.«

Vorbeugend eignet sich die Alge bei erhöhtem Stress und Nervosität, für Raucher und bei hohem Alkoholkonsum, nach Röntgenuntersuchungen und allgemein, um Vitamin- und Mineralstoffmangel zu verhindern und die Vitalität zu stärken.

Spirulina enthält eine Vielzahl von Aminosäuren (die kleinsten Bausteine der Eiweiße). Acht davon sind essenzielle Aminosäuren, also lebensnotwendige Aminosäuren, die der Körper nicht selbst herstellen kann. Sie müssen über die Nahrung zugeführt werden, um die Vitalfunktionen des Körpers aufrechtzuerhalten. Aminosäuren werden zum Beispiel gebraucht, um Zellen aufzubauen, Enzyme, Hormone und Antikörper zu bilden und um Gehirn und Nerven funktionsfähig zu erhalten.

Die Alge besteht zu 60 bis 65 Prozent aus hochwertigem und leicht verdaulichem Eiweiß, das im Gegensatz zu Fleisch, Fisch usw. weder den Säure-Basen-Haushalt noch den Cholesterinspiegel belastet. Selbst die Sojabohne, die viele Vegetarier als Eiweißlieferant verwenden, enthält nur 35 bis 40 Prozent.

Auch die nicht essenzielle Glutaminsäure, die eine positive und energetisierende Wirkung auf das Gehirn hat, ist reichlich enthalten. Der hohe Gehalt an Chlorophyll stellt dem Körper Sonnenenergie in Form von Biophotonen zur Verfügung und sorgt für eine gesunde Darmflora. Das enthaltene Eisen fördert die Blutbildung. Der blaue Farbstoff Phycocyanin stärkt das Immunsystem, fördert ebenfalls die Blutbildung und wirkt Zellentartungen wie bei Krebs entgegen.

## Spirulina enthält unter anderem die folgenden Substanzen:

- Aminosäuren (kleinste Bestandteile des Eiweiß)
- Beta-Carotin (Provitamin A)
- Vitamin B1 (Thiamin)
- Vitamin B2 (Riboflavin)
- Vitamin B3 (Niacin)
- Vitamin B5 (Pantothensäure)
- Vitamin B6 (Pyridoxin)
- Vitamin B12 (Cobalamin)
- Vitamin E (Tocopherol)
- Calcium
- Eisen
- Kalium
- Magnesium
- Selen
- Zink
- Chlorophyll
- Phycocyanin
- Carotinoide
- Fettsäuren
- Lipide

Ausgesprochen wirksam gegen Haarausfall sind das in Spirulina enthaltene Inositol und das Biotin. Die positive Wirkung wurde in Studien nachgewiesen. Scheuen Sie sich nicht, auch große Mengen der Wunderalge einzunehmen. Wie ich schon in der Einleitung beschrieben habe, waren meine Erfahrungen mit Spirulina rundum positiv. Das Gleiche habe ich von vielen anderen Menschen gehört. Nach vielen Jahren, in denen ich hochwertige synthetische Vitamin- und Mineralstoffpräparate eingenommen hatte, entdeck-

162

te ich Spirulina, das ich nur dem Namen nach kannte. Zu diesem Zeitpunkt hatte ich sprödes, kaum glänzendes Haar, und ich verlor laufend Haare, vor allem beim Waschen. Der Unterschied zeigte sich sehr schnell. Schon nach zwei Wochen ging der Haarverlust zurück, und die Haarqualität wurde laufend besser. Ich nehme auch Chlorella, habe aber für mich festgestellt, dass Spirulina mir mehr Kraft und Vitalität gibt. Gut ist nach meinen Erfahrungen eine Kombination aus beidem (dauerhaft oder während einer Kur), zum Beispiel morgens Spirulina und abends Chlorella, das dann über Nacht seine besonders entgiftende Wirkung entfalten kann.

## Chlorella – nähren und entgiften mit purem Chlorophyll

Chlorella hat eine tiefgrüne Farbe und ist die chlorophyllreichste Pflanze, die wir kennen. Sie enthält 20 Mal mehr Chlorophyll als Alfalfa, das ebenfalls als reichhaltiger Chlorophyllieferant gilt. Das Blattgrün der Pflanzen wird von vielen Forschern als eine hoch konzentrierte, essbare Form von Sonnenlicht betrachtet. Es wirkt entgiftend, unterstützt die Darmtätigkeit, schützt die Zellen vor freien Radikalen und reduziert Körper- und Mundgeruch. Chlorella hat einen Zellkern und Zellorganellen. Durch diesen Aufbau steht die Alge den Pflanzen näher als die Blaualgen, die keinen Zellkern haben. Die Grünalge wächst im Süßwasser in Teichen und Tümpeln.

Die Liste ihrer Inhaltsstoffe ist beeindruckend. Mit einem Eiweißgehalt von 60 bis 70 Prozent ist Chlorella herkömmlichen hochwertigen Eiweißlieferanten wie Soja oder Kalbfleisch weit überlegen. Der biologische Wert ihres Eiweißes ist sehr hoch, weil der Organismus das Eiweiß der Alge überdurchschnittlich gut verdauen und verwerten kann. Chlorella enthält unter anderem die acht essenziellen Aminosäuren (Eiweiße), die der Mensch täglich mit der Nahrung aufnehmen muss, da er sie nicht selbst herstellen kann. Ei-weiß ist für optimale körperliche und geistige Leistungen unerlässlich, fördert das Wachstum in der Kindheit und Jugend und unterstützt insgesamt die Regenerationskraft des Körpers.

Auch die lebenswichtigen Nukleinsäuren DNS und RNS, die für die ständige Erneuerung der menschlichen Zellen benötigt werden, sind in der Alge enthalten. Beide Bausteine spielen eine entscheidende Rolle beim Aufbau und Erhalt der geistigen und körperlichen Kräfte des Menschen. Schon ein Gramm Chlorella täglich versorgt den Körper mit ungefähr 30 Milligramm RNS- und drei Milligramm DNS-Molekülen.

Ein weiterer wichtiger Bestandteil sind die sogenannten »sekundären Pflanzenstoffe«, die aber keineswegs zweitrangig sind. Der Name geht darauf zurück, dass sie im »sekundären Stoffwechsel« der Pflanzen entstehen. Im »sekundären Stoffwechsel« werden die Substanzen erzeugt, die die Pflanze braucht, um Feinde abzuwehren, wie zum Beispiel Pilzbefall und auch Lockstoffe, die Insekten zur Betäubung anlocken. Im »primären Stoffwechsel« produziert sie alle Stoffe, die sie zum Wachsen braucht, als da sind: Fette, Kohlenhydrate und Eiweiß.

Zu den »sekundären Pflanzenstoffen« gehört das Chlorellin, das die körpereigenen Darmbakterien unterstützt und so wie ein natürliches Antibiotikum wirkt. Der hohe Gehalt an Chlorophyll fördert ebenfalls die Darmtätigkeit, wirkt entgiftend und krebsverhütend, hilft gegen Schmerzen, ist antibakteriell und hemmt das Steinwachstum zum Beispiel bei Nierensteinen, kräftigt das Herz und wirkt blutdruckregulierend. Die Liste der Vorzüge ist lang.

Zusätzlich findet sich in Chlorella eine Substanz, die einen natürlichen Wachstumsfaktor darstellt. Sie wird als *Chlorella Growth Factor* (C. G. F.) bezeichnet und besteht aus Aminosäuren, Proteinen und Nukleinsäuren in konzentrierter Form. Zwei bis fünf Prozent der Chlorella-Alge bestehen aus C. G. F.

## Chlorella enthält unter anderem die folgenden Substanzen:

- Aminosäuren
- Proteine (Eiweiße)
- Carotin
- Vitamin C (Ascorbinsäure)
- Provitamin A (Beta-Carotin)
- Vitamin B1 (Thiamin)
- Vitamin B2 (Riboflavin)
- Vitamin B3 (Niacin)
- Vitamin B5 (Pantothensäure)
- Vitamin B6 (Pyridoxin)
- Vitamin B7 (Biotin, Vitamin H)
- Vitamin B9 (Folsäure)
- Vitamin B12 (Cobalamin)
- Vitamin E
- Vitamin K
- Phosphor
- Calcium
- Zink
- Selen
- Magnesium
- Eisen
- Kupfer
- Cholin
- Peptide
- Inositol
- Linolensäure
- Nukleinsäuren

Chlorella hat eine besonders hohe Fähigkeit, Giftstoffe wie Schwermetalle und Pestizide zu binden, sodass diese später aus dem Körper ausgeschieden werden können. Deshalb ist die Alge bei Ausleitungen, die durch Amalgam nötig werden, empfehlenswert. Das bei undichten Zahnfüllungen austretende Quecksilber führt zu Haarausfall, der oft sogar sehr stark sein kann.

Wie auch Spirulina reduziert Chlorella die oxidative Zellzerstörung durch freie Radikale und beugt so vorzeitigem Altern vor. Auch der Darm, der in der Naturheilkunde als Schlüsselorgan betrachtet wird, wird durch Chlorella saniert. Das in der Alge enthaltene natürliche Antibiotikum hat sich als besonders wirksam gegen schädliche Darmbakterien erwiesen.

## C. G. F. – ein ganzheitliches Nahrungsmittelkonzentrat

C. G. F. (*Chlorella Growth Factor*) wird mit einem speziellen Verfahren aus Chlorella extrahiert, um eine höhere Dosierung zu ermöglichen. Es besteht im Wesentlichen aus Proteinen, Kohlenhydraten und Nukleinsäuren, insgesamt jedoch aus einer komplexen Wirkstoffkombination, die auf eine auch für Wissenschaftler noch nicht ganz nachvollziehbare Weise zusammenwirken und wundersame Wirkungen entfalten. C. G. F liefert die sekundären Pflanzenstoffe aus Chlorella in hochkonzentrierter Form, enthält jedoch kein Chlorophyll, keine fettlöslichen Vitamine (Vitamine A, D, E) und nur geringe Mengen an Vitamin C und den Vitaminen der B-Gruppe. Aminosäuren sind etwa im gleichen Umfang wie in Chlorella enthalten. C. G. F. kann Chlorella nicht ersetzen und sollte in Kombination eingenommen werden.

Das Konzentrat eignet sich sehr gut zur Entgiftung, da es schwermetallbindende Proteine und Substanzen, die Giftstoffe binden, enthält. Einige der in C. G. F. enthaltenen Stoffe regen die Zellregeneration an und haben ähnliche Wirkungen wie Wachstumshormone. C. G. F fördert das Wachstum: Chlorella wächst durch den hohen Gehalt an C. G. F. beziehungsweise an diesen Stoffen sehr schnell. So kam C. G. F. zu seinem Namen »Chlorella Growth Factor« (Chlorella-Wachstumsfaktor).

Die Substanz enthält eine hohe Konzentration der Zellkernbestandteile DNS, RNS und der Nukleinsäuren, die für die lebenswichtigen Stoffwechselprozesse im Gehirn, Darm und des Immunsystems unverzichtbar sind – etwa fünfmal mehr als Chlorella. Oft werden sie als die Grundlage für ein langes Leben genannt. C. G. F. kann vorzeitigem Altern entgegenwirken.

---

**C. G. F. enthält unter anderem die folgenden Substanzen:**

- Aminosäuren
- Proteine
- wasserlösliche Vitamine, besonders B-Vitamine
- Mineralstoffe
- Phytohormone und weitere natürliche Wachstumssubstanzen
- Wirkstoffe gegen Viren, Bakterien und Pilze
- Nukleinsäuren
- DNS und RNS

---

## Afa-Algen – das Kraftwerk fürs Gehirn

Fast 1500 Meter hoch über dem Meeresspiegel im Oberen Klamathsee im amerikanischen Bundesstaat Oregon wachsen die qualitativ hochwertigsten Afa-Algen. Ihr wohlklingender Name Aphanizomenon-Flos-Aquae, kurz Afa, bedeutet »unsichtbare Blume des Wassers«. Wie alle wildwachsenden Pflanzen haben Afa-Algen einen höheren Gehalt an Biophotonen, in denen Licht gespeichert ist, als gezüchtete Pflanzen und transportieren mehr Vitalität. Wie Spirulina und Chlorella helfen Afa-Algen gegen Zivilisationskrankheiten wie Übersäuerung, regen die Produktion von Blutkörperchen an und können zu hohe Blutwerte senken. Sie stärken das Immunsystem, aktivieren insbesondere die »Fresszellen« (Makrophagen), wirken antiviral und entzündungshemmend. Erfolge wurden unter anderem bei Herpes, Grippe, Asthma, Depressionen und sogar bei Krebs, Alzheimer und HIV erzielt.

Der grüne Pflanzenfarbstoff Chlorophyll, von dem auch die Afa-Algen reichlich enthalten, transportiert Licht und Sauerstoff zu den Zellen, während die blauen Farbstoffe (Phycocyanine) fördernd auf das Zellwachstum und hemmend auf das Wachstum von entarteten (Krebs-)Zellen wirken. Der Zellstoffwechsel wird von den zahlreichen B-Vitaminen, dem Eisen und verschiedenen Fettsäuren günstig beeinflusst. Auch wenn Sie sich depressiv fühlen, können Afa-Algen Ihre Stimmung heben und Ihre geistige und seelische Energie steigern.

Stimulierend auf das Immunsystem wirken die Carotinoide, insbesondere das Beta-Carotin. Nach neuesten Erkenntnissen stimuliert die Afa-Alge die Auswanderung von Knochenmark-Stammzellen in den Organismus und steigert auf diese Weise die körpereigene Fähigkeit zur Selbstheilung und Regeneration.

Afa-Algen sind jedoch vor allem eine besondere Gehirnnahrung. Der österreichische Arzt Dr. Christian Steiner, Erfinder eines Bioresonanzgerätes, konnte in Tests belegen, dass sie das abstrakte Denkvermögen und die Verarbeitung von seelischen Problemen fördern. Weitere Studien in verschiedenen Ländern zeigen, dass die Konzentrationsfähig-

168

keit und die Gedächtnisleistung von Schülern durch die regelmäßige Einnahme stärker wurden und sich ihre Schulleistungen verbesserten. Ihre Belastungsfähigkeit stieg und sie waren weniger müde oder erschöpft.

Erfolge wurden auch bei Kindern mit der heute häufigen Diagnose »ADS« (Aufmerksamkeitsdefizit-Syndrom) erzielt. Kinder mit ADS leiden unter Konzentrationsschwäche und Lernstörungen und sind meist hyperaktiv. Die informationsverarbeitenden Botenstoffe ihres Gehirns funktionieren anders als bei Menschen ohne ADS und lassen Reize von außen ungefiltert einströmen. Untersuchungen ergaben, dass bei ADS-Kindern ein Mangel an Mineralien, Spurenelementen und Aminosäuren vorliegt. Man nimmt auch an, dass die wichtigen Neurotransmitter Dopamin, Serotonin, Adrenalin und Noradrenalin nicht optimal wirken und die Bildung von Endorphinen, den sogenannten Glückshormonen, bei ADS-Erkrankungen gering ist.

Auch Schwermetallbelastung kann ADS hervorrufen. Tests mit Afa-Algen wiesen nach, dass die Defizite ausgeglichen und Schadstoffe ausgeleitet wurden. Gleichzeitig erhöhte sich die Leistungsfähigkeit. Verschiedene Forscher glauben, dass der positive Einfluss der Afa-Algen auf das Gehirn auch unsere Kreativität steigern kann.

Afa-Algen haben einen hohen Gehalt an Omega-3-Fettsäuren, vor allem Alpha-Linolensäure, die zu den essenziellen, mehrfach ungesättigten Fettsäuren gehört. Sie ist zum Beispiel auch in Lachsöl enthalten und soll das Herz und die Blutgefäße schützen. Der hohe Eiweißanteil (60 bis 70 Prozent) ist besonders leicht verdaulich und kann leicht vom Körper aufgenommen werden.

Wie alle Algen können auch Afa-Algen mit Giftstoffen belastet sein. Einige Stämme bilden giftige Toxine, sodass es hier besonders wichtig ist, auf die Herkunft und den Hersteller zu achten.

**Afa-Algen enthalten unter anderem die
folgenden Substanzen:**

- Chlorophyll
- Phycocyanine
- Aminosäuren (auch alle essenziellen)
- Lipide
- Fettsäuren (Gamma-Linolensäure)
- Kohlenhydrate
- Mineralstoffe
- Spurenelemente
- Provitamin A (Beta-Carotin)
- Vitamin B1 (Thiamin)
- Vitamin B2 (Riboflavin)
- Vitamin B3 (Niacin)
- Vitamin B5 (Pantothensäure)
- Vitamin B6 (Pyridoxin)
- Vitamin B12 (Cobalamin)
- Vitamin B9 (Folsäure)
- Vitamin C (Ascorbinsäure)
- Vitamin E
- Biotin
- Cholin
- Enzyme

# Nahrungsergänzung aus dem Ozean:
# Sango-Meereskorallen

Die japanischen Sangokorallen liefern einen Mineralstoff-
komplex der besonderen Art. Ähnlich den Mikroalgen enthalten sie Stoffe, die für den Organismus lebensnotwendig

sind, ihn stärken und die Selbstheilungskräfte unterstützen. Sie enthalten die beiden wichtigsten Mineralstoffe Calcium und Magnesium in dem für den menschlichen Körper idealen Verhältnis 2 : 1 sowie rund 70 weitere Mineralstoffe und Spurenelemente.

Calcium hat mit 35 Prozent den höchsten Anteil in der Koralle. Es ist wissenschaftlich belegt, dass viele Gesundheitsprobleme auf Calciummangel zurückzuführen sind, der eine der zahlreichen Ursachen für die Übersäuerung des Körpers ist. Besonders wichtig ist der Mineralstoff deshalb für den Säure-Basen-Haushalt. Haarausfall kann aus diesem Grund auch durch Calciummangel bedingt sein und lässt sich durch Auffüllen der Speicher beheben. Neben anderen Stoffen sorgt Calcium dafür, dass das Blut, die Zellen und die Gewebe basisch sind. Calcium ist essenziell notwendig für den Aufbau und den Erhalt von Knochen, Zähnen, Haut und die Bildung von Zellbausteinen. Der Mineralstoff wird für zahlreiche Körperfunktionen gebraucht. Calcium liefert Energie für den Herzschlag, beeinflusst die Blutgerinnung und reguliert den Blutdruck, was vor allem für Menschen mit Bluthochdruck wichtig ist. Sango aktiviert zahlreiche Enzyme, ist ein essenzieller Baustein der Hormone, unterstützt die Funktion von Vitamin D und der Nebenschilddrüse, wirkt entzündungshemmend und antiallergisch.

Auch Fettstoffwechselstörungen werden durch die calciumreichen Korallen günstig beeinflusst. Sie mindern auf diese Weise die Risiken eines zu hohen Cholesterinspiegels, der im Ernstfall zu Durchblutungsstörungen in den Gefäßen, koronaren Herzkrankheiten, Arteriosklerose, Herzinfarkt und Schlaganfall führen kann.

Weil Calcium die Muskel- und Nervenkontraktionen reguliert, kann ein Übermaß Muskelkrämpfe auslösen, gegen die man den Gegenspieler Magnesium einnimmt. In der Sangokoralle ist jedoch ein optimales Verhältnis beider Mineralstoffe enthalten, das auch den Körperhaushalt ausgleichen kann. Interessant ist, dass die Zusammensetzung des menschlichen Skelettes dem des Korallenskelettes sehr ähnlich ist, sodass die Inhaltstoffe ausgesprochen gut vom Körper aufgenommen werden können.

Untersuchungen haben gezeigt, dass sich bei chronisch kranken Menschen, die einige Zeit Sangokorallen eingenommen hatten, das Allgemeinbefinden verbesserte. Sie wurden vitaler, konnten sich besser konzentrieren, waren weniger müde und ihre depressiven Zustände ließen nach.

Die Sangokoralle kommt nur in und um Okinawa vor. Sie trägt auch den Namen »die Eine«, da sie unter den 2500 Korallenarten die Einzige ist, die solch heilsame Wirkungen auf den Menschen entfalten kann. Ihre Entdeckung ist einem britischen Journalisten zu verdanken, der in den 1970er-Jahren den 115 Jahre alten Japaner Shigechiyo Izumi interviewen wollte. Izumi war damals der älteste bekannte Mensch der Welt und erfreute sich bester Gesundheit. Bis zu seinem 105. Geburtstag hatte er noch täglich gearbeitet. Auch die anderen Bewohner der Insel waren ausgesprochen gesund, sodass der Journalist neugierig wurde. Durch seine Initiative kam ein Team von Wissenschaftlern nach Okinawa. Die Wissenschaftler fanden heraus, dass das Grundwasser eine besondere Zusammensetzung enthielt. Sie entsteht, wenn der Regen durch die Korallen sickert und dabei Mineralien und Spurenelemente herauslöst.

Untersuchungen ergaben, dass fast jede Flüssigkeit, der man Sangokorallenpulver hinzufügte, basisch wurde. Außerdem sind die Korallen in der Lage, Wasser, das mit Schwermetallen belastet, mit Bakterien verunreinigt oder mit Chlor behandelt ist, zu neutralisieren.

Sangokorallen gehören zur Gruppe der Steinkorallen. Sie verankern sich auf dem Meeresgrund, indem sie Kalk um sich herum ablagern und so Skelette bilden. Aus den Steinkorallen entstehen die Korallenriffe. Steinkorallen findet man in Wassertiefen bis zu 30 Metern, denn die auf ihnen wachsenden Algen können ohne Licht keine Fotosynthese betreiben, also nicht leben. Die Steinkorallen brauchen wiederum die Algen, um genügend Kalk zu produzieren. Korallenriffe wachsen langsam. Sie können viele tausend Jahre alt werden und große Korallenberge bilden. Die Dolomiten, die eine Gebirgskette der Südlichen Kalkalpen sind, enthalten Lagen aus Korallenriffen.

Mehr über Sango-Meereskorallen finden Sie im Internet zum Beispiel unter: *http://www.sango-meeres-korallen.de/* und *http://www.gesundheitsforum-vitalis.org.*

---

**Sango-Meereskorallen enthalten unter anderem die folgenden Substanzen:**

| | |
|---|---|
| – Calcium | – Germanium |
| – Magnesium | – Selen |
| – Kalium | – Lithium |
| – Natrium | – Mangan |
| – Eisen | – Vanadium |
| – Jod | – Silizium |
| – Chrom | – Wismut |
| – Kupfer | – Zink |
| – Bor | |

---

# Vitalpilze: Reishi & Co.

In der traditionellen chinesischen Medizin (TCM) werden viele Pilze schon seit Jahrhunderten mit beeindruckenden Erfolgen zur Vorbeugung und gegen Krankheiten verwendet. Auch in Europa wurden Pilze als Arzneimittel genutzt. Hinweise darauf finden sich in den Kräuterbüchern von Hieronymus Bock, Peter Melius und Adam Lonitzer aus dem

16. Jahrhundert. In dem Kräuterbuch des Adam Lonitzer aus dem Jahr 1557, das bis ins 18. Jahrhundert über 20 Auflagen erreichte, steht über das Judasohr, das im Volksmund auch »Holunderschwamm« genannt wird: »Hollunderschwämme löschen und trucken nieder allerlei Hiz und Geschwulst, zuvor in Rosenwasser oder Wein gewicht und übergelegt.« Die Stinkmorchel setzte man in dieser Zeit gegen Gicht ein und den Hallimasch als Abführmittel.

Vitalpilze beinhalten ein sehr breites Spektrum an positiven Wirkstoffen. In Europa sind sie jedoch immer noch wenig bekannt, obwohl die meisten Menschen zumindest mit einem der Pilze schon Bekanntschaft gemacht haben: dem Penicillin. Die Entdeckung dieses Wirkstoffs begann mit einer verschimmelten Bakterienkultur. Sein Entdecker, Alexander Fleming, hatte vor einer Reise eine Staphylokokken-Kultur angelegt. Bei seiner Rückkehr fand er einen Schimmelpilz auf dem Nährboden, den Penicillium notatum, in dessen Umgebung sich die Bakterien nicht vermehrt hatten. Fleming nannte den bakterientötenden Stoff, der daraus gewonnen wurde, Penicillin.

Den therapeutischen Einsatz von Vitalpilzen nennt man Mykotherapie, ein alternatives medizinisches Verfahren. Immer mehr Heilpraktiker und Ärzte beschäftigen sich mit Vitalpilzen und wenden sie zum Teil mit spektakulären Erfolgen an. Besonders bekannt sind der Shiitakepilz, den man in vielen chinesischen Gerichten findet, und der Reishipilz. Das Spektrum ihrer Einsatzmöglichkeiten reicht von Allergien über Arteriosklerose, Bluthochdruck und Gastritis bis zu Bauchspeicheldrüsenentzündung. Die Substanzen der Vitalpilze werden vom menschlichen Organismus in der Regel sehr gut aufgenommen. Haarausfall entsteht häufig durch Mangelzustände, die sich mit dem Vitalpilz *Polyporus umbellatus* (deutsch »Eichhase«) ausgleichen lassen. Seine Wirksamkeit zeigt sich insbesondere bei diffusem, ernährungs- oder stressbedingtem Haarausfall. Auch bei Männern wird der Pilz erfolgreich gegen Haarverlust angewendet. Mehrere wissenschaftliche Studien zeigten, dass bestimmte Stoffe des Pilzes eine Verlängerung der Haarwachstumsphase bewirken. Sogar an kahlen Stellen wachsen Haare nach.

Auch der Reishipilz hat sich bei Haarausfall bewährt. Seine heilende Wirkung wird zum Beispiel auch in der Krebstherapie genutzt, bei Allergien, Asthma, Neurodermitis, Autoimmunerkrankungen, Herz-Kreislauf-Erkrankungen, Bluthochdruck, Arteriosklerose, Bauchspeicheldrüsenentzündung, einem nervösen Magen bis hin zu Angst- und Schlafstörungen.

Eine besonders große Heilwirkung entfaltet der Shiitakepilz. Er kann bei Alzheimer, Durchblutungsstörungen, Gicht, Arthrose, Nierenleiden, Arthritis, Blasenentzündung, Herzkranzgefäßerkrankungen und einer Vielzahl weiterer Krankheiten und Beschwerden eingesetzt werden. Kochrezepte mit Shiitake finden Sie unter *http://www.chefkoch.de*.

Vitalpilze sind auch in großen Dosen unschädlich. Bei ernsten Beschwerden sollte man jedoch nicht einfach zur Selbstmedikation greifen, sondern einen Arzt oder Therapeuten zu Rate ziehen. Ausgezeichnete Informationen zum Thema Vitalpilze und ihrer Anwendung für unterschiedliche Symptome und Krankheiten finden Sie auf der Homepage der Gesellschaft für Vitalpilze e. V. (*www.vitalpilze.de*). Bezugsquellen sind im Anhang aufgeführt.

## Bockshornklee

Nach neuesten Erfahrungsberichten hat Bockshornklee eine positive Wirkung auf das Haarwachstum und kann so dazu beitragen, Haarausfall zu stoppen. Der Grund dafür sind die im Samen enthaltenen Kohlenhydrate mit vielen Ballast- und Schleimstoffen sowie Eiweiße, hochwertige Bitterstoffe und der hohe Vitamin-C-Gehalt. Darüber hinaus finden sich in der einjährigen Pflanze, die bis zu 60 Zentimeter groß wird, Enzyme, essenzielle Aminosäuren – insbesondere Lysin, das hervorragend gegen Herpes hilft –, Vitamin E, Beta-Carotin, Kupfer, Saponine, Flavonoide, Trigonellin sowie Cholin, aus dem unser Körper bei Bedarf Lecithin bilden kann.

Bockshornkleesamen fördert den Aufbau der roten Blutkörperchen und die Verwertung von Eisen im Körper. Auf diese Weise werden die Zellen besser mit Sauerstoff und Nährstoffen versorgt, was die Grundvoraussetzung für ein gesundes Leistungsvermögen, optimale Abwehrkraft und laufende Zellerneuerung ist. Bockshornkleesamen hilft auch, Menschen in der Rekonvaleszenz oder mit Untergewicht zu stärken. Äußerlich kann man ihn gegen Entzündungen und Eiterungen der Haut verwenden, beispielsweise bei Furunkeln oder offenen Beinen.

Ursprünglich kommt die Pflanze aus dem fernen Indien, wo sie hochgeschätzt war. Ihre Samen wurden zu einem wesentlichen Bestandteil von Currygewürz. Benediktinermönche brachten sie nach Europa und bauten sie in ihren Klostergärten an.

Mehr über Bockshornklee finden Sie im Internet beispielsweise auf den Seiten der Bad Heilbrunner Gesundheitsdatenbank (*http://tee.org*) und unter *http://www.heilkraeuter.de*. Auf der Seite *www.chefkoch.de* sind einige Kochrezepte mit Bockshornsklee beschrieben.

## Basenmittel

Für alle, die sich nicht ohnehin hauptsächlich basisch, also vor allem mit viel Gemüse, Salat und Obst ernähren, sind Basenmittel Helfer, um Säuren zu binden und einen Schritt zu einem ausgeglichenen Säure-Basen-Haushalt und einer neuen Haarpracht zu tun. Es gibt jedoch einiges zu beachten. Eine wahllose Einnahme kann sogar das Gegenteil bewirken!

Leicht verfällt man auf den Gedanken, es würde genügen, ein Basenmittel einzunehmen, um die Übersäuerung des Körpers zu kompensieren, und eine Umstellung der Ernährung wäre dann nicht mehr nötig. Symptome wie ein saurer Magen, Blähungen und Reizzustände in Magen und Darm fallen tatsächlich oft zunächst weg, wenn wir Säurebildendes in Verbindung mit Basenmitteln zu uns nehmen. Auch nach einem fleischreichen Essen mit Alkohol und nach Limonaden- und Zuckergenuss breitet sich in der Regel ein angenehmes Gefühl aus, wenn wir danach Heilerde oder andere Basenmittel zu uns nehmen. Doch wir tun damit nichts anderes, als »den Teufel mit dem Beelzebub auszutreiben«.

Stellen Sie sich vor, Sie würden auf einen Komposthaufen Neutralisierungspulver schütten. Der Geruch würde gebunden, aber der Kompost wäre noch da. Im Körper bilden sich durch die Neutralisierung Schlacken, die ihn quasi »verstopfen«. Es genügt also nicht, Säuren zu neutralisieren, sie müssen auch ausgeleitet werden.

Da die Ausleitung nicht in beliebigem Umfang vom Organismus geleistet werden kann, ist es nötig, auch weniger Säurehaltiges und Säurebildendes zu sich zu nehmen. Im Alter lässt die Ausscheidungsfunktion der Nieren in der Regel nach, sodass Tests zur Funktionstüchtigkeit nötig sein können, bevor man sich zu einer häufigeren Einnahme von Basenmitteln entschließt. Bei schweren Ausscheidungsstörungen der Nieren sollte auf die Einnahme ganz verzichtet werden. Mehr zum Säure-Basen-Haushalt und zur Ausleitung finden Sie in den Kapiteln »Haarausfall und Ernährung: Was uns krank macht« und »Was Sie gegen Übersäuerung und Verschlackung tun können«.

Außerdem kann eine regelmäßige und längere Einnahme von Basenmitteln die Verdauungskraft schwächen und den natürlichen Säuremantel des Magens schädigen. Besonders bei Pulvern, die nicht eingekapselt sind, wie dem beliebten *Bullrich-Salz*®, wird der Säuremantel des Magens erheblich reduziert. Ohne einen funktionstüchtigen Säuremantel ist der Magen allerdings nicht in der Lage, Keime zu zerstören, die dort nichts zu suchen haben. Diese Keime gelangen dann in den Dünndarm, wo sie eine Vielzahl an ungünstigen Wirkungen hervorrufen können. Eine Möglichkeit, dieses Problem zu umgehen, besteht darin, Präparate einzunehmen, die resistent gegen den Magensaft sind und deshalb nicht im Magen, sondern erst im Dünndarm aufgelöst werden. Wenn Sie Basenpulver einnehmen, denken Sie bitte daran, dass der Magen ein saures Milieu braucht, der Dünndarm dagegen ein basisches.

Eine Reihe von Basenpulvern beruhen auf der basischen Wirkung von Citraten, den basischen Salzen der Zitronensäure. Sie sind ernährungsphysiologisch besonders wertvoll. Citrat bindet dreimal so viel Säure wie Bikarbonat und wird danach im Stoffwechsel verbrannt.

Über die Frage, ob ein Basenpulver Natrium enthalten darf oder nicht, gehen die Meinungen auseinander. Schaut man in die Natur, finden sich basische Vitalstoffe reichlich in Gemüse und Obst, die von Natur aus einen hohen Gehalt an Kalium und Magnesium, aber nur geringe Spuren von Natrium aufweisen. Mit dieser Argumentation wirbt das *Dr. Jakob's Basenpulver*, während der Hersteller von *Basica*® den Unterschied zwischen Natriumchlorid (Kochsalz) und Natriumcitrat, das basisch wirkt, deutlich macht (siehe auch Seite 178). Bevor Sie die langfristige Einnahme eines Basenmittels, gleich welchem, in Erwägung ziehen, sollten Sie über eine Ernährungsumstellung nachdenken und Ihren Arzt befragen.

Basenmittel gibt es viele. Ich stelle Ihnen hier nur einige vor, die sich für mich bewährt haben bzw. vor denen ich warnen möchte.

# Basica®

Das vielleicht bekannteste Basenpulver ist *Basica®*. Das Basenmittel wird in verschiedenen Formen angeboten: als Pulver, in einer Instant- und Sportvariante, die in kalte und warme Speisen und Getränke eingerührt werden kann, sowie in Form von Tabletten (*Basica® compact*) bzw. als *Basica® direkt*, das man ohne Wasser einnimmt.

Die *Basica®*-Produkte enthalten eine Mischung aus basischen Mineralstoffen wie zum Beispiel Kaliumcitrat, die für einen lang anhaltenden basischen Effekt im Stoffwechsel und in der Zelle sorgen. Im Unterschied zu den anderen *Basica®*-Produkten enthält *Basica® Vital* Milchzucker (Laktose). Er dient als Trägerstoff für die Mineralien, fördert die Verdauung und verbessert die Aufnahme von Vitalstoffen und Spurenelementen. Wenn Sie eine Laktoseunverträglichkeit haben (»Laktoseintoleranz«), ist *Basica® Vital* für Sie ungeeignet.

*Basica®* wird im Magen aufgelöst, enthält jedoch keine Bikarbonate, da diese die Magensäure neutralisieren, aber nicht den Stoffwechsel entsäuern. Aus diesem Grund ist die langfristige Einnahme von *Basica®* laut Hersteller unbedenklich, vorausgesetzt, die Nierenfunktion ist nicht eingeschränkt.

*Basica®* enthält Natriumcitrat, das in Mitteln anderer Hersteller, wie zum Beispiel in *Dr. Jakob's Basenpulver*, vermieden wird. Anders als Natriumchlorid (Kochsalz), das eine neutrale, anorganische Natriumverbindung ist und keine Säure neutralisieren kann, ist Natriumcitrat – so der Hersteller von *Basica®* – ein organisches, basisches Natriumsalz, das ebenso wie Magnesiumcitrat und Kaliumcitrat Säuren neutralisieren kann. Mehr über *Basica®* finden Sie im Internet unter *http://basica.de*.

## Nema Bas®

Ein ähnliches Produkt wie *Basica®* ist *Nema Bas®*. Die Tabletten sind laktose-, zucker- und glutenfrei sowie ohne Konservierungs- und Farbstoffe. Mehr über *Nema Bas®* erfahren Sie im Internet unter *http://www.nestmann.de*.

## Dr. Jakob's Basenpulver

Auch *Dr. Jakob's Basenpulver* wird aus pflanzlichen Rohstoffen hergestellt und wirkt auf der Basis von Citraten. Es enthält kein Natriumbikarbonat (kurz Natron; enthalten zum Beispiel im *Kaiser Natron®*), das mit der Salzsäure des Magens reagiert und zu Kochsalz wird, wodurch der Blutdruck erhöht und die Magenschleimhaut belastet werden kann.
*Dr. Jacob's Basenpulver* enthält kein Gluten und ist frei von Milchzucker (Laktose). Es ist deshalb auch bei Laktoseintoleranz geeignet.

## Dr. Jentschuras 7x7® KräuterTee und Wurzelkraft®

*7x7® KräuterTee* enthält 49 Kräuter, Samen, Gewürze, Wurzeln und Blüten und wirkt intensiv entgiftend. Zusammen mit *Wurzelkraft®* bildet er eine ideale Kombination zum Entsäuern, Entschlacken und zum Auffüllen leerer Mineralspeicher, einem wesentlichen Grund für Haarausfall.
Ausführliche Informationen zu den Präparaten von Dr. Jentschura finden Sie in dem Kapitel »Jentschura-Produkte für eine basische Lebensführung« (Seite 96–104).

## KaiserNatron®, Bullrich-Salz®

*Kaiser Natron®* und *Bullrich-Salz®* sind althergebrachte Traditionsmarken, die nicht nur in der Küche, sondern auch gegen Sodbrennen eingesetzt werden. Sie bestehen aus Natriumhydrogencarbonat, das auch als Speisesoda oder Backsoda bekannt ist (nicht zu verwechseln mit Natronlauge). Natriumhydrogencarbonat ist ein feines, weißes Pulver, das sich über einer Temperatur von 65 °C zersetzt, dabei Wasser und Kohlenstoffdioxid abspaltet und zu Natriumcarbonat wird.

Es zählt zu den Antazida (säureneutralisierende Mittel) und wird noch heute bei Sodbrennen, saurem Aufstoßen und säurebedingten Magenschmerzen eingenommen. Die Anwendung ist heikel, denn sie führt schnell zu einem Anstieg des pH-Wertes im Magen (über 7,0). Da der Magen ein saures Milieu benötigt, entsteht als Reaktion vermehrt Magensäure. Nimmt man es über längere Zeit oder in größeren Dosen ein, können weitere negative Wirkungen eintreten.

Aus heutiger Sicht ist die Einnahme von *KaiserNatron*® und *Bullrich-Salz*® wenig zu empfehlen, da es zahlreiche Basenmittel gibt, die diese Risiken nicht beinhalten.

### *Basenpulver zum Selbstmischen*

Der Heilpraktiker und Gesundheitspädagoge René Gräber empfiehlt auf seiner Homepage *http://www.gesund-heil fasten.de* eine selbst zubereitete Basenpulvermischung. Hier sein Rezept:

- Natriumhydrogencarbonat 60 g
- Magnesiumcitrat 20 g
- Calciumcarbonat 10 g
- Kaliumcitrat 10 g
- Kaliumhydrogencarbonat 5 g
- Natriumphosphat 5 g

Lösen Sie zur Zubereitung einen viertel bis einen halben Teelöffel Basenpulver in einem Glas (etwa 200 bis 300 Milliliter) lauwarmem Wasser auf und trinken Sie dieses schluckweise über den Tag verteilt, vorzugsweise vor den Mahlzeiten. Laut René Gräber können Reaktionen in Form von Durchfall ein oder zwei Tage lang auftreten, da durch die Basenpulverzufuhr die »basenliebenden« Organe (Leber, Gallenblase, Bauchspeicheldrüse und Dünndarm) biochemisch belebt werden und eine gewisse »Darmreinigung« eintritt.

# Entspannung lässt die Haare wachsen

Zeit und Ruhe, ein Spaziergang in der Natur, ein paar Minuten still dasitzen und sich sammeln – oft genügen schon einfache Dinge, um aus einem vollen Tagesprogramm auszusteigen und der auf uns einströmenden Informationsflut zu entkommen. Gut wäre es, etwas zu tun, bevor wir einen Burnout haben oder im wahrsten Sinnes des Wortes die Haare ausgehen. Aber wie wir von den guten Vorsätzen am Jahresanfang her wissen, genügt es nicht, dass wir uns eine entspanntere und gesündere Lebensweise bloß vornehmen. Wir müssen es auch wirklich wollen und umsetzen. Das, was wir für uns tun, muss einen echten Wert für uns darstellen. Wir müssen es in gewisser Weise lieben. Immer dann, wenn wir mit einem echten Mehr an Wohlgefühl belohnt werden, besteht die Chance, wohltuende und gesunde Gewohnheiten auch beizubehalten. Bis dieser Effekt eintritt, kann es eine Weile dauern. Am Anfang sind wir noch ungeübt, der Körper reagiert vielleicht noch nicht so intensiv, oder wir sind so stark in anderen Aufgaben verwoben, dass neue Verhaltensweisen wenig Chancen haben. Wenn wir etwas Neues beginnen, spüren wir zunächst den Reiz des Neuen, doch dann kommen wir an einen Punkt des Widerstands, an dem unser Interesse zu erlahmen droht. Wer diesen Punkt überwindet, wird mit der Freude an dem, was er tut, belohnt. Der Körper beginnt, Endorphine auszuschütten, die wir umgangssprachlich als Glückshormone bezeichnen.

# Stress als Ursache von Übersäuerung und Haarausfall

Wir alle kennen diesen Zustand des »Gestresstseins«. Der große Vorteil unserer Kultur, die Auswahl aus einem riesigen Angebot unterschiedlichster Güter und Möglichkeiten, bringt auch eine kaum zu verarbeitende Informationsflut, Schnelllebigkeit und hohe Leistungsanforderungen mit sich. Das Pensum, das schon kleine Kinder in der Schule bewältigen müssen, steigt ständig, ebenso wie der Wettbewerb in allen Branchen. Das ist nicht nur negativ, denn der Mensch, das adaptionsfähige Wesen, ist dabei, eine immer schnellere Verarbeitung von Reizen zu entwickeln. Der Grat zwischen euphorisierender und anspornender Leistungsfähigkeit und Überforderung ist schmal.

Ein gewisses Maß an Stress tut uns also gut, weshalb Psychologen auch die Unterteilung in Eustress (positiver Stress) und Disstress (negativer Stress) gewählt haben. Fragen Sie sich in einer ruhigen Minute, welche Rolle Stress in Ihrem Leben spielt und wie groß der Anteil von beidem ist. Wenn Sie hochkonzentriert an etwas arbeiten, was Sie erfüllt und was Sie als sinnvoll betrachten, wird Stress Sie beflügeln. Sie sind dann im »flow«, im Fluss. So nennt der berühmte Psychologe und Kreativitätsforscher Mihaly Cikszentmihaly den Zustand glücklicher Versunkenheit in das, was wir tun. Ob beim Kochen, Putzen oder am Schreibtisch – wenn wir mit dem, was wir tun, übereinstimmen und ganz bei der Sache sind, erleben wir ein Stück von dem, was die alten Weisen »Erleuchtung« nannten.

Stress entsteht durch Leistungsdruck. Sind wir gut genug? Schaffen wir die gestellte Aufgabe – schaffen wir sie in der zur Verfügung stehenden Zeit? Wie wird unsere Leistung bewertet? Was geschieht, wenn wir es nicht schaffen? Können wir dann vor uns selbst oder anderen bestehen? Diese und andere Fragen treiben uns innerlich an. Je größer die tatsächlichen oder vermeintlichen Belastungen, desto schneller dreht sich das innere Karussell. Vieles davon entsteht einfach in unseren Gedanken, durch Vorstellungen darüber, was erwartet oder geschehen wird, durch Zukunftsängste, Ehrgeiz und Leistungsansprüche.

Wir leben in einer Kultur des Schneller – Besser – Mehr. Diese Maximen ändern sich erst in jüngster Zeit, nicht zuletzt durch die weltweite wirtschaftliche Situation und die Zunahme von Krankheiten, die den Menschen deutlich machen, dass Bäume hoch, aber nicht in den Himmel wachsen. Hinzu kommt der tägliche Stress durch alles, was auf uns einströmt. Nicht harte Arbeit macht zwingend krank, sie kann im Gegenteil sehr befriedigend sein, sondern die Frage, ob wir das, was wir erleben, auch verdauen können.

Permanenter Druck und Überforderung führen dazu, dass der Organismus übersäuert. Er ist, wie der Volksmund sagt, »sauer«, dass wir uns über seine Möglichkeiten und Bedürfnisse hinwegsetzen. Unser Körper ist die Sprache der Seele. Über unseren Körper – durch unsere Haltung, unseren Gang, unsere Mimik und Gestik und nicht zuletzt durch unsere Symptome und Krankheiten – drücken wir aus, wer wir innerlich sind.

## Stresssymptome

Wenn uns Aufgaben und Leistungsdruck »über den Kopf wachsen« – was eine eindrückliche Metapher dafür ist, dass etwas größer wird, als wir und wir es nicht mehr handhaben können –, produzieren Körper und Psyche Symptome, deren Bedeutung wir oft nicht verstehen. Weil sie ansonsten noch gut genug »funktionieren«, neigen viele Menschen dazu, das Symptom zu ignorieren, so lange es geht. Manchmal ist diese Strategie erfolgreich und das Symptom verschwindet, wie es gekommen ist. Besteht die Ursache jedoch weiterhin, kann es zu einer Symptomverschiebung kommen. Körper und Seele versuchen, sich auf andere Weise zu melden. Sie weisen darauf hin, dass etwas im Leben verändert werden sollte. Ein Symptom ist immer eine Botschaft, die gehört werden will, auch wenn seine Sprache nach unseren Denkkriterien nicht besonders klar und entwickelt ist.

Typische Stresssymptome sind Nervosität, Reizbarkeit und Ungeduld. Wenn Sie öfter aus heiterem Himmel ungeduldig oder verärgert sind, andere anfahren oder ihnen Vorwürfe machen, wenn Sie sich auch alltäglichen Belastungen nicht mehr gewachsen fühlen, ist es Zeit umzudenken. Ruhelosigkeit ist ein weiteres Zeichen. Wenn es Ihnen schwer fällt, still zu sitzen, Ihre Haut häufig juckt, Sie mit den Füßen wippen, Däumchen drehen, mit dem Ring an Ihrem Finger spielen oder Ähnliches tun, sind Sie überfordert oder leben auf irgendeine Weise gegen Ihre Bedürfnisse. Auch Ohrensausen, Pfeifen in den Ohren, Erschöpfung und Schlafstörungen, Konzentrationsschwierigkeiten, Erinnerungsverlust, ein häufiges Gefühl von Unsicherheit und Orientierungslosigkeit, Ängste, Atembeschwerden, Appetitlosigkeit, Stimmungsschwankungen und Weinen, ebenso wie Zwänge aller Art weisen darauf hin, dass Sie vermutlich unter einer zu hohen Anspannung stehen. Viele Stressgeplagte haben Angst vor der Stille, nach der sie sich gleichzeitig sehnen. Sie sind »Workaholics«, besessen davon, immer beschäftigt zu sein, und vergraben sich in Arbeit. Ein Zuviel an Stress kann ebenso dazu führen, dass ein Mensch überaktiv wird oder in eine Art Lethargie verfällt, Anrufe nicht beantwortet und Aufgaben auf dem Schreibtisch von links nach rechts schiebt, ohne sie zu erledigen.

# Stress macht sauer

Wenn er über längere Zeit anhält, macht Stress sauer. So wie bei allen Krankheiten das basische Milieu des Körpers in ein saures umkippt, so bewirkt auch Stress, dass die ätzenden, aggressiven Substanzen überhandnehmen, weil sie nicht ausreichend neutralisiert und ausgeschieden werden. Haarausfall ist eine häufige Folge, da die Übersäuerung, wie weiter oben beschrieben, zu einer Entmineralisierung des Haarbodens führt. Der Mensch verliert seine Vitalität – und seine Haare. Bei einer allgemein schwachen Immunabwehr tritt dieser Effekt oft schon bei einer Grippe oder Erkältung ein. Steigen die Abwehrkräfte wieder, wächst in der Regel auch das Haar nach. Das ist jedoch nicht immer der Fall. Der Körper braucht nach einer Krankheit häufig Unterstützung, um Haare und oft auch Nägel wieder gesunden zu lassen.

Was geschieht im Körper bei Stress? Wir alle haben noch die Überlebensmechanismen unserer Vorfahren in uns, die unter Lebensgefahr jagten und in einer oft feindlichen Umwelt überleben mussten. Wenn unsere Instinkte Gefahr signalisieren, schüttet unser Körper Stresshormone aus, allen voran das Adrenalin, das den Organismus zu einer – kurzfristigen und in erster Linie körperlichen – Höchstleistung befähigt. Das Gleichgewicht in der Aktivität von Sympathikus (der anregenden Kraft) und Parasympathikus (der entspannenden Kraft) verschiebt sich, der Sympathikus übernimmt. Wenn die Bedrohung oder das Stressniveau steigen, beginnt er zu überdrehen.

Unsere Lebensweise hat sich jedoch verändert. Beim Einkaufen im Supermarkt, beim Autofahren oder bei der Arbeit am Computer wird unser Körper nicht besonders gefordert. Das Adrenalin und weitere Hormone werden nicht abgebaut. Sie kreisen im Körper und haben schädliche Folgen. Auf Dauer entstehen Bluthochdruck und Verdauungsbeschwerden, der Stoffwechsel gerät durcheinander, das Herz wird belastet und die Haare sind betroffen. Ein Mangel an Bewegung macht es dem Körper schwerer, Stoffwechselvorgänge aufrecht zu erhalten.

Nicht umsonst predigen uns Gesundheitstherapeuten, dass Bewegung und ein gewisses Maß an körperlicher Verausgabung unabdingbar für die Gesundheit sind. Abgesehen von dem Effekt, den körperliche Bewegung auf den Abbau von Stresshormonen hat, ist unser Körper auch auf Bewegung angelegt.

Studien an der Uniklinik Hamburg und der Berliner Charité zeigen, dass Stress auch das Haarwachstum verändert. Bei Stress werden verschiedene Neurotransmitter (Botenstoffe) ausgeschüttet, die die Haarwurzel angreifen. Die Wachstumsphase der Haare verkürzt sich, die Wurzeln entzünden sich, sodass die Haare nicht mehr wachsen, dünner werden und ausfallen.

## Entspannung – das natürliche Gegenmittel zu Stress

Wenn Ihre Haare ausgehen oder Sie unter anderen Symptomen leiden, geht es um eine Grundsatzentscheidung: Wie viel Zeit und Energie wollen Sie wofür einsetzen? Wie sollen Ihr Leben und Ihr Körper langfristig aussehen?

Entspannung ist das natürliche Gegenmittel zu Stress. Entspannung kann entstehen, wenn Sie sich bewegen, beim Spaziergehen oder einem moderaten Training, genauso wie in der Ruhe, zum Beispiel wenn Sie aus dem Fenster sehen, die Natur genießen, meditieren, liegen oder Ihren Atem spüren. Entspannung hat mit Zeit zu tun, mit der Bereitschaft, sich nach innen zu wenden, sich selbst zuzuwenden. Nur so können wir sicher sein, dass wir uns um unsere tiefsten Bedürfnisse kümmern, die unter unseren täglichen Zielen und Vermeidungstaktiken verborgen sind. Entspannung fördert

die Kreativität. Schon Albert Einstein sagte: »Die besten Ideen kommen einem meist in der Badewanne.«
*Welches ist Ihr Weg, sich zu entspannen? Was bringt Sie zur Ruhe? Betrachten Sie Ihr Leben unter diesem Aspekt.* Vielleicht entdecken Sie, dass es Ihnen eigentlich leicht fällt, sich zu entspannen. Doch etwas in Ihnen treibt Sie weiter an. Finden Sie heraus, was es ist. Können Sie diesem Antrieb einen anderen Stellenwert geben? Eine Auszeit mit ihm vereinbaren? Andere Wege finden, um ihn zufriedenzustellen und zum gleichen Ergebnis zu kommen, jedoch ohne Stress und Hast? Ist weniger vielleicht mehr in Ihrem Leben?

## Kurzentspannungen

Legen Sie jeden Tag eine oder, noch besser, mehrere kleine Entspannungspausen ein. Sie brauchen dazu keine Vorkenntnisse, müssen nichts erlernen. Halten Sie einfach einen Moment inne und atmen Sie langsam und ruhig ein und ebenso langsam und ruhig aus, in einem Ihnen angenehmen Rhythmus. Gönnen Sie ihrem Brust- und Bauchraum Platz. Egal ob Sie sonst eine Vorliebe für einen flachen Waschbrettbauch haben – lassen Sie Ihren Bauch sich ausdehnen, wie immer er mag. Bewusstes Atmen entspannt. Stellen Sie sich dabei ans Fenster. Frische Luft verstärkt die Wirkung.

Bewährt hat sich auch, während des Tagesablaufs innerlich einmal »Stopp« zu sagen, einen tiefen Atemzug zu nehmen und die Welt einen Moment anzuhalten. Sie können Ihre Kurzentspannung ein wenig ausdehnen und vertiefen, wenn Sie sich einen Augenblick Ihrem Körper zuwenden und die Unterlage wahrnehmen, auf der Sie sitzen oder stehen, oder irgendeine Empfindung in Ihrem Körper wahrnehmen. Immer wenn wir uns unserem Körper bewusst zuwenden, sind wir in der Gegenwart, die das größte Geschenk ist, das wir haben. Denn die Vergangenheit ist definitiv vorbei und die

Zukunft hat noch nicht begonnen. Kurzentspannungen stärken Ihre Gelassenheit. Sie werden mit geringstem Aufwand leistungsfähiger und belastbarer.

Unsere fünf Sinne verbinden uns mit dem Hier und Jetzt. Jeder Sinn kann Ihnen helfen, zu sich zu finden und sich zu entspannen. Sie können an einem Blumenstrauß oder Obst riechen oder den Duft des Kaffees in sich aufnehmen. Trinken und essen Sie bewusst, wenigstens den einen oder anderen Bissen oder Schluck. Ein kurzer Moment, in dem Sie den Geschmack Ihres Getränks oder Essens bewusst wahrnehmen, entspannt Sie ebenso wie der kurze Lidschlag das Auge. Auch Lauschen reduziert Stress und erhöht gleichzeitig die Konzentration. Lauschen Sie einen Moment auf die Geräusche um Sie herum, einfach so, ohne sie zu bewerten. Tasten Sie nach etwas, vielleicht nach einem schönen Stein, den Sie sich ausgesucht haben, oder legen Sie die Hand auf die Oberfläche Ihres Schreibtisches oder auf den Stoff Ihrer Kleidung. Auch Ihre Augen helfen Ihnen, zur Ruhe zu kommen, wenn Sie sie auf einem schönen Bild, einer Pflanze, einem Baum vor Ihrem Fenster und selbst auf der Struktur des Mauerwerks ruhen lassen.

## Progressive Muskelentspannung

Einen einfachen und sehr effektiven Weg zur Entspannung entwickelte der Psychologe Edmund Jacobson. Er beobachtete, dass seelische Anspannung sich in einer Anspannung der Muskeln widerspiegelt. Rücken- und Bauchmuskulatur, das Gesicht und auch die Kopfhaut verspannen sich, die Zunge wird gegen den Gaumen gedrückt, statt entspannt im Unterkiefer zu ruhen. Wer sehr angespannt ist, ballt die Hände zur Faust. Jacobson nutzte diesen Zusammenhang für seine progressive Muskelentspannung. Dabei werden nacheinander die einzelnen Muskelpartien in einer bestimmten

Reihenfolge zunächst kurz angespannt, und anschließend wird die Spannung gelöst. Der einfachste und kürzeste Weg, diese Technik anzuwenden, ist, die Hand so fest wie möglich zu einer Faust zu ballen, kurz die Anspannung zu fühlen – und loszulassen. Konzentrieren Sie sich dabei auf die Empfindungen, die Sie während dieser unterschiedlichen Zustände haben. Diese kleine Übung können Sie fast überall ausführen. Sie reduziert sogar Herzklopfen, Zittern, Schweißausbrüche und hilft, Muskelverkrampfungen zu lösen. Wenn Sie sich ausgiebiger mit der Progressiven Muskelentspannung beschäftigen möchten, können Sie sich in der Literatur- und CD-Liste im Anhang dieses Buches informieren. Im Internet bietet zum Beispiel die Homepage *http://www.progressive muskelentspannung.com/* weitere Informationen.

## TrophoTraining®: mit Siebenmeilenstiefeln zur Entspannung

Das TrophoTraining® ist eine einfach zu erlernende Selbsthilfemethode für jeden Tag, mit der man Abstand gewinnen und sich innerlich regenerieren kann. Atem- und Entspannungsübungen in Verbindung mit Autosuggestion reduzieren Stress, harmonisieren das Gleichgewicht zwischen innen und außen und stärken das Körperbewusstsein, sodass ein positiver Bezug zum eigenen Körper entsteht.

Die Übungen kann man überall unbemerkt ausführen, sogar am Arbeitsplatz oder unterwegs. Für einen tiefen Entspannungseffekt genügt es, sich dreimal täglich etwa eine Minute mit positiven Formulierungen nacheinander auf einige Körperfunktionen zu konzentrieren, wobei es nicht darum geht, nachzuempfinden, was im Körper abläuft. Es geht einzig und allein um die Konzentration auf die Formeln.

In der Studie *Golf und Mentales Training* des Sportmedizinischen Instituts der Universität-GH-Paderborn

192

(*http://www.derbolowsky.de*) fungierte das TrophoTraining®
»als Grundlage für die Studie mit dem Ziel, ein Mental-
training für den Sport zu finden, welches durch seine Ein-
fachheit und Effektivität hervorsticht. Ferner kann dadurch
die Leistungsfähigkeit gesteigert werden. Im Idealfall sollen
die Übungen bei ausreichender Kenntnis zwischen den Schlägen durchführbar sein und den gewünschten Erfolg bringen.« Das Fazit der Pilotstudie belegte, dass das TrophoTrai-
ning® im Gegensatz zu anderen stressreduzierenden Methoden innerhalb eines kurzen Zeitrahmens besonders effektiv
ist: »Der Zeitaufwand für das Erlernen dieser Technik liegt
deutlich unter dem anderer Entspannungsmethoden und die
Dauer des Ausübens beträgt mit ca. 90 Sekunden kaum so
viel, dass man es nicht überall durchführen könnte. Das Training kann also jederzeit und an jedem Ort ausgeführt werden. Gleichzeitig ergibt sich daraus, dass der Golfer nach
einem schlechten Schlag während der Runde das Programm
absolvieren und sich sofort in eine konzentrative Gelassenheit versetzen kann. Dadurch kann im positiven Sinne direkt
Einfluss auf das Spiel genommen und die mentalen Prozesse
gesteuert werden. Diese Entwicklung wäre nicht nur für
Amateurspieler eine interessante Möglichkeit, den Einfluss
auf das Spiel direkt zu erhöhen. Durch die Übungsvielfalt
und bei der Kürze der Übungen kann das TrophoTraining®
zu einer wichtigen Hilfe auf einer Golfrunde werden.«
   Was für das Golfspiel gilt, bewährt sich auch im Alltag.
Wie in allen Situationen, die Effizienz verlangen und bei
denen ein hohes Stresspotenzial vorhanden ist, hat die see-
lisch-geistige Verfassung einen sehr großen Einfluss auf die
Qualität und Konstanz der ausgeübten Tätigkeit. Der durch
die Stressreduktion entstehende konzentrierte und gelassene
Zustand bringt eine erhöhte Leistungsfähigkeit, aber auch
mehr Lebensfreude, eine Verbesserung des allgemeinen Wohl-
befindens, Rückgang von Allergien und Ausschlägen sowie
weniger Prüfungsangst.

Volkshochschulen und manche Gesundheitszentren bieten TrophoTraining® an. Von dem Entwickler der Methode, Dr. Jakob Derbolowsky, gibt es ein Buch zur Methode: *TrophoTraining. So fühle ich mich wohl.* Mehr dazu finden Sie im Internet unter *http://www.trophotraining.de/*.

# Chi Gong – Meditation in der Bewegung

Chi Gong (auch »Qi Gong«; das »Qi« wird ausgesprochen wie »tschi«) ist eine chinesische Meditations-, Konzentrations- und Bewegungsform, die Geist und Körper kultivieren und gesund erhalten soll. Die weichen, fließenden, meist kleinen Bewegungen des Chi Gong werden langsam ausgeführt. Sie stärken die Lebensenergie und machen den Menschen körperlich, geistig und seelisch aufnahmefähiger und beweglicher. Das Wort *Chi* steht im Chinesischen für Lebensenergie. Es bedeutet »Atem«, »Energie« und »Fluidum«. *Chi* steht für die vitale Kraft des Körpers und für die Kraft, die die Welt insgesamt bewegt. Das chinesische *Gong* bedeutet »Arbeit«, aber auch »Fähigkeit« und »Können«. Man kann Chi Gong mit »Arbeit an der Lebensenergie« und auch mit »stete Arbeit am Chi« übersetzen oder auch als die »Fähigkeit, mit Chi umzugehen und es zu nutzen«.

Am Chi arbeiten und mit ihm umgehen kann man auf unterschiedliche Weise und so umfasst Chi Gong ebenso Körperübungen wie meditative Elemente. Auch Kampfkunst wird darunter verstanden. Zusammenfassend kann man es als eine Meditation in der Bewegung beschreiben, die Körper, Geist und Seele beruhigt, stärkt und konzentriert. Chi Gong wird in der Traditionellen Chinesischen Medizin (TCM) eingesetzt und zunehmend auch im Westen ausgeübt.

Chi Gong ähnelt dem Tai Chi (auch »Taijiquan«), dem chinesischen Schattenboxen, einer ursprünglich als innere

Kampfkunst entwickelten meditativen Bewegungs- und Konzentrationsform. Es ist jedoch einfacher zu erlernen.

# Yoga

Der Begriff »Yoga« kommt aus dem Sanskrit und bedeutet »anjochen, zusammenbinden, anspannen, anschirren«. Die alte indische Lehre umfasst verschiedene Richtungen, die sich in der Frage, wie die angestrebte innere Sammlung, Integration und Vereinigung mit dem Kosmos zu erreichen ist, stark unterscheiden. In jedem Fall ist eine geistige, seelische und körperliche Disziplin gemeint, die, je nach Richtung, mehr oder weniger Selbstbeherrschung verlangt. Zum Yoga gehören die Asanas (Körperübungen), Pranayama (Atemübungen), Meditation, Askese und mehr.

Im Westen verstehen wir unter Yoga in erster Linie sanfte Körperübungen, die Verspannungen lösen, Sehnen und Muskeln dehnen, die Beweglichkeit fördern und Kraft aufbauen. Obwohl die Übungen genau definiert sind, bringen sie völlige Entspannung, Ausgeglichenheit und mehr Energie. Der Geist wird ruhig und konzentriert und es können neue Perspektiven entstehen.

Nach meiner Erfahrung wirkt Yoga, von dem es auch die moderne Fassung des »Power-Yoga« gibt, ganz anders auf Körper, Geist und Psyche als zum Beispiel ein Training im Fitnessstudio. Nach dem Training im Fitnessstudio fühlt sich mein Körper wach, aktiv und gut durchblutet an, und ich habe beste Laune. Nach eineinhalb Stunden (Power-)Yoga breitet sich in mir eine aktive, wache Gelassenheit und Offenheit aus, die ich wunderbar finde.

Yogakurse werden von privaten Yogaschulen, Sportvereinen, Fitnessclubs, Gesundheitszentren und Krankenkassen angeboten. Wer Yoga ganz allein für sich beginnt, riskiert – trotz Anleitung durch CD oder DVD – ebenso wie beim Chi

Gong, die Übungen nicht korrekt auszuführen, was unter Umständen das Gegenteil des angestrebten Ziels bewirken kann. Es ist sinnvoll, eine professionelle Einführung wahrzunehmen und von Zeit zu Zeit in einem Kurs zu überprüfen, ob man die Übungen richtig ausführt. Eine Internetseite, auf der die einzelnen Übungen gut und ausführlich erklärt werden, ist zum Beispiel *http://www.yoga-vidya.de/de/asana/wirkung.html.*

## Meditation – die alltägliche Trance

Meditation ist uns nichts Fremdes. Beobachten Sie Menschen auf einer Parkbank oder beim Spaziergang. Sie sind oft in sich versunken, wirken entspannt. Diese leichte Trance erleben wir alle täglich, immer dann, wenn wir einen Augenblick »aussteigen« und uns nach innen wenden. Deshalb können Sie sich auch einfach irgendwo hinsetzen oder anfangen zu laufen, wenn Sie einen meditativen Zustand erreichen wollen.

Noch intensiver ist die Wirkung, wenn wir uns bewusst dafür Zeit nehmen. Meditation fördert innere Ruhe, Entspannung und Konzentration. Wir lernen, entspannt konzentriert zu sein. Wenn unsere Gedanken kreisen und wir uns nicht lösen können, bringt Meditation Ruhe und Ordnung in unser Denken und Fühlen.

Wenn wir an Meditation denken, denken wir zunächst an die Sitzmeditation. Sie können auf einem höheren Kissen auf dem Boden sitzen und können, aber müssen die Beine nicht überkreuzen. Diese Haltung ist für viele Menschen aus dem Westen ungewohnt, da wir seit unserer Kindheit meist nicht mehr auf dem Boden saßen. Die von Maharishi Mahesh Yogi entwickelte Transzendentale Meditation (TM) bietet daher an, auf einem Stuhl sitzend zu meditieren. Da unser Geist immer beschäftigt ist, bekommt jeder, der in TM eingeführt wird, ein Mantra, das er im Geist wiederholen kann, wenn die

Gedanken abschweifen. Die gleichmäßige, sanfte Wiederholung des Mantra unterstützt auch die Tiefe der Meditation.

## Atembeobachtung

Sitzmeditation beginnt, indem Sie sich bequem, aber aufrecht hinsetzen. Ihre Fußsohlen berühren den Boden. Nehmen Sie nun Ihre Atmung wahr. Wie atmen Sie? Schnell, langsam, tief, flach? Oben im Brustraum oder bis unten in den Bauch? Folgen Sie Ihren Atemzügen, ohne sie zu beeinflussen. Nehmen Sie einfach nur wahr, wie sich Brust und Bauch heben und senken. Geräusche können Sie vorbeiziehen lassen wie die Wolken am Himmel.

Sie können auch beim Ein- und Ausatmen zählen. Nehmen Sie im Sitzen oder Gehen das Einatmen ganz bewusst wahr. Sie können dabei folgende Worte sprechen oder denken: »Ich atme ein – eins«. Nehmen Sie dann das Ausatmen ganz bewusst wahr: »Ich atme aus – zwei«. Ihre Bauchdecke hebt und senkt sich. Beginnen Sie erneut, einzuatmen. Machen Sie zehn Atemzüge, jeweils fünf, bei denen Sie einatmen, und fünf, bei denen Sie ausatmen. Zählen Sie weiter, bis Sie bei zehn angelangt sind. Wenn Sie bei zehn angekommen sind, beginnen Sie wieder mit eins. Immer wenn Sie bemerken, dass Sie aufgehört haben zu zählen oder nicht mehr wissen, welches die letzte Zahl war, beginnen Sie wieder mit eins. Ablenkende Gedanken beruhigen sich und ziehen vorbei wie die Wolken am Himmel, wenn Sie Ihren Atem beobachten. Ihr Geist ist mit Zählen beschäftigt und Ihre Aufmerksamkeit kann ungestört bei Ihrem Atem bleiben. Üben Sie etwa zehn Minuten. Sie können den Zeitraum auch auf eine andere, für Sie passende Zeit verkürzen oder verlängern. Meditation verlangt keinen festen Zeitrahmen oder einen festen Ort, obwohl sich Regelmäßigkeit bewährt.

## Mantrameditation

Wenn Sie Transzendentale Meditation üben wollen, die wie auch traditionelle Meditationsformen ein Mantra verwendet, können Sie auch selbst ein Mantra suchen. Anregungen dazu finden Sie im Internet unter »Mantra« oder in den im Anhang genannten Publikationen.

Mantrameditation ist eine altbewährte Praxis mit langer Tradition. Ein Mantra ist ein mystischer Klang mit einer besonderen Klangstruktur. Es kann sich um ein einzelnes Wort oder Sätze handeln. Das bekannteste ist »Om Mani Padme Hum«, das »Juwelen-Lotus« bedeutet. Im tibetischen Buddhismus sind die sechs Silben Ausdruck der grundlegenden Haltung des Mitgefühls. Der Begriff »Mantra« kommt aus dem Sanskrit. Die Silbe »man« steht für »denken« und »tra« bedeutet »beschützen, befreien«. Wir können uns von dem ständigen Fluss der Gedanken zumindest für eine Zeit befreien, indem wir an ein Mantra denken.

## Meditation der Stille

Tiefe Meditation tritt ein, wenn Sie Ihre Aufmerksamkeit auf die Stille richten. Lauschen Sie auf die Geräusche, die Sie umgeben. Nehmen Sie wahr, wie Geräusche auftauchen und wieder verklingen. Ist der Ort, an dem Sie sich befinden, eher laut, nehmen Sie die Momente der Stille zwischen den Geräuschen wahr wie Ebbe und Flut. Bleiben Sie so lange dabei, wie es Ihnen gut tut oder es Ihnen Ihre Zeit erlaubt. Eine kurze Zeit in einem wirklich meditativen Zustand zu verbringen wird Ihnen mehr nützen als ein längeres Ringen um Entspannung. Erlauben Sie sich, wieder aufzustehen, wenn es gerade mal nicht klappt. Es gibt immer ein nächstes Mal. Am Ende Ihrer Meditation können Sie durch Ihre Haare fahren, den Haarboden berühren und Ihre Empfindungen dorthin übertragen.

Einige Audiobooks zum Thema Meditation sind im Anhang des Buches aufgeführt. Im Internet können Sie sich unter *http://www.1-meditation.de* eine Reihe von Meditationstexten herunterladen.

## Autosuggestion und Autogenes Training

Wer Autosuggestion übt, trainiert sein Unbewusstes durch regelmäßig wiederholte Formeln, an etwas Bestimmtes zu glauben. Die Methode kann für unterschiedliche Ziele angewendet werden: Entspannungssätze können zu mehr Ruhe führen, Vertrauen signalisierende Sätze zu mehr Sicherheit. Sie können sich das Ergebnis Ihrer Übungen bildlich vorstellen, das intensiviert den Effekt. Zum Beispiel können Sie visualisieren, wie Ihre Haare wachsen, oder Sie sehen sich mit einer vollen Haarpracht. Bei Visualisierungen ist es wichtig, sich das gewünschte Ergebnis möglichst bunt und lebendig auszumalen und die entsprechenden Gefühle freudiger Erwartung oder jedes andere Gefühl wahrzunehmen und es gegebenenfalls zu intensivieren.

Die Lehre der Autosuggestion wurde von dem französischen Apotheker Émile Coué im 19. Jahrhundert entwickelt und hat inzwischen verschiedene Ausprägungen erfahren, wie das Autogene Training, eine von dem Neurologen und Psychiater Johannes Heinrich Schultz entwickelte Entspannungstechnik, die auf Autosuggestion basiert. Auch das mentale Training und das Positive Denken gehören in diesen Bereich.

Sie können eigene, auf Ihre Bedürfnisse zugeschnittene Sätze bilden. Formulieren Sie positiv und zielgerichtet, vermeiden Sie negative Formulierungen. Sagen Sie also nicht, was Sie nicht wollen, sondern was Sie wollen. Wählen Sie eine bestimmte Tageszeit, um zu üben, und wiederholen Sie immer den gleichen Satz oder die gleichen Sätze. Sie können

Ihren Satz auch zwischendurch, am Schreibtisch, in der U-Bahn und beim Friseur wiederholen. Auf der Internetseite *www.zeitzuleben.de* finden Sie einen Überblick über Autosuggestion und Formeln. Auch die Website des bekannten Trainers Nikolaus B. Enkelmann *http://www.enkelmann.de/autosuggestion.php* ist empfehlenswert.

## Biofeedback

Biofeedback wird mit einem interaktiven Computerprogramm durchgeführt. Das Wort setzt sich aus dem altgriechischen *Bios* (= Leben) und dem englischen *Feedback* (= Rückmeldung) zusammen. Während Sie an Sensoren angeschlossen sind, blicken Sie auf den Computerbildschirm. Angenehme Bilder und Geräusche wie Wellenrauschen, Vogelgezwitscher und leichter Wind helfen Ihnen dabei, ruhig zu atmen, sich zu entspannen und ruhig zu werden. Die Sensoren messen Ihren Hautwiderstand, die Muskelspannung und die Herzfrequenz. Das Programm setzt die gemessenen Werte in sich verändernde, dem Entspannungsgrad entsprechende Bilder und Geräusche um, sodass Sie kontrollieren können, wie entspannt Sie sind. Durch diese Rückkopplung lernen Sie, sich tiefer zu entspannen und auf innere Regulationsvorgänge, auf die Sie normalerweise mit dem Bewusstsein nicht einwirken können, Einfluss zu nehmen.

Mehr dazu finden Sie im Internet auf der Seite der Deutschen Gesellschaft für Biofeedback e. V. *http://www.dgbfb.de*.

## Kopfmassage

Eine altbewährte Methode ist die Kopfmassage. Bei Stress verspannt sich besonders auch die Kopfhaut, wodurch weniger Sauerstoff in den Haarboden gelangt. Den Kopf zu massieren fördert die Durchblutung der Kopfhaut und sorgt für eine höhere Sauerstoffzufuhr. Die Massage hilft bei leichten Kopfschmerzen und kann den Kopf frei machen.

Setzen Sie die Fingerkuppen auf der Kopfhaut auf und verschieben Sie sie sanft kreisend vom vorderen Haaransatz aus zum Hinterkopf und vom Nacken zum Hinterkopf. Die beiden Vertiefungen am Hinterkopf auf beiden Seiten der Halswirbelsäule – dort, wo der Schädel beginnt – sind besonders sensibel und reagieren positiv auf eine leichte Akupressur. Drücken Sie die Daumen sanft in die Höhlungen und verweilen Sie dort. Wenn Sie zusätzlich *3 x 3 HaarTropfen*® (Peter Jentschura) oder ein ayurvedisches Haarwasser anwenden, verstärkt das die Wirkung.

# Homöopathie bei Haarausfall

Die Homöopathie hat eine 200-jährige Tradition. Ihr Name setzt sich aus den griechischen Wörtern »homoios« (ähnlich) und »pathos« (Leiden) zusammen. Der Entdecker und Begründer der Homöopathie, Christian Friedrich Samuel Hahnemann, hat diesen Begriff geprägt, um die Wirkungsweise der Homöopathie zu beschreiben. Die alternative Behandlungsmethode geht davon aus, dass eine Substanz, die bei einem gesunden Menschen bestimmte Krankheitssymptome hervorruft, einen kranken Menschen mit ähnlichen oder denselben Symptomen heilen kann. »Ähnliches möge durch Ähnliches geheilt werden« (»Similia similibus curentur«) ist die Grundlage von Hahnemanns Lehre. Die Wirksubstanz wird stark verdünnt und in unterschiedlichen »Potenzen« verabreicht, um zu vermeiden, dass die Krankheit verstärkt statt geheilt wird. Je höher die Potenz, desto mehr greift das Mittel in seelische Prozesse ein. Niedrig- oder Tiefpotenzen bis D12 oder C12 wirken dagegen mehr auf der körperlichen Ebene und eignen sich zum Beispiel gut bei einem durch Verkühlung verursachten Schnupfen oder bei Verletzungen. Sie müssen häufig eingenommen werden, während mittlere oder hohe Potenzen in größeren oder großen Zeitabständen gegeben werden.

Die Tatsache, dass im Labor in den Mitteln kaum oder gar keine reale Substanz nachgewiesen werden kann, hat zu viel Kritik an der Homöopathie geführt, vor allem aufseiten der Anhänger der Schulmedizin (Allopathie), die Naturheilverfahren ohnehin kritisch gegenübersteht. Wer jedoch selbst praktische Erfahrungen mit ihr gemacht hat, entwickelt ein

202

anderes Verständnis ihrer Grundlagen. Die erstaunlichen Effekte homöopathischer Mittel setzen – wenn es das richtige Mittel ist – in vielen Fällen schon nach 15 bis 20 Minuten ein.

---

## Ein kleiner Überblick über die Potenzen

**Niedrig- oder Tiefpotenzen** sprechen auf körperliche Symptome an. Sie haben eine eher schwache Wirkung, weshalb häufige Gaben nötig sind, die dann einen stetigen und nachhaltigen Effekt erzeugen.

**Mittlere Potenzen** können ebenfalls bei körperlichen Symptomen wie Schnupfen eingesetzt werden. Sie wirken jedoch auch auf der seelischen Ebene, also zum Beispiel dann, wenn der Schnupfen ein Zeichen dafür ist, dass man »die Nase voll hat«.

**Hochpotenzen** wirken rein auf der seelischen Ebene. Sie gehen das hinter der Frage »Was fehlt dir?« stehende Problem direkt an und versuchen, das seelische Gleichgewicht wiederherzustellen. Je höher die Potenz, desto wichtiger ist jedoch, dass das Arzneimittelbild den Symptomen wirklich entspricht. Da homöopathische Mittel auch Symptomüberlagerungen aufweisen, ist es eine große Kunst, das richtige Mittel zu finden. Sie setzt viel Erfahrung voraus. Hochpotenzen gehören nicht in die Hand von Laien.

Die Potenzen werden mit Buchstaben bezeichnet. Es gibt D-, C-, M- und LM-Potenzen.

»D« steht für eine Verdünnung im Verhältnis von 1:10. Es handelt sich also um eine Niedrigpotenz. »C« bezeichnet eine Verdünnung von 1:100. »M« steht für 1:1000 (wird auch als C1000 bezeichnet), »LM« bezeichnet die höchste Verdünnung im Verhältnis von 1:50000.

# Homöopathische Mittel, die bei Haarausfall helfen

**Acidum phosphoricum D12** eignet sich, wenn die Haare als Reaktion auf ein Ereignis, das Sie sehr betroffen oder belastet hat, ausfallen oder grau werden. Kummer, Sorgen, Überanstrengung oder eine Erkrankung haben Sie geschwächt. Insbesondere Krankheiten wie Durchfall, Blutverluste, starkes und lang anhaltendes Schwitzen, die einen Flüssigkeitsverlust nach sich ziehen, können den Organismus sehr schwächen. Sie sind geistig und körperlich schwach, schlafen plötzlich ein, sind vergesslich, unkonzentriert und fühlen sich gleichgültig bis apathisch. Sie haben ein großes Verlangen nach frischen, saftigen Nahrungsmitteln. Die Beschwerden werden durch Wärme besser. Kälte, Anstrengung und viele Sinneseindrücke verschlechtern das Empfinden. Nachts treten sie stärker auf.

**Alumina D12** hilft, wenn Sie zum Beispiel durch Amalgam an Bleibelastungen leiden. Wirksam ist es auch bei Ernährungsfehlern, einer Infektion oder wenn Sie großer Hitze ausgesetzt sind. Haut und Schleimhäute sind trocken. Starke Schuppen und Trockenheit der Kopfhaut treten besonders morgens und bei Kälte auf. Die Beschwerden werden durch feuchte Wärme und im Freien besser. Sie sind eher mager und frieren leicht, sind innerlich unruhig und zittrig.

**Calcium fluoratum D12** empfiehlt sich, wenn Sie nicht nur Haarausfall haben, sondern auch brüchige Nägel. Sie schwitzen leicht und sehr stark. Der Schweiß kann intensiv riechen. Alte Narben können jucken. Generell haben Sie keine besonders starken Nerven, sind innerlich unruhig und ständig in Eile und neigen zu depressiven Verstimmungen. Die Beschwerden werden vor allem nachts und bei leerem Magen stärker. Anstrengung, Kälte und Feuchtigkeit verschlimmern die Symptome, ebenso heftige Bewegung. Wärme, Essen und leichte Bewegung verringern sie. Die Symptome lassen auch während Ruhepausen nach, verschlimmern sich jedoch danach wieder. Calcium fluoratum stärkt die Knochen und Zähne und hilft bei Nagelerkrankungen und Nagelpilzinfektionen. Außerdem strafft es das Bindegewebe. Das Mittel wird bei allen krankhaften Verhärtungen eingesetzt.

**Selenium D6** ist geeignet für Menschen, die von ihrer Erscheinung her eher männlich wirken, was auf eine erhöhte Menge an männlichen Geschlechtshormonen hinweisen kann. Diese Hormone sind häufig die Ursache für fettige Haut, entzündete Talgdrüsen (Akne) und Mitesser. Wenn Sie außerdem dazu neigen, am Kopf zu schwitzen, sich oft müde und schwach fühlen und sich am liebsten hinlegen und schlafen würden, sich aber nach dem Schlafen schlechter fühlen, ist an Selenium D6 zu denken. Meist besteht ein großes Verlangen nach Alkohol und Tee, wodurch dann aber Beschwerden ausgelöst werden. Männer empfinden oft ein großes Verlangen nach Sexualität, haben aber gleichzeitig eine sexuelle Schwäche wie Impotenz oder vorzeitigen Samenerguss. Die Beschwerden verschlechtern sich bei Wärme, Hitze und in der Sonne, ebenso nach dem Schlafen und nach einem Samenerguss. Abends wird es besser.

**Sepia D12** eignet sich, wenn die Haare als Folge einer hormonellen Umstellung ausgehen, zum Beispiel in den Wechseljahren, nach einer Entbindung oder einer Entfernung der Eierstöcke. Das Mittel ist also besonders für Frauen geeignet, hilft aber am besten dem eher männlich wirkenden Typ mit kleinem Busen und starker Körperbehaarung. Wenn Sie oft kalte Hände und Füße haben, leicht frieren, reizbar oder depressiv sind, sich leicht angegriffen fühlen und Ruhe und Einsamkeit suchen, kann Sepia D12 das richtige Mittel sein. Weitere typische Symptome sind Harndrang und das Empfinden, die Verdauungsorgane oder die Blase würden sich nach unten senken, besonders nach dem Essen. Sie werden nicht richtig satt, haben ein Verlangen nach Saurem. Am Morgen kann Ihnen übel sein. Häufig besteht eine Abneigung gegen alles, was Verantwortung aufbürden könnte, zum Beispiel der Beruf und die Familie. Sex macht Ihnen keine Freude und vieles ist Ihnen gleichgültig. Morgens verschlechtern sich Ihre Beschwerden, auch dann, wenn Sie auf der linken Seite liegen. Kälte, Nässe, die Zeit vor einem Gewitter verstärken die Symptome. Nach kräftiger Bewegung, zum Beispiel beim Sport, bei Wärme und am Abend fühlen Sie sich besser.

**Staphisagria D12** empfiehlt sich, wenn Ihnen nach einem Ereignis, das Sie emotional stark betroffen hat, die Haare kreisrund oder büschelweise ausfallen. Es kann auch sein, dass Sie innerhalb weniger Wochen alle Haare, also auch Wimpern und Körperhaare, verlieren. Wenn Staphisagria für Sie das richtige Mittel ist, zählen Sie zu den schüchternen Menschen, die gegenüber äußeren Einflüssen ausgesprochen sensibel reagieren und sich zurückziehen. Sie neigen zu Gereiztheit, sind launisch. Ärger und Kummer fressen Sie in sich hinein, bis Sie das Gefühl haben zu platzen. Ihre Beschwerden treten als Folge von Demütigungen, Kummer, Zorn oder Tadel auf. Bei innerer Erregung beginnen Sie zu zittern und werden sprachlos, reagieren aber ablehnend auf Trost. Morgens und bei Kälte verschlechtern sich die Beschwerden. Ruhe hingegen hilft. Staphisagria D12 wird auch bei niedrigem Blutdruck, immer wieder auftretenden Gerstenkörnern, Schnittverletzungen, Blasenreizungen, nach dem Sex, bei Bauchkrämpfen, nach Demütigungen, bei Wut sowie bei rheumatoiden, stechenden Schmerzen und steifen Gelenken verabreicht. Auch Verfärbungen der Zähne und Karies können eine Behandlung mit Staphisagria D12 nahelegen.

**Thallium aceticum D12** wird eingesetzt, wenn nach einer akuten oder lang anhaltenden Krankheit, die Sie stark geschwächt hat, oder aufgrund einer anderen Überforderung das Haar kreisrund ausfällt. Der Haarverlust ist stark und kommt oft in Schüben. Sie leiden unter plötzlich auftretenden Nervenschmerzen, die oft von einem Schwächegefühl begleitet sind. In den Beinen kann ein Lähmungsgefühl auftreten, in den Fingern entstehen unangenehme Empfindungen. Sie sind erschöpft, was sich auch darin zeigt, dass Sie nachts stark schwitzen. Berührungen und jede Art von Druck machen die Beschwerden stärker, während Ruhe und frische Luft Ihnen gut tun.

Homöopathische Mittel werden über mehrere Wochen oder Monate eingenommen. Je mehr Symptome bei einem der oben genannten homöopathischen Mittel auf Sie zutreffen, desto höher ist die Wahrscheinlichkeit, dass das von Ihnen gewählte Mittel auch auf Ihre Haare wirkt. Holen Sie im Zweifel den Rat eines erfahrenen Homöopathen ein.

Im Internet können Sie sich zum Beispiel unter folgenden Adressen weiter informieren: *http://www.homoeopathie.de/*, *http://www.homoeopathie.com/* und *http://homoeopathie-liste.de/*.

# Schüßler-Salze bei Haarausfall

Schüßler-Salze sind ein sehr beliebtes, sanftes Heilmittel. Ihre Heilkraft beruht auf der Erkenntnis, dass die Zellen des Körpers verschiedene Mineralsalze brauchen, um gut zu funktionieren. Krankheiten entstehen, wenn ein Mineralsalzmangel besteht. Der Arzt Wilhelm Friedrich Schüßler entdeckte, dass viele Krankheiten durch homöopathische Gaben von Mineralien geheilt werden können. 1873 veröffentlichte er in der *Allgemeinen Homöopathischen Zeitung* den Artikel »Eine abgekürzte Homöopathische Therapie«, in dem er eine Therapieform namens »Biochemische Heilweise« vorstellte. Ursprünglich hatte Schüßler als Homöopath gearbeitet. Sein neues Verfahren bezeichnete er als nicht homöopathisch, weil es nicht auf dem von Samuel Hahnemann propagierten Simile-Prinzip (»Ähnliches kann durch Ähnliches geheilt werden«) beruht, sondern auf physiologisch-chemischen Vorgängen im menschlichen Organismus. Die Mittel werden wie beim homöopathischen Verfahren durch Schütteln, Reiben oder Zerkleinern verdünnt und haben wie die homöopathischen Mittel Verdünnungsbezeichnungen: $D1$ bedeutet zum Beispiel, dass es sich um eine Verdünnung von $1:10$ handelt. Die Salze werden in der Regel auf $D6 = 1:1\,000\,000$ oder auf $D12 = 1:1\,000\,000\,000\,000$ verdünnt. Am häufigsten wird $D6$ angewendet. Durch die stark verdünnte, potenzierte Form sollen Schüßler-Salze schnell zu den Zellen vordringen und Mangelzustände ausgleichen können.

Bei Haarausfall werden die folgenden Salze empfohlen, wobei die anzuwendende Potenz zwischen $D6$ und $D12$ variiert. Wählen Sie Ihr Mittel danach aus, welche Kombination von Symptomen am meisten auf Sie zutrifft. Mehr Anwendungsgebiete bzw. Symptome zu den einzelnen Mitteln finden Sie im Internet oder in der entsprechenden Fachliteratur (siehe Anhang).

### Schüßler-Salz Nr. 1: Calcium Fluoratum

Dieses Salz fördert den Haaraufbau, stärkt die Haarwurzeln und versorgt die Kopfhaut mit dem wichtigen Calcium, aus dem der Körper Knochen und Haare bildet. Es eignet sich auch bei Störungen des Nagelwachstums oder bei Nagelpilzinfektionen, löst Verhärtungen wie Narben und hilft bei Beeinträchtigungen des Bewegungsapparates. Außerdem wird es zur Prophylaxe bei Karies angewendet.

### Schüßler-Salz Nr. 3: Ferrum Phosphoricum

Auch Ferrum Phosphoricum eignet sich gleichermaßen für Haare und Nägel, vor allem bei entzündlichen Prozessen wie Nagelbettentzündungen und bei Rötungen und Schwellungen der Kopfhaut.

### Schüßler-Salz Nr. 5: Kalium Phosphoricum

Bei kreisrundem Haarausfall eignet sich Kalium Phosphoricum. Es wirkt auf durch Stress entstehende, nervlich bedingte Symptome wie Nervosität, Melancholie, Schlafbeschwerden und nervöse Herzbeschwerden. Zudem stärkt es den Darm.

### Schüßler-Salz Nr. 11: Silicea

Silicea ist bekannt als Kieselsäure. Es hilft bei Problemen der (Kopf-)Haut, stärkt das Bindegewebe sowie die Haare und fördert die Haarbildung. Cellulitis und Schwangerschaftsstreifen können durch Silicea verhindert oder gemildert werden. Das Salz wirkt stützend – und zwar sowohl innerlich als auch äußerlich. Daher hilft es auch gegen Müdigkeit, Erschöpfungszustände und Unruhe.

## Schüßler-Salz Nr. 17: Kalium Jodatum

Die Hauptanwendung von Kalium Jodatum sind Dysfunktionen der Schilddrüse, die häufig Haarausfall auslösen. Es wirkt regulierend auf die Schilddrüsenfunktion, gleich ob es sich um eine Über- oder Unterfunktion oder einen Kropf handelt. Typisch sind eine traurige, depressive Gemütsverfassung, Gefühlsschwankungen und emotionale Verstimmungen sowie ein häufiges Räuspern, das von einem Engegefühl im Hals ausgelöst wird.

## Schüßler-Salz Nr. 19: Cuprum Arsenicosum

Wenn die Haare bereits zwischen dem 20. und 30. Lebensjahr, also in jungen Jahren, grau werden, kann ein Kupfermangel oder eine Kupferverwertungsstörung vorliegen. Basisindikation von Cuprum Arsenicosum sind Krämpfe aller Art. Bei Periodenschmerzen, Krämpfen der Verdauungsorgane, Wadenkrämpfen, krampfartigem Husten und Asthma wird das Mittel eingesetzt. Im menschlichen Körper wirkt Kupfer als Gegenspieler des Eisens. Zur Regulierung des Eisenstoffwechsels, also auch der Blutbildung, sind kleinere Kupfermengen notwendig.

## Schüßler-Salz Nr. 21: Zincum chloratum

Wenn die Haare empfindlich sind und dünner werden, kann ein Zinkmangel oder eine Zinkverwertungsstörung vorliegen. Zincum Chloratum aktiviert die Zinkaufnahme, stärkt das Immunsystem und verringert die Anfälligkeit gegen Infektionen. Auch bei Kopfschmerzen, Nervenschwäche und Stimmungsschwankungen kann das Salz helfen.

## *Schüßler Salz Nr. 25: Aurum chloratum natronatum*

Das im Deutschen als Goldsalz bezeichnete Präparat wirkt auf alle Arten von Körperrhythmen, zum Beispiel auf die Bildung von Melatonin in der Zirbeldrüse, das den Wach- und Schlafrhythmus steuert. Es hilft daher bei Einschlaf- und Durchschlafstörungen. Auch der Rhythmus des weiblichen Monatszyklus wird durch Aurum chloratum natronatum positiv beeinflusst.

## *Anwendung der Salze*

Sie können nur ein bestimmtes Salz nehmen oder auch bis zu drei verschiedene Salze kombinieren. Normalerweise nimmt man drei- bis sechsmal täglich ein bis zwei Tabletten, die man nacheinander einzeln in den Mund steckt und langsam auf der Zunge zergehen lässt. Wenn man mehrere Salze einnehmen will, nimmt man von jedem Salz dreimal täglich eine Tablette.

Da die Grundlage der Tabletten Milchzucker (Laktose) ist, sind sie nicht geeignet, wenn eine Laktoseintoleranz besteht. Schüßler-Salze gibt es deshalb auch als Globuli und in Tropfenform. Diabetiker müssen die Tabletten aufgrund des Laktosegehaltes bei ihren Broteinheiten berücksichtigen. Aus den Schüßler-Salzen lassen sich übrigens auch Salben herstellen, die auf die Kopfhaut aufgetragen werden können. Mehr dazu finden Sie in der Fachliteratur.

Es gibt eine Reihe guter Websites zu Schüßler-Salzen: *http://schuessler-salze-liste.de/*, *http://www.gesund-heilfas ten.de/schuessler-salze/*, *http://schuessler-salze-liste.de/anwen dungs-gebiete/haarausfall.html* und *http://schuessler-salze-hausapotheke.de/*.

# Was es sonst noch an Mitteln und Methoden gegen Haarausfall gibt

Haarwuchsmittel aus dem Labor gibt es viele. Sie werden zum Teil aus natürlichen Stoffen hergestellt, zum Teil bestehen sie aus chemischen Substanzen. Wie bei allen Methoden und Wirkstoffen schwören die einen auf dieses, die anderen auf jenes. Setzen Sie chemische Mittel ein, wenn Sie schnelle Hilfe brauchen (zum Beispiel *Ell-Cranell*® *Alpha*, mit dem ich und Freunde von mir gute Erfahrungen gemacht haben). Es ist jedoch immer sinnvoll, zuvor oder begleitend natürliche Methoden anzuwenden. In erster Linie stellt sich hier die Frage, ob Ernährung, Krankheit, extremer Sport oder starker Stress zu einem Ungleichgewicht im Säure-Basen-Haushalt geführt haben.

Viele natürliche und chemische Mittel hemmen die Bildung des Testosteronabkömmlings DHT (Dihydrotestosteron). Denn es wird davon ausgegangen, dass DHT insbesondere bei Männern die Hauptursache des Haarausfalls ist. Einige dieser Mittel möchte ich hier vorstellen. Bedenken Sie jedoch, dass die Diagnose »androgenetisch bedingt« vor allem bei Männern sehr schnell gestellt wird, ohne nach anderen Ursachen zu forschen.

# Belebung aus der Natur:
# Koffeinshampoos

60 bis 80 Tassen Kaffee müsste man pro Tag trinken, um die Menge an Koffein zuzuführen, die Haarausfall stoppen kann. Koffein belebt die Haarwurzeln, aber nur, wenn es direkt auf der Kopfhaut angewendet wird. In einer Studie an 600 lebenden Haarwurzeln ist Medizinern der Universität Jena der Nachweis gelungen, dass Koffein die Haare vor der genetisch bedingten Empfindlichkeit gegen Testosteron schützt, an der meist Männer leiden. Laut Professor Peter Elsner müsse eine vorbeugende Behandlung der Kopfhaut mit koffeinhaltigen Mitteln bereits in jungen Jahren erfolgen und regelmäßig weitergeführt werden. So sei Haarwuchs bis ins hohe Alter möglich (Quelle: *http://www.haarausfall.org/koffein-gegen-haarausfall.html*).

Koffeinshampoos, von denen es mittlerweile zahlreiche gibt, sollen die Haarwurzeln schon beim Waschen wieder aktivieren und das Haarwachstum fördern. Darüber hinaus sollen sie auch den erblich bedingten Haarausfall deutlich bremsen. Das Koffein dringt bereits während der Haarwäsche in die Kopfhaut ein und entfaltet dort seine Wirkung. Bei erblich bedingtem Haarausfall hindert Koffein Testosteron daran, sich in das Hormon DHT, einen Testosteronabkömmling, umzuwandeln, das letztlich den erblich bedingten Haarausfall auslöst bzw. verstärkt.

Es gibt noch einen weiteren erfreulichen Effekt: Bei langfristiger Anwendung können Koffeinshampoos die Haarstruktur generell verbessern und die Haarwurzeln nachhaltig kräftigen. Shampoos mit Koffein sind zum Beispiel *Plantur 39, Alva For Him Reactive Koffein Shampoo, Alpecin C1, Seborin Koffein-Energie Shampoo*. Einige Firmen bieten auch zusätzlich ein Koffeintonikum an (Quelle: *http://www.bnw-natur.com*).

# Hemmt das männliche Sexualhormon DHT auf chemischem Wege: 17-alpha-Estradiol

17-alpha-Estradiol (Alfatradiol) ist ein synthetisch hergestelltes Östrogen. Es wird eingesetzt, um das Haarwachstum bei Haarausfall zu fördern, den hormonbedingten Haarausfall zu reduzieren und leichte Formen des seborrhoischen Ekzems zu behandeln. Östrogenhaltiges Haarwasser (zum Beispiel *Ell-Cranell®* *Alpha, Pantostin*) soll den Einfluss des Testosteronabkömmlings DHT (Dihydrotestosteron) auf die Haarfollikel neutralisieren. Frauen wie Männer können diese *nicht verschreibungspflichtigen* Tinkturen benutzen, deren östrogene Wirkung sich auf die Haarwurzeln beschränkt. Die Erfolge sind belegt, allerdings nur dann von Dauer, wenn man das Haarwasser regelmäßig benutzt. Außerdem ist Geduld angesagt: Es dauert bis zu drei Monate, bis die ersten Auswirkungen sichtbar sind.

Zwei weitere, allerdings *verschreibungspflichtige* Produkte enthalten ebenfalls 17-alpha-Estradiol, zusätzlich aber Kortison und Salizylsäure: *Alpicort* und *Ell Cranell®*, das nicht mit *Ell Cranell® Alpha* verwechselt werden darf, das nur 17-alpha-Estradiol enthält. Die entzündungshemmenden Mittel wirken am besten bei Frauen und bei Alopecia Areata, dem kreisförmigen Haarausfall, der zu den Autoimmunkrankheiten gerechnet wird. Kortisonhaltige Präparate sollten nicht über längere Zeit angewendet werden.

## Nur für Männer: Propecia® (Finasterid)

Anfang 1999 kam der Wirkstoff Finasterid in Deutschland auf den Markt. Er hemmt die Produktion von DHT (Dihydrotestosteron) und bremst damit den androgenetischen, also erblich-hormonell bedingten Haarausfall. Er ist nur für Männer geeignet, da bei schwangeren Frauen Nebenwirkungen nicht ausgeschlossen werden können. Zudem ließ sich ein positiver Einfluss auf das Haarwachstum bei Frauen nicht nachweisen. Der Wirkstoff Finasterid, mit dem auch eine gutartige Vergrößerung der Prostata behandelt wird, greift in den hormonellen Stoffwechsel des Sexualhormons Testosteron ein. Das für Haarausfall verwendete Medikament heißt *Propecia®*. Es ist in Deutschland, Österreich und der Schweiz verschreibungspflichtig. Vor allem bei Männern unter 40 zeigen sich gute Erfolge. Zumindest kommt der Haarausfall zum Stillstand. *Propecia®* muss drei bis sechs Monate angewendet werden, bis man einen ersten Erfolg sieht. Es wirkt nur so lange, wie man es einnimmt.

Auf der Internetseite *www.propecia.de* wird eine Langzeitstudie über einen Zeitraum von fünf Jahren beschrieben, die an 60 Kliniken doppelblind, randomisiert und placebokontrolliert weltweit durchgeführt wurde. Nach den Ergebnissen zeigte sich bereits nach sechs Monaten eine hochsignifikante Zunahme der Haarzahl bei den mit Finasterid behandelten Patienten. Bis zu neun von zehn Männern, die mit *Propecia®* behandelt wurden, hatten keinen weiteren Haarausfall, bis zu sieben von zehn Männern wiesen zunehmenden Haarwuchs auf.

## Aminexil, Minoxidil

Ursprünglich wurde Aminexil zur Behandlung von Bluthochdruck eingenommen, ebenso wie Minodixil, ein Derivat des Aminexil. Als Nebenwirkung zeigte sich nach längerer Einnahme ein verstärktes Wachstum der Körperhaare. Weshalb die Haare wachsen, ist bis jetzt nicht eindeutig geklärt. Eine mögliche Ursache könnte darin liegen, dass der Wirkstoff aufgrund seiner blutdrucksenkenden Wirkung die feinsten Blutgefäße (Kapillaren) erweitert und so die Durchblutung fördert, durch die die Haarwurzeln mit Nährstoffen versorgt werden. Bei der lokalen Anwendung wirken die Stoffe außerdem in der Kollagenschicht, die dem Haar ermöglicht, sich fest in der Kopfhaut zu verankern. Sie weichen die durch DHT verhärteten Haarfollikel auf, wodurch die Haarwurzeln wieder Luft bekommen. Auch die Synthese der Follikel wird stimuliert.

Die Präparate sollen nicht während der Schwangerschaft und Stillzeit angewendet werden. Um Nebenwirkungen auf Herz und Kreislauf zu vermeiden, werden Aminexil und Minoxil nur lokal aufgetragen. Die Mittel müssen über einen Zeitraum von drei bis vier Monaten angewendet werden, um erste Erfolge zu erzielen, und bis zu sechs Monaten, um die Wirkung richtig einschätzen zu können. In den meisten Fällen müssen sie dauerhaft oder immer wieder kurweise auf die Kopfhaut aufgetragen werden, sonst bildet sich das Haar innerhalb von drei Monaten wieder zurück.

Angeboten werden die Präparate meist in zwei Varianten: in einer Konzentration von 1,5 bis zwei Prozent für Frauen und in einer Konzentration von fünf Prozent für Männer. Der Unterschied wird damit begründet, dass bei Frauen eine Dosissteigerung wenig Erfolg, aber umso mehr Nebenwirkungen hat. Bei langfristiger Anwendung wurden jedoch auch bei Männern Nebenwirkungen beobachtet, wie Austrocknung der Kopfhaut, Juckreiz, eine leichte Schuppung und erweiterte Äderchen im Gesicht.

Lokal anzuwendende Mittel sind meist in Ampullenform erhältlich.

Aminexil als Wirkstoff findet sich in *Vichy-Dercos*-Produkten (früher *Dercap*) wie *Dercos Aminexil Energy* mit Ginseng, *Aminexil Sp94™ Ampullen-Kur für Frauen*, *Aminexil SP94™ Ampullen-Kur für Männer* zur Unterstützung des Aufbaus der Haarfaser. Ein anderes Haarwuchsmittel mit Aminexil ist *Loreal Expert Balance Aminexil Advanced* von *L'Oréal*.

Minoxidil ist unter dem Namen *Sanosop®-LX* und *Regaine®* im Handel. Sanosop®-LX enthält laut Hersteller auch noch Sophora Root, das die Haarwachstumsfaktoren IGF-1 und KGF erhöhen soll, Procyanidin zur Steigerung der Haardicke und Haardichte, Allantoin, das den Haarneuwuchs steigern und entzündungshemmend wirken soll, Adenosin zur Erhöhung des Wachstumsfaktors VEGF, Arginin für das Wachstum der Haarzellen, MSM (Methylsulfonylmethan) zur Aktivierung des Zellstoffwechsels, Creatine Ethyl Ester HcL als Energieschub für die Haarzellen und die Vitamine A, D und E. (Quelle: *http://www.bnw-natur.com/Haarwuchsmittel-Haarausfall/Sanosop.htm*).

*Regaine®*, das im Ausland *Rogaine®* heißt, gibt es in zwei Zubereitungen: für Frauen in zweiprozentiger und für Männer in fünfprozentiger Konzentration.

## Sodium Sucrose-Octasulfat

Dieser Wirkstoff ist im Haarwasser *Lygal Hair Stimulan* enthalten. Er soll die lokale Nährstoffversorgung verbessern und das Haarwachstum anregen (Quelle: *http://www.wengen-apotheke.de/gesundheit/artikel/133/*).

## Sabalextrakt

Kopfhauttinkturen mit dem Pflanzenstoff aus der Sägezahnpalme (Sabalextrakt) sollen die Versorgung der Haarwurzeln stabilisieren und die Neubildung von Haaren anregen. Präparate wie *Alopesan 400*, *Anastim R™* und *Trikostim* enthalten Sabalextrakt.

# Mesotherapie

Zu den neuesten, jedoch noch umstrittenen Methoden gegen Haarausfall zählt die Mesotherapie. Sie wurde 1952 von dem französischen Arzt Dr. Michel Pistor entwickelt. Die Wirkstoffe werden mit einer feinen Nadel oder einer speziellen Spritzpistole, der »Mesogun«, so gespritzt, dass sie an die Haarwurzeln gelangen, um die Durchblutung der Haarpapille anzuregen. Mesotherapie kann bei jeder Art von Haarausfall angewendet werden. Besonders gute Erfolge sollen bei sogenannten Geheimratsecken und am Scheitelansatz erzielt worden sein.

Nach etwa drei Monaten beginnen erste Haare zu sprießen. Oft stellt sich schon nach der ersten Behandlung das Gefühl ein, dass die Kopfhaut besser durchblutet ist, sich weniger schuppt und rosiger aussieht. In den ersten beiden Tagen nach der Behandlung darf man die Haare nicht waschen. Auch auf Saunagänge und intensiven Sport sollte man verzichten, da sonst die Wirkstoffe durch Waschen oder Schwitzen wieder ausgeschwemmt werden könnten.

Mesotherapie ist ein langwieriger Prozess, bei dem es keine sichere Aussicht auf Erfolg gibt. Im Abstand von zwei Wochen finden zunächst drei bis vier zehnminütige Sitzungen statt. Es folgen drei Sitzungen alle vier Wochen und danach, je nach Erfolg, alle drei bis sechs Monate.

Die Mesolösung wird vom Arzt individuell für jeden Patienten bestimmt. Ihre Basis ist Hyaluronsäure, zu der Vitamine, Proteine, Aminosäuren sowie das Immunsystem stimulierende Substanzen wie Echinacea und Procain zugefügt werden. Einige Inhaltsstoffe der Lösung, besonders das Procain, können Unverträglichkeiten auslösen.

Die Mesotherapie weist eine Vielzahl von Anwendungsbereichen auf. Die Deutsche Gesellschaft für Mesotherapie (*http://www.mesotherapie.org/*) nennt Durchblutungs- und Wundheilungsprobleme, rheumatische Erkrankungen, Ar-

throsen aller Art, Sportverletzungen und Überlastungs-
schäden, Abwehrschwäche und wiederholte Infektionen,
Stress, Erschöpfungszustände, Schlafstörungen, Kopfschmerzen und Migräne, Zigarettenentwöhnung, Alterssichtigkeit
und Altersschwerhörigkeit. Auch Gynäkologie und Zahn-
medizin werden als Einsatzgebiete aufgeführt. Haarausfall ist
in dieser Aufzählung allerdings nicht dabei.

Auch in der ästhetischen Medizin wird Mesotherapie angewendet: zur Hautverjüngung von Gesicht, Hals, Dekolleté
und Händen, zum Beispiel bei müder oder leicht erschlaffter
Haut oder nach einer häufigen und intensiven Sonnenbe-
strahlung. Bis sich ein Erfolg einstellt und die Haut wieder
straffer und gesünder aussieht, braucht es einige Zeit. Die
Therapie ist kostenintensiv (ab 200 Euro pro Sitzung).

## Haartransplantationen

Bei Haarverpflanzungen werden eigene Haare umverteilt.
Der Arzt entnimmt meist aus einer gesunden Stelle (häufig
dem Nacken) Haarfollikel, die eine hohe Widerstandskraft
gegenüber DHT besitzen, und pflanzt sie auf die kahlen
Bereiche. DHT (Dihydrotestosteron) ist ein Unterhormon
von Testosteron, das den Haarfollikeln langfristig schadet.
Die Haarfollikel behalten ihre Resistenz gegenüber DHT bei
und können an der neuen Stelle lebenslang weiter wachsen.

Für die Eigenhaartransplantation nutzte man die Beob-
achtung, dass die Glatze bei vielen Männern von einem Haar-
kranz umgeben ist. Der Grund: Die Haarwurzeln des Haar-
kranzes sind unempfindlich gegenüber den für die Haarfollikel schädlichen männlichen Hormonen wie DHT.

Auch Geheimratsecken können auf diese Weise erfolg-
reich und dauerhaft zum Verschwinden gebracht werden.
Weiterführende Informationen finden Sie im Internet zum
Beispiel unter *http://www.haartransplantation.de/*.

# Gentherapie

Gentherapie wird in diesem Buch nur der Vollständigkeit halber erwähnt. Sie ist von allen Methoden am weitesten von einer natürlichen Heilweise entfernt.

Auf der Seite *www.alopezie.de* wird Gentherapie als die einzige Möglichkeit bezeichnet, alle Arten von Haarausfall zu heilen. Inzwischen wurden einige Gene gefunden, die mit dem Haarwachstum zusammenhängen, unter anderem das Hairless-Gen, das Nude-Gen und das Sonic-Gen.

Gentherapie bedeutet eine Manipulation von Genen. Ob bei Haarausfall oder Krebs, die damit verbundenen Umstände und Folgen sind zumindest fragwürdig. Falls Sie zu dieser Behandlungsform greifen wollen, sollten Sie sich vorher ausführlich informieren.

## Microhairs, die Haare aus der Dose

Wenn Sie nur wenig Haar verloren haben oder es grundsätzlich licht ist, können Sie Ihre Frisur vorübergehend optisch auffüllen. Auch nach einer Haartransplantation können Haare aus der Dose eingesetzt werden, bis die transplantierten Haare lang genug gewachsen sind. Der Hairfiller besteht aus kleinen Haarabschnitten, sogenannten Microhairs, die Sie einfach aufstreuen können – fertig! Microhairs sind feine Fasern aus Keratin. Sie sind nicht länger als 0,3 bis 0,5 Millimeter und werden aus einer Dose auf lichte Stellen im Haar gestreut. Die Microhairfasern sind elektrisch aufgeladen, sodass sie an den echten Kopfhaaren haften und sie fülliger erscheinen lassen. An wirklich kahlen Stellen können Microhairs nicht eingesetzt werden, da die Haare zum Anhaften fehlen.

Das Haar sollte trocken sein. Vor dem Schütten empfiehlt es sich, ein Haargel aufzutragen, das die Festigkeit erhöht.

Nach dem Aufstreuen sollte mit Haarspray nachfixiert werden. Die Haare aus der Dose sind in allen Farbnuancen
erhältlich.

Nach den Angaben der Hersteller verstopfen Microhairs
weder die Poren, noch schädigen sie die Haut oder das echte
Haar. Sie sind farbecht, verfärben weder Kleidung noch Bett-
wäsche und halten auch über Nacht. Ein Test, den der Fern-
sehsender *Pro Sieben* durchführte, ergab, dass Microhairs
auch bei Erschütterungen, die zum Beispiel durch Joggen
hervorgerufen werden, haften bleiben. Entgegen den Her-
stellerangaben fiel allerdings ein Test beim Schwimmen, der
einem kräftigen Regenguss entsprach, weniger positiv aus.
Die Härchen lösten sich zum Teil und klebten an Stirn und
Händen. Das Tragen von Hüten, Mützen und Kappen ist
ebenfalls nicht empfehlenswert.

Die Härchen sind kein dauerhaftes Mittel gegen kahle
Stellen. Sie verschwinden mit einer einzigen Haarwäsche.
Wer sich aber für einen besonderen Anlass mit fülligerem
Haar verschönern möchte, findet in der auch »Schütttherapie«
genannten Methode eine schnelle Lösung.

Informationen und Bestellmöglichkeiten zur Schütttherapie finden Sie im Internet unter: *http://www.medizin-
aspekte.de, http://www.schuetthaar.eu/* und *http://www.der-
haarausfall.net.*

## Ein wenig obskur:
## schöne Wimpern mit Latisse

Es gibt übrigens auch eine Methode, Wimpern wieder wachsen zu lassen. Das Produkt mit dem Namen *Latisse* ist aufgrund seiner Nebenwirkungen in Europa noch nicht zum
Verkauf zugelassen. In den USA ist die Substanz noch re-
zeptpflichtig. Ursprünglich war der Wirkstoff von *Latisse* in
dem Medikament *Lumigan* enthalten, das zur Behandlung

des Grünen Stars eingesetzt wird. Als Nebenwirkung wurden die Wimpern der Patienten länger und voller.

Latisse hat Nebenwirkungen. Wenn die Substanz mit anderen Körperstellen in Berührung kommt, können auch dort Haare verstärkt wachsen. Außerdem ist eine Verfärbung des Augenlids und der Iris möglich. Die Irisverfärbung ist in der Regel nicht rückgängig zu machen.

Die Homepage des Herstellers (*http://www.latisse.com/*) ist englischsprachig.

# Pflege für Ihr Haar – Tipps und Tricks

Pflegetipps für Ihr Haar finden Sie in jeder Zeitschrift und beim Friseur. Hier sind nur einige Tipps zusammengestellt, die sich als besonders wertvoll erwiesen haben.

## *Waschen*

Schamponieren Sie Ihr Haar nur kurz. Je länger das Shampoo auf den Haaren ist, desto mehr laugt es die Haare aus. Benutzen Sie ein pH-neutrales Shampoo und nehmen Sie je nach Haarlänge nur eine haselnussgroße Portion oder etwas mehr.

In vielen Gegenden ist das Wasser stark kalkhaltig. Der Kalk lagert sich mit der Zeit in den Haaren an und macht sie stumpf und spröde. Ein guter Tipp, den ich einmal von einem Friseur erhalten habe, ist, mit destilliertem Wasser oder stillem Mineralwasser nachzuspülen. Das hilft auch bei Spliss und Trockenheit und macht die Haare auch ohne Kur oder Spülung schön weich.

Ebenso wie Sie sich vielleicht nach dem Duschen noch einmal kalt abbrausen, können Sie auch für die letzte Spülung kaltes Wasser nehmen. Das regt die Durchblutung an und schließt die Poren.

Apfelessig ist nicht nur für den Organismus gesund. Wenn Sie ihn im Verhältnis 1:1 mit lauwarmem Wasser mischen und Ihr Haar am Schluss damit spülen, wird es weich und glänzend. Auch Tenside (waschaktive Substanzen), die in den meisten Shampoos enthalten sind, werden durch Apfelessig vollständig entfernt.

## Trocknen

Seien Sie sanft. Rubbeln oder zerren Sie niemals an nassen Haaren. Sie sind im nassen Zustand empfindlicher und werden schnell überdehnt, wodurch sie ihre Elastizität verlieren können. Auch ein heißer Föhn, besonders wenn er nahe an das Haar gehalten wird, schädigt massiv. Lassen Sie die Haare an der Luft vortrocknen und föhnen Sie dann. Am schonendsten ist es, das Haar vollständig lufttrocknen zu lassen. Es gibt Handtücher, die besonders viel Feuchtigkeit aufnehmen, sodass der Trockenvorgang an der Luft nicht so lange dauert.

## Pflegen

Je nach den Belastungen, denen Ihre Haare ausgesetzt sind, brauchen Sie etwas mehr oder etwas weniger Pflege. Achten Sie darauf, Ihr Haar nicht zu viel zu pflegen. Das macht besonders feines Haar schwer und nimmt ihm die Sprungkraft.

Bei Haarausfall hat sich zum Beispiel die in Drogeriemärkten erhältliche Pflegeserie *Plantur 39* bewährt. Sie enthält Koffein. Wie deutsche Wissenschaftler entdeckt haben, schützt Koffein die Haarwurzeln vor hormonbedingten Belastungen und aktiviert die Haarwurzeln. Weitere koffeinhaltige Produkte finden Sie im Kapitel »Belebung aus der Natur: Koffeinshampoos« (Seite 212).

Lockiges Haar braucht eine besondere Pflege. Achten Sie beim Kauf von Spülungen und Packungen darauf und wählen Sie nur speziell für dieses Haar geeignete Produkte. Die Pflegeserie *Catwalk Curls Rock* von *Tigi* und die *Moisture*-Serie von *Paul Mitchell* zum Beispiel machen die Haare leicht, fördern die Locken und werden dem Feuchtigkeitsbedarf des welligen Haares gerecht.

Vermeiden Sie generell intensives Kämmen, Toupieren und Gummibänder sowie starke Hitze aus dem Föhn, vor allem wenn er nah an das Haar gehalten wird. Lockenstäbe sind nur für einen gelegentlichen Einsatz gedacht. Bei häufiger Anwendung trocknen die Haare aus, splitten und brechen ab.

## Färben

Bei vielen Ärzten werden Sie bei einem ersten Besuch gebeten, einen Fragebogen auszufüllen. Eine Frage lautet, ob Sie Ihre Haare (chemisch) färben. Diese Frage wird nicht umsonst gestellt. Chemisches Färben erhöht das Risiko, an Krebs zu erkranken.

Aufwendiger und weniger nuancenreich, aber sehr schön, pflegend und wenig belastend sind Pflanzenfarben aus dem Naturkostladen oder Reformhaus. Sie können die Töne mischen und dadurch das Ergebnis variieren. Pflanzenfarben decken graue Haare weniger gut ab. Sie müssen häufiger färben, weil sich die Farbe schneller herauswäscht, und eine etwas dunklere Farbe nehmen oder eine hellere mit einer dunkleren kombinieren. Das Färben mit Pflanzenfarben kann man auch selbst zu Hause durchführen. Es ist allerdings eine etwas aufwendige Prozedur, die Zeit braucht. Die Farbe sollte zwei Stunden oder mehr einwirken, um ein schönes, anhaltendes Ergebnis zu erzielen.

## Bürsten und Kämme

Bürsten entfernt Staub sowie Schmutz aus den Haaren und verteilt die Talgablagerungen der Kopfhaut und Fette schützend um den Haarschaft herum. Für diese Aufgabe sind Naturbürsten besser geeignet als Metall- oder Plastikbürsten. Nicht jedes Haar reagiert jedoch positiv auf Bürstenstriche. Lockiges Haar sollte nicht gebürstet werden – die traditionell empfohlenen 100 Bürstenstriche am Tag eigen sich nur für glattes Haar. Bürsten lässt die Locken aufspringen und macht das Haar zwar optisch sehr füllig, aber auch spröde. Ist die Bürste rau, kann es schnell zu Spliss kommen. Wenn Sie

Locken haben, greifen Sie lieber zu einem Kamm, und das auch nicht zu oft. Ihr Haar wird es Ihnen danken.

Viele Männer machen gute Erfahrungen damit, wenn sie ihr (dünner werdendes) Haar mit einer runden Plastikbürste bürsten. Diese Bürsten sind flach, haben große Plastikborsten und können im kurzen Männerhaar direkt auf die Kopfhaut aufgesetzt werden. Durch das Bürsten lösen sich Schuppen und die Durchblutung wird angeregt.

Kämme sollten gesägt, also glatt und ohne raue Stellen sein, weil diese die Haare verletzen können. Ob ein Kamm gesägt ist, wird im Allgemeinen auf dem Kamm angegeben. Besonders angenehm, belebend und haarfreundlich sind Holzkämme, die es in unterschiedlichen Varianten vom Stilkamm bis zum großzahnigen Kamm gibt.

## Kopf- und Ohrmassage

Gönnen Sie sich eine Kopfmassage. Sie können sie leicht auch selbst durchführen. Sie lockert Verspannungen der Kopfhaut, fördert die Durchblutung und regt das Haarwachstum an. Verschlackungen des Haarbodens können so gelockert werden. Sie können auch gleich die Ohren mit massieren, das hat eine belebende und straffende Wirkung auf die Gesichtszüge, besonders auf die der unteren Hälfte. Massieren Sie sanft am Ohrrand entlang. Beginnen Sie bei den Ohrläppchen und massieren Sie sanft nach oben. Hängen Sie dann jeweils einen Finger an verschiedenen Stellen der Ohrmuschel ein und ziehen Sie sanft nach unten, außen und oben. Zwischendurch »falten« Sie die Ohren in beiden Händen zusammen und drücken sie leicht nach vorn an den Kopf.

# Neuere Forschungsergebnisse zu Haarausfall

## *Haarausfall durch Nikotin*

Taiwanesische Forscher haben einen Zusammenhang zwischen Rauchen und Haarausfall festgestellt. Das Risiko, Haarausfall bis hin zu einer Glatze zu bekommen, steigt mit der Anzahl der täglich gerauchten Zigaretten und der Dauer des Zigarettenkonsums proportional an.

Die Forscher vermuten, dass Nikotin die haarbildenden Zellen und den Hormonhaushalt schädigt. Auch ein schädlicher Einfluss auf die DNA der Haarfollikelzellen, des Ortes, an dem die Haare entstehen, ist möglich. Außerdem kann Rauchen, so die Forscher, Entzündungen auslösen, die die Hautzellen negativ beeinträchtigen (Quelle: *http://www.haar ausfall.com/service/meldungen/2007-12-12/*).

## *Schwefelhaltige Aminosäuren plus B-Vitamine helfen bei Haarausfall*

Einer Studie des Universitätsspitals Zürich zufolge können in bestimmten Fällen mehr als 80 Prozent der Haare wieder wachsen, wenn ihnen eine Kombination der natürlich vorkommenden schwefelhaltigen Aminosäure Cystin mit B-Vitaminen zugeführt wird. Die Messmethode TrichoScan belegt, dass bei gesunden Frauen mit diffusem Haarausfall der Haarzyklus durch diese Behandlung wieder ins Gleichgewicht kommt. Die Anzahl der Haare, die sich in der Wachstumsphase befinden, stieg auf über 80 Prozent, einen Wert, der im normalen Bereich liegt. In der Placebogruppe wurden nach sechs Monaten dagegen nur unterdurchschnittliche 75,3 Prozent erreicht. »Sie eignet sich daher für die Behandlung von Haarausfall, bei dem Haare vermehrt in der Ruhephase sind. Das trifft für den diffusen Haarausfall zu«, erklärte Professor Trüeb.

Auch bei anlagebedingtem Haarausfall kann die Therapie unterstützend wirken. Obwohl sich Haarzahl und -dicke nicht geändert hatten, machte eine von drei unabhängigen Studienärzten durchgeführte Fotoanalyse die Zunahme der Haare in der Wachstumsphase optisch sichtbar. »Da sich Haarzahl und -dicke nicht verändert haben, sind beim anlagebedingten Haarausfall, der mit einer Abnahme von Haarzahl und -dicke einhergeht, andere Therapien angezeigt, die diesen Prozess umkehren«, so Professor Trüeb.

Die Gabe von Cystin und B-Vitaminen ersetzt zwar nicht eine spezifische Therapie des anlagebedingten Haarausfalls, eine Kombination beider Wirkprinzipien scheint dennoch sinnvoll: »Wir haben in der Studie gesehen, dass das Präparat mit Cystin und B-Vitaminen auch bei Frauen mit anlagebedingtem Haarausfall zur Zunahme der Haarzahl in der Wachstumsphase führte«, erklärt Professor Trüeb.

Die Wirkung der Kombination von Cystin und B-Vitaminen ist leicht nachvollziehbar: Gesundes Haar kann nur aus Haarwurzeln entstehen, die von innen gut mit Nährstoffen versorgt werden. Professor Trüeb bemerkt dazu: »Schwefelhaltige Aminosäuren sind wichtige Bausteine für den Aufbau des Haarkeratins, aus dem der Haarschaft besteht, und die B-Vitamine fördern den Energiestoffwechsel des wachsenden Haares.«

Die schwefelhaltige Aminosäure Cystin und B-Vitamine sind zum Beispiel in *Pantovigar* enthalten, das auch von Professor Trüeb positiv bewertet wurde (Quelle: *http://www. haar-ausfall.com/service/meldungen/2006-02-24/*, Originalarbeit: Trüeb, R. M. et al., *Dermatology*, Vol. 211, No. 1, 2005).

## Neue Farbpracht für graues Haar

Bisher wurde angenommen, dass der Zeitpunkt, an dem ein Mensch graue Haare bekommt, genetisch festgelegt ist. Man ging davon aus, dass Ergrauen Veranlagung und ein übliches Zeichen des Älterwerdens sei oder durch Stress ausgelöst würde.

Tatsächlich kann Stress Ergrauen auslösen. Nach schweren Krankheiten, einem Unfall oder seelischen Belastungen können kreisrunde kahle Stellen auf dem Kopf entstehen. In manchen Fällen, zum Beispiel während einer Chemotherapie, können die Haare auch ganz ausfallen, bei manchen Menschen buchstäblich über Nacht. Wenn sie später nachwachsen, fehlt ihnen oft die Farbe, weil die Pigmentzellen (Melanozyten), die in der Haut und in den Haarfollikeln liegen, ihrer Aufgabe, den Farbstoff Melanin herzustellen, nicht mehr nachkommen können. Melanin ist übrigens nicht nur für die Haarfarbe zuständig, es stellt auch einen wichtigen Schutz der Haut gegen UV-Strahlung dar.

Ein häufiger Grund für das Entstehen grauer Haare ist ein Nährstoffmangel durch Übersäuerung. Durch diesen Mangel werden nicht mehr genügend Haarpigmente (Melanin) produziert. Übersäuerung kann durch viele Ursachen entstehen: Ernährung, seelische Belastungen, Krankheiten. Sie ist immer ein Alarmzeichen, da der Säure-Basen-Haushalt bei Krankheiten und Belastungen in das saure Milieu kippt. Es ist also wichtig, das ergraute Haar nicht einfach nur zu färben, sondern nach möglichen Ursachen zu suchen.

Weitere Gründe des Ergrauens können eine Vitamin-B-Mangelanämie, Hormonstörungen (zum Beispiel bei Schilddrüsenerkrankungen), akute fieberhafte Erkrankungen oder Nebenwirkungen von Medikamenten, Kosmetika usw. sein.

Nach neuesten Forschungen soll der eigentliche Grund
Zellstress sein – der auch durch Säuren und Giftstoffe entsteht.

### Gestresste Zellen machen grau

Eine entscheidende Ursache des Ergrauens ist der Stress auf
Zellebene, in den Stammzellen der Haarfollikel, aus denen
die farbbildenden Pigmentzellen (Melanozyten) entstehen.
Neueste Untersuchungen von Professor Emi Nishimura, der
in der Krebsabteilung der japanischen *Kanazawa University*
tätig ist, haben im April 2009 bewiesen, dass Angriffe auf die
DNA in den Körperzellen die Haare ergrauen lässt. Die
DNA ist ständigen Angriffen – bis zu 100 000 pro Tag –
ausgesetzt. Sie kommen von chemischen Stoffen, ultraviolet-
tem Licht und anderen Bestrahlungsarten. Das Haar wird
grau, wenn die Pigmentzellen aufgrund dieser Belastung aufhören, Melanin zu produzieren. Laut diesen Studien hängt
das Ergrauen weder vom Geschlecht noch von der Aus-
gangshaarfarbe ab, obwohl es bei dunklerem Haar mehr auf-
fällt. Diese Erkenntnis stützt die Vermutung, dass Schäden an
der DNA entscheidend zum Alterungsprozess beitragen
(Quelle: *http://www.hairweb.de/haare-graue-faerben.htm*).

### Repigmentierende Präparate

Seit einiger Zeit gibt es eine besondere Wirkstoffkombination,
die mithilfe der sogenannten Melaninvorstufe die ursprüngliche Haarfarbe wieder zurückbildet. Die Melaninvorstufe reagiert mit dem Sauerstoff der Luft und bildet durch eine Art
Luftoxidation naturähnliche Farbpigmente. Die Renaturierung geschieht nur allmählich. Das Haar bekommt erst nach
mehreren Anwendungen wieder seine ursprüngliche Farbe.
Am besten funktioniert das bei Dunkelhaarigen. Blonde und
rote Haare lassen sich nicht renaturieren, weil es bisher nicht

gelungen ist, das für die Gelb-Rot-Töne nötige Phäomelanin herzustellen. Rotbraune Haare werden durch das Präparat braun, der rötliche Schimmer geht verloren. In braunem und schwarzem Haar kommt dagegen eine größere Menge Eu-Melanin vor, das die Farbtiefe des Haares erzeugt. Im Grunde ist die Renaturierung auch eine Färbung, weil sie durch eine Oxidation entsteht. Anders als bei den handelsüblichen chemischen Färbungen wird dabei jedoch nicht das aggressive Wasserstoffperoxid verwendet, sondern eine Vorstufe des natürlichen Melanins. Das Mittel wirkt nur so lange, wie es angewendet wird. Bis zum gewünschten Ergebnis sind zwischen drei und sechs Anwendungen nötig, und zwar im Abstand von drei bis fünf Tagen. Die Farbe ist dauerhaft. Sie wäscht sich nicht heraus, sondern wächst wie bei einer Färbung heraus.

Das *British Journal of Dermatology* berichtete im November 2008, dass Forscher eine Möglichkeit gefunden haben, grauem Haar wieder Farbe zu verleihen. Haar, das aufgrund von Krankheit ausgefallen ist, ist häufig weiß, wenn es nachwächst. Für viele Menschen ist das genauso deprimierend wie der vorangegangene Haarverlust. Die Bildung des Farbpigments Melanin kann nun durch eine Gruppe von Peptidhormonen angeregt werden, die unter der Bezeichnung »Melanozyten-stimulierende Hormone« (MSH) bekannt sind.

Forscher an der Universität von Manchester und in Deutschland untersuchten daraufhin, ob ein Peptid mit der Bezeichnung K(D)PT, das im Labor hergestellt werden kann, dem MSH ähnelt und die gleiche repigmentierende Wirkung haben könnte. Die Wissenschaftler betonen, dass die Forschungen noch nicht abgeschlossen sind und Peptide deshalb noch nicht für die Behandlung eingesetzt werden können (Quelle: *http://www.hairsite.com/hair-loss/forum_entry-id-43320-page-0-category-1-order-last_answer.html*).

## Abnahme der Estradiolkonzentration löst Haarausfall bei Frauen aus

Forscher des Sana Gesundheitszentrums Berlin und des Instituts für Arbeitsmedizin und Sozialhygiene stellten in der Fachzeitschrift *Endocrine Regulations* (*MedCon*) folgende Hypothese auf: Wenn Frauen eine genetische Anfälligkeit (Prädisposition) für Haarausfall mitbringen, könnte es das Verhältnis zwischen weiblichen und männlichen Geschlechtshormonen, Estradiol und Testosteron, sein, das darüber entscheidet, ob die Haare tatsächlich ausfallen oder nicht.

Der erblich bedingte Haarausfall (androgenetische Alopezie) werde bei Männern und Frauen durch die Umwandlung des Androgens Testosteron in das die Haarfollikel schädigende Dihydrotestosteron (DHT) im Haarfollikel verursacht, schreiben die Mediziner. Das männliche Sexualhormon wird auch bei Frauen in kleiner Menge produziert. Tests ergaben jedoch, dass der Testosteronspiegel im Blut betroffener Frauen völlig normal war. Deshalb untersuchten die Forscher, ob der Auslöser für Haarausfall im Verhältnis weiblicher und männlicher Sexualhormone liegen könnte. Die Analyse ergab, dass sowohl Frauen mit Haarausfall als auch gesunde Frauen normale Konzentrationen von Androgenen aufwiesen. Das Verhältnis von Estradiol (das zu der Gruppe der Östrogene, also der weiblichen Sexualhormone, gehört) zu Testosteron und das Verhältnis von Estradiol zu dem Steroidhormon DHEAS (ein männliches Sexualhormon) waren jedoch bei den Frauen mit Haarausfall deutlich niedriger als in der Vergleichsgruppe der gesunden Frauen.

Die Mediziner schlossen daraus, dass Estradiol bei genetisch anfälligen Frauen vor den Effekten von Testosteron schützt. Sinkt jedoch die Estradiolkonzentration im Verhältnis zu der von Testosteron und DHEAS, entsteht ein Ungleichgewicht, das die Umwandlung von Testosteron in DHT nach sich zieht. Noch konnte nicht geklärt werden, weshalb bei einigen Frauen der Estradiolspiegel absinkt, während die Androgene im mittleren Konzentrationsbereich bleiben (Quelle: *http://www.haar-ausfall.com/service/meldungen/2008/2008-04-24/*, erstellt von *MedCon* aus: *Endocr Regul.*, 2008 Mar; 42 [1]: 13-6).

## Haare brauchen Schutz
## vor UV-Strahlen

Sonne in Maßen ist gut für die Haare. Professor Hans Wolff, der Leiter der Klinik für Dermatologie und Allergologie am Klinikum der Ludwig-Maximilians-Universität München, erklärte, das Haarwachstum werde durch Vitamin D unterstützt, das die Haut aus dem Sonnenlicht bildet. Bisher war Vitamin D vor allem aufgrund seiner Bedeutung für die Knochendichte bekannt. Der Körper braucht jedoch nur etwa eine Viertelstunde Sonne, um ausreichend Vitamin D zu bilden. Der Mediziner warnt: »Wer sich zu lange der direkten Sonnenstrahlung aussetzt, schädigt damit die Haarstruktur.« Die Haare bleichen aus und werden glanzlos und brüchig. Sie brauchen mehr Pflege. Dunkle Haare sind widerstandsfähiger gegen die UV-Strahlung und meist auch stabiler als helle Haare, was sich auch an den in der Regel dunklen Haaren erkennen lässt, die Menschen in heißen Ländern haben.

Professor Hans Wolff war am 14. Juli 2009 zu Gast in der Sendereihe *Sprechstunde* im *Deutschlandfunk*. Thema der Sendung waren die Ursachen und die Behandlung der unterschiedlichen Formen von Haarausfall. Die Sendung ist auf der Website von *Deutschlandradio* weiterhin als Audio-Link abrufbar unter *http://www.dradio.de/dlf/sendungen/sprechstunde/998419/*.

234

## Subtyp des kreisrunden Haarausfalls bei Frauen heilt von alleine

Koreanische Wissenschaftler berichten im *Journal of the American Academy of Dermatology* von einem neuen Subtyp der Alopecia areata (kreisrunder Haarausfall). Diese akute, totale, diffus auftretende Alopezie führt innerhalb kürzester Zeit zum kompletten Verlust des Haares, das aber anschließend wieder vollständig nachwächst. Die 30 Testpersonen hatten in nur zehn Wochen ihr Kopfhaar komplett verloren.

Dr. Bark-Lynn Lew und ihre Kollegen von der *Kyunghee University* in Seoul stellten fest, dass es sich bei den Betroffenen in der Mehrzahl um Frauen handelte, die älter als 20 Jahre waren. Die Wissenschaftler entnahmen Gewebeproben aus den betroffenen Bereichen der Kopfhaut. Sie zeigten, dass um die Haarfollikel herum sogenannte Monozyten eingewandert waren, Immunzellen, deren Aufgabe es ist, körperfremde Strukturen zu zerstören. Außerdem wiesen die Probandinnen eine höhere Konzentration des Farbstoffs Melanin in der Lederhaut auf. Das Haar wuchs nach sechs Monaten unabhängig von der Behandlung wieder nach.

Die Forscher schließen daraus, dass die akute, diffus auftretende Alopezie – ein neuer Subtyp der Alopezia areata – schnell heilt (Quelle: *http://www.haar-ausfall.com/service/meldungen/2008/2008-11-19/* aus: *Journal of the American Academy of Dermatology*, online erschienen am 5. November 2008).

# Anhang

## Literaturhinweise und -empfehlungen

### Allgemein

Linda Deslauriers: *Haare im Licht. Schönes Haar – strahlendes Selbst.* München 2006

Linda Deslauriers: *Nie mehr Haarausfall. Durch natürliche Anwendungen zu gesundem und vollem Haar.* München 2007

Peter Jentschura und Josef Lohkämper: *Gesundheit durch Entschlackung.* Münster 1998

Peter Jentschura und Josef Lohkämper: *Zivilisatoselos: Leben frei von den Zivilisationskrankheiten unserer Zeit.* Münster 2004

Reinhold Kopp: *Wenn Männer Haare lassen. Vitales Haar durch mehr Lebensenergie.* München 2006

Vera Peiffer: *Haare können wieder wachsen.* Peiffer Press 2006

Balvinder Sidhu: *Haarausfall. Ayurvedische Ansichten und Lösungsansätze.* München 2006

### Entsäuern und entschlacken

Robert M. Bachmann und Franz Kienle: *Fasten und Heilen nach F. X. Mayr: Giftstoffe ausschwemmen und dabei abnehmen. Den Darm reinigen und den Körper verjüngen.* München 2006

Hildegard von Bingen: *Heilkraft der Natur »Physica«: Das Buch von dem inneren Wesen der verschiedenen Naturen der Geschöpfe.* Stein am Rhein 2005

Renate Collier: *Wie neugeboren durch Darmreinigung.* München 1998

Dr. med. Delia Grasberger: *Autogenes Training mit CD. Lust zum Üben.* München 2002

Peter Jentschura und Josef Lohkämper: *Gesundheit durch Entschlackung.* Münster 1998

Peter Jentschura und Josef Lohkämper: *Zivilisatoselos: Leben frei von den Zivilisationskrankheiten unserer Zeit.* Münster 2004

Halima Neumann: *Stop der Azidose, Allergien und Haarausfall.* Starnberg 1994

Norbert Treutwein: *Übersäuerung.* München 2007

Erich Rauch: *Die F. X. Mayr-Kur … und danach gesünder leben: So entschlacken Sie richtig und finden den Weg zur optimalen Ernährung.* Stuttgart 2001

Klaus Oberbeil, Dr. med. Christiane Lentz: *Obst & Gemüse als Medizin. Gesund mit den Vitalstoffen der Natur.* München 2008

Sabine Wacker: *Basenfasten.* München 2007

Dr. med. Markus Wiesenauer, Dr. med. Suzann Kirschner-Brouns: *Das große Homöopathie-Handbuch.* München 2007

Irmgard Zierden: *F. X. Mayr-Kur. Das Basisbuch: Der Begleiter für Ihre persönliche Entgiftungskur.* Stuttgart 2005

## Heilwege

Balvinder Sidhu: *Haarausfall – Ayurvedische Ansichten und Lösungsansätze.* München 2006

Gerhard Bleul, Dr. med. Patrick Kreisberger, Dr. med. Ulf Riker: *Homöopathie. Das Nachschlagewerk für die ganze Familie.* München 2009

Maria Köllner: *Die Bauchselbstmassage. Der leichte Weg zur optimalen Verdauung und einer guten Figur.* Tutzing 2007

Dr. med. Patrick Wiesenauer, Dr. med. Suzann Kirschner-Brouns: *Das große Homöopathie-Handbuch.* München 2007

Dr. med. Ernst Schrott: *Ayurveda für jeden Tag.* München 1994

Wolf-Dieter Storl: *Die Seele der Pflanzen: Botschaften und Heilkräfte aus dem Reich der Kräuter.* Stuttgart 2009

Wolf-Dieter Storl: *Heilkräuter und Zauberpflanzen: zwischen Haustür und Gartentor.* München 2007

Wolf-Dieter Storl: *Ich bin ein Teil des Waldes: Der »Schamane aus dem Allgäu« erzählt sein Leben.* München 2008

## Entspannung

Henrik Brandt und Steffen Grose: *Autogenes Training, Muskelentspannung & Meditative Entspannung zum Kennenlernen. Die besten Entspannungsmethoden gegen Stress. Hilfreiche Kurzübungen für Einsteiger.* Audio-CD. Lübeck 2008

Henrik Brandt, Steffen Grose: *Weniger Stress durch Progressive Muskelentspannung. Eine leicht zu erlernende Entspannungstechnik mit Entspannungsmusik zur Stressbewältigung.* Audio-CD mit Begleitheft. Lübeck 2007

Émile Coué: *Autosuggestion: Wie man die Herrschaft über sich selbst gewinnt. Die Kraft der Selbstbeeinflussung durch positives Denken.* Zürich 2007

Dr. Jakob Derbolowsky: *TrophoTraining. So fühle ich mich wohl: ›Siebenmeilenstiefel‹ zu zielgerichteter Entspannung.* Germering 2008

Claus Derra: *Autogenes Training & Progressive Muskelentspannung: Doppelt stark gegen Stress. Beide Methoden nutzen und das Beste kombinieren.* Audiobook. Stuttgart 2007

Stefan Frucht: *Progressive Muskelrelaxation nach Jacobson.* Übungs-CD mit gesprochenen Anleitungen und Musik. Pullach 2004

Monnica Hackl: *Hui Chun Gong. Verjüngungsübungen aus dem alten China.* München 2005

Friedrich Hainbuch: *Progressive Muskelentspannung nach Jacobson.* Mit CD. München 2007

Gertrud Hirschi: *Mantra-Praxis: Worte der Kraft für Gesundheit, Erfolg und spirituelle Entwicklung.* München 2007

Jack Kornfield: *Meditation für Anfänger. Inklusive einer CD mit sechs geführten Meditationen für Einsicht, innere Klarheit und Mitempfinden.* München 2007

Marie Mannschatz: *Meditation mit CD. Lust zum Üben.* München 2007

Dr. Josef Murphy: *Die Macht der Suggestion: Wie Sie Ihre Vorstellungskraft entwickeln.* Berlin 2006

Claudia Eva Reinig: *Yoga-Entspannung. Das Yoga-Nidra-Übungsprogramm für Körper und Geist.* Audiobook. Berlin 2008

Remo Rittiner: *Yoga Meditation: Patanjali Meditation/ Gayatri Mantra Meditation.* Audiobook. Petersberg 2008

Marcus Schmieke und Swami Sacinandana: *Das große Praxisbuch der Mantras: Nutzen Sie die Kraft spirituellen Klangs.* Freiburg 2007

Anna Trökes: *Yoga: Mehr Energie und Ruhe.* Buch mit CD. München 2002

Weizhong Sun: *Das große Qi-Gong-Basisbuch mit CD: Erleben Sie die Kraft sanfter Bewegungen.* München 2007

## Krankheit und Gesundung

Rüdiger Dahlke: *Krankheit als Sprache der Seele: Be-Deutung und Chance der Krankheitsbilder.* München 2008

Rüdiger Dahlke: *Krankheit als Symbol.* München 2007

Walter Mauch: *Die Bombe unter der Achselhöhle! Praktische Tips für eine gesunde Familie.* München 1996

## Ernährung und Nahrungsergänzungsmittel

Ulrich Arndt: *Spirulina, Chlorella, Afa-Algen.* Freiburg 2003
Reinhard Danne: *Sango-Meereskorallen. Nahrungsergän-
zung aus dem Ozean.* Freiburg 2006
Hans-Ulrich Grimm: *Aus Teufels Topf. Die neuen Risiken
beim Essen.* Stuttgart 1999
Hans-Ulrich Grimm: *Die Ernährungslüge: Wie uns die
Lebensmittelindustrie um den Verstand bringt.* München 2005
Hans-Ulrich Grimm: *Die Suppe lügt. Die schöne neue
Welt des Essens.* Stuttgart 2008
Frank Liebke: *Grünes Licht für die Gesundheit. Fit mit
dem natürlichen Wachstumsfaktor C. G. F.* Freiburg 2005
Marianne E. Meyer: *Spirulina: Wundernahrung der Zu-
kunft. Unglaubliche Heilerfolge mit der blaugrünen Alge.*
Books On Demand 2002
Halima Neumann: *Grüne Lebenselixiere aus dem Schoß
der Erde.* Darmstadt 2009
Barbara Simonsohn: *Die Heilkraft der Afa-Alge: Vitalität
für Körper und Geist durch ein Ur-Heilmittel.* München 2000

## Gefühle und Glück

Mihaly Cikszentmihaly: *Flow: Das Geheimnis des Glücks.*
München 2008
David Servan-Schreiber: *Die neue Medizin der Emotio-
nen.* München 2008
Andreas Weber: *Alles fühlt. Mensch, Natur und die Revo-
lution der Lebenswissenschaften.* Berlin 2007

# Wichtige Internetadressen

## *Rund ums Haar*

Alopecia Areata Deutschland e. V.:
http://www.kreisrunderhaarausfall.de/

Haarmineralanalyse:
http://www.body-life.ch/page.cfm?id=384

Microhairs (Haare aus der Dose):
http://www.ruhr-uni-bochum.de/pressemitteilungen-2002/
  msg00184.html
http://www.der-haarausfall.net/haare-aus-der-dose.html
  http://www.schuetthaar.eu/
http://www.prosieben.de/lifestyle_magazine/vips/sam/
  videos/videoplayer/62609/

Haartransplantation:
http://www.haartransplantation.de/

Latisse (Schöne Wimpern):
http://www.dariusalamouti.de/schoenheitslexikon/l/latisse/
  http://www.latisse.com/BeforeandAfter.aspx?state=30

## *Übersäuerung und Entschlackung*

Ayurveda (Balvinder Sidhu):
http://www.kayaveda.de

Azidosetherapie nach Renate Collier:
http://www.wegdermitte.de/index.php?/veroeffentlichun
  gen/azidose-2.html
http://www.eco-world.de/service/news/archiv/2733/
  index.html

Peter Jentschura:
http://www.jentschura.de
http://www.p-jentschura.de/de/produkte

Peter Jentschura, Regenata Kur:
http://www.regenata.de/
http://www.regenata.de/hoteluebersicht.html

Éjuva-Darmreinigung:
http://www.ejuva.de/allgemein.html

F.-X.-Mayr-Kur:
http://www.gesundheitstrends.de/ernaehrung/vitalstoffe/
  fxmayr-kur.php
http://www.heilfastengesundheit.de/mayrkur.htm

Lymphdrainage bei der *Apotheken Umschau*:
http://www.gesundheitpro.de/Lymphdrainagen-Lymphsys
  tem-A050829ANONI013575.html
http://www.apotheken-umschau.de/Lymphsystem/Lymph
  drainagen-A050829ANONI013575.html

PRAL-Werte von Nahrungsmitteln:
http://www.wengen-apotheke.de/gesundheit/artikel/130/

Übersäuerung, Entschlackung und PRAL-Werte:
http://www.gesund-durch-essen.ch/Ac-Ba.html

PRAL-Test:
http://www.isodisnatura.de/test_pral_-_presentation.htm

Sabine Wacker:
http://www.naturheilpraxis-wacker.de/

## Gesundheit, Ernährung und Nahrungsergänzungsmittel

F.-X.-Mayr-Kur:
http://www.gesundheitstrends.de/ernaehrung/vitalstoffe/
   fxmayr-kur.php
http://www.heilfastengesundheit.de/mayrkur.htm
http://www.zentrum-der-gesundheit.de

Bad Heilbrunner Gesundheitsdatenbank:
http://tee.org/

Biotin:
http://www.gesundheit.com/gc_detail_7_gc16080402.html

Bockshornklee:
Bad Heilbrunner Gesundheitsdatenbank: http://tee.org/
   BHSD/bocksho.html
http://www.heilkraeuter.de/lexikon/bockshornklee.htm

Eisenreiche Nahrungsmittel auf der Bad Heilbrunner Gesundheitsdatenbank:
http://www.ferro.de/10/09/ernaehr4.htm

Kaffee und Tee:
http://www.hochland-kaffee.de/

Mineralwasser und ihre Zusammensetzung:
http://www.gesund-durch-essen.ch/miner.html#Quelle
http://www.testberichte.de/testsieger/level3_nichtalkoholi
   sche_getraenke_mineralwasser_956.html

Ökotest:
http://www.oekotest.de/

Sango-Meereskorallen:
http://www.gesundheitstrends.de/ernaehrung/vitalstoffe/
    sango-koralle.php
http://www.sango-meeres-korallen.de/
http://www.gesundheitsforum-vitalis.org/index.php?id=129,
    0,0,1,0,0.

Spirulina:
http://www.das-gesundheitsportal.com/sites/spirulinavor
    stellung.html

Vitalpilze:
www.vitalpilze.de

Basenpulver Basica:
http://basica.de/content/index_ger.html

Basenpulver Nema Bas:
http://www.nestmann.de/Produktinfo/AllgemeineInforma
    tionen/NemaBasR.htm

Basenpulver zum Selbstmischen nach René Gräber:
http://www.gesund-heilfasten.de/basenpulver.html

Kochrezepte:
Kochrezepte mit Shiitake: http://www.chefkoch.de/rs/so/
    shiitake/Rezepte.html.
Kochrezepte mit Bockshornsklee: http://www.chefkoch.de/
    rs/so/bockshornklee/Rezepte.html.

## *Heilwege und Heilmittel*

Ayurveda:
http://www.kayaveda.de

Ayurveda-Dosha-Tests:
http://www.ayurvedatest.de/
http://www.aok.de/bund/tools/test_ayurveda/index.php
http://www.veda.ch/ayurveda/typentest.php.

Homöopathie:
http://www.homoeopathie.de/
http://www.homoeopathie.com/
http://homoeopathie-liste.de/

Schüßler-Salze:
http://schuessler-salze-liste.de/
http://www.gesund-heilfasten.de/schuessler-salze/
http://schuessler-salze-liste.de/anwendungs-gebiete/haaraus
    fall.html
http://schuessler-salze-hausapotheke.de/

Dr. Wolf-Dieter Storl:
http://www.storl.de

## Testverfahren

Haarmineralanalyse:
http://www.gesundheitstrends.de/gesundheitstrends/aktuelle
    trends/haarmineralanalyse.php
http://www.body-life.ch/page.cfm?id=384

## Entspannung und Meditation

Autosuggestion:
http://www.zeitzuleben.de/artikel/denken/autosuggestion.
    html
http://www.enkelmann.de/autosuggestion.php

Chi Gong:
Video: http://video.google.com/videoplay?docid=-53578262
52532168428ixdeo

Deutsche Gesellschaft für Biofeedback e. V.:
http://www.dgbfb.de/

Yoga-Asanas:
http://www.yoga-vidya.de/de/asana/index.html

Meditation:
http://www.yoga-vidya.de/

Transzendentale Meditation (TM):
http://www.transzendentale-meditation.de/

Meditationstexte zum Download:
http://www.1-meditation.de/Meditationstexte/Meditations
texte.html

Progressive Muskelentspannung:
http://www.progressivemuskelentspannung.com/

Spirituelle und philosophische Praxis Andreas Tenzer:
http://www.psp-tao.de/

TrophoTraining®:
Dr. med. Jakob Derbolowsky: http://www.trophotraining.de/

## Bezugsquellen

Spirulina, Chlorella, Afa-Algen:
Kopp Verlag e. K.
Pfeiferstraße 52
72108 Rottenburg a. N.
Tel. 0 74 72/9 80 60
http://www.kopp-verlag.de

Sango-Meereskorallen:
Medivatis GmbH
Steindamm 55–59
20099 Hamburg
Tel. 08 00/0 00 07 28 (gebührenfrei
aus dem deutschen Festnetz)
Fax 08 00/0 00 07 29 (gebührenfrei)
http://www.vievital.de

Makana Produktion und Vertrieb GmbH
In den Birkenwiesen 15
76877 Offenbach a. d. Queich
Tel. 0 63 48/95 96 39-0
Fax 0 63 48/95 96 39-9
http://www.makana-shop.de

Microhairs (Haare aus der Dose):
http://www.toppik.de/toppik_normal.html
http://www.medizin-aspekte.de/08/09/medizin/haare_aus_
  der_dose.html

Vitalpilze:
Hawlik Euro-Pilzbrut GmbH
Inselkammerstraße 5
82008 Unterhaching
Tel. 089/62 44 74 80
Fax 089/6 24 47 48 50
http://www.hawlik-vitalpilze.de

Yakeba Natural Products
Kobelweg 12 1/5
86156 Augsburg
Tel. 08 21/4 33 93 13
Fax 08 21/43 97 95 52
http://www.yakeba.com

Akademie für Gesundheit und Leben
Postfach 1435
40639 Meerbusch
Tel. 07 00/27 87 68 48
Fax 07 00/27 87 68 48
http://www.123vitalpilze.de

well-power.de
Hirnsbergerstraße 23
83093 Bad Endorf
Tel. 0 80 53/79 61 51
Fax 0 80 53/79 59 58
http://www.well-power.de

Zera-Service
Peter Dörfler-Straße 1
89257 Illertissen
Tel. 0 73 03/36 84
Fax 0 73 03/90 39 13
http://www.zera-service.de

Acanus
Gartenstraße 14
49565 Bramsche
Tel. 02 28/23 45 55
Fax 02 28/23 13 36
http://www.acanus.de

Terra Mundo GmbH
Limburger Straße 50
61440 Oberursel
Tel. 0 61 74/20 16 08-0
Fax 0 61 74/20 16 08-9
http://www.terra-mundo.de

## *Selbsthilfegruppen*

Eine Liste von Haarausfall-Selbsthilfegruppen finden Sie im Internet unter: *http://www.der-haarausfall.net/haarausfall-selbsthilfegruppen.html*.

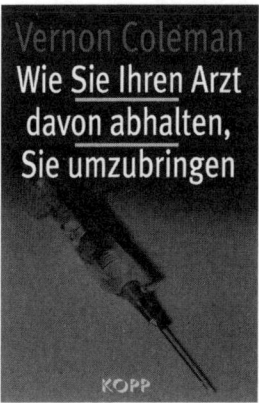

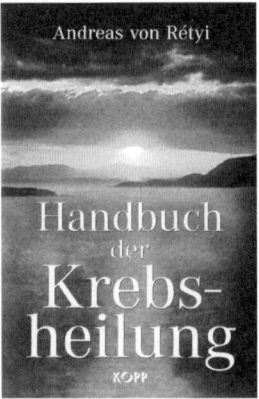

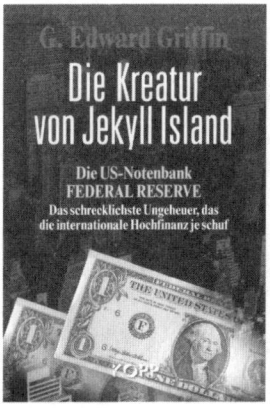

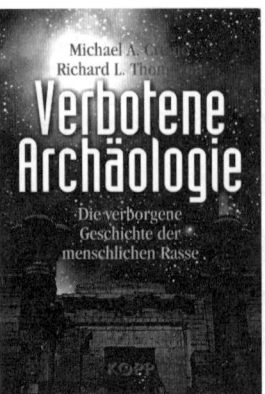

## Sensationelle Funde verändern die Welt

Michael Cremos und Richard Thompsons kontroverses Buch *Verbotene Archäologie* versetzt die Wissenschaftsgilde in basses Erstaunen. Es stellt bislang als gesichert geltende archäologische Erkenntnisse praktisch auf den Kopf und zeigt, daß die klassische Archäologie massenweise Fakten über die Entstehungsgeschichte der Menschheit unterdrückt. So liefert *Verbotene Archäologie* reichhaltige Beweise dafür, daß die menschliche Rasse seit Millionen von Jahren existiert.

»*Verbotene Archäologie* ist eine bemerkenswert umfassende Prüfung des wissenschaftlichen Beweismaterials über den Ursprung des Menschen. Das Buch wertet das gesamte Beweismaterial sorgfältig aus, auch das Material, das bisher außer acht gelassen wurde, weil es nicht in die vorherrschenden Paradigmen paßt. Wir alle können von den akribischen Forschungen und Analysen der Autoren viel lernen, egal, welche Schlüsse wir aus ihrer These über das Alter der Menschheit ziehen.«
*Dr. Phillip E. Johnson, Universität von Kalifornien, Berkeley*

»*Verbotene Archäologie* wurde hauptsächlich für den Laien geschrieben und ermöglicht eine kritische Überprüfung des für die menschliche Entwicklung sachdienlichen Beweismaterials. Darüber hinaus wird das Buch eine wertvolle Quelle für vergessene Literatur sein, die normalerweise nicht leicht zugänglich ist.«
*Dr. Siegfried Scherer, Institut für Mikrobiologie, Technische Universität München*

*gebunden*
*1056 Seiten*
*zahlreiche Abbildungen*
*ISBN 978-3-938516-33-1*
*29,90 EUR*

KOPP VERLAG
Pfeiferstraße 52
72108 Rottenburg
Telefon (0 74 72) 98 06-0
Telefax (0 74 72) 98 06-11
info@kopp-verlag.de
www.kopp-verlag.de

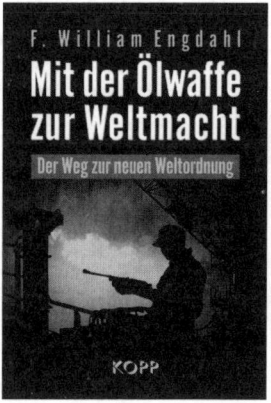

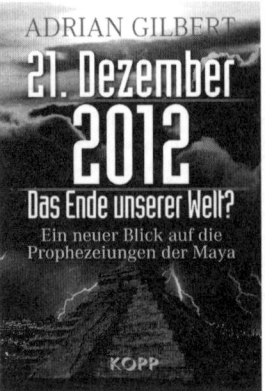

Gerhard Herm
Karl der Große

Gerhard Herm

# Karl der Große

ECON

*Bildquellen:*
Alle Vorlagen vom Bildarchiv Preußischer Kulturbesitz

CIP-Kurztitelaufnahme der Deutschen Bibliothek

*Herm, Gerhard:*
**Karl der Große / Gerhard Herm.**
5. Aufl. – Düsseldorf : ECON Verlag, 1995
ISBN 3-430-14457-4

**Sonderausgabe**
5. Auflage 1995
Copyright © 1987 by ECON Verlag GmbH, Düsseldorf.
Alle Rechte der Verbreitung, auch durch Film, Funk und Fernsehen, fotomechanische
Wiedergabe, Tonträger jeder Art, auszugsweisen Nachdruck oder Einspeicherung und
Rückgewinnung in Datenverarbeitungsanlagen aller Art, sind vorbehalten.
Gesetzt aus der Garamond der Fa. Linotype
Satz: ICS Communications-Service GmbH, Bergisch Gladbach
Druck und Bindearbeiten: Mohndruck, Gütersloh
Printed in Germany
ISBN 3-430-14457-4

Für Karls beste Verbündete –
meine Frau Christina

# Inhalt

# I.

## Die Reiter und Der Krieg der Frauen

Aus allen Teilen des riesigen Frankenreiches kamen sie herbeigeritten, um sich mit ihrem König zu treffen. Viele von ihnen waren schon aufgebrochen, als noch Schnee auf den Feldern lag und nur Krähenschwärme in der Luft hingen. Die Hufe ihrer Pferde brachen durch das splitternde Eis überfrorener Wasserpfützen, die Räder der ungefügen Proviantwagen versanken im aufgeweichten Boden. An ihrem Weg lagen Römerstädte wie Köln, Mainz, Trier, Vienne, Lyon oder Paris, aber keine davon zog sie sonderlich an. Diese Reiter waren daran gewöhnt, zusammen mit ihren Tieren auf nasser Erde zu schlafen. Sie hatten von Jugend an fast nur im Freien gelebt und kannten nur zwei verschiedene Jahreszeiten: die Monate von Spätherbst bis Frühjahrsbeginn, die sie, widerwillig genug, unter dem Dach dumpfer, raucherfüllter Holzhäuser verbrachten, und die anderen Tage, in denen sie mit ihrem König zusammen Krieg führten.

Außer dem Waffenhandwerk hatten die Reiter fast nichts erlernt. Und niemand übertraf sie in der Kunst, einen Gegner abzuschlachten.

Beim Angriff kamen die Franken in einem Schauer von Wurfbeilen daher, deren nach hinten gebogener Griff den Flug regulierte und deren Schneide scharf genug war, um jeden getroffenen Helm wie auch den Schädel darunter zu zerschmettern. Ihre Lanzenblätter hatten Widerhaken, mit denen sich das Innerste eines menschlichen Körpers nach außen zerren ließ. Ihre Dolche besaßen künstlich angebrachte Scharten, und die Schwerter der Offiziere waren aus verschiedenen Eisenstreifen derart makellos zusammengeschmiedet, daß man sich in den breiten Klingen spiegeln konnte.

Auf den Schlachtfeldern, die ein fränkisches Heer verließ, blieben zersäbelte, zerfetzte, zerstückelte Leichen zurück. Es gab kaum eine Streitmacht in Europa, die den Frankenreitern widerstehen konnte.

9

Sie galten zwar bereits als die Herren der westlichen Welt, brachen aber dennoch in jedem Frühjahr von neuem auf, um sich weitere Gegner zu suchen und sie niederzuwerfen.

Das erste Ziel, dem die Reiter nach ihrem Aufbruch zustrebten, trug den Namen »*Märzfeld*«. Er bezeichnete weniger einen bestimmten Ort als vielmehr einen genau festgelegten Termin im Kalender. Sobald sich der erste grüne Schimmer über die Landschaft legte, begegneten sie irgendwo zwischen Alpen und Atlantikküste, zwischen Donau und Rhône ihrem König, damit der ihnen sage, wer in diesem Jahr angegriffen werden solle.

Karl, der Herr aller Franken, glich seinen Reitern wie ein Soldat dem anderen. Er trug das breite, lange Offiziersschwert mit der damaszierten Klinge, war wie sie mit ledernen Wickelgamaschen, festen Stiefeln, leinenen Hosen und leinenem Wams bekleidet und hatte sich gleich den meisten von ihnen einen Schnurrbart wachsen lassen, dessen Spitzen über die Mundwinkel herabhingen. Die Augen, aus denen Karl das zusammenströmende Heer musterte, waren groß und rund, die Lippen darunter üppig, die Nase ziemlich lang. Seine ganze Erscheinung war den Reitern zutiefst vertraut: ein fast zwei Meter großer, gewappneter Krieger auf einem hohen, derben Pferd.

Karls Aufgabe würde darin bestehen, der Streitmacht voranzureiten, sobald sie marschbereit war.

Sein Staat ruhte auf den Schultern von Männern, die seit den Tagen der großen Völkerwanderung noch kaum zur Ruhe gekommen waren. Nur im Sattel fühlten sie sich wirklich zu Hause, deshalb mußte auch ihr König vom Sattel aus regieren.

Der fränkische Herrscher besaß keinen ständigen Amtssitz, keine Hauptstadt, keinen Palast. Auf dem Weg von einem Rastplatz zum anderen — auch seine verschiedenen Hofgüter waren kaum mehr als weit über das Reich verstreute Rastplätze — hatte er Entscheidungen zu treffen, von denen sich viele auf die Geschicke ganz Europas auswirkten. Er mochte im Geist die römischen Verhältnisse ordnen, sich mit den Zuständen in Pavia befassen oder sich mit dem Kaiser von Byzanz auseinandersetzen, in der Realität mußte er diesen rastlosen Reiterhaufen anführen, von dem es letztlich abhing, ob er seine weitgespannten Vorhaben überhaupt verwirklichen konnte. Karl war einer der mächtigsten Männer der Welt, aber er führte das Leben eines gewöhnlichen Nomadenhäuptlings. Doch dann, 787, beschloß er, diesen Zustand von Grund auf zu ändern. Es geschah in einem besonders bewegten Abschnitt seines Lebens.

Die Weihnachtstage des Jahres 786 hatte Karl in Florenz verbracht. Von dort war er nach Capua gegen den Herzog von Benevent gezogen. Ostern hatte er in Rom gefeiert, war kurz darauf nach Worms geritten und mußte hier seine seit der letzten Märzfeldversammlung auch nicht zur Ruhe gekommenen Reiter schon wieder zusammenrufen.

Nun stand er ihnen auf einer Rheinwiese gegenüber. Mit seiner hellen Stimme, die einen so seltsamen Kontrast zu der mächtigen Erscheinung bildete, erklärte er, der mächtigste Vasall des Reiches habe ihm den Gehorsam aufgekündigt und müsse zur Räson gerufen werden. Damit dieser Rebell aber endlich seine Versuche aufgebe, sich aus dem fränkischen Staatsverband zu lösen, werde man ihm nicht nur mit einem, sondern mit drei starken Heeren entgegentreten. Das erste davon stoße von Oberitalien aus gegen Tirol vor, das zweite vom Main her gegen Augsburg, er selbst führe das dritte Armeekorps vom rheinischen Märzfeld aus direkt nach Osten, und alles hänge davon ab, daß jede dieser Einheiten ihren Marschplan exakt einhalte. Die drei Kampfgruppen müßten zur gleichen Zeit am Ort der Entscheidung eintreffen, um den Gegner gemeinsam in die Zange zu nehmen.

Von diesen Erklärungen hatte die Reiter nur eine wirklich interessiert. Aber nun wußten sie ja: Es ging gegen Tassilo, Herzog von Baiern. Von da an war alles reine Routine.

Die Einheitsführer gaben ihre Kommandos, und der klirrende Reiterhaufen brach auf. An seiner Spitze ritt Karl, Schutzherr des Papstes, Verhandlungspartner von Kaiser und Kalif, Gesetzgeber Europas, Kenner der wichtigsten theologischen Theorien seiner Zeit, Liebhaber vieler Frauen, zärtlicher Vater einer großen Familie – nunmehr reduziert auf eine einzige, uralte, primitive Funktion: die des reitenden Kriegers.

Von frühester Jugend an hatte er so den größten Teil seiner Zeit verbracht: im Sattel sitzend und Männer anführend, die ihm, äußerlich zumindest, alle ähnlich waren. Ganz Europa hatte er auf diese Weise schon durchzogen, dieses Jahr über die Alpen, nächstes Jahr nach

Westfalen hinauf, einmal gegen Langobarden, dann gegen spanische Mauren, zwischendurch gegen Bretonen und Aquitanier oder Slawen und Friesen. Und vor ihm hatten schon sein Vater, sein Großvater, sein Urgroßvater wie auch deren Vorgänger dieselbe Tätigkeit ausgeübt. Immer unterwegs, immer in Bewegung, Regen im Gesicht, Staub in der Nase, Sonne in den Augen, kaum je ein Dach über dem Kopf, kaum je ein Bett oder ein gedeckter Tisch, statt dessen feuchte Zelte, schweiß-getränkte Kleider, Wasser aus der hohlen Hand geschlürft, karge Marschrationen beim Reiten hastig hinuntergeschlungen. Weder Karl noch die früheren fränkischen Könige hatten ein anderes Dasein gekannt, doch waren sie ihm körperlich wie geistig vollauf gewachsen gewesen. Sie trugen dieselbe Unrast im Blut wie ihre Männer, sie trieben sie an, weil sie selbst getrieben waren, sie konnten ihre Kraft nur im Reiten und Kämpfen ausleben. Kraft aber hatten sie, viel mehr, als man benötigte, um ein einfaches, gewöhnliches Leben zu führen. Sie waren nicht nur stark und gesund, sie saßen auch auf starken, guten Pferden, waren Doppelwesen aus Mensch und Tier, Produkte einer Verschmelzung, die ihre Urahnen einst mit Mitteln angestrebt hatten, zu denen auch magische Praktiken gehörten.

Karl ritt nicht nur an der Spitze der Streitmacht seiner eigenen Zeit, sondern auch an der Tete eines Geisterheeres aus Hunderttausenden von toten Reitern. Über die Abteilungen, die dicht hinter ihm trab-ten, ragten fränkische Feldzeichen empor. Der unsichtbare Zug, deren Vorhut seine lebenden Gefolgsleute bildeten, ritt unter schama-nischen Totems, leere Augenhöhlen auf Götter in Gestalt von Adlern, Bären, Hirschen oder Böcken gerichtet. Seit der Zeit, da der erste dieser längst zu Staub zerfallenen Reiter aufbrach, und jener, in der Karl lebte, waren rund zweitausend Jahre verstrichen, aber noch immer verhielten die Männer sich so wie ihre fernen Vorfahren. Sie durchzogen die Welt, um zu kämpfen und zu erobern, weil ihr Bündnis mit dem Pferd sie für ein solches Dasein gerüstet, für fast jedes andere unbrauchbar gemacht hatte.

Die eindrucksvollste unter den wenigen erhalten gebliebenen germa-nischen Steinskulpturen zeigt einen Reiter. Er sitzt, gerüstet mit Schild, Speer und Schwert, auf seinem mächtigen, kleinköpfigen Pferd, den Blick in die Ferne gerichtet, offenbar unberührt von allem, was um ihn herum vorgehen mag. Unter dem Boden, über den er hintrabt, verbirgt sich ein Knäuel aus Schlangenleibern, doch gibt es kein Anzeichen dafür, daß er davon weiß oder daß es ihn bekümmert. Es könnte Wotan sein, der auf diesem »Reiterstein von Hornhausen« dargestellt ist, oder ein unbekannter Heerkönig der Völkerwanderungszeit. Doch vielleicht ist der einsame Mann auch nur steingewordener Ausdruck eines uralten, sowohl stoischen wie tragischen Lebensgefühls.

Da das Bild um das Jahr 700 entstand, könnte dem Steinmetzen indessen ebensogut ein Vorfahre Karls vor Augen gestanden haben, etwa sein Urgroßvater Pippin der Mittlere oder sein Großvater Karl Martell. Beide hätten sich jedenfalls in dem Mann über der Schlangengrube erkennen können, und Karls Gefolgsleuten wäre er ebenfalls zutiefst vertraut gewesen.

Für sie war die Welt noch immer ein mächtiger Baum, in dessen Zweigen die Vögel nisteten, auf dessen Ästen die Eichhörnchen spielten und an dessen Wurzeln schlangenähnliche Ungeheuer nagten. Sie kannten auch noch den alten Traum ihrer Vorfahren, sich mit den Tieren so zu vereinigen, daß aus dieser Verbindung neue und vollkommenere Wesen hervorgehen würden: Geschöpfe, die scharfäugig waren wie Adler, stark wie Bären, schnell wie Hirsche, aber auch listig wie Schlangen und weise wie Raben. Um dies zu erreichen, hatten Menschen schon Tiere als Geschlechtspartner angenommen, hatten ihre Bälger übergestreift, sich mit ihren Geweihen geschmückt und versucht, sich des Wesens ihrer Lebensgenossen in magischen Riten zu bemächtigen.

Die wichtigste und folgenreichste Frucht dieser Bemühungen war die Vereinigung von Mann und Pferd gewesen. Mit dem Tag, an dem der erste Reiter zwischen wandernden Wolkenschatten auf den eurasischen Steppen erschien, begann die Welt, sich grundlegend zu verändern, und der Mensch sich mit ihr.

Mühselig und bepackt hatten wandernde Jäger sich einst auf den Horizont zu geschleppt. Nun flogen sie ihm entgegen und konnten zum erstenmal ermessen, wie grenzenlos die Erde war. Enge Täler führten unvermutet in weite Ebenen hinaus, riesige Ströme flossen unbekannten Meeren zu. Es war eine Lust, sich in diesen weit geöffneten Raum hineinzustürzen, ein Gefühl, das beinahe süchtig machte. Doch meldeten die trommelnden Pferdehufe auch einen bisher unbekannten Anspruch auf Macht an. Die Reiter hatten mehr Kraft, als sie zur Befriedigung ihrer Bedürfnisse benötigten. Sie betrachteten nicht mehr die Jagdtiere allein als Beute, sondern auch Menschen. Ackerbauende Landbewohner waren den blitzschnell heranstürmenden, übermannshohen Doppelwesen nicht gewachsen, sie mußten weichen oder sich unterwerfen. Die Reiter selbst aber ließen sich in immer fernere, unbekanntere Räume hinaustragen.

Schon die Hoffnung auf etwas, das besser war als ihr derzeitiger Zustand, reichte aus, sie in Bewegung zu setzen. Kam dann noch Not hinzu, Dürre etwa, Kälteeinbrüche, Überschwemmungen oder andere Katastrophen, dann packten sie um so unbedenklicher ihre Habe zusammen, stiegen in den Sattel und suchten anderswo nach günstigeren Verhältnissen. Dabei wurde Heimat unwichtig, und als Besitz galt nur noch, was man mühelos mit sich führen konnte: Waffen, Vieh und Schmuck. Ganze Völkerschaften gerieten so in Bewegung. Es war ein Vorgang, der sich über Hunderte von Jahren hinzog.

Den Höhepunkt dieser Entwicklung markiert jene Bewegung, die man *Völkerwanderung* nennt. Zu ihren Teilnehmern gehörten Hunnen, Sarmaten, Germanen und zu den letzteren auch der aus mehreren Stämmen bestehende Verband der Franken. Historiker älterer Schule sagen, »die« Völkerwanderung hätte vom Jahr 375 bis zum Jahr 568 gedauert. Sie meinen jedoch, in dieser Frist sei das Römische Reich den letzten und stärksten, aus Osten und Norden heranstürzenden Reiterhorden erlegen, während alle früheren an seinen Grenzfestungen noch gescheitert waren oder von den Legionen zerstreut werden konnten. Was Goten, Vandalen, Alemannen und eben Franken bei diesem Ansturm zerstörten, was sie niederbrannten oder einfach dem Verfall überließen, das hatte Karl von seinen Vorgängern auf dem fränkischen Thron geerbt. Er war der bedeutendste aller aus der Völkerwanderung hervorgegangenen Germanenkönige, sein Name war ein Begriff in Konstantinopel, vielleicht sogar am Hof von Bagdad, doch die Aufgabe, seine Gefolgsleute in oder zwischen den halbverfallenen römischen Städten anzusiedeln, hatte er zweihundert Jahre nach dem Ende des großen Aufbruchs noch immer nicht bewältigt. Die Franken dachten nicht daran, ihre überschüssige Kraft in friedliche Aufbauarbeit umzusetzen. Sie wollten leben, wie ihre Vorfahren gelebt hatten: Gefährten und Kampfgenossen eines Königs, der jener Gestalt auf dem Reiterstein von Hornhausen glich. Und Karl war sich darüber vollkommen im klaren.

Er wußte schon deshalb, wie seine Männer dachten, weil er selbst noch die Macht des uralten Bannes verspürte, in dem sie standen. Und er ahnte, daß ihre aus magischen Quellen gespeisten Vorstellungen nicht einfach durch Dekrete oder Gesetze beseitigt werden konnten. Wer die Frankenreiter in einen anderen Zustand versetzen wollte als den, in welchem sie noch immer verharrten, der mußte sich selbst einer Art von Zauber bedienen, einer Beschwörung, die nicht aus abstrakten Vorstellungen destilliert war. Ein Bild brauchte man vielmehr, um sie zu beeindrucken, ein mächtiges Symbol gleich der germanischen Weltenesche oder dem allen Reitervölkern vertrauten Lebensbaum. Karl dachte an ein Bauwerk von strahlender, fast außerirdischer Herrlichkeit, das die Idee seines Reiches umschloß, den Sinn eines besseren Daseins bezeugte.

Das Modell dieses Bauwerks trug der Frankenkönig im Jahr 787, als er gegen die Baiern ritt, schon lange im Kopf. Es war eine aus präzise aufeinander bezogenen symbolischen und geometrischen Formeln bestehende Konstruktion, ein vorerst rein geistiges Gebilde, im Grunde ein einziger in Architektur umzusetzender Zauberspruch. Um ihn entwerfen zu können, hatte Karl zuvor das ganze fränkische Reich in diese Idee bannen und auf seine ursprüngliche Essenz reduzieren müssen. Die führte er nun ebenfalls auf allen seinen Reisen bei sich, ein körperloses Instrument, mit dem er operieren konnte wie mit einem Abakus. Freilich, auf welch andere Weise hätte er auch vom Sattel aus regieren sollen?

Karls Staat erstreckte sich von der Biscaya bis zum Böhmerwald, von der Elbmündung bis weit in die römische Campagna hinein, er fand aber dennoch unter einer Kuppel Platz, die nicht größer war als seine Hirnschale. Nun allerdings wollte er dieses enge Behältnis durch eine größere Kuppel ersetzen. Als Standort dafür hatte er Aachen gewählt.

Die Frauen in den fränkischen Dörfern, die Frühjahr für Frühjahr zu »Kriegerwitwen auf Zeit« gemacht wurden, spielten in der Vorstellung ihrer abwesenden Männer eine recht seltsame Rolle. Am Lagerfeuer fragten die Reiter sich immer wieder, was das Weibervolk wohl triebe, wenn es allein und ohne Aufsicht sei. Dabei verhedderten sie sich in einem geradezu phantastischen Dickicht aus Verdächten, Mutmaßungen und Unterstellungen.

Bekannt war den Reitern etwa, daß die zurückgelassenen Lebensgefährtinnen in Spinnstuben zusammenkamen, um gemeinsam der höchst nützlichen und ungemein harmlosen Arbeit mit Rocken und Spindel nachzugehen. Dennoch überlegten sie beharrlich, ob es wirklich nur das sei, was die Frauen dort trieben. Diesen Zusammenballungen von Weiblichkeit schien ein hexenhafter Geruch anzuhaften. Sie strahlten Feindseligkeit gegenüber dem anderen Geschlecht aus und waren in Geheimnisse getaucht, welche kein Mann je ergründen würde. Zuweilen glaubten sie, in ihnen Horte des verborgenen Wissens um natürliche und übernatürliche Vorgänge zu erkennen. Und mit der Zeit geriet den Reitern »die Spinnstube« sogar zu einem Begriff für alles, was hintergründig, untergründig, unheimlich oder unanständig war.

Was etwa mochten die erfahrenen älteren Frauen den jüngeren wirklich beibringen, wenn sie so zusammensaßen? Erklärten sie ihnen die Rätsel des Geschlechtslebens, die Möglichkeit, ihre eigenen Körper zweckvoll zu gebrauchen, die Kunst, mit stimulierenden, besänftigenden, einschläfernden oder gar giftigen Kräutermischungen umzugehen? Erteilten sie nur mütterliche Ratschläge, oder lehrten sie in Wahrheit, wie man Gatten, Brüder, Söhne mit weiblichen Mitteln beherrscht und lenkt?

Je länger die Gespräche an den Lagerfeuern dauerten, desto mehr luden sich die einfachen Worte »spinnen« und »Faden« mit schwerwiegender, unheilschwangerer Bedeutung auf. Die Zeit spann, der Mond webte, Flocken zupfend und Garn spulend, saßen die germanischen *Nornen* am Schicksalsbrunnen. Feen knüpften an den Wiegen von Neugeborenen den Lebensfaden an, konnten ihn aber ebensogut durchschneiden. Die wilden *Hollen* und die noch dämonischeren *Perchten* übten mit Flechten, Weben, Knüpfen und Spinnen üblen Zauber aus.

Wie also stand es mit den Fäden, die in der ganz gewöhnlichen Spinnstube zusammengeknüpft wurden? Wahrlich, die Welt außerhalb der sicheren Lagergrenzen war von höchst verdächtigem Wesen und Unwesen erfüllt, weshalb ein Mann nichts Besseres tun konnte, als sich durch die Rüstung zu schützen und das einfache Geschäft des Kämpfers zu betreiben.

Die Jahr für Jahr in den Krieg ziehenden Reiter erwiesen sich mit ihren Deutungsversuchen als Flüchtlinge vor einem Dasein, welches sie weder durchschauen noch bewältigen konnten. Ihr kriegerisches Leben hatte sie in einem leicht juvenilen Zustand konserviert. Dem Tod konnten sie ins Auge sehen, dem friedlichen Alltag nicht. Und auch das wußte der vor seinem Heerhaufen reitende Karl.

Er selbst hatte sich durch Frauen in Konflikte stürzen lassen, die ihn beinahe Thron und Leben gekostet hätten. Noch jetzt, da er schon zum drittenmal verheiratet war, unterhielt er zu ihnen kein ausgewogenes Verhältnis. Er liebte heftig, versuchte, die Geliebten zu beherrschen, fühlte sich unwiderstehlich von ihnen angezogen und neigte trotzdem dazu, sie eisern im Zaum zu halten. Doch damit erwies er sich wiederum als einer von denen, die ihm nachritten, ein Produkt jener großen Wanderung, deren so lange nachwirkende Kraft sich an dem geplanten Bauwerk in Aachen endlich brechen sollte.

Karl dürfte durchaus auch gewußt haben, daß die bisherige Geschichte seines Volkes unter anderem deshalb so wilde und blutige Züge trug, weil fränkische Könige sich immer wieder in Netze verstricken ließen, die von Frauen geknüpft oder wenigstens angesponnen worden waren.

Er selbst hatte das noch am eigenen Leib erlebt. Einige Könige aber aus dem seltsamen Geschlecht, das seine eigene Familie dann beseitigen und beerben sollte, mußten in den Wirren, welche von Frauen angezettelt worden waren, Leben, Reich und Krone lassen.

Fäden, gedreht in den Spinnstuben von Königinnen, bilden das insgesamt seltsamste Muster im figurenreichen Teppich der fränkischen Geschichte. Zu den ersten, die an diesem Bildwerk wirkten, gehörte eine Burgunderin namens Chrodechilde, zu den letzten Karls Mutter Bertrada.

Chrodechilde kam aus einem der ältesten germanischen Königreiche. Ihre Vorfahren waren von Flavius Aetius, dem Sieger der großen

Hunnenschlacht gegen Attila — sie hatte 451 bei Troyes auf den sogenannten Mauriazensischen Gefilden stattgefunden —, in Savoyen am Genfer See angesiedelt worden. Nach dem Zusammenbruch des Imperiums etablierten sie sich auch noch in den Tälern von Aare, Saône und Rhône und machten Lyon zu ihrer Hauptstadt. Von dort aus regierten die burgundischen Herrscher so wie andere aus der großen Wanderung hervorgegangene Könige auch. Der germanische Adel und seine Gefolgsleute stellten die Kriegs- und Schutzmacht des Staates, die eingesessenen Römer und Gallier zahlten Steuern und gehorchten. Diese Ordnung war zuerst von den Ostgoten in Italien und den Westgoten in Spanien errichtet worden. Zusammen mit ihnen und noch einigen anderen Völkern, wie etwa den Thüringern, gehörten auch die Burgunder jener großen, lockeren Föderation an, die Theoderich der Große mit Leben zu erfüllen suchte. Der Ostgotenkönig strebte die Bildung eines germanischen Staatenblocks von der Elbe bis an den Ebro, vom Rhein bis an die Straße von Messina an, ein Bündnissystem, das stark genug gewesen wäre, dem byzantinischen Reich mit seinen in Konstantinopel residierenden Kaisern Paroli zu bieten.

Als Chrodechilde zum heiratsfähigen Mädchen heranwuchs, stand dieser ebenso große wie großartige Traum noch in voller Blüte — zumindest schien es so. Durch eine Heiratspolitik von geradezu habsburgischen Ausmaßen hatte Theoderich nahezu alle bedeutenden Germanenkönige an sich gebunden, aber die wichtigste Säule seines Herrschaftssystems begann bereits zu bröckeln.

Der Ostgote in Ravenna hielt es für wichtig, daß die Herrenschicht in den eroberten Gebieten einem anderen Glauben anhing als die Unterworfenen. Sie sollten sich wohl zum Christentum bekennen, aber keineswegs die katholische, sondern die arianische Lehre praktizieren. Die Amtskirche vertrat damals (wie heute) die Überzeugung, Gottvater und Gottsohn seien wesensgleich. Für die Anhänger des alexandrinischen Presbyters Arius hingegen war Christus seinem Vater nur wesensähnlich. Dieser scheinbar feine theologische Unterschied wurde von Theoderich in reine Politik umgemünzt. Er diente ihm als Grenzwall zwischen germanischen Waffenträgern und der katholischen Zivilbevölkerung. Beide sollten bei ihrer jeweiligen Auffassung verharren und in säuberlicher Trennung voneinander ihre verschiedenen Funktionen ausüben. Doch war dies ein zu künstliches Konzept, als daß es mit Leben hätte erfüllt werden können.

Zu den ersten, die gegen Theoderichs Regel verstießen, gehörte möglicherweise Chrodechildes Vater. Er war dem von der gebildeten Schicht Burgunds ausgehenden geistigen Einfluß nicht gewachsen, er schwor seinem arianischen Glauben ab. Seine Tochter wuchs als überzeugte Katholikin heran, und das hatte Folgen, die dem System Theoderichs noch mehr Boden entzog.

Um das Jahr 491 »erblickten Boten, welche der Frankenkönig Chlodwig oftmals in das Burgunderland sandte, die Jungfrau Chrodechilde. Weil sie aber fanden, daß diese schön und verständig« sei, berichteten sie darüber ihrem Herrn, woraufhin Chlodwig sofort Brautwerber nach Lyon schickte. Daß er selbst bereits eine Frau hatte, störte ihn dabei wenig. Ehen zu dritt waren in seinen Kreisen nicht unüblich, und Chrodechilde wurde nicht lange gefragt. Sie dürfte auch erst erfahren haben, daß der Franke weder Arianer noch Katholik, sondern ein krasser Heide war, als er schon »großes Wohlgefallen an ihr gefunden« und sie geheiratet hatte. Was es sonst noch über ihn zu wissen gab, mutete ebenfalls nicht gerade erfreulich an.

Dem fränkischen Chronisten Fredegar reichte die Aufstellung eines Mordregisters vollkommen aus, um den ersten bekanten Merowingerkönig zu charakterisieren.

»Chlodwig«, notiert er lakonisch, »brachte Chloderich um ... der ihm mit seinem Heer gegen die Goten beigestanden hatte ... Chlodwig tötete seinen Verwandten, den König Chararich, und bemächtigte sich dessen Reiches. Chlodwig tötete mit List den König Ragnachar, der mit ihm verwandt war, und ermordete ebenso mit eigener Hand dessen Bruder Richar. Das Reich Ragnachars, der in Cambrai seinen Sitz gehabt hatte, unterwarf er seiner eigenen Herrschaft. So wurde das Reich Chlodwigs über ganz Gallien ausgebreitet. Mit großer Beharrlichkeit setzte er alles daran, daß außer seinen eigenen Nachkommen keiner von seinen Verwandten übrigbleibe, um zu regieren.«

Sie schien also wahrhaftig an ein blutbespritztes Ungeheuer geraten zu sein, die Prinzessin aus der burgundischen Königsfamilie. Ob es sie übermäßig erschreckte, ist dennoch eine offene Frage. Auch bei ihr in Lyon wurden Nachfolgefragen gewöhnlich mit dem Dolch geregelt. Im Grunde hat Chlodwig nur die Gesetze befolgt, denen er selbst unterlag.

Wie alle Nachkommen des sagenhaften Merovech, der der Verbindung einer Frau mit einem Seeungeheuer entsprungen sein soll, war er nichts weiter als der lebende Fetisch seiner halbwilden Gefolgsleute. Den Franken galt jeder König als Verkörperung des auf ihnen ruhenden göttlichen Heils. Sein Haar durfte niemals von der Schere berührt werden, und seine Aufgabe bestand vor allem darin, ihnen beim Kriegszug voranzureiten. Wilder und verwegener aber als diese Nachzügler der Völkerwanderung hat schon damals kein anderes Volk gekämpft. Vom Rheintal aus war es in der Mitte des fünften Jahrhunderts – noch zögernd beinahe – in Richtung Westen vorgerückt. Dann, um 482, setzte jener Chlodwig sich an seine Spitze und führte es von einem Sieg zum anderen. Theoderich versuchte zwar, auch die Franken in sein Bündnissystem einzubeziehen – er heiratete Chlodwigs Schwester Autoflada –, aber diese ließen sich selbst von dem großen Ostgoten in ihrem Treiben nicht behindern; sie nahmen jeden Gegner an, dem sie sich gewachsen fühlten, sei er Germane oder Römer. Und sie waren fast allen überlegen.

Als Chlodwig Chrodechilde heiratete, reichte sein Herrschaftsgebiet bereits von Regensburg bis an die Seine. Im Süden grenzte es an das burgundische, im Südwesten an das sogenannte »tolosanische« Reich der Westgoten, dessen Hauptstadt Toulouse war. Und der Merowinger stand damals erst im besten Mannesalter, er erweckte nicht den Eindruck, als wolle er sich jetzt schon niederlassen, um friedlich das Feld zu bestellen. Wie hätte er das auch tun können? Er war ein Heerkönig und sein fliegendes Haar eine Kriegsfahne. Für geistige oder gar religiöse Fragen brachte er nicht das geringste Interesse auf.

Dies allerdings gedachte Chrodechilde zu ändern. Zusammen mit Remigius, dem Bischhof von Reims, beschwor sie den Ehemann so lange, zu ihrem Glauben überzutreten, bis Chlodwig endlich nachgab. Am Weihnachtstag des Jahres 498 ließ er sich »zum Taufbade hinführen«, wurde von Remigius dreimal untergetaucht und hörte aus dem Mund des Priesters den berühmt gewordenen Satz: »Beuge deinen Nacken, stolzer Sugambrer, verehre, was du verfolgt hattest, und verfolge, was du verehrtest.«

Danach berichtete man dem mit einem alten fränkischen Stammesnamen angeredeten Herrscher von Christi Leidensweg. Er lauschte andächtig, um schließlich den Vortrag mit einem Satz zu kommentieren, welcher sein ungetrübt germanisch-heidnisches Bewußtsein nicht deutlicher hätte illustrieren können. »Wenn ich mit meinen Franken damals dabeigewesen wäre«, sagte er zu dem verblüfften Remigius, »dann hätte ich dieses Unrecht gerächt.« Der Bischof mag etwas gequält gelächelt haben, dennoch konnte er zufrieden sein: Ein weiterer Germanenkönig war zum katholischen Glauben übergetreten und damit aus der antirömisch-arianischen Front Theoderichs herausgebrochen worden. Das war kein kleiner Erfolg. Remigius betrachtete sich durchaus auch als Vertreter des untergegangenen Cäsarenreiches.

Chrodechilde aber mußte erkennen, daß sie ihrer eigenen Familie mit der Bekehrung des Frankenkönigs einen schlechten Dienst erwiesen hatte. Unter dem Vorwand, Ketzer bekehren zu müssen, griff Chlodwig seinen Schwager Gundobad, der Arianer geblieben war, an und hätte ihn auch besiegt, wenn den Burgundern nicht die Westgoten zu Hilfe gekommen wären. Beiden nützte ihr Sieg über die Franken freilich nicht allzuviel. Im Jahr 507 entriß der Merowinger den Westgoten ihren gesamten Besitz auf heute französischem Boden, auch den Königssitz Toulouse. Und nach Chlodwigs Tod verleibten zwei seiner Söhne die Heimat ihrer Mutter dann dem Reich der Franken ein. Zuvor aber hatten sie einen Staatsstreich Chrodechildes auf barbarische Weise abgewürgt.

Wie noch viele fränkische Herrscherinnen nach ihr glaubte auch die ehemalige Burgunderin, dem sinnlos anmutenden kriegerischen Treiben der langmähnigen Heerkönige ein Ende setzen zu müssen. Dabei unterdrückte sie sogar ihre mütterlichen Instinkte. Anstelle der eigenen Kinder versuchte Chrodechilde, nach Chlodwigs Tod zwei Neffen, die sie besonders liebte, auf den Thron zu bringen. Dies führte zu einem grausam blutigen Desaster.

Ihre ältesten Söhne lockten die Mutter samt den beiden Jungen nach Paris, zeigten Chrodechilde dort eine Schere und ein Messer und fragten: »Ob den Knaben die Locken geschoren werden und sie leben sollen oder ob man beide töten solle.« Da aber Chlodwigs Witwe natürlich wußte, daß ein Merowinger mit dem Haar auch seine

Königseigenschaft verlor, erwidert sie, »von Bitterkeit überwältigt: ›Lieber will ich die Knaben, wenn sie nicht auf den Thron erhoben werden, tot sehen als geschoren‹«. Und so geschah es.

Chlothar, der eine seiner Onkel, »ergriff den älteren Prinzen am Arm, warf ihn zu Boden, stieß ihm ein Messer in die Schulter und tötete ihn erbarmungslos«. Der noch lebende zweite Junge warf sich daraufhin Childebert, dem anderen Onkel, zu Füßen »und rief unter Tränen: ›Hilf mir, teuerster Oheim, daß ich nicht auch umkomme wie mein Bruder‹«. Doch Childebert − »Zähren rannen über sein Antlitz« − warf ihn Chlothar zu. »Der fing ihn auf, stieß ihm das Messer in die Seite und tötete ihn, wie er den Bruder zuvor getötet hatte; alsdann brachten sie auch die Diener und Erzieher der Knaben um.« Das alles geschah vor den Augen der eigenen Mutter.

Chrodechildes Unternehmen war der erste Versuch einer gekrönten Frau gewesen, sich den Frankenreitern in den Weg zu werfen. Gregor von Tours, der große Chronist der Merowingerzeit, hat ihre Motive später in die Worte gefaßt: »Wonach trachtet ihr denn? Habt ihr nicht Überfluß an allem? In eueren Palästen gibt es die Genüsse des Lebens in Fülle, euere Vorratskammern sind übervoll von Wein, Weizen und Öl, in eueren Schatzkammern häufen sich Gold und Silber ... Warum nimmt einer dem anderen das Seine?«

In der Tat: Warum? Theoderichs mächtiges Reich wurde nach seinem Tod binnen weniger Jahre von byzantinischen Armeen niedergeworfen und ausgelöscht. Den Westgoten in Spanien drohte bereits ein ähnliches Schicksal. Die Franken dagegen saßen sicher und unangefochten in dem von ihnen unterworfenen riesigen Revier. Niemand wagte, sie anzugreifen, kaum jemand, gegen sie aufzubegehren. Welch einen blühenden Staat hätten sie also in den reichen gallischen Provinzen des ehemaligen Imperiums errichten können! Aber sie kamen nicht einmal auf die Idee, es zu versuchen. Jedes Frühjahr zogen die Reiter aufs Märzfeld und zwangen ihre Könige, sie in die Schlacht zu führen. Dabei akzeptierten sie als Gegner, wer immer ihren kriegerischen Ehrgeiz herausforderte, notfalls sogar Angehörige des eigenen Volkes. Den Königen aber blieb gar nichts anderes übrig, als diesem hitzigen Drängen nachzugeben. Das Heer glich einem reißenden Rudel von Raubtieren. Sie liefen Gefahr, von ihm überrannt zu werden, wenn sie sich nicht an seine Spitze setzten.

Das von Chlodwig zum erstenmal geeinte Reich jedoch zerfiel durch dieses Treiben immer wieder in einzelne Teilkönigreiche, deren jedes bestrebt war, die anderen auszuschalten.

Chlodwig hatte sein Erbe geviertelt und es damit in Kauf genommen, daß die Söhne einander so lange bekämpften, bis der stärkste von ihnen sich durchgesetzt haben würde. Aber als dies Jahre später geschehen war und Chlothar, der Sieger des Bruderkampfes, selbst auf dem Totenbett lag, verfuhr er nicht anders als sein Vater. Wie der Artikel 59 des fränkischen Grundgesetzes »*Pactus legis Salicae*« es verlangte, gab er seinen ganzen Besitz »an das männliche Geschlecht, und zwar die Brüder«. Vier eheliche Söhne hatte der Neffenmörder, also erhielt einer von ihnen den östlichen, überwiegend germanisch besiedelten Teil des Reiches, der vom Westrand des Thüringer Waldes etwa bis zur Seine reichte und *Austrien* genannt wurde. Der zweite erhielt *Neustrien*, den romanisierten Westen zwischen Schelde und Loire, der dritte *Burgund* mit seinen Hauptstädten Lyon und Orléans und der vierte das den Westgoten entrissene *Aquitanien* bis hin zur Pyrenäengrenze. Die Botschaft, die man aus diesem Testament hätte herauslesen können, lautete schlicht und einfach: Wer das ganze Reich haben will, soll die anderen vom Brett fegen – wie ich es getan habe.

Genau dies schien dann auch zu geschehen. Doch entwickelten sich dabei die Dinge ganz anders als zu Lebzeiten des Vaters. Keiner der Söhne Chlothars war ein so rücksichtsloser Gewaltmensch wie er. Außerdem griffen abermals Frauen in das Geschehen ein.

»Züchtig und wohlgefällig in ihrem Benehmen, klugen Geistes und anmutig im Gespräch«, so beschreibt der Chronist Fredegar Brunichilde, die Tochter des Königs von Spanien. Der Dichter Venantius Fortunatus bezeichnet sie als »zweite Venus«. In ihren Adern floß reinstes blaues Blut, jenes *sangre azul*, das die Bewohner Iberiens in dem durchsichtigen Geflecht auf den Handrücken ihrer westgotischen Herren zu erkennen glaubten und das fortan dem ganzen europäischen Adel als Kennzeichen zugeschrieben wurde.

Brunichildes Vater residierte in der mächtigen, damals schon alten Stadt Toledo hoch über dem Tajo. Eines Tages wurden ihm Brautwerber des austrischen Königs Sigibert gemeldet. Chlothars ältester

Sohn suchte nach einer Ehepartnerin, die ihm helfen konnte, das unruhige Frankenvolk zu zähmen.

Nach den Maßstäben, die seine Vorfahren gesetzt hatten, war Sigibert bereits ein etwas dekadenter Merowingersproß. In seiner Residenz Reims gab es eine Palastschule, die lateinische Bildung verbreiten sollte. Er selbst scheint sich für Literatur interessiert zu haben und beschäftigte den aus Venetien zugewanderten Dichter Venantius Fortunatus als Hofpoeten. Seine Franken indessen waren von diesem Kulturprogramm nicht übermäßig beeindruckt. Reims, so schrieb Fortunatus einmal an Gregor von Tours, sei ein Ort, »wo es für mich den gleichen Wert hat, heiser zu krächzen wie zu singen, bei Leuten, denen das Geschnatter der Gans und der Gesang des Schwanes keinen Unterschied macht ... So habe ich unter ihnen nicht als Dichter, sondern als Mäuserich die Blüte des Liedes abgenagt und mein Gedicht nicht gesungen, sondern dahingeplappert, während die Zuhörer von Bechern aus Ahorn saßen, sich Heil zutranken und ... unmäßig tobten.«

Der empfindsame Literat war offensichtlich nicht an einen Musenhof gelangt, wie er es gehofft haben mochte, sondern in eine germanische Gefolgschaftshalle, wo man sich lieber über den letzten Feldzug unterhielt, als lateinische Verse zu diskutieren. Dieses Treiben aber sollte nun durch Brunichilde geadelt werden. Ihr Einzug in Reims muß zumindest ein glänzender Auftritt gewesen sein.

Schimmernd im Schmuck gotischer Granatbroschen, kam die Königstochter aus Spanien an, »mit vielen Schätzen«, begleitet von Gogo, dem Leiter der Palastschule, der um sie geworben hatte. Und wie im Märchen ging es weiter. »Die Großen des Reiches« waren versammelt, Sigibert »ließ ein Gelage zurichten«, und Fortunatus trug ein Hochzeitsgedicht von hundertneunzehn Versen vor. »Eine Liebe erblüh«, deklamierte er auf lateinisch, »bleib fest in ihnen am Leben / Unter Eurem Schirm ersprieße allen nur Freude, / Frieden liebe die Welt, es siege und herrsche die Eintracht.« Man hätte wirklich glauben können, der Sohn des blutigen Chlothar führe ein neues Zeitalter herauf. Freude, Friede, Eintracht, wann hatte man im Frankenreich jemals ähnliche Worte vernommen?

Die Kunde von dem, was zu Reims geschah, drang alsbald auch nach Soissons hinüber, wo Sigiberts Bruder, der König von Neustrien, residierte. Ihm, er hieß Chilperich, sagte man zwar nach, es gäbe »keine Art von Wollust und Ausschweifung, die er nicht übte«, auch lebte er nach dem Tod seiner ersten Gemahlin mit mehreren Frauen auf einmal zusammen, doch mußte selbst sein härtester Kritiker, Gregor von Tours, zähneknirschend zugeben, daß Chilperich »Bücher in Versen« geschrieben und eine Schrift über die Heilige Dreifaltigkeit verfaßt habe. Er scheint sich also wie Sigibert ebenfalls erheblich von seinem Vater und seinem Großvater unterschieden zu haben.

Als er nun von Brunichilde erfuhr und dem Glanz, den sie in Reims entfaltete, wollte er es sofort dem älteren Bruder gleichtun. Bei Athanagild, dem König in Spanien, erschien denn auch ein zweiter fränkischer Brautwerber, er bat um die Hand von Brunichildes Schwester Galswintha. Der Westgote, der sich kaum etwas Besseres wünschen konnte als eine Festigung seiner Beziehungen zum Merowingerreich, zögerte nicht einen Augenblick, das Mädchen auf den Weg zu schicken. Und schon wenig später feierte man in Soissons ebenso prächtig Hochzeit wie zuvor in Reims. Zwei fränkische Reiche befanden sich also auf dem Weg in ein neues Zeitalter. Indes, es schien nur so.

Von den Frauen, die Chilperich aus dem Haus jagen mußte, um das Bett für Galswintha frei zu machen, war zumindest eine keineswegs bereit, sich einfach wegschicken zu lassen. Sie hieß Fredegunde, stammte aus einfachem Haus und dürfte einem jener Zirkel vorgestanden haben, welche im Jargon der Männer »Spinnstuben« genannt wurden. Fredegunde hatte es nicht nur verstanden, sich den etwas haltlosen Chilperich hörig zu machen, sie konnte auch virtuos mit Gift umgehen. Galswintha, ein etwas spätes Mädchen, war der Exgeliebten ihres Mannes völlig unterlegen.

Schon wenige Tage nach der Hochzeit wurde die Gotin erdrosselt aufgefunden, und Fredegunde bezog erneut den angestammten Platz im königlichen Schlafzimmer. Damit begann eine der blutigsten Tragödien der fränkischen Geschichte, ein Bruderkrieg, der zuerst von Männern, dann von Frauen geführt wurde und von dem man noch siebenhundert Jahre später sang und erzählte – zu der Zeit, in der das Nibelungenlied entstand. Brunichilde verschmolz mit der isländischen Brunhild, die einen burgundischen König heiratete, Fredegunde mit Kriemhild, der Gemahlin Siegfrieds.

25

Beide Frauen zusammen aber haben alle Ansätze zu einer lateinischen Renaissance im Frankenreich, wie Sigibert und wohl auch Chilperich sie anstrebten, zunichte gemacht, wobei es vollkommen offen ist, ob sie dies auch wollten. Möglicherweise ahnte keine von ihnen, welch unkontrollierbare Kraft sich in einem Krieg entfalten mußte, den Franken gegen Franken führten. Ein Heerkönig war ja seiner Gefolgschaft zumindest ebensosehr ausgeliefert wie diese ihm.

Sigibert eröffnete den Bruderkrieg, wenn auch keineswegs in der Absicht, seine Schwägerin Galswintha zu rächen. Er tat sich vielmehr mit deren mutmaßlichem Mörder zusammen, um Gunthram von Burgund, dem dritten damals noch lebenden Sohn ihres Vaters, sein Königreich abzunehmen. Bevor es aber zu einem Feldzug ins Rhônetal kam, zwangen die neustrischen und austrischen Adeligen ihre langhaarigen Herrscher, sich mit dem Burgunder zu versöhnen und auf halbem Weg umzukehren — sie hatten die Rechnung ohne das Heer gemacht.

Die Austrier waren pünktlich wie jedes Jahr auf dem Märzfeld erschienen, um sich zu schlagen, sie wollten nicht wieder nach Hause gehen, ohne ihren Krieg gehabt zu haben. So blieb Sigibert, der mittlerweile dem Gunthram Frieden gelobt hatte, nichts anderes übrig, als seine Streitmacht nun eben gegen den eigenen Komplizen Chilperich zu führen. Und da der, auf den Angriff von dieser Seite nicht vorbereitet, eine völlige Niederlage hinnehmen mußte, konnte sein Exschwager, ohne es ursprünglich eigentlich beabsichtigt zu haben, wenig später als Sieger in die neustrischen Städte Soissons und Paris einziehen. Die dortige Bevölkerung bereitete Sigibert einen glänzenden Empfang. Warum auch nicht? Im merowingischen Reich galt immer nur derjenige als Herrscher, der zu siegen verstand.

Zwischen Brunichildes Mann und der Alleinherrschaft in Franken standen nun allein noch Gunthram von Burgund — und Fredegunde. Fredegunde war die weitaus gefährlichere von beiden.

In Vitry an der Marne saß Sigibert gerade vor der Versammlung, die ihn zum König über Neustrien ausrief, als zwei Bittsteller baten, bei ihm vorgelassen zu werden. Gnädig winkte er sie heran, gleich darauf trafen ihn zwei Dolchstöße, einer von links, einer von rechts. Der strahlende Triumphator brach schreiend zusammen. Die Dolche,

»tüchtige Messer, welche man im Volk *Scramasax* nennt«, hatten künstlich angebrachte Scharten gehabt. In den Scharten hatte sich Gift aus Fredegundes Hexenküche befunden.

Ende also des ersten Aktes. Sigibert tot, Brunichilde Witwe und Chilperich wieder auf dem neustrischen Thron.

Wenige Jahre später, im Oktober 584, endete der zweite Akt auf fast die gleiche Weise wie der vorige. Chilperich kam von einem Jagdausflug in seine Villa Chelles unweit von Paris zurück. »Er hatte«, berichtet Gregor von Tours, »noch die linke Hand auf der Schulter des Dieners [der ihm vom Pferd half], da trat einer auf ihn zu, verwundete ihn zuerst mit dem Messer unter der Achsel und gab ihm dann einen zweiten Stoß in den Bauch; sogleich stürzte ein Blutstrom ihm aus dem Munde ... und er hauchte seine schwarze Seele aus.« Fredegar fügte später hinzu, der Mörder habe im Auftrage Brunichildes gehandelt. Es mag nur ein Verdacht gewesen sein, doch wird er durch die weiteren Ereignisse zumindest erhärtet.

Fredegunde war kaum nach Paris geflüchtet, eine Stadt, an der damals alle Merowinger Anteile besaßen, und hatte sich unter den Schutz Gunthrams von Burgund gestellt, als auch schon Brunichildes Sohn, Childebert II. von Austrien, anrückte und ihre Auslieferung forderte. In der Begründung seines Antrages nannte er Fredegunde »jene Mörderin, die meine Tante [Galswintha] tötete, meinen Vater [Sigibert] und meinen Onkel [Chilperich] ... durch das Schwert umkommen ließ«.

Es war ein klar erkennbarer politischer Schachzug. Fredegunde sollte für alle bisher geschehenen Morde verantwortlich gemacht werden einschließlich dem an ihrem eigenen Mann.

Gunthram indessen ließ sich von Brunichilde nicht düpieren. Er verweigerte die Herausgabe der Neustrierin, möglicherweise aus Edelmut, vielleicht aber auch nur, weil Fredegunde schwanger war und er selbst keine Kinder besaß. Im Streit um die Herrschaft über das Reich stellte jeder Merowingerprinz mit legitimem Erbanspruch eine wertvolle Schachfigur dar — auch wenn er noch nicht einmal das Licht der Welt erblickt hatte.

So also entkam Fredegunde dem Anschlag Brunichildes. Und beide Frauen bereiteten sich ohne Zögern auf den nächsten Schlagabtausch vor, die eine in Soissons, die andere in den austrischen Hauptorten Reims und Metz.

Im Urteil ihrer Zeitgenossen und der Chronisten kommen die beiden königlichen Mörderinnen seltsamerweise besser weg als die Männer, die von ihnen unter den Boden gebracht wurden. Das mag daran gelegen haben, daß Geistliche – Gregor war Bischof von Tours, Fredegar vermutlich Mönch – sich scheuten, ein ihnen etwas fernstehendes Geschlecht zu verleumden, oder daß ihre Haltung politisch eingefärbt war oder aber daß beide begriffen, was diese Frauen wirklich umtrieb. Merowingische Könige kannten nur ein einziges Mittel der Machtausübung, die nackte militärische Gewalt. Im Vergleich zu dem, wie sie vorgingen, trug das Treiben von Fredegunde und Brunichilde fast konstruktive Züge.

Gewiß, sie bedienten sich ebenfalls des Terrors, aber anders als die Männer versuchten sie, damit auch Netze zu knüpfen und Beziehungen herzustellen, die, wenn sie zustande gekommen wären, das Gemeinwesen gefestigt hätten. Außerdem: Was blieb ihnen schon anderes übrig, als gelegentlich Attentäter auszuschicken und Gift anzuwenden? Schließlich konnten sie sich nicht an die Spitze eines Heeres setzen und den Soldaten als lebende Kriegsfahnen vorausreiten wie ihre in die Königsmähne gehüllten Ehegatten.

Fredegar hat für die Art, in der Brunichilde und ihre Gegenspielerin agierte, die wohl bestechendste Formulierung gefunden, als er in anderem Zusammenhang schrieb, es käme vor allem darauf an, »Fäden zu spinnen, durch die der Gegner daran gehindert wird, an meinen Kopf heranzukommen«. Mit den Begriffen seiner Zeit kam er damit der Vorstellung von »Politik betreiben« noch am nächsten. Daß aber Brunichilde wie Fredegunde vor allem auch in dynastischen, also familiären Bezügen dachten, lag ebenfalls nahe, sie waren ja in erster Linie Mütter, und das Kapital, mit dem sie wuchern mußten, waren ihre Kinder.

Nach Chilperichs Tod und der Geburt seines postumen Sohnes flogen die Weberschiffchen der beiden Spinnerinnen schneller hin und her als jemals zuvor. Fredegunde hatte sich, gedeckt von Gunthram, in Neustrien als Regentin einsetzen lassen. Brunichilde, die in Austrien ebenfalls als Vormund für ihren Sohn amtierte, suchte zwischen die Rivalin und den kinderlosen König von Burgund einen Keil zu treiben.

Frucht ihrer umsichtigen und zähen Bemühungen war schließlich eine vorerst mündliche Vereinbarung, der zufolge Brunichildes Sohn Childebert II. nach Gunthrams Tod dessen ganzen Besitz erben und somit zwei der wichtigsten fränkischen Teilstaaten wieder unter einer Hand vereinigen sollte.

Was diese Gespräche für sie bedeuteten, konnte Fredegunde sich mühelos ausrechnen: Ein König von Burgund und Austrien würde Neustrien in die Zange nehmen und es ebenfalls an sich reißen können. Welche Mittel aber hatte sie, um den Coup zu vereiteln? Es waren nur die, deren sich Fredegunde schon öfter bedient hatte: Gift und Dolch.

So drückte sie zwei Geistlichen je einen präparierten Scramasax in die Hand und befahl ihnen: »Eilt schleunigst zu König Childebert und ... durchbohrt ihm beide Seiten, damit endlich Brunichilde sich mir unterwerfen muß.« Um die Entschlossenheit der Attentäter zu stärken, gab sie ihnen einen »Zaubertrank« mit, den die beiden am Mordtag einnehmen sollten, damit es ihnen nicht »an Kraft gebreche, das Werk zu vollenden«. Der Anschlag indessen mißlang, sei es, weil die Droge nicht richtig gewirkt oder weil Childeberts Leibwächter zu früh Verdacht geschöpft hatten.

Fredegunde ließ sich keineswegs entmutigen. Da es ihr nicht gelungen war, die eine Säule des damals noch nicht geschlossenen Erbvertrages umzustürzen, versuchte sie, auf gleiche Weise die andere niederzulegen: König Gunthram. Aber erneut wurden die ausgesandten Mörder abgefangen. Kurz darauf ratifizierten der Burgunder und der Austrier den sogenannten »Vertrag von Andelot«. Und als nochmals ein paar Jahre später König Gunthram starb, zog Childebert II. wirklich als sein Nachfolger in Orléans ein. Er war nunmehr der mächtigste Herrscher im Merowingerreich.

Fredegunde also abgeschlagen? Diese Frau dachte nicht einmal im Traum daran, ihre Pläne aufzugeben. Ein Leben lang hatte sie gegen die blaublütige Königstochter aus Spanien angekämpft, hatte ihren Liebhaber dem Zugriff der westgotischen Sippe entrissen, als er ihr fast schon verloren gewesen war, und ihm dann so den Rücken gestärkt, daß er seinen Platz bis zuletzt behaupten konnte. Jetzt stand ihre ganze Hoffnung nur noch auf den zwei Augen ihres Sohnes, aber der wenigstens trug den Namen seines Großvaters zu Recht. Er hieß nicht nur Chlothar, er war auch ein zweiter Chlothar. Was seine ränkereiche, erfahrene Mutter anspann, vermochte er kalt, nüchtern und grausam zu verwirklichen. Brunichildes Sohn war ihm nicht im mindesten gewachsen. Als Childebert II. starb, fiel Chlothar II. sofort über dessen Nachfolger her. In einem Überraschungsangriff entriß er ihm die Städte Paris, Chartres, Senlis und Cambrai. Für Fredegunde war es die Stunde des Triumphes, doch konnte sie ihn nicht lange genießen. Im gleichen Jahr – 597 – wurde die Neustrierin krank und starb.

Das Ende ihrer Rivalin war unendlich viel schrecklicher.

Nach Childeberts Tod wollte Brunichilde Theuderich, den ältesten ihrer Enkel, zum König über beide Teilreiche einsetzen lassen, sie wurde aber von der Heeresversammlung daran gehindert. Die beiden Prinzen mußten losen. Theuderich zog das Täfelchen mit der Aufschrift Burgund aus dem Helm, sein Bruder Theudebert bekam Austrien zugewiesen. Das Pendel war also zurückgeschwungen, in Franken gab es erneut drei selbständige Staaten, und niemand konnte erwarten, daß zwei von ihnen eine gemeinsame Politik betrieben, nur weil sie von den Enkeln einer Großmutter beherrscht wurden.

Brunichilde indessen scheint das auch gar nicht gewollt zu haben. Sie hatte sich während der zurückliegenden Jahre zu einer zähen, halsstarrigen Frau entwickelt. Und da ihr Sinn nun einmal darauf gerichtet war, das ganze Merowingerreich wiederzuvereinigen, begann sie, die beiden Enkel gegeneinander auszuspielen. Theuderich war der einzige, dem sie die Verwirklichung ihrer Absicht zutraute. Deshalb redete sie ihm ein, sein Bruder sei in Wirklichkeit »kein Kind Childeberts II., sondern das eines Gärtners«.

Der Erfolg dieser infamen Unterstellung blieb nicht aus: Am Schnittpunkt der alten Römerstraßen Trier–Neuss und Reims–Köln, nahe Zülpich, standen sich im Jahr 611 Theudebert und Theuderich an der Spitze ihrer Heere gegenüber. Die Streitmacht des Austriers rekrutierte sich überwiegend aus Vorfahren der heutigen Deutschen, die seines Bruders aus Urahnen der heutigen Franzosen. Es sollte eine der blutigsten Schlachten des eben erst angebrochenen siebten Jahrhunderts werden.

»Man sagt«, schreibt Fredegar, »daß seit Menschengedenken die Franken und andere Völker niemals einen Kampf derart erbittert begonnen hätten. Dabei wurde unter beiden Heeren ein solches Morden angerichtet, daß dort, wo sie die Schlacht eröffneten, die Körper der Toten keinen Platz fanden, auf den sie hätten fallen können, sondern daß die Toten zwischen den übrigen Körpern so eingezwängt standen, als lebten sie noch. Theuderich aber besiegte unter Gottes Führung Theudebert, und Theudeberts Mannen wurden auf der Flucht von Köln bis Zülpich niedergemetzelt und bedeckten stellenweise die Erdoberfläche.«

Am Tag nach der Schlacht von Zülpich nahm Theuderich in der Kölner St.-Gereons-Kirche den Treueid der ripuarischen Franken des Rheinlandes entgegen und kassierte den Kronschatz des geschlagenen Bruders. Er beherrschte jetzt, wie es Brunichilde angestrebt hatte, zwei Drittel des Frankenreiches.

Warum sollte es ihm nicht gelingen, auch Neustrien noch an sich zu bringen und den Sohn der verhaßten Fredegunde zu entmachten? Nach so vielen Jahren des Planens, Mordens, Intrigierens, Fädenziehens schien die Prinzessin aus Spanien endlich ans Ziel zu gelangen. Wußte sie denn nicht, daß schon bei ihrem glänzenden Einzug in Reims eine Sibylle prophezeit hatte, von der »gotischen Bruna« werde nur Unheil ausgehen?

In dem dissonanten Getöse, das über der Szene liegt, meint man, plötzlich den klirrenden Schritt des Schicksals zu hören, und die zeitgenössischen Chronisten scheinen ihn vernommen zu haben. Sie häufen auf einmal Schandtat über Schandtat auf das Haupt der mittlerweile vierundsechzigjährigen Frau. Es mutet an, als wollten sie die furchtbare Tragödie, in der Brunichilde zugrunde ging, damit rechtfertigen.

Das Schicksal trug zunächst den banalen Namen »Ruhr«. An dieser Krankheit starb der siegreiche Theuderich, als er schon auf dem Marsch in Richtung Neustrien war. Einige Chronisten jedoch behaupten, Brunichilde habe ihn vergiftet, weil er die schöne Tochter des geschlagenen Theudebert heiraten wollte. »Wie kannst du«, habe sie ihn angeherrscht, »deine eigene Nichte heiraten?« Um die höhnische Antwort zu erhalten: »Hast du mir nicht gesagt, daß Theudebert gar nicht mein Bruder war?« Brunichilde also über die eigenen

Lügenfäden gestolpert? Die Schilderer ihrer letzten Jahre wollten es zumindest so darstellen, damit die Tragödie einen Sinn habe.

In Wahrheit ist die Frau aus Toledo jedoch so untergangen, wie sie gelebt hatte: kämpfend. Die Nachricht von Theuderichs Tod war kaum bei ihr angelangt, als sie auch schon seinen minderjährigen Sohn Sigibert II. krönen ließ und sich selbst zur Regentin in Austrien und Burgund ernannte. Den Urenkel hinter sich herziehend, wollte sie noch einmal jenen dornenvollen Weg beschreiten, an dessen Rand bereits so viele tote Könige lagen: Sigibert I., Childebert II., Theudebert und Theuderich. Wahrhaftig, diese Frau beschämte mit ihrem Mut und ihrer Entschlossenheit ganze Heerscharen von fränkischen Reitern. Aber das Schicksal schlug zum zweitenmal zu, diesmal in Gestalt ihrer eigenen Hofbeamten und Offiziere. Ein Heer hatte sie dem von Westen heranrückenden neustrischen König entgegengeschickt, doch seine Führer waren zu Fredegundes Sohn übergelaufen. So trat das Schicksal am Ende in der Maske Chlothars II. vor sie hin. Man kann wirklich verstehen, warum die Geschichte der Brunichilde noch jahrhundertelang unvergessen blieb und schließlich noch auf das Nibelungenlied abfärbte. Von den Männern, die sie verraten hatten, hieß einer sogar Graf Nibelung.

Chlothar II. aber verhielt sich ebenfalls so, als wolle er die Gesetze der Tragödie peinlich genau erfüllen. Mit welcher Anschuldigung hatte Childebert II. einst von Gunthram die Herausgabe von Fredegunde verlangt? Mit der Behauptung, daß sie am Tod aller Männer schuld sei, die damals bereits im Krieg der beiden Frauen umgekommen waren, einschließlich dem ihres eigenen Gatten.

Nun hielt Fredegundes Sohn der Brunichilde genau die gleiche Anklageschrift vor. Zehn fränkische Könige, sagte er, hätten ihretwegen das Leben verloren, nicht nur sein Vater Chilperich, sondern auch Theudebert und Theuderich samt deren Söhnen, vor allem jedoch — Gipfel des Hohns — Sigibert, jener König, der sie vor siebenundvierzig Jahren nach Reims geholt und dort von Venantius Fortunatus als »zweite Venus« hatte besingen lassen.

War es aber wirklich Hohn, was aus Chlothar II. sprach, oder glaubte dieser Mann nur, im Namen aller Männer über eine Frau richten zu müssen, die sich in ihr Geschäft gemischt hatte? Wenn er wirklich so gedacht haben sollte, wäre sein Urteil auch ein Spruch gegen die eigene Mutter gewesen, und Brunichilde hätte für die verhaßte Feindin mitbezahlt. Sie entrichtete jedenfalls einen furchtbar hohen Preis.

Chlothar »ließ sie [im Jahr 613] drei Tage lang verschiedenen Foltern aussetzen, dann gab er Befehl, sie zuerst auf ein Kamel zu setzen und im ganzen Heer herumzuführen und sie dann mit dem Haupthaar, einem Fuß und einem Arm an den Schwanz eines über alle Maßen bösartigen Pferdes zu binden; dabei wurde sie dann durch die Hufe und den rasenden Lauf in Stücke gerissen«. Das berichteten sowohl Fredegar als auch mit etwas anderen Worten der Verfasser des »Buches von der Geschichte der Franken«, ein Anonymus aus dem achten Jahrhundert.

Wenn sich der Vorhang über dem blutigen Spektakel senkt, sieht man im Vordergrund die verstümmelte Leiche Brunichildes liegen, dahinter steht ein Chor von Männern, die man pauschal mit dem Namen *Hausmeier* bezeichnen könnte. Einer von ihnen hieß Nibelung, ein anderer Arnulf von Metz, ein dritter Pippin. Chlothar selbst ist in diesem Auftritt nur noch als schattenhafte Gestalt anwesend. Er gehörte einer Familie an, die ausgespielt hatte. Mit den Merowingern ging es nach Brunichildes Tod zu Ende.

Dem vor seinen Kriegern herreitenden Karl mag auch diese Szene noch gegenwärtig gewesen sein. Die Hausmeier sollten das Geschlecht der langhaarigen Heerkönige verdrängen, entmachten und beerben. Nibelung, Arnulf und Pippin gehörten zu Karls Vorfahren.

# II.

# Die langhaarigen Könige
# und Der Sieg der Hausmeier

Die Männer, die vom Sterbeplatz Brunichildes wegschritten, lebten innerhalb der Grenzen eines Reiches zusammen. Dennoch gehörten sie verschiedenen Gruppen an, von denen keine die andere wirklich verstand oder auch nur Wert darauf legte, sie besser kennenzulernen.

Hier etwa ging ein Franke, dem vom Gericht gerade beträchtliches »Wergeld« für seinen ermordeten Vetter zugesprochen worden war. Nun fragte er sich, ob er es eigentlich verdiene, noch »ein Mann zu heißen«, weil er die Rache nicht selbst in die Hand genommen hatte und »seinen Angehörigen im Beutel trug«.

Dort verharrte ein Kaufmann, der von der Ostgrenze des Reiches kam, wo er mit Wenden und Slawen gute Geschäfte machte: Pelze gegen Salz, Sklaven gegen fränkische Schwerter. Er brachte ebenso wie der Gallier neben ihm für das blutige Spiel, in das seine Könige verstrickt waren, nur ein gelangweiltes Achselzucken auf. Der Gallier wiederum mochte wohl Partner des Franken sein und sich gut mit ihm verstehen, wenn es um ihre Interessen ging. Mit wem er jedoch als Privatmann verkehrte, blieb sein Geheimnis. Waren es Barden, die von Irland herüberkamen und Lieder in gälischer Sprache sangen, oder Druiden, die noch ihre alten geheimnisumwitterten Lehren verbreiteten?

Der Mönch auf der anderen Seite des Platzes kam ebenfalls aus Irland, doch lebte er in einem Kloster von strengster Observanz. Die Regeln waren dort so hart, daß niemand begriff, warum es derart viele junge Männer anzog: mehrmalige tägliche Ohrenbeichte, Prügelstrafen bei den geringsten Vergehen, Leben unter primitivsten äußeren Bedingungen und dafür nichts als die Gewißheit, ein gottgefälliges Martyrium zu üben.

Und wie endlich stand es mit diesem Schwertträger in der Kleidung eines Offiziers? Er gab sich als Franke, war aber offensichtlich Römer und mußte also in zwei einander immer noch feindlich gesinnten Welten zu Hause sein. Was würde er tun, wenn ihm Wergeld für einen erschlagenen Bruder angeboten wurde? Würde er es einstreichen wie ein zivilisierter, gesetzestreuer Bürger, oder würde er sein angenommenes Germanentum damit demonstrieren, daß er darauf verzichtete und Blutrache übte, bis die gesamte Sippe des Totschlägers ausgerottet war? Seine Herkunft hätte ihm sicherlich geboten, das erstere zu tun, aber sein Ehrgeiz, als Soldat voranzukommen ...?

Das Frankenreich mochte Außenstehende wie ein geschlossener Machtblock anmuten, der zuweilen in verschiedene Teilstaaten auseinanderbrach, aber dennoch von einem Willen und einem Heer zusammengehalten wurde. Bei näherem Hinsehen erwies es sich indessen als Gemengelage aus den verschiedenartigsten Kulturresten, Rechtsordnungen, Lebenshaltungen und Überlieferungen. Über die alte gallische Schicht hatte sich eine griechisch-römische gestülpt. Und diese wiederum lag zum Teil unter germanischen Schichten begraben, deren jede Einsprengsel aus den Traditionen und Gebräuchen verschiedener anderer Reitervölker aufwies: hunnische, sarmatische, persische, aber auch byzantinische.

Quer durch das Frankenreich verlief eine deutlich erkennbare Kulturscheide. Etwa südlich der Linie Orléans, Dijon, Lausanne war das Erbe Roms erstaunlich lebendig geblieben, blühten noch immer die oft nostalgisch angehauchten Träume von alter Cäsarenherrlichkeit, orientierte sich der Handel nach dem Mittelmeer und Konstantinopel, herrschten ein einigermaßen geordnetes Münzwesen und eine geregelte kirchliche Diözesanverwaltung vor.

Nördlich dieses Trennungsstriches lebten Menschen, die ein Goldstück erst mit den Zähnen prüften, ehe sie es annahmen, die sich in großen Städten nicht wohl fühlten, vom geschriebenen römischen Recht wenig hielten, sich als Kaufleute mehr nach dem Norden und Osten hin ausrichteten als nach dem mediterranen Raum und die christliche Lehren, soweit sie ihnen überhaupt etwas bedeuteten, lieber aus dem Mund der irischen Wandermönche vernahmen als von den Kanzeln der Bischofskirchen.

Die einzige Klammer zwischen den beiden verschiedenen Welten innerhalb des Reiches war das von lebenden, langhaarigen Fetischen repräsentierte Königshaus. Solange genügend viele Reiter ihnen nachfolgten, würden die Merowinger ihre Herrschaft aufrechterhalten können. Wenn jedoch das Heil, welches man ihnen zuschrieb, eines Tages nicht mehr geglaubt wurde, dann mußte sich entlang der gedachten Linie Orléans–Lausanne ein kaum zu überbrückender Graben auftun. Dessen aber dürften sich vor allem die führenden Köpfe der beiden wichtigsten Standesgruppen im Reich bewußt gewesen sein.

Dort gingen die Vertreter der einen vom Schindanger weg: Offiziere und andere Amtsträger, welche sich Adelsrechte anmaßten, obwohl es nach fränkischem Recht keinen Adel gab. Die mächtigsten unter ihnen schmückte der Titel *Major Domus Regiae*, es waren die sogenannten Hausmeier.

Drüben schritten andere hin: Sie trugen das Bischofsgewand und betrachteten sich als die einzigen wirklichen Nobilitäten im Reich der Merowinger.

Zu den frühen Vorbildern der Herren im Priesterornat hatte Sidonius Apollinaris gehört, ein Römer aus Lyon. In seinem Leben spiegelte sich die Geschichte des fränkischen Reiches so, wie sie nicht von seinen Begründern, sondern von den Unterworfenen erfahren worden war.

Als Sidonius um 433 geboren wurde, hatte in Soissons noch ein römischer Statthalter, in Arles der römische Schattenkaiser Avitus residiert. Nachdem jedoch beide von den Goten hinweggefegt worden waren, wechselte der Lyoneser, obwohl er eine Tochter des Avitus zur Frau hatte, auf die Seite der Germanen hinüber und versuchte, ihre Könige für das untergehende Imperium in Dienst zu nehmen. Er beschwor sie, seine alte Welt gegen die nachrückenden Franken zu verteidigen, hoffend, die »Sterne Roms« seien noch immer nicht endgültig erloschen.

Gleichzeitig vertauschte Sidonius sein weltliches Amt – er war zuletzt Stadtpräfekt von Rom gewesen – gegen ein geistliches. Der Mann aus Lyon wurde Bischof von Clermont, es muß nicht unbedingt mit innerer Berufung zu tun gehabt haben. Viel eher mag Sidonius davon überzeugt gewesen sein, daß ihm, einem Nachkommen römischer Senatoren, der kirchliche Stuhl ganz einfach zustehe.

Wer sonst als ein Würdenträger des alten Reiches hätte die wichtige Diözese übernehmen sollen? Seit Konstantin der Große das Christentum zur Staatsreligion gemacht hatte, bildete die Kirche das geistig-geistliche Gerüst des Imperiums. In der Kirche bestand es deshalb noch immer fort, und Diözesen waren ohnehin nichts anderes als altrömische Verwaltungsbezirke.

Glücklich geworden ist Sidonius in seinem neuen Amt freilich nicht. Als Chlodwigs Scharen die im Vergleich zu ihnen gemäßigten Goten verdrängt hatten, zog er sich auf seine literarischen Arbeiten zurück – er war ein fruchtbarer, nicht unbedingt origineller Schriftsteller – und auf seinen zunehmenden Germanenhaß. Einem Freund schrieb er: »Du meidest die Barbaren, weil sie schlecht sind. Ich würde sie meiden, auch wenn sie gut wären.« Und am Ende seines Lebens seufzte er: »Die Welt wird alt.« Sidonius der Greis mochte nicht mehr an Roms Wiederauferstehung glauben. Tatsächlich hatte er jedoch eine sehr stabile prorömische Tradition mitbegründet.

Noch Gregor von Tours, der bedeutendste Historiograph der Merowingerzeit – neunundfünfzig Jahre nach Sidonius' Tod geboren und neunzehn Jahre vor Brunichildes Hinrichtung gestorben –, beurteilte seine bischöflichen Amtsbrüder weniger nach ihren Verdiensten um die Kirche als vielmehr nach ihrer Herkunft. In seinen »Zehn Büchern Geschichten« bezeichnete er gewiß jeden, den er erwähnen mußte, als »heiligen« Mann, aber das mutet fast wie eine zur Gewohnheit gewordene Pflichtübung an. Weit größeren Enthusiasmus brachte Gregor für diejenigen auf, von denen sich sagen ließ, sie seien »aus senatorischem Geschlecht«. Nach seiner Überzeugung verhalfen nur Vorfahren, die noch die purpurgesäumte Toga getragen hatten, zu echter Adelswürde. Und unter Bischöfen des Reiches muß es erstaunlich viele gegeben haben, deren Ahnenreihe sich tatsächlich bis in den ehemaligen Ältestenrat des Römischen Imperiums zurückverfolgen ließ. Insgesamt bildeten diese Männer eine Elite mit ausgeprägt aristokratischem Bewußtsein. Sie repräsentierten gemeinsam jene Institution, welche wohl den Namen Kirche trug, in Wirklichkeit aber ein gut organisierter Staat im Staate war – mit der Hauptstadt Rom. Auch am Tiber besetzten überwiegend Männer »aus senatorischem Geschlecht« die wichtigsten Ämter, vor allem den Stuhl des Papstes.

Konnte man von Herren wie ihnen aber verlangen, daß sie ein bescheidenes, einfaches, keusches Leben führten? Gregor von Tours glaubte es nicht. In seiner Geschichte berichtet er seitenlang mit fast naiv anmutender Unbefangenheit über die Intrigen von Bischöfen und Äbten, über die finsteren Machenschaften, mit denen sie einander zu übervorteilen suchten, und das laute Gezänk, das sie dabei veranstalteten. Kleriker wurden nicht nur ermordet, sie mordeten auch selbst. Vor den Altären, die sie zu hüten hatten, wurde kaum weniger Blut vergossen als in merowingischen Residenzen, und in ihren Kammern wurden wahrscheinlich ebenso viele Kinder gezeugt wie dort.

»Ach, du liebst ja jede schöne Maid«, rief in der Mitte des siebten Jahrhunderts ein Anonymus dem Bischof Frodebert von Tours zu:
»Wie lange willst du noch auf solchen Wegen wandeln
Deines langen Schwanzes wegen? Halte doch ein!
Soll's denn noch immer nicht genug sein?
Vor allem rate ich,
Kastrieren lasse dich,
Daß du nicht selbst einst verworfen bist,
Weil der Hurer von Gott verstoßen ist.«
Und Bischof Importun von Paris bekam vom selben Autor zu hören:
»Ihr seht es Euch zu Hause an,
Wie wir vor Hunger sterben, Mann.
Wahrhaftig, ich lasse Euch schön grüßen
Und bitt', in Euer Gebet uns einzuschließen.«
Das waren starke Worte, aber sie mußten ins Leere gehen. Da die Kirche vor allem Rom war, hielten ihre Würdenträger sich für verpflichtet, die Diözesangewalt nicht anders zu handhaben als ihre Vorgänger die kaiserlichen Gesetze. Auch von diesen älteren Römern hatte niemand verlangt, daß sie enthaltsam lebten oder die rechte Backe hinhielten, nachdem sie auf die linke geschlagen worden waren. Weshalb sollte jetzt einer der jüngeren Römer es tun?

Drohte den Bischöfen aber jemand ins Gehege zu kommen, der wie die irischen Wandermönche Christi Lehren wörtlich nahm, dann gingen sie auch gegen ihn mit all ihren Machtmitteln vor, so etwa gegen Columban, den ersten und wildesten dieser Missionare von der grünen Insel.

»Wisse«, soll Columban einst Brunichilde angeschrien haben, »daß deine Kinder niemals das königliche Zepter übernehmen werden, weil sie aus der Unzucht stammen.« Und dem Theudebert, der ihm ein Mahl vorsetzte, soll er die Trinkgefäße an den Kopf geworfen, den Wein vor die Füße geschüttet haben, weil »die Gaben eines Frevlers ihn besudelt« hätten. Unter den Klöstern, die Columban gründete, waren so berühmte wie die von Luxeuil und Fontaines in Burgund. Er hat für die Verbreitung des Christentums in einem noch weithin heidnischen Land bedeutend mehr getan als die meisten Vertreter der Amtskirche. Trotzdem haben die Bischöfe ihn unnachgiebig aus ihrem Revier verdrängt und gegen Ende seines Lebens nach Bobbio in den italienischen Voralpen abgeschoben. Der Grund: Columbans Gesinnungsgenossen wollten sich genausowenig wie er der Diözesangewalt beugen. Das Dasein, welches sie anstrebten, bedurfte keiner übergeordneten Bürokratie. Als Verfechter des sogenannten »grünen Martyriums« begehrten sie lediglich, weit weg von den Städten ein Leben in äußerster Einsamkeit und vollständiger Unabhängigkeit zu führen. Da aber dies die Ordnung des unsichtbaren Staates auf fränkischem Reichsboden empfindlich gestört und sie vielleicht sogar in Frage gestellt hätte, bekamen die Iren keine Chance, dem Kontinent ihren eigenen Stempel aufzudrücken.

Columbans Spuren indessen konnte selbst Gregor von Tours nicht völlig übersehen. Aus dem Kloster von Bordeaux berichtet er: Ein junger Mönch sei von seinen Oberen beauftragt worden, während der Mittagspause auf dem Feld das bereits geerntete Korn zu bewachen. Plötzlich sei am Himmel eine dunkle Wolke aufgezogen. Verzweifelt warf der Novize sich auf den Boden und betete inbrünstig, Gott möge seine Garben vor dem drohenden Regen bewahren. Und siehe, der Anruf wurde erhört. Rings um das Feld herum prasselte das Wasser herab, doch die bereits geschnittene Fläche blieb trocken. Als wenig später der Abt mit den übrigen Brüdern zurückkam, wies der junge Mann, etwas selbstgefällig vermutlich, auf das von ihm bewirkte Wunder hin — um sich prompt eine Tracht Prügel einzufangen. »Du sollst nicht Zeichen vom Himmel erflehen«, knurrte der Klostervorsteher, »du sollst ganz einfach tun, was man dir sagt, von Beten war nicht die Rede.«

Solches Verhalten entsprach klassischem irischem Verständnis von wahrer Mönchstugend, doch das vergaß der Bischof von Tours in seiner Erzählung zu erwähnen. Für ihn besaßen derlei Geschichten bestenfalls anekdotischen Wert.

Gregor war selbst ein Mann »aus senatorischem Geschlecht«. Sein Urgroßvater hatte die Stadt Bourges im Senat von Rom vertreten, einer seiner Großväter war Bischof von Langres gewesen. Nachdem Gregor in den Dienst der Kirche getreten war, halfen zwei weitere Verwandte ihm beim Aufstieg in die höheren Ränge der geistlichen Hierarchie. Einer von ihnen war Bischof von Lyon, der andere Bischof von Tours. Es dürfte schon frühzeitig festgestanden haben, daß Gregor demjenigen von ihnen nachfolgen würde, der zuerst starb. Als das Los dann Euphronius von Tours traf, fiel dem fünfunddreißigjährigen Diakon auch wirklich die vornehmste kirchliche Pfründe im Reich der Merowinger zu. Unter dem Altar von Gregors nunmehriger Metropolitankirche lag der fränkische Nationalheilige St. Martin begraben. Und wenn Brunichilde, Gunthram oder Fredegunde – was gelegentlich vorkam – bei ihren Auseinandersetzungen einen Vermittler brauchten, dann wandten sie sich an ihn, den Oberhirten von Tours. Seine Sympathie errangen sie dabei allerdings nicht.

Gregor lebte unter den Franken, als ob es sie überhaupt nicht gebe. Ihre Könige erkannte er notgedrungen an, das einfache germanische Volk jedoch nahm er kaum zur Kenntnis. Wie auch die meisten seiner Standesgenossen betrachtete der Senatorenabkömmling die Merowinger bestenfalls als eine Besatzungsmacht. Eines Tages würden die Eindringlinge wieder verschwinden, dann würde sich erweisen, daß Rom keineswegs untergegangen war.

Die germanischen Adeligen, aus deren Reihen die Hausmeier hervorgingen, stellten sich die Zeit nach dem Abtritt ihrer derzeitigen Könige hingegen völlig anders vor.

»Als Sigibert noch jung war«, heißt es in der Chronik des Fredegar, »wählten alle Austrier Chrodinus zum Hausmeier, da er in allen Belangen tatkräftig, gottesfürchtig und geduldig war ... Er aber lehnte diese Ehre ab, indem er sagte: ›Ich bin nicht in der Lage, in Austrien Frieden zu schaffen; ich bin ja mit allen Vornehmen und deren Kindern blutsverwandt; so kann ich unter ihnen keine Ordnung herstellen oder einen von ihnen töten. Sie aber werden es sich (auf Grund ihrer Verwandtschaft) mit mir herausnehmen, Gewalttaten zu vollbringen. Wählt deshalb irgendeinen anderen von euch, wen ihr auch wollt.‹«

Die Austrier entschieden sich an Chrodinus' Stelle für den Vorsteher der Palastschule von Reims, jenen Gogo, der in Spanien um Brunichilde geworben und sie von Toledo ins Frankenreich gebracht hatte.

»Am nächsten Morgen«, fährt der Chronist fort, »ging Chrodinus dann als erster zu Gogos Haus. Um ihm seine Unterwürfigkeit zu bezeugen, hängte er sich Gogos Schwertgürtel um den Hals. Als die anderen das sahen, folgten sie seinem Beispiel. Dies war Gogo bei der Ausübung seiner Amtsgewalt sehr von Nutzen.« Dennoch hat der Ersatzkandidat seine Bestallung nicht lange überlebt. Brunichilde »erregte den Haß Sigiberts gegen ihn, und Sigibert tötete ihn auf ihren Rat«. Hausmeier zu sein war eine schwierige und offensichtlich auch sehr gefährliche Aufgabe.

Die »Maiores Domus« mußten den Willen des Königs vollstrecken und Sorge tragen, daß seine Anordnungen befolgt wurden, doch dadurch schufen sie sich weder Freunde bei »den Vornehmen« noch immer bei ihren Auftraggebern. Sie lebten in einem Niemandsland zwischen den Fronten, jederzeit des Schlages gewärtig, der sie von der einen oder anderen Seite her treffen konnte.

In der primitiven fränkischen Staatsordnung, die nur auf den Heerkönig an der Spitze hin zugeschnitten war und von dessen kriegerischen Gefolgsleuten getragen wurde, gab es für ihresgleichen keinen vom Recht definierten, von der Tradition geheiligten sicheren Platz. Sie repräsentierten am Anfang zumindest nur eine Schicht, die Anteil an der Macht begehrte, wozu sie einerseits der nackte Ehrgeiz beflügelt haben mag, andererseits aber auch die Sorge um das Gemeinwesen. Man konnte im Frankenreich nicht für alle Zeiten so regieren, wie die Merowinger es taten: planlos, anarchisch, nur den eigenen Instinkten und Leidenschaften gehorchend. Irgendeine Instanz mußte Beständigkeit garantieren, die Verwaltung in die Hand nehmen und eine wenigstens im Ansatz planvolle Politik betreiben.

Immerhin, die Hausmeier machten Fortschritte. Je mehr sich die Königinnen und Könige gegenseitig zerfleischten, desto stärker wurde ihre Position. Bald stand neben jedem fränkischen Thron, dem neustrischen so gut wie dem burgundischen und austrischen, ein Mann, der die Absichten des Herrschers in klare Anweisungen umsetzte oder sich mit »den anderen Vornehmen des Reiches« zusammentat, um diesen Herrscher an der Ausführung allzu unsinniger Vorhaben zu hindern. Die Funktionsaufteilung, die sich dabei ergab, entsprach etwa der zwischen einem gekrönten Staatsoberhaupt und seinem Kanzler. Der König verkörperte das Gemeinwesen mit seiner geheiligten Person, er *war* das Reich, der Kanzler vertrat es gegenüber denjenigen, die ihn gewählt hatten. Aber das diffizile Gleichgewicht, das dabei gewahrt werden mußte, konnte sich jederzeit zugunsten des einen oder anderen verschieben.

In Austrien geschah es dann zum erstenmal, daß beim Spiel um die Macht nicht der Hausmeier, sondern der Inhaber der königlichen Macht verlor. Brunichilde hatte ihre Karten überreizt, als sie versuchte, im Namen eines unmündigen Urenkels zu regieren. Sie wurde von Arnulf und Pippin, den mächtigsten Männern am Hofe, gestürzt. Es geschah durch Verrat, was um so verwerflicher anmutet, als Arnulf auf dem Bischofsstuhl von Metz saß, der mittlerweile eigentlichen Hauptstadt Austriens. Wie auch Pippin wurde er dennoch für den erfolgreichen Putsch angemessen belohnt. Chlothar II., der neue Herrscher über das gesamte Frankenreich, ernannte beide zu Erziehern seines Sohnes Dagobert.

Sowohl Chlothar wie die Verschwörer mögen damals geglaubt haben, daß die aus den Fugen geratene Ordnung durch Brunichildes Tod wieder ins Lot gebracht worden sei und alles so weitergehen könne wie bisher. Das erwies sich freilich für die Merowinger als der nächste verhängnisvolle Trugschluß.

In den Jahren des Frauenkrieges, der sich zum Bürgerkrieg auswuchs, hatten nicht nur die Senatorennachkommen im Bischofsgewand ihre Machtposition festigen können, sondern auch jene germanischen »Vornehmen«, die sich immer mehr als Reichsadelige betrachteten. Sie gewöhnten es sich an, Ämter und Titel — etwa den eines »*grafio*« —, die ihnen eigentlich nur auf Lebenszeit verliehen worden waren, samt den dazugehörigen Dienstgütern an ihre Kinder weiterzuvererben und somit ihre Vorrechte zum Eigenbesitz zu erheben.

Auch in anderen Dingen scheinen sie sich an Männern wie Gregor von Tours orientiert zu haben.

Die senatorischen Bischöfe verwiesen mit Stolz auf ihre in römischem Boden verwurzelten Stammbäume. Die Germanen konnten allenfalls Vorfahren herzeigen, welche sich mit der Kriegsaxt durchs Leben geschlagen und noch an Wotan geglaubt hatten. In einem nominellen christlichen Land war das ein politisches Manko. Doch dem zumindest konnte abgeholfen werden.

Da die germanischen Austrier Städte nicht liebten und da es in Ostfranken ohnehin viel weniger stadtähnliche Siedlungen gab als im Westen und Süden, setzten sie notgedrungen nicht auf die Metropolen, sondern auf das flache Land, das heißt auf die Klöster. In den Ardennen, in der Pfalz, an den Hängen der Vogesen, überall wuchsen unter ihrer Regie mönchische Anwesen aus dem Boden, wurden mit beachtlichen, den Königen abgepreßten Mitteln gefördert und entwickelten sich zu provinziellen Kulturzentren. Immer noch zuwandernde irische *Peregrini* verbreiteten die auf der Grünen Insel hochentwickelte Kunst des Buchschreibens und -malens. Gelehrte, die man aus dem Süden holte, pflegten die Wissenschaft der Theologie. Und Columbans harte Regeln, die auf manchen zum Klosterleben bereiten jungen Mann doch auch abschreckend wirkten, wurden durch die Einführung benediktinischer Gebräuche abgemildert.

Die Früchte dieses großangelegten Unternehmens waren mannigfaltig. Christliches Gedankengut wurde nun auch den noch weithin heidnisch geprägten Stämmen rechts des Rheins nahegebracht. Der Adel konnte die von ihm gegründeten Klöster als sein Eigentum betrachten, ihre Äbte gegen die selbstherrlichen Bischöfe ausspielen. Und schließlich waren Kleriker in der Kutte durchaus auch fähig, den Stammbaum eines germanischen »grafio« mit Märtyrern und Heiligen zu schmücken. Die beiden Putschisten Arnulf und Pippin haben auf geradezu bestechende Weise vorgeführt, wie man dabei vorzugehen hatte.

Pippins Tochter Begga heiratete Ansegisel, einen Sohn des Oberhirten von Metz. Da aber Arnulf so gut wie andere Bischöfe auch Anspruch auf das schmückende Adjektiv »heilig« hatte und die entsprechende Würde auf seine ganze Familie abfärbte, war Pippins erheirateter Stammbaum schon bald mit einer Fülle sogenannter »Adelsheiliger« ausgestattet. Chlodulf, des Bischofs andrer Sohn, wurde heiliggesprochen, ebenso Pippins Tochter Gertrudis, die das Kloster von Nivelles gründete und heute als die Patronin der Reisenden, der Sterbenden und − der Spinnerinnen gilt. Gertrudis wiederum brachte ihre seliggesprochene Mutter in den Heilsschatz der späteren Karolinger ein sowie ihren Onkel, den heiligen Modoald von Trier. Schon das reichte aus, um die Familie des Hausmeiers mit jener Würde zu wappnen, die den alten Senatorengeschlechtern in der südlichen »Romania« des Frankenreiches so hohes Prestige verlieh. Pippin hatte ihr eine Position geschaffen, von der sich weitere hohe Ansprüche ableiten ließen. Nach Lage der Dinge würden es in erster Linie Ansprüche auf Macht sein. Die regierenden Merowinger forderten Männer von seinem Schlag auch weiterhin geradezu heraus, ihre Schwächen auszunutzen.

Pippin selbst gelang es zwar nicht, sich im Schatten Dagoberts als Hausmeier des gesamten, wiedervereinigten Frankenreiches zu etablieren. Aber eines schaffte er immerhin: Er konnte die austrasische Hausmeierwürde an seinen Sohn Grimoald weitervererben. Und Grimoald versuchte zum erstenmal, eine an sich naheliegende, fast zwingende Überlegung zu Ende zu denken und sie dann in die Tat umzusetzen.

Diese Überlegung lautete: Wozu bedarf es eigentlich noch eines Königs, dem die Regierungsgewalt längst entglitten ist, wenn Männer wie ich ohnehin alle wichtigen Entscheidungen treffen und auch durchsetzen? Es war ein vollkommen logischer Gedanke. Dennoch konnte selbst Grimoald nicht übersehen, daß ein Merowinger nur deshalb herrschte, weil der Himmel seine Familie mit einer Würde ausgestattet hatte, die ihr von keinem gewöhnlichen Sterblichen wieder zu entreißen war. Es sei denn, dachte Grimoald, man leite das *Heil*, das an jedem König haftet, gewissermaßen auf einen anderen Menschen um.

Als die Vermutung zulässig wurde, der austrische König, dem Grimoald zur Seite stand − er hieß Sigibert III. und war Dagoberts Sohn −, werde keine männlichen Nachkommen mehr zeugen, beschloß der Hausmeier, seine Überlegung in die Tat umzusetzen. Der König wurde veranlaßt, vielleicht auch gezwungen, Grimoalds ältesten Sohn zu adoptieren und ihm den Merowingernamen Childebert zu verleihen. Nach seinem Tod würde dieser »Childebertus adoptivus« dann den Thron besteigen und damit das ehrwürdige Erbfolgegesetz gebrochen oder zumindest die alte Dynastie usurpiert haben. Wäre Grimoalds Manipulation gelungen, so hätte es möglicherweise nie ein karolingisches Haus gegeben, dafür jedoch vier Generationen später einen Merowinger mit dem Aussehen und den Gaben Karls – vielleicht. Das Unternehmen gelang indes nur halb.

Childebertus adoptivus bestieg zwar nach König Sigiberts Tod tatsächlich den Thron von Austrien, doch starb er zu früh, als daß sein leiblicher Vater ihm auch die volle Regierungsgewalt hätte übertragen können. In den Wirren, die nach seinem Tod ausbrachen, ist Grimoald untergegangen, nicht jedoch die Hausmeierdynastie, der er angehörte, die sogenannte »arnulfingische«.

Sein Neffe Pippin »der Mittlere«, ein Sohn Ansegisels und der Tochter Pippins »des Älteren«, erkämpfte sich gegen den Widerstand der neustrischen Regenten die Hausmeierwürde in Austrien, womit das Zeitalter der Merowinger praktisch beendet war. Zwar regierte auch der zweite Pippin nur im Namen eines langhaarigen Königs, doch trat er bereits derart selbstherrlich auf, daß die Chronisten ihn nicht mehr Maior Domus nennen, sondern »*princeps*«, Fürst.

»Princeps Pippin«, so heißt es im »Buch von der Geschichte der Franken«, das um 727 geschrieben wurde, »hatte eine sehr edle und kluge Frau namens Plektrudis. Sie gebar ihm zwei Söhne; der Name des älteren war Drogo, der Name des anderen Grimoald.« Keiner von beiden sollte dem Vater ins Amt nachfolgen. Das lag auch daran, daß der wie fast alle Vorfahren Karls des Großen ein etwas unordentliches Familienleben führte.

Das Unglück der Plektrudis begann vermutlich an dem Tag, an dem ihr Mann sich noch eine zweite, eine sogenannte *Friedelfrau* zulegte. So etwas war weder ungewöhnlich noch illegitim oder gar gefährlich. Eine »Friedel« konnte jederzeit fortgeschickt werden, sie hatte keinen Anspruch auf ein Witwenerbe, und ihre Kinder mußten bei der Nachfolgeregelung nicht unbedingt berücksichtigt werden. Trotzdem mag es für Plektrudis nicht eben erfreulich gewesen sein, eine Nebenbuhlerin zu haben.

Als ihrem Mann, dem »Princeps«, eines Tages gemeldet wurde, die Nebenfrau habe einen gesunden »Kerl« zur Welt gebracht, soll er beiläufig gesagt haben, »Kerl«, das sei ein passender Name für einen Jungen. Und da man ihn beim Wort zu nehmen pflegte, wurde der Sohn einfach Karl genannt. Plektrudis hatte auch von ihm nichts zu befürchten.

Prekär wurde ihre Lage erst, als sich Jahre später Drogo, Pippins Ältester, auf das Sterbebett legte und sein Bruder Grimoald zur gleichen Zeit in eine Kirche ging, in der ein Mörder auf ihn wartete. Das Gotteshaus aber hatte er aufgesucht, um für seinen Vater zu beten, der ebenfalls todkrank darniederlag. Nun wuchs dem Bastard Karl plötzlich eine Bedeutung zu, die er vorher nicht gehabt hatte. Und Karl war ein ungemein tatkräftiger junger Mann; er erwarb sich später nicht ohne Grund den Beinamen »Martellus«, der Hammer.

Als Pippin am 16. Dezember 714 starb, war der Sohn der Friedel achtundzwanzig oder neunundzwanzig Jahre alt, Plektrudis versuchte, ihn sofort loszuwerden. Daß Karl von der Nachfolge ins Amt seines Vater testamentarisch ausgeschlossen war, genügte ihr nicht. Er wurde nach Köln in ein »sicheres« Gewahrsam gebracht.

Zu der Zeit, da dies geschah, regierte in Brunichildes Geburtsort Toledo bereits ein arabischer Kalif. 711 hatten muslimische Truppen unter dem Berber Tarik Ibn Sijad die Meerenge von Gibraltar überschritten. Die grüne Fahne des Propheten Mohammed wehte mittlerweile schon von den Türmen aller wichtigen Städte Spaniens. Doch davon dürfte Plektrudis sich kaum betroffen gefühlt haben. Sie wurde von anderen Sorgen geplagt. In Austrien war wieder einmal ein Thronstreit im Gange.

Der Hausmeier von Neustrien jagte Pippins Witwe von Metz nach Köln. Dort zwang er sie, ihren Merowingerkönig abzusetzen und den seinen anzuerkennen. Schon drohte der Sieg der romanischen Reichsteile über den germanischen. Da erschien als Retter in der Not – Karl.

Wie er »mit Gottes Hilfe« aus der Haft entwichen war, weiß keiner der zeitgenössischen Chronisten zu sagen. Sie konstatieren lediglich, er sei plötzlich dagewesen und habe in einer Reihe jener kraftvollen Unternehmungen, denen er seinen später erworbenen Beinamen verdankt, alle Feinde Austriens aus dem Feld geschlagen. Die Früchte dieses Sieges legte er jedoch keineswegs Plektrudis zu Füßen. Er schickte sie vielmehr ins Kloster. Dann eroberte er auch noch Neustrien und regierte fortan über nahezu das ganze Frankenreich. Daß er de jure noch immer nur das merowingische Königshaus repräsentierte, hatte faktisch nicht das geringste mehr zu bedeuten.

Einem Merowinger, schrieb später Einhard, der Biograph Karls des Großen, »blieb zu jener Zeit nichts übrig, als . . . mit langem Haupthaar und ungeschorenem Bart auf dem Thron zu sitzen und den Herrscher zu spielen, die von überall herkommenden Gesandten anzuhören und ihnen bei ihrem Abgang die ihm eingelernten oder anbefohlenen Antworten wie aus eigener Machtvollkommenheit zu erteilen ... Überall, wohin er sich begeben mußte, fuhr er auf einem Wagen, den ein Joch Ochsen zog und ein Rinderhirte nach Bauernweise lenkte. So fuhr er nach dem Palast, so zu der öffentlichen Volksgemeinde, die jährlich zum Nutzen des Reiches tagte, und so kehrte er dann wieder nach Hause zurück.«

Sie schien also wahrhaft kläglich zu enden, die Geschichte des aus der Völkerwanderung hervorgegangenen Königshauses, das knapp zweihundertfünfzig Jahre lang ein mächtiges Reich beherrscht hatte. Geblieben sind von ihm fast nur einige dieser rachenkratzenden Königsnamen. Aus Chlodwig wurde Ludwig, aus Chlothar Lothar und aus Gunthram Gunther.

Karl Martell hat nicht anders als sein gekrönter Enkel überwiegend im Sattel gelebt. Die Verfasser der Fredegar-Chronik – es sollen insgesamt drei Autoren gewesen sein – lassen ihn nahezu pausenlos von einem Schlachtfeld zum anderen ziehen. »Princeps Karl«, schreiben sie etwa, »belagerte die Stadt Angers (im Loiretal) und kehrte mit reicher Kriegsbeute heim. Als sich zur selben Zeit die Sachsen erhoben, zog princeps Karl gegen sie«, das geschah 724. Im darauffolgenden Jahr »gelangte Karl bis an die Donau ... und besetzte das Gebiet der Baiern«. Gleich darauf stand er schon wieder an der Loire, schlug zweimal den Herzog Eudo von Aquitanien und »kehrte in seine Heimat zurück«. Aber dann, so heißt es weiter, »stachelte Eudo das treulose Volk der Sarazenen auf, ihm gegen den princeps Karl und das fränkische Volk beizustehen. Sie brachen mit ihrem König namens Abdirama-Abd-Ar-Rahman auf, überschritten die Garonne und gelangten in die Stadt Bordeaux.« Das christliche Abendland stand in Gefahr, muslimisch zu werden.

Ob Karl Martell mit dem Begriff »Abendland« etwas hätte anfangen können, ist einigermaßen zweifelhaft. Auch mag es weder ihm jemals bewußt geworden sein, daß er die Christenheit durch die berühmteste seiner Schlachten vor dem Untergang bewahrte, noch Eudo, dem hartnäckigsten seiner Gegner, daß er diesen Untergang beinahe heraufbeschworen hatte. Die Sarazenen um Hilfe zu bitten war für den Aquitaner nichts weiter gewesen als ein naheliegender politischer Schachzug.

Eudo hatte seine Tochter mit Munusa, dem spanischen Grenzgouverneur des Kalifenreiches, verheiratet. Auf seine Truppen wollte er sich auch stützen, als Martell zum dritten- oder viertenmal gegen ihn anrückte. Unglücklicherweise schien Eudo jedoch nicht zu wissen, daß auch Munusa einen mächtigen Feind in den eigenen Reihen hatte, den Emir Abd ar-Rahman.

So kam es, daß Munusa von Rahman überfallen und getötet wurde, als er gerade seine Bergresidenz in Andorra verlassen wollte, um dem bereits nach Norden abmarschierten Eudo nachzurücken. Der siegreiche Rahman aber nahm nun seinerseits die Gelegenheit wahr, in dem schutzlos zu seinen Füßen liegenden Aquitanien eine größere »Gaziya« zu veranstalten, eine »Razzia«. Damit war Eudo zwischen zwei Feuer geraten. Vor sich hatte er Martell, der ihm bereits bis Bourges im Einzugsgebiet der Loire entgegengezogen war und die Stadt nicht minder gründlich plünderte, als die Sarazenen es zu tun pflegten. Hinter ihm stand Rahman, der etwa zur gleichen Zeit Bordeaux eroberte. Eudo blieb angesichts dieser unerwarteten Entwicklung keine andere Wahl mehr: Er mußte Martell um Hilfe bitten und ihm als Preis dafür Aquitanien offerieren. Natürlich nahm Karl in Gnaden an – um anschließend das »Abendland« vor dem »Arabersturm« zu bewahren. 732 in der Schlacht zwischen Tours und Poitiers ist das geschehen.

Die Strategie, die Martell anwandte, läßt darauf schließen, daß er mit der Kampfesweise der Sarazenen einigermaßen vertraut war. Arabische Krieger kamen in der Regel auf kleinen, wendigen Pferden daher, die in den langsameren Gangarten nicht viel taugten, in vollem Galopp jedoch unübertrefflich waren. Die Franken dagegen hatten schwere, massige Kaltblüter zwischen den Schenkeln. Aus diesen Gegebenheiten mußte Karl das Beste zu machen versuchen. Konsequenterweise richtete er sich auf Abwehr ein.

Am Tag der Schlacht, wahrscheinlich dem 25. Oktober, hatte Martell seine Truppen zwischen den beiden Flüssen Clain und Vienne aufgestellt; sie laufen zehn Kilometer weiter nördlich zusammen und streben gemeinsam der Loire entgegen. An Karls rechtem Flügel lag ein Ort, der heute Moussais-la-Bataille heißt, an seinem linken das Städtchen Vouneuil. Rahmans Reiter sollten gezwungen werden, in einen von zwei Wasserläufen gebildeten Trichter hineinzustürmen, um an dessen Ende auf die Franken zu stoßen.

Die Sarazenen kamen von dem rund zwanzig Kilometer entfernten Poitiers, das sie umgangen hatten. Tours mit seinem St.-Martins-Grab, dem fränkischen Nationalheiligtum, lag rund neunzig Kilometer nördlich von ihnen. Sie erreichten es nie.

Sechs Tage lang tasteten die Gegner einander mit Patrouillen und Stoßtrupps ab. Am siebten Tag verlor Rahman die Geduld und befahl nach dem Morgengebet die Attacke.

Die Sarazenen versuchten eine ihrer schnellen Gaziyas. In gestrecktem Galopp rasten sie heran, warfen die Speere, versuchten, einzelne Gegner aus der fränkischen Front herauszulösen, um sie im Zweikampf niederzumachen, täuschten blitzschnelle Rückzieher vor und attackierten erneut von einer anderen Seite. Sie waren der sengende Feuerwind: hitzige Wut, gellendes Geschrei, stiebender Schaum vor den Mäulern der Pferde. Karl Martells Leute waren, wie später der spanische Bischof De Vinyals schreiben sollte, »eine Mauer aus Eis«.

Gelassen auf den ruhigeren Kaltblütern sitzend oder hinter ihre Holzschilder geduckt, schleuderten sie die gefürchteten Wurfbeile, stießen mit den widerhakigen Lanzen zu und gebrauchten die mächtigen, breiten Schwerter. Martell, der wie jeder erfahrene Feldherr von einem Hügel hinter den eigenen Linien aus das Geschehen beobachtete, mußte kein einziges Mal mit den Reservetruppen eingreifen. Als Rahman erkannte, daß das fränkische Eis nicht brechen würde, befahl er ziemlich überhastet den Rückzug. Ohne Zweifel wollte er tags darauf noch einmal angreifen. Da traf ihn einer der widerhakigen Speere, und kurz darauf brach die Nacht herein.

Am nächsten Morgen rückten Martells Truppen gegen das muslimische Lager vor, eine schwere, ungefüge Masse, die sich vorsichtig durch die dünnen Herbstnebel schob. Ihren einen Flügel deckte das aquitanische Kontingent des Herzogs Eudo, ihren anderen ein langobardisches Hilfskorps. Als die Vorhut sich jedoch den sarazenischen Zelten näherte, vernahm sie dort nur noch das Stöhnen der Verwundeten. Rahmans Unterführer hatten beschlossen, das Unternehmen abzubrechen, hatten ihren toten Emir ins Leichentuch gehüllt und waren mit ihm derart lautlos verschwunden, daß die Franken es nicht einmal bemerkten.

Karl Martell stand auf dem Höhepunkt seiner Laufbahn. Er hatte als anerkannter Führer des gesamten fränkischen Heerbannes einen Feind aus dem fernen, unheimlichen Orient geschlagen und dabei nahezu beiläufig auch noch das ewig aufrührerische Aquitanien in die Knie gezwungen. Darüber hinaus hatte er eine äußerst wertvolle Beute gemacht. Martell ließ die von Rahman zurückgelassenen Pferde einfangen, in der Absicht, sie mit den schweren fränkischen Rössern zu kreuzen. Seine Nachfolger sollten nie mehr in die Lage kommen, einen fliehenden Feind nicht verfolgen zu können, weil sie ungenügend beritten waren.

Ob Martell aber wirklich − und sei es selbst unwissentlich − auch noch das Abendland gerettet hatte, ist eine Frage, über die sich trefflich streiten läßt. Vermutlich wäre nämlich Rahmans Haufe selbst dann nicht in der Lage gewesen, das Frankenreich zu unterwerfen und Europa zu islamisieren, wenn er am 25. Oktober 732 gesiegt hätte. Dazu waren sowohl seine Kräfte wie auch die des gesamten spanischen Kalifenreiches zu schwach. Keiner seiner Nachfolger hat denn auch je versucht, die Pyrenäen mit einem größeren Heer zu übersteigen.

Und noch etwas hatte Martell durch die Sarazenenschlacht gewonnen: Man wurde in Rom auf ihn aufmerksam. Das Oberhaupt des bischöflichen »Staates im Staate« versuchte, den Franken in Dienst zu nehmen und gegen seine langobardischen Kampfgenossen aufzustacheln, für Martell ein eher zwiespältiges Angebot. Die Langobarden galten seinen Leuten nicht erst seit den Tagen von Poitiers als eine Art von Vettern. Ihre Denkweise und Haltung war ihnen bekannt, die Geschichte ihres Volkes glich der des eigenen so sehr, daß sie jede Einzelheit davon vertraut anmutete, so etwa die Legende von Friggas List.

Frigga, eine berühmte Spinnerin, war die Gemahlin des germanischen »Allvaters« Wotan. Eines Tages hatte ihr Mann vor einer Schlacht den Vandalen versprochen, sie über das Volk der Winniler siegen zu lassen. Um dies zu verhindern, drehte Frigga, die es mit der anderen Partei hielt, in der Nacht Wotans Bett herum, so daß er am Morgen als erstes nicht seine Schutzbefohlenen sah, sondern deren Gegner. Da aber Frigga den Winnilerfrauen außerdem empfohlen hatte, sich die Zöpfe wie einen Bart unters Kinn zu binden und sich vor ihre Männer zu stellen, erkannte der Allvater nicht einmal, wen er vor sich hatte, und verhalf der falschen Seite zum Sieg. Von da an, so heißt es, hätten die Winniler sich Langbärte oder »Langobarden« genannt.

Alboin, der erste namentlich bekannte Langobardenkönig, führte sein Volk aus der ungarischen Tiefebene, in der es für kurze Zeit ansässig geworden war, nach Italien. Von dort war der bedeutende byzantinische Feldherr Narses, der die Nachfolger Theoderichs geschlagen und das Land danach als Vizekönig verwaltet hatte, gerade (567) abberufen worden. König Alboin hatte deshalb wenig Mühe, selbst das starke Pavia zu erobern und es zur Hauptstadt eines langobardischen Staates zu machen. Die Merowinger, deren Reich damals schon seit fast hundert Jahren bestand, betrachteten ihn als natürlichen Bundesgenossen, was sie allerdings nicht davon abhielt, gelegentlich auch gegen Alboins Nachfolger Krieg zu führen.

Unter Königen, die Authari, Agilulf, Rothari oder Grimwald hießen, fiel den Langobarden der größere Teil der Apeninnenhalbinsel zu. Sie herrschten darin auf ähnliche Weise, wie es einst Theoderich der Große versucht hatte: keine Vermischung zwischen Einheimischen und Eingedrungenen, hier die regierende Kriegerkaste, dort das arbeitende, steuerzahlende Volk. Und obwohl sie schon früh der arianischen Lehre abgeschworen hatten, also katholisch geworden waren, betrachteten sie auch die Päpste durchaus als Untertanen ihrer Krone. Gregor II. und Gregor III., die zu Karl Martells Zeit auf dem Stuhl Petri saßen, hatten noch größere Mühe, sich dieses Anspruchs zu erwehren, als ihre Vorgänger. Ihnen stand Liutprand gegenüber, der tatkräftigste und entschlossenste aller bisherigen Langobardenkönige.

Liutprand hatte den Byzantinern bereits Ravenna abgenommen, einen ihrer letzten Stützpunkte auf italienischem Boden, nun suchte er auch noch das sogenannte »*Patrimonium Petri*« an sich zu reißen. Es war ein Vorhaben, welches nicht nur die Päpste selbst, sondern auch jeden Bischof »aus senatorischem Geschlecht« zutiefst empörte und verschreckte. Das »Erbgut des heiligen Petrus«, ein weitläufiger, aber zerstreuter Grundbesitz in Mittelitalien, war ja die sozusagen irdische Basis ihrer Träume von einem wiedergeborenen Rom. Über sie sollte sich einst der gewaltige Bau emporwölben, der ihnen vor Augen stand, ein Staat, in dem die Kirche machtvoll und glorreich Gestalt annahm. Hätte Liutprand das Patrimonium okkupiert, wäre diese Utopie in sich zusammengestürzt oder zumindest der Tag ihrer Verwirklichung noch weiter hinausgerückt worden. Da aber die Päpste nicht stark genug waren, sich des Langobarden zu erwehren, hatten bereits einige von ihnen mit dem Gedanken gespielt, andere Herrscher als Schwertarm der Kirche zu Hilfe zu rufen. Dummerweise war ihre Auswahl sehr begrenzt. Der christliche Kaiser von Byzanz betrachtete die Herren in Rom nur als unliebsame Konkurrenz, und die andere starke Macht im Mittelmeerraum segelte unter der Flagge Mohammeds. Blieben also lediglich die Franken übrig, blieb vor allem der Mann, unter dem das zerrissene Merowingerreich wieder stark und einig geworden war.

Gregor II. hatte schon vor der Sarazenenschlacht mit Martell vorsichtig Kontakt aufgenommen. Nun versuchte Gregor III. es noch einmal, als Poitiers bereits eine europäische Legende war. Er bat den Franken nicht um Hilfe, er erflehte sie. Seine Sendboten überbrachten Martell den Schlüssel zum Grab des heiligen Petrus und trugen ihm die Schutzherrschaft über Rom und das Patrimonium an.

Der Hausmeier indessen wußte zu gut, daß ein Krieg gegen Liutprand – nichts anderes erwartete der Papst von ihm – seine Befehlsgewalt auf eine harte Probe gestellt hätte. Den fränkischen Adeligen und ihrer Gefolgschaft galten die Langobarden als ihre besten Kriegskameraden. Kaum einer von ihnen wäre bereit gewesen, sich mit ihnen zu schlagen, nur weil ein Bischof im fernen Rom es begehrte. Dazu kam noch, daß Martell zwar wie ein König herrschte, aber eigentlich im Kreis seiner Standesgenossen bestenfalls ein Erster unter Gleichen war. Jeder dieser »Vornehmen« hatte zumindest den gleichen Anspruch auf das Hausmeieramt wie er selbst. Schon aus diesen Gründen wäre es leichtsinnig gewesen, eine unnötige Kraftprobe mit ihnen heraufzubeschwören. Martell wies das päpstliche Ansinnen zurück.

Ob er auch schon ahnte, daß die Frage, wie man sich zu den Bischöfen von Rom stellen solle, damit nur an die nächste Generation verwiesen worden war, weiß niemand. Als die Sendboten Gregors ihn besuchten, war Martell erst einundfünfzig oder zweiundfünfzig, aber er fühlte sich älter als seine Jahre. Ein hartes Reiterleben hatte ihn verbraucht. Am 15. Oktober 741 ist er gestorben.

Er wurde wie ein König in St. Denis bei Paris, der Grablege der Merowinger, beigesetzt. Und wie ein merowingischer König hatte er vorher auch das Frankenreich unter seine drei Söhne aufgeteilt. Martells eigentliches Vermächtnis lautete nicht anders als das von Chlodwig I. und Chlothar I.: Seht zu, daß ihr friedlich miteinander zurechtkommt, andernfalls möge der stärkste von euch die schwächeren Brüder verdrängen.

Genau so ist es dann gekommen.

Grifo, der jüngste Sohn Martells, Frucht einer Friedelehe, sah sich aus seinem Besitz gejagt, kaum daß der Vater die Augen geschlossen hatte. Blieben seine beiden rechtmäßigen Söhne übrig, Karlmann und Pippin. Der erste war ein sensibler, zu Gefühlsausbrüchen und Wutanfällen neigender Mann, der andere ein vorsichtiger, kühler Taktierer. Es war von Anfang an eine ungleiche Partie.

Einer der wichtigsten germanischen Rechtsgrundsätze lautete, jeder, der sich freiwillig seinem Richter stelle, habe Anspruch auf freies Geleit und müsse deshalb ohne Waffen vor dem Tribunal erscheinen. An diese Regel hielten sich auch die alemannischen Adeligen, die 746 nach Cannstatt bestellt wurden, um dort aus Karlmanns Mund zu erfahren, welche Buße sie für ihren Aufstand gegen das fränkische Hausmeierregime zu leisten hatten.

Die Alemannen — sie selbst nannten sich Sueben oder Schwaben — waren nie bereit gewesen, sich dem fränkischen Vormachts- und Herrschaftsanspruch zu unterwerfen. Fast alle austrischen Könige oder deren Hausmeier hatten wieder und wieder gegen sie antreten müssen, zuletzt Karl Martell. Dem Hammer war es zwar gelungen, die Herzöge Lantfried und Theutbald aus dem Bodenseegebiet in den Raum zwischen Donau und Neckar zu verdrängen, nachdem jedoch

Theutbald von Martells Tod erfahren hatte, versuchte er sofort, die fruchtbareren Gefilde im Süden wiederzugewinnen. Es war ein Unternehmen, das den damaligen Autor der Fredegar-Chronik pflichtgemäß empörte. Er warf dem Schwaben Verletzung seines »Treuegelöbnisses« vor und konstatierte mit Befriedigung, daß der für Ostfranken zuständige Karlmann »wutentbrannt« gegen ihn marschierte.

Karlmanns Wut erschien zumindest aus strategischer Sicht nicht unbegründet. Da Theutbalds Streitmacht zu schwach war, als daß er sie dem fränkischen Heer in offener Feldschlacht hätte entgegenstellen können, verstrickte er den Hausmeier mit großem Geschick in einen zähen Partisanenkrieg. Die fränkischen Reiter hatten das Märzfeld von 745 in der Gewißheit verlassen, Ende Oktober wieder zu Hause zu sein. Als jedoch der Winter hereinbrach, zogen sie noch immer in hastigen Märschen durch das feindliche Gebiet. Und wenn es Karlmann im darauffolgenden Frühjahr nicht gelungen wäre, dem Herzog von Baiern, der mit Theutbald verbündet war, eine schwere Niederlage beizubringen, hätte sich ihr Unternehmen ebensogut noch bis zum nächsten Oktober hinziehen können. Verständlicherweise hegten deshalb seine Leute gegenüber den schwäbischen Heckenschützen nicht gerade die freundlichsten Gefühle. Dennoch waren sie verpflichtet, alle erlittenen Strapazen und Verluste in dem Augenblick zu vergessen, da Theutbald Friedensgespräche anbot.

Karlmann bestellte den Alemannen und dessen Gefolgsleute in den alten Herzogssitz und Gerichtsort Cannstatt. Dort wolle er seine Bedingungen diktieren. Und natürlich galt auch für solche Verhandlungen der Grundsatz »bei freiwilligem Kommen freies Geleit«. Theutbald mit seinen Mannen erschien ohne Waffen. Wahrscheinlich erkannten sie erst im letzten Moment, was Karlmann wirklich im Schild führte.

Die Alemannen hatten sich gerade auf dem Gerichtsplatz eingefunden, da wurden sie auch schon von feindlichen Kriegern umringt. Dann gab Karlmann das vereinbarte Zeichen, und die Franken zogen blank. Sie metzelten ihre wehrlosen Opfer bis auf den letzten Mann nieder. Das verwunderliche daran: Nicht der als hart und rücksichtslos geltende Pippin hatte sich dieser beispiellosen Greueltat schuldig gemacht, sondern der eher gefühlsselige, zur Frömmigkeit neigende Karlmann. Allerdings ist er daran auch zerbrochen.

Schon ein Jahr nach dem »Blutbad von Cannstatt« übergab Martells

Erstgeborener, »entbrannt von unauslöschlichem Verlangen nach frommer Hingabe, sein Reich und seinen Sohn Drogo in die Hände seines Bruders Pippin« und zog sich zunächst in das Kloster Soracte nördlich von Rom zurück. Später, als ihn fränkische Pilger dort über Gebühr belästigten, ging er nach Monte Cassino.

Daß Pippin sich darüber grämte, ist mehr als unwahrscheinlich. Er dürfte die Alleinherrschaft von Anfang an begehrt haben. Weshalb hätte er sonst die ihm anvertrauten Söhne des Bruders (Drogo war nicht sein einziger) einige Jahre später ebenfalls zu Mönchen scheren lassen sollen? Als er dies anordnete, mag sein Blick auch bereits nachdenklich auf dem langen Haar Childerichs III. geruht haben, des Merowingerkönigs, den er vertrat.

Was es bedeutete, einen Nachfahren des legendären Merovech anzutasten, wußte Pippin so gut, wie sein Onkel Grimoald es gewußt hatte. Rein machtmäßig war die Lage völlig klar. Jedermann im Frankenreich, aber auch »die von überall her kommenden Gesandten« sahen, daß es einer Farce gleichkam, sich mit wichtigen Anliegen noch immer an jemand wie Childerich zu wenden, wenn doch in Wirklichkeit der Hausmeier darüber entschied. Aber noch immer verbürgte die wallende Königsmähne das Heil des Volkes. Grimoald hatte diese magische Kraft auf den Adoptivus abzuleiten versucht. Konnte sein Nachfahr in ähnlicher Lage ähnlich vorgehen wie er?

Pippin, genannt »der Kurze«, entschied sich für eine andere, sowohl gleichartige wie auch zeitgemäßere Lösung. Er versuchte nicht, das alte Heil noch länger zu bewahren, sondern es mit Hilfe eines anderen Heils gewissermaßen außer Kraft zu setzen: Er wandte sich nach Rom. Papst Zacharias, der Nachfolger Gregors III., kam ihm mit geradezu beflissener Bereitwilligkeit entgegen.

Pippins Schreiben »betreffs der Könige im Frankenreich« war erst wenige Wochen aus dem Haus, da erhielt er auch schon eine im gleichen geschäftsmäßigen Ton gehaltene Antwort. Der Pontifex bestätigte des Hausmeiers Lagebeurteilung und setzte hinzu, natürlich sei es besser, »daß derjenige König heiße, der die Gewalt habe«, nicht aber der, »dem keine königliche Gewalt« zukomme. Und weiter heißt es in dem Schreiben, das durch den Abt Fulrad von St. Denis an die Nachwelt kam, Zacharias habe, Pippins Gedankengänge fortführend, bereits »Weisung« gegeben, den derzeitigen Hausmeier zum rechtmäßigen Herrscher zu erheben.

Weisung gegeben? Hier hätte Pippin aufmerken müssen. Seine Anfrage beim Heiligen Stuhl war das Ersuchen um ein Rechtsgutachten gewesen. Nun gab der erwählte Experte ihm zwar den gewünschten Bescheid, fügte aber sogleich noch an, er selbst sei in der Sache umgehend tätig geworden. Wer hatte ihm denn dafür das Mandat gegeben? Und wichtiger noch: War er überhaupt befugt, dem fränkischen Wahlvolk eine »Weisung« zu erteilen, also einen Befehl? Fränkische Könige wurden nach wie vor von ihrem eigentlichen Souverän, der Heeresversammlung, zumindest formell gekürt. Das war auch noch dann so gehandhabt worden, als es von vornherein feststand, wer auf den Schild gehoben werden sollte. Konnte ein Papst aber diese alte Überlieferung einfach außer Kraft setzen, indem er eine »Weisung« erteilte?

Zacharias ging sicherlich davon aus, daß dem so sei. Schon im fünften Jahrhundert hatte einer seiner Vorgänger den Kaisern von Byzanz zu verstehen gegeben, er, Nachfolger des heiligen Petrus, stehe seinem Rang nach hoch über allen weltlichen Herrschern. Und viele Päpste nach ihm hatten denselben Anspruch hervorgekehrt. Aber das hieß noch lange nicht, daß auch Pippin eine derartige Überzeugung teilen mußte. Die Byzantiner hatten es ebenfalls nie getan.

Tatsächlich versuchte der Franke, das Wort »Weisung« sofort zu entschärfen. Seine Kanzlei ließ verlauten, nicht einen Befehl habe Zacharias übermittelt, sondern nur ein »Weistum«, einen beherzigenswerten, guten Rat. Wie die Dinge lagen, konnte dies allerdings kaum mehr als eine nachträgliche, wenn auch nicht unwichtige Sprachregelung sein. Um so erstaunlicher deshalb, daß ihr Urheber sie in der Praxis alsbald wieder entschärfte.

Den päpstlichen Ratschlag befolgte Pippin: 751 wurde Childerich III. ins Kloster gesteckt und er selbst der Heeresversammlung als Thronbewerber präsentiert. Nachdem sie ihn auf den Schild gehoben hatte, war er rechtmäßig gewählter, unbestrittener König der Franken. Trotzdem schien Pippin den Akt nicht für völlig verbindlich gehalten zu haben, denn er sicherte ihn — möglicherweise mit Blick auf die Neustrier, Burgunder und ihre senatorischen Bischöfe — zusätzlich ab, indem er sich auch noch salben ließ.

Als Legat des Papstes kam Bonifatius, der »Apostel der Deutschen«, von Mainz herüber. Der »stolze Sugambrer« beugte vor ihm den Nacken und wurde wie Chlodwig I. dreihundertdreiundfünfzig Jahre früher mit »Chrisam« beträufelt, einem geweihten Öl. War das aber nicht doch die Anerkennung einer höheren, also auch befehlsberechtigten Instanz?

Viel eher war es ein Teil des Preises, den Pippin dafür zahlen mußte, daß er die päpstliche Autorität überhaupt in Anspruch genommen hatte, war die Besiegelung eines politischen Geschäftes. Und die Päpste gedachten dieses Geschäft noch weiter auszubauen.

Ende 753 kam Zacharias' Nachfolger, Stephan II., ins Frankenreich, der erste Papst, der die Alpen überquerte. Sein Problem: Die Langobarden waren wieder einmal über das Patrimonium hergefallen. Seine Bitte: Pippin solle sie verjagen. Dafür, das war das Angebot, werde er den Franken »verbieten«, jemals andere als seine Nachkommen zu Königen zu wählen, und solcherart das arnulfingisch-pippinische Haus als Dynastie etablieren.

Die Päpste wollten also, obwohl sie als Bittsteller auftraten, nicht mehr nur anordnen, sie wollten bereits auch untersagen. Stephan II. soll ein Büßergewand getragen haben, als er fränkischen Boden betrat. Zu der Abordnung, die Pippin ihm entgegenschickte, gehörte auch sein ältester Sohn, ein damals elfjähriger Junge. Es ist Karls erster Auftritt vor der politischen Kulisse.

Seit der Begegnung in den Alpen war Karl, der nun wie schon viele seiner Vorgänger gegen die Baiern ritt, vierunddreißig Jahre älter geworden. Die Frage aber, wie man es als fränkischer Herrscher mit den Päpsten halten solle, war in dieser Frist nicht nur ungelöst geblieben, sie hatte sich sogar auf unangenehme Weise zugespitzt. Martell war ihr aus dem Weg gegangen, Pippin hatte sich den daraus resultierenden Folgen gerade noch entziehen können, er, Pippins Sohn, war jedoch tief in sie verstrickt. Früher oder später mußte er eine Antwort finden, die seine eigene Souveränität nicht beschädigte und der Kirche dennoch wenigstens einen Teil ihrer Ansprüche beließ. Aber auch dieses Problem konnte Karl nur entschärfen, wenn es ihm gelang, den Bau, der ihm vor Augen stand, überhaupt zu errichten. Die Magie oder das »Heil«, die er darin zu speichern gedachte, mußte stark genug sein, um auch jene der senatorischen Geistlichen und ihres Oberhauptes zurückzudämmen oder wenigstens auszugleichen.

Und durchaus bewußt war Karl dabei, daß er keines der früher angewandten Konzepte auch nur nachahmen durfte. Theoderich der Große war mit seinem Versuch, die Christenheit in eine germanisch-arianische und eine römisch-katholische Hälfte aufzuspalten, ebenso gescheitert wie mittlerweile seine Nachfolger, die Langobarden. Die merowingische Ordnung aber, die den Franken wohl auch heute noch genügt hätte, weil sie ihren Bedürfnissen gerecht wurde, war von seinen eigenen Vorfahren zu sehr geschwächt worden, als daß er sich noch lange darauf hätte stützen können. Doch hatte Karl weder von den Pippinen noch von Martell eine politische Idee geerbt, durch die sie zu ersetzen gewesen wäre. Stärkste Säule seiner Herrschaft waren nach wie vor diese jederzeit kriegsbereiten Reitergeschwader, mit denen man nur angreifen, zuschlagen und überfallen konnte.

Als Staatsschöpfer stand Karl auf völlig unbebautem Grund. Über dieses wüste Feld jedoch sollte sich bald schon jene Kuppel wölben, die als ein Gefäß seiner Erfahrungen, Erkenntnisse, Ideen und Träume gedacht war. Und sie würde dann das Reich *sein*, das bis jetzt nur er allein war.

# III.

## Der Prinz ohne Jugend
## und Karls Streit mit Bertrada

Von dem, was in Karls Kopf vorging, wußten seine Reiter so gut wie nichts. Das lag weniger an ihrem begrenzten Vorstellungsvermögen oder ihrer geringen Fähigkeit, abstrakt zu denken, als vielmehr daran, daß Karl sich ganz bewußt ins Geheimnis hüllte. Für seine Gefolgsleute war er der Reiter von Hornhausen: Die dunklen Flächen seiner Silhouette mußten sie mit dem wenigen ausfüllen, was sich aus zweiter Hand über ihn erfahren ließ, und aus den Spekulationen, die daran geknüpft werden konnten. Und Schatten lagen nicht nur über Karls früher Vergangenheit, bereits das Vorleben seiner Mutter war ein nahezu unbeschriebenes Blatt.

In den fränkischen *Reichsannalen*, die im Todesjahr Martells eröffnet wurden, taucht die Frau, die Karl gebar, ohne jede Vorankündigung auf. 766 fällt der Blick des Chronisten auf »Pippins Gattin Bertrada«, schweift aber nur interesselos über sie hinweg. Lediglich die Jahrbücher des Klosters St. Bertin hellen das Dunkel um ihre Person etwas auf. Unter der Jahresangabe 749 heißt es dort: »Pippin vermählte sich mit Bertrada mit dem Beinamen Berta, der Tochter des Grafen Charibert von Laon.« Berta bedeutet im Althochdeutschen »die Glänzende«. Sollte sie also eine schöne Frau gewesen sein oder – diese Deutung war für Zeitgenossen ebenfalls zulässig – eine von allerlei Zauber umwitterte »Perchte«? Da die letztere Vermutung natürlich bedeutend mehr Reiz besaß, begannen sich um Karls Mutter schon früh Gerüchte zu ranken, die als Sagen und Märchen erhalten geblieben sind.

Eine dieser Geschichten verlegt den Schauplatz von Bertradas Jugend in geheimnisumwitterte bretonische oder baierische Wälder. Unter schattigen Bäumen habe Pippin das Mädchen eines Tages gesehen und alsbald einen Werber nach ihr ausgeschickt; leider war der Mann ein Schurke. Er wollte Bertrada nicht für seinen Auftraggeber gewinnen, sondern sie ermorden, um dem König an ihrer Stelle die eigene Tochter unterschieben zu können. Bertrada entfloh ihm jedoch und verdingte sich in einer abgelegenen Mühle – als Spinnerin.

Erst Jahre später kam dann auch Pippin wieder in den fernen Forst. Er fand die Mühle und wurde gastfreundlich aufgenommen. »Unterdem«, so heißt es in der »Ältesten Sage über die Geburt und Jugend Karls des Großen«, »ging sein Sterndeuter hinaus um seiner Nothdurft willen. Da sah er an dem Gestirn, daß sein Herr heut auf die Nacht bey seiner ehelichen Hausfrau sollt liegen und sollt [sie] von ihm schwanger werden.« Umgehend erzählte er Pippin davon, worauf dieser seinen Gastgeber fragte, ob er eine fremde Dame im Hause habe. Als der Müller es ableugnete, befahl Pippin, ihm seine Tochter für die Nacht zu überlassen, was keine unübliche Forderung gewesen zu sein scheint. »Der Müllner tat das ohne Widerred.«

Pippins Astrologe aber erkannte, daß das Müllerskind keineswegs die »eheliche Hausfrau« war, und so mußte nun doch »die Jungfrau herfürgehen«. Bertrada erschrak zuerst, dann gab sie sich hin. Später in der Nacht betrat der Sterndeuter die Schlafkammer des Paares und stellte befriedigt fest: »Es leit Kunigs Kind an Kunigs Arm.«

Bertrada somit ein Königskind? Nach den Gesetzen des Märchens durfte sie gar nichts anderes sein. Doch können selbst Märchen den Kern der Wahrheit oder Halbwahrheit, aus dem sie emporgesprossen sind, nicht immer völlig verschleiern.

Karls Zeitgenossen glaubten sehr wohl zu wissen, warum der König von Franken in einen finsteren Wald gehen mußte, um dort heimlich Hochzeit zu halten. Pippin und Bertrada, flüsterten sie einander zu, seien so eng miteinander verwandt gewesen, daß sie sich – nach dem Gesetz – eigentlich nicht hätten zusammentun dürfen. Es ist eine Spekulation mit zumindest handfestem historischem Hintergrund.

Von allen durch die Kirche errichteten Ehehindernissen war den Germanen stets ein Gesetz besonders unsympathisch gewesen: das Verbot, nahe Blutsverwandte zu heiraten. Wie vielen Völkern der Frühzeit blieb es ihnen lange Zeit unverständlich, warum man sich nicht auch mit einer Kusine oder sogar der eigenen Schwester vermählen könne. Die tiefsitzende Angst der Männer vor weiblichen Wesen ließ sich beim Umgang mit einem von Kindheit an vertrauten Geschöpf viel leichter überwinden als im Zusammenleben mit einer völlig Fremden. Außerdem war in den kleinen Sippengemeinschaften, in denen die Germanen zusammenlebten, ohnehin jeder mit jedem – mehr oder weniger – so eng verwandt, daß es ganz natürlich schien, bei Eheschließungen darauf keine Rücksicht zu nehmen. Und warum denn auch? Die Burschen und Mädchen aus dem heimischen Dunstkreis waren zusammen groß geworden, sie kannten sich, kannten ihre jeweiligen Vorzüge und Schwächen. War das nicht die geradezu beste Gewähr für eine gedeihliche Ehe? (An das Nebenprodukt solcher Praktiken, degenerierte »Dorfdeppen«, war man ohnehin seit je gewöhnt.)

Die Kirche, biblischen Anschauungen verpflichtet, mußte darüber verständlicherweise anders denken als ihre halbheidnischen Schäflein. Schon Papst Gregor III. hatte seinen »Legatus Germanicus«, den Bischof Bonifatius, angewiesen, er möge allen Täuflingen einschärfen, daß die Blutsverwandtschaft erst in der siebten Generation ende. Und Papst Zacharias teilte Pippin auf entsprechende Anfragen hin mit, eine Ehe komme nicht in Frage, »solange man sich einer Verwandtschaft auch nur bewußt sei«. Diese etwas unklare Regel versuchte der Frankenkönig später in Gesetze zu fassen, stieß damit jedoch vor allem bei seinen rechtsrheinischen Untertanen auf flammenden Protest. Gregor II., so hielten sie ihm entgegen, habe einst allen Taufwilligen zugestanden, daß sie bereits Verwandte vierten Grades heiraten könnten. Und dieser Dispens muß ihnen, wahrscheinlich aus den genannten Gründen, außerordentlich wichtig gewesen sein. Pippin verfügte denn auch in einer weiteren Aussendung: Die ersten Sprossen an einem gemeinsamen Stammbaum, die sich ineinanderflechten dürften, seien die Urenkel eines Geschwisterpaares, was großzügig genug zu sein schien. Da es jedoch gleichzeitig bedeutete, alle bereits zwischen Geschwisterenkeln oder Geschwisterkindern geschlossenen Ehen müßten umgehend geschieden werden, verursachte selbst diese Regelung noch böses Blut – und rief entsprechende Trotzreaktionen hervor.

Die Verletzung des Inzesttabus wurde in den Rang einer außerordentlich schweren, gerade deswegen aber besonders lockenden Sünde erhoben. Ja, mehr noch: Wenn zwei Menschen das Blutschandeverbot übertraten, sei es aus unbezwingbarer Leidenschaft, aus übermächtiger Lust oder auch nur aus Unwissenheit, dann galten sie als wahrhaft großes, tragisches Liebespaar. Und sie wurden dann auch nach höheren Maßstäben beurteilt als den gesetzlichen, so etwa der Titelheld des »*Gregoriusliedes*«. Dieser, ein aquitanischer Grafensohn aus karolingischer Zeit, war nicht nur in Blutschande gezeugt worden, sondern hatte, unwissentlich wie Ödipus, auch noch seine eigene Mutter geheiratet. Dennoch gelangte er als alter, weise gewordener Mann sogar auf den päpstlichen Stuhl. Nachhall der Auseinandersetzung um die kirchlichen Ehegesetze?

Die namenlosen Gerüchtespinner, die das Inzestmotiv auch in die Biographie Karls einbrachten, dürften zumindest von weniger kritischen Absichten beflügelt gewesen sein als der Verfasser des Liedes. Sie wollten dem König nichts am Zeug flicken, sondern vielmehr versuchen, ihn zu verstehen oder sogar zu verherrlichen. Einem außerordentlichen Mann wie ihm, so mögen sie gedacht haben, standen auch außerordentliche Lebensumstände zu. Erreicht haben sie jedoch am Ende nur, daß der Inzestgeruch sowohl an Karl selbst als auch an seiner Mutter hängenblieb.

Von Bertrada sagte man, ihr rechter Fuß sei kürzer gewesen als der linke, weil sie soviel gesponnen habe. In der französischen Sage wird aus diesem verkrüppelten Gliedmaß ein Gänsefuß. Und der wiederum galt märchenhafter Symbollogik zufolge als Hinweis darauf, daß sie einen Cousin vierten Grades geheiratet habe.

Ob Bertrada mit Pippin schon verheiratet war, als Karl geboren wurde, blieb ebenfalls Stoff vieler Spekulationen.

»Von seiner Geburt und frühen Kindheit, sogar von seinen Knabentagen ist nichts bekannt. Weder Schriften noch Dokumente sind darüber vorhanden, auch lebt heute niemand mehr, der darüber Auskunft geben könnte«: Dies behauptet Einhard, der Verfasser von Karls Biographie. Es ist eine merkwürdige Aussage.

Als Einhard 794 an den Hof von Aachen kam, war Karl noch ein höchst lebendiger, äußerst lebensfroher und vor allem geselliger Mann. Er liebte das Gespräch, er zog jeden in seinen Kreis hinein, von dem er sich Belehrung oder Unterhaltung versprach. Der Mainfranke gehörte bald zu seinen engsten Vertrauten. Redend, plaudernd, diskutierend hat er mit Karl unzählige Stunden verbracht.

Da aber Einhard unter anderem ein hervorragender Mathematiker war, muß er auch tiefer als die meisten übrigen Hofleute in die Vorstellungen eingeweiht gewesen sein, die Karl mit seinem großen Monumentalbauwerk in Aachen verknüpfte, und deshalb besonders gut gewußt haben, was im Kopf des Königs vorging. Dazu kam noch, daß er zwar kleingewachsen, aber emsig wie eine »Ameise« war. »Sein winziges Haus«, sagte Bischof Theodulf von Orléans von ihm, »wird bewohnt von einem mächtigen Wirte«; Einhard sei selbst vor den schwierigsten Aufgaben nicht zurückgeschreckt.

Doch dann erklärt dieser selbe Mann in seiner *Vita Karoli Magni*, es wäre »töricht«, über Karls Geburt, Kindheit und Knabenjahre schreiben zu wollen, weil man davon nicht das geringste wisse. Ja, warum, wenn er sich schon vorgenommen hatte, »das Leben und Treiben ... des vortrefflichen und mit Recht hochberühmten Königs« zu beschreiben, war er ihn denn nicht eines Tages einfach um Informationen angegangen? Er hätte den plauderseligen und, wie er selbst schreibt, »zur Geschwätzigkeit« neigenden Herrscher, den Freund und Tischgenossen, doch irgendwann bitten können, ein paar Knabenstreiche zum besten zu geben oder wenigstens zu erzählen, wie und wo er aufgewachsen sei? Nichts dergleichen tut er jedoch, erklärt vielmehr als Autor steinernen Gesichts: keine Schriften, keine Dokumente, keine Zeugen – also auch kein sicheres Wissen über die frühen Jahre. Als Karl in der »Vita« zum erstenmal auftritt, ist er bereits achtundzwanzig oder neunundzwanzig Jahre alt, ein erwachsener Mann. Wie er das geworden war, bleibt im dunkeln. Warum?

Eine gängige Erklärung lautet, zu Einhards Zeit hätte man sich für die Entwicklungsgeschichte eines Menschen noch nicht interessiert und die Kindheit als eine Periode betrachtet, die eben schlecht oder recht überwunden werden mußte. Eine andere besagt: Einhard habe sich sklavisch getreu an sein literarisches Vorbild, den römischen Kaiserbiographen Sueton, gehalten. Da auch der nur Dinge erwähnte, die er belegen konnte, sei der Franke oder, wie er sich selbst bezeichnete, der »Nichtrömer« bei der Arbeit an der »Vita« genauso verfahren.

Beide Deutungen machen einen etwas gequälten Eindruck. Dabei läßt die zweite auch noch außer acht, daß Sueton, der nichts höher schätzte als eine gute Klatschgeschichte, sich nur dann auf die eigene Zunge biß, wenn er fürchten mußte, sich mit einer unbewiesenen Behauptung mächtige Feinde zu machen. Das könnte freilich auch Einhards Motiv gewesen sein. Möglicherweise wurde er schon frühzeitig mit allerlei Gerüchten über Karls Vergangenheit und Vorvergangenheit konfrontiert und fand sie zu schockierend, um ihnen noch weiter auf den Grund gehen zu wollen. Oder er ist Karl doch einmal um Auskunft angegangen, wurde aber derart unfreundlich abgefertigt, daß er nicht mehr darauf zurückzukommen wagte. Und schließlich ist es auch denkbar, daß Karls Nachfolger, Ludwig I., ein sehr sittenstrenger Mann, der nicht ohne Grund den Beinamen »der Fromme« erwarb, ihm schlichthin verbot, darüber zu schreiben.

Sollte aber diese Vermutung zutreffend sein, dann könnte man in jenen dürren Sätzen, mit denen Karls Jugend abgetan wird, die Grabplatte sehen, unter der ein unerquickliches karolingisches Familiengeheimnis beerdigt worden war. Dummerweise gehörte dazu auch Karls genaues Geburtsdatum.

Daß er wahrscheinlich 742 zur Welt gekommen ist, weiß man nur, weil aus den Quellen hervorgeht, er sei 814 als Zweiundsiebzigjähriger gestorben. Und daß sein Geburtstag vermutlich der 2. April ist, ergibt sich aus ähnlichen Hinweisen und Berechnungen. Indes scheinen gerade sie das Gerücht von seiner vorehelichen Geburt zu bestätigen.

Bertrada und Pippin sollen ja, wie die Jahrbücher von St. Bertin angeben, erst 749 geheiratet haben. Ludwigs Großmutter hätte dann einen bereits siebenjährigen Sohn mit in die Ehe gebracht. Vielleicht war es das, was der fromme Kaiser vertuschen wollte. Ist es denn überhaupt von Bedeutung gewesen?

Die Gerüchtespinner meinen ja, wenn auch aus anderen Gründen als Ludwig. Sie haben ihr Urteil über Karl schon zu dessen Lebzeiten in dem einzigen Titel zusammengefaßt, der nicht durch Beschluß, Entscheidung oder von Amts wegen vergeben werden kann, sie nannten ihn »den Großen«. Das aber setzte voraus, daß er nicht nur ins Licht ragte, sondern auch seine Schattenseiten hatte, daß er Narben trug und von geheimnisvoller Aura umwittert war. Der Rang eines *Magnus Rex* wird nicht nur durch heroische Taten und gewaltige Leistungen errungen, zu den Münzen, mit denen dafür bezahlt werden muß, gehören auch Unordnung und frühes Leid.

Die Kindheit fast aller »großen« Herrscher war von Schlangen umzischt und von Konflikten geprägt. Das galt für Alexander von Makedonien, den seine Mutter in einen tödlichen Konflikt mit dem Vater hineintrieb, ebenso wie für Konstantin den Großen, Sohn eines Cäsaren und einer Schankwirtstochter, oder für Theoderich, der elternlos im kaiserlichen Schreckenskabinett von Byzanz heranwuchs. Selbst auf Peter von Rußland traf es noch zu; seine Kindheit war eine Hölle, deren Feuer von zwei ehrgeizigen Frauen geschürt wurden. Und mußte nicht auch Friedrich II. von Preußen eine Jugend voll Qual und Erniedrigung durchleben? Beinahe hätte der rabiate Vater ihn sogar hinrichten lassen.

Diesem Raster, so scheint es, der aus den Lebensläufen der »großen« Könige herauszufiltern ist, hatte offenbar auch Karl sich schon anzupassen. Die namenlosen Mitautoren der Geschichte seiner Kindheit und Jugend kannten ihn ganz genau, denn er war ja viel älter als sie, war das Skelett aller guten, erzählenswerten Geschichten überhaupt. So sagte ihnen ihr Instinkt, alles, was da über eine zu enge Verwandtschaft zwischen Vater und Mutter und über voreheliche Geburt gemunkelt wurde, passe einfach besser zu ihrem Helden als eine ordentliche, quasi »gutbürgerliche« Biographie. Er durfte nicht aus einer makellosen Gußform kommen, mußte vielmehr aus wirrem Schattenspiel und rätselhafter Dunkelheit hervortreten. Ein Magnus Rex ist nicht unsterblich, weil er in die Geschichte eingeht, sondern weil er noch lange nach seinem Tod die Phantasie und die Sympathie der Menschen beansprucht.

Im übrigen hat Karl einige der Vermutungen, die man an ihn und das Verhältnis zu seiner Mutter knüpfte, selbst bestätigt. Als erwachsener Mann sollte er sich in einem reichserschütternden Streit ein und für allemal von Bertrada abwenden – was Einhard auch nicht wahrhaben will. Und seine Jugend muß er regelrecht verdrängt haben. Er sprach nicht darüber, er wollte nichts mehr von ihr wissen, er schwieg sie tot.

Aus diesem Grund weiß man auch nicht, wo er das Licht der Welt erblickte.

Karls Geburtstag konnte errechnet werden, nach seinem Geburtsort fahndeten die Historiker vergeblich. Es liegt jedoch nahe, ihn in der Nähe seiner späteren Hauptstadt Aachen zu suchen. An der unteren Maas unweit von Lüttich im heutigen Belgien hatte seine Familie einen Sitz, nach dem sie sich lange benannte: das Gut Heristal.

Heristal bedeutet wahrscheinlich »Stall der Herren«, es dürfte ein sogenannter Burgstall gewesen sein: Wohnturm mit angebauten Unterkünften für das Personal und Ställe für die Pferde.

In dem heutigen Herstal erinnert nichts mehr an die drei Pippine, an Karl Martell oder dessen Enkel. Der eher nüchterne Industrieort hat das Rheinische Schiefergebirge im Rücken und blickt in das Limburger Becken hinaus. Für adlige Grundbesitzer war es kein schlechter Platz zum Leben: fettes Bauernland im Westen, ein riesiges, gebirgiges Jagdrevier jenseits der Maas im Osten. Pferde konnten nicht nur gehalten, sondern auch gezüchtet werden, es waren die schweren Belgier, die sich bei Poitiers als zuverlässig, wenn auch etwas zu langsam erwiesen hatten.

Südwestlich von Heristal lag jener Teil der Ardennen, den die Franken »Kohlenwald« nannten und dessen Klüfte sie immer wieder benutzten, um sich gegenseitig in Hinterhalte zu locken und einander niederzumetzeln. Vor seiner Silhouette aber nimmt auch Pippins und Bertradas Liebesgeschichte noch am ehesten Gestalt an. Der junge Hausmeiersohn mußte den Kohlenwald durchreiten, wenn er über Cambrai nach Laon gelangen wollte, wo Bertrada zu Hause war. Weshalb soll also nicht hier jene Affäre stattgefunden haben, die von den Gerüchtespinnern in eine baierische oder bretonische Mühle verlegt wird?

Sie könnte dann ungefähr so abgelaufen sein: Der Sohn und Erbe Martells trifft bei der Jagd auf die hübsche, möglicherweise mit ihm verwandte Grafentochter. Es ist ein warmer Sommer, die Buchen stehen voll im Laub, die Moospolster locken. Für Pippin mag es ein flüchtiges Abenteuer gewesen sein, für Bertrada war es komplizierter. Was ist ein kleiner Graf aus Nordfrankreich im Vergleich mit dem mächtigen Vater Pippins? Er gehört nicht einmal dem höheren Adel an, sein Titel ist eher eine Amtsbezeichnung. Andererseits wissen Bertrada und der »Comes« von Laon gut genug über die Angewohnheit der Hausmeier Bescheid, sich gelegentlich Friedelfrauen zuzulegen. Pippins Großmutter selbst war eine bessere Mätresse gewesen. Sollte Bertrada es ebenfalls werden?

Dann ist die Grafentochter auf einmal schwanger. Als ihr das klar wird, lebt noch Martell. Als der Sohn aber zur Welt kommt, ist der Hammer schon tot. Für Pippin beginnt jetzt jene Zeit, aus der die »Reichsannalen« mit monotoner Regelmäßigkeit Ereignisse melden wie: »Burg Loches erobert... Alemannien verwüstet ... nach Sachsen gezogen... Baiern unterworfen.« Jahr für Jahr steht der neue Hausmeier von März bis Oktober im Feld. Dann tritt Karlmann zurück, und seine Lage hat sich noch einmal von Grund auf verändert.

Pippin ist Alleinherrscher, er steht im Begriff, eine neue Königsdynastie zu begründen. Anders als sein Bruder, der mehrere Söhne hat, kann er jedoch weder mit Kind noch Ehefrau aufwarten. Es ist keine gute Ausgangslage: Dynastien, die nur auf zwei Augen stehen, nimmt das Volk nur ungern an, es will Dauer und Beständigkeit garantiert haben. Was tun?

Nun eilen die Gerüchtespinner Pippin zu Hilfe. Sie lassen ihn in den Wald gehen, in dem er vor Jahren dieses Mädchen getroffen, dann wieder aus den Augen verloren hat. Die Grafentochter arbeitet mittlerweile als »jungfräuliche Spinnerin« in einer Mühle. Der Sterndeuter weist Pippin den Weg zu ihr, und der angehende König hat auf einmal, was er braucht: die Königin. Den Sohn unterschlagen die namenlosen Erzähler, doch wird er ja in derselben Nacht gezeugt.

Auf ähnlichen Denkbahnen schienen sich auch die Autoren der »Reichsannalen« bewegt zu haben. Ihnen zufolge ließ sich Pippin nicht erst 751 zum König erheben, wie die Fredegar-Chronik angibt, sondern bereits 749, dem Jahr, in dem er (vermutlich) auch Bertrada zur Frau nahm. In den »Annales« paßt somit alles zusammen: Martells Sohn hatte von einem Mädchen, das er, aus welchen Gründen immer, nicht heiraten wollte oder konnte, einen unehelichen Sohn. Nachdem er jedoch durch politische Umstände gezwungen worden war, sich den Franken als zeugungsfähiger Familienvater zu präsentieren, kam es ihm sehr zustatten, daß beide existierten, er holte sie notgedrungen aus der Versenkung.

Es war nicht zuletzt auch eine vorsorgliche Abwehrmaßnahme gegen mögliche Erbansprüche der groß gewordenen Karlmann-

Söhne. Und vielleicht ist Pippin Papst Zacharias vor seiner Krönung auch deswegen so unnötig weit entgegengekommen, weil er eine doppelte Legitimation benötigte: die seiner Königswürde und die seiner — als dubios empfundenen — Ehe. In Zacharias' etwas rätselhafter Antwort auf die Frage, wie Inzest zu definieren sei — »solange man sich einer Verwandtschaft auch nur bewußt ist« —, mag sehr wohl ein warnender oder leise drohender Unterton mitgeschwungen haben. Nur Pippin hörte ihn heraus.

Aber genau dies mag auch verständlich machen, daß ein siebenjähriger Junge, der aus dem Gewisper der Erwachsenen allerlei dunkle Andeutungen heraushörte, später an seine Kinderqualen nicht mehr erinnert werden wollte.

Dennoch scheint der Ort Heristal zu bezeugen, daß Karls Jugend nicht völlig unglücklich gewesen sein kann. Diese Maaslandschaft muß er immerhin so geliebt haben, daß er sich auf der Höhe seines Lebens in einer Stadt niederließ, die er zwar ihrer warmen Quellen wegen schätzte, von der aus aber auch die Gefilde seiner frühen Jahre in einem guten Halbtagesritt zu erreichen waren. Und allen Neigungen, die er in oder um Heristal erwarb, blieb er zeit seines Lebens treu: dem Schwimmen, dem Reiten, dem Jagen, seiner Vorliebe für die Lieder und Heldengedichte, die in der »volkstümlichen oder deutschen Sprache« vorgetragen wurden, seinem regen Interesse für die Landwirtschaft und nicht zuletzt seiner nie nachlassenden Begierde auf die deftigen Fleischgerichte *»du pays de Meuse«*. Nur eines konnte Heristal ihm nicht bieten: eine gute Schule. Mit dem Lesen hat er sich lange Zeit schwergetan, das Schreiben erlernte er nie.

Aus seinem vermutlich etwas verborgenen ländlichen Leben wurde Karl dann jäh und unvermittelt herausgerissen. Er hatte plötzlich einen Vater, er war Königssohn, er bekam 751 einen Bruder, 759 einen zweiten, und er wurde nochmals zwei Jahre später mit großem Gefolge Papst Stephan II. entgegengeschickt.

Über seinen Ritt in die heutige Schweiz — der Papst benutzte den Großen Sankt-Bernhard-Paß — hat Karl dem Freund und Biographen Einhard offensichtlich ebensowenig erzählt wie über die Weiterreise zum Königsgut Ponthion an der oberen Marne, wo Pippin den Pontifex empfing. Doch ist auch das einigermaßen verständlich, denn bei diesem Ausflug betrat Karl die Szene jenes späteren Streites mit seiner Mutter, durch den er sich endgültig ihrem Einfluß entziehen sollte. Es gehörte noch zu dem Kapitel »Unordnung und frühes Leid«, es war ebenfalls Verschlußsache.

Stephan traf als demütiger Bittsteller im Reich der Franken ein. Vor seinem Zusammentreffen mit Pippin streute er sich Asche aufs Haupt – eine erprobte Methode aus altrömischen Tagen, um Gesprächspartner von vorneherein zu entwaffnen. Dem König blieb gar nichts anderes übrig, als die Erniedrigungsgeste seinerseits zu überbieten. Er warf sich vor dem Pontifex zu Boden, ergriff dann sein Pferd am Zügel und führte es ein paar Schritte weit in den Hof hinein. Bei den Verhandlungen kam er Stephan schließlich noch weiter, ja geradezu gefährlich weit entgegen.

In der Pfalz Quierzy, zwischen Compiégne und Laon, verlangte der Papst, was schon Gregor III. von Martell gefordert hatte: Pippin solle nach Italien ziehen, um die Langobarden aus dem Exarchat Ravenna sowie dem Patrimonium Petri hinauszuwerfen, und dann beide Gebiete »den Römern«, also der Kirche, übergeben. Bei den Franken hätte indessen noch immer nichts unpopulärer sein können als ein derartiges Unternehmen. Die Langobarden galten nach wie vor als verwandtes Germanenvolk und natürlicher Bundesgenosse sowohl gegen die Sarazenen als auch gegen Slawen und Wenden. Und dieses gute Verhältnis sollte nun grundlos zerschlagen werden? Pippin hielt es aus recht eigennützigen Gründen für durchaus sinnvoll.

Stephan nämlich bot ihm einen Preis, den er völlig anders bewerten mußte als seine »Vornehmen«. Der Papst wollte Pippin nicht nur zum *patricius Romanorum* erheben, einer Position von ehrwürdiger, aber mittlerweile etwas zweifelhafter Bedeutung, sondern sein Haupt auch ein weiteres Mal salben und es den Franken verbieten, jemals Könige zu wählen, die nicht von ihm abstammten. Dies aber schien zehn oder zwölf Jahre nach der Entmachtung des letzten Merowingers für Pippin noch immer ein gewichtiges Angebot zu sein. Er war wie schon damals an jeder Art von Legitimation interessiert, die er bekommen konnte. Daß er damit auch eine Oberinstanz anerkannte, welche seinem Volk »Weisungen« erteilen konnte, hatte er inzwischen offenbar verdrängt. Pippin ging auf Stephans Vorschlag ein und befahl »allen Franken, am 1. März zu ihm zu kommen, und zog... gegen das Langobardenland«. Nicht nur einmal tat er das, sondern sogar zweimal hintereinander, 754 und 756.

Der Langobardenkönig Aistulf, der Träger der sogenannten »Eisernen Krone« — in ihren Reif waren angeblich Nägel aus dem Kreuz Christi eingeschmiedet —, wurde bei jedem dieser Feldzüge geschlagen. Er mußte versprechen, sowohl Ravenna als auch die besetzten Teile des Patrimoniums herauszugeben, worauf der Franke sie in der »Pippinischen Schenkung« an den Papst übereignete. Auf dem Papier, das sein Siegel trug, bildeten diese Gebiete fortan den »Kirchenstaat«. Die Utopie der senatorischen Bischöfe schien Gestalt anzunehmen. Pippin selbst, ihr eigentlicher Begründer aber, marschierte über den St. Bernhard zurück und zog das Rhônetal hinauf bis Lyon. Dort entließ er sein Heer, um es fortan nie wieder nach Italien zu führen.

Er überhörte die dringenden Appelle der Päpste, ihnen ein weiteres Mal zu helfen, auch dann noch, als sich längst erwiesen hatte, daß die Langobarden keineswegs daran dachten, ihre Zusagen zu erfüllen. Während seiner letzten Lebensjahre beschränkte sich Pippin darauf, jene Regionalherrscher im eigenen Reich zu bekämpfen, die Martell nicht mehr völlig hatte bändigen können.

»König Pippin«, vermelden die »Reichsannalen«, »zog nach Sachsen und drang tapfer in die Befestigungen der Sachsen ein... König Pippin faßte den Beschluß, einen Feldzug nach Aquitanien zu unternehmen... Und wieder zog König Pippin nach Aquitanien und gewann die Stadt Bourges... König Pippin gelangte auf einem weiteren Zug durch Aquitanien nach Cahors« in Südfrankreich.

Im Herbst 768 kam er dann zum letztenmal aus dem Gebiet der aufmüpfigen Basken und Gascogner zurück. »Er betete noch beim heiligen Martin in Tours und ging schließlich nach St. Denis. Hier starb er den 24. September« an Wassersucht. Er war vierundfünfzig Jahre alt geworden. Sein ältester Sohn stand im sechsundzwanzigsten, dessen jüngerer Bruder Karlmann im siebzehnten Lebensjahr. Bertrada das Jüngster war tot.

»Und Karl und Karlmann«, heißt es in den »Annales« weiter, »wurden zu Königen erhoben, Karl am 9. Oktober in Noyon, Karlmann in Soissons ebenso. Und es feierte der genannte ruhmreiche König Karl Weihnachten auf dem Hofgut zu Aachen.«

Der ruhmreiche König? Es mutet ein wenig voreilig an, ihn jetzt schon so zu titulieren. Doch dürfte es sich mit dieser Formel ähnlich verhalten wie mit Einhards Behauptung, Karl habe praktisch keine Jugend gehabt: Auch die Annalisten wußten so gut wie nichts über ihn und klebten die Informationslücke mit einem prächtigen Siegel zu.

Der letzte Autor der »Fredegar-Chronik« reagierte sogar noch merkwürdiger auf die neue Situation im Reich: Seine Aufzeichnungen brechen mit dem Bericht über Karls Krönung einfach ab. Nach Pippins Tod begann der große Zwist zwischen Bertrada und Karlmann auf der einen, Karl auf der anderen Seite, möglicherweise befürchtete der Chronist, sich die Finger zu verbrennen, wenn er darauf näher einging.

Daß wir dennoch über den Streit der Pippin-Söhne einigermaßen Bescheid wissen, ist Einhard zu verdanken, der ihn später aus Karls Sicht geschildert hat, und den Annalisten, die auch weiterhin (fast) jedes Jahr, das ins Land zog, getreulich abhakten. Aber freilich, ihre Schrift war nur ein besserer Kalender. Sie diente vor allem der Festlegung des jeweiligen Ostertermins — eine wichtige, nicht einfache Aufgabe — und wurde, um das freigebliebene kostbare Pergament zu nutzen, mit Randnotizen vollgekritzelt. Komplizierte oder delikate Details durfte man von ihren Autoren nicht erwarten. Für sie war jeder Herrscher schlechthin »ruhmreich, milde, fromm, gerecht«. Außerdem hat der vorsichtige Ludwig ihre Schriften später überarbeiten lassen.

Hätten die Annalisten, Mönche des Klosters Lorsch, jedoch einigermaßen unvoreingenommen wiedergegeben, was sie wußten, erfuhren oder hinterbracht bekamen, träte uns aus ihren Schilderungen vermutlich ein junger Mann entgegen, der durchaus noch nicht erkennen ließ, daß er einmal ein großer König sein würde. Der Karl jener Jahre war nicht nur unerfahren und dickköpfig, sondern auch ein schwankes Rohr im Wind, ja, er verhielt sich zuweilen sogar ausgesprochen tölpelhaft.

Als 1861 das Kaisergrab in Aachen geöffnet wurde, erwies es sich, daß Einhard seinen königlichen Freund sehr zutreffend beschrieben hatte. Karls Skelett maß 192 Zentimeter. Er muß also zu Lebzeiten wirklich

»im Gehen wie im Sitzen eine höchst würdige und stattliche Erscheinung« geboten haben. Ein Abbild männlicher Schönheit dürfte er
trotzdem nicht gewesen sein. Einhard fügt auch hinzu, Karls Nacken
sei »feist und zu kurz« gewesen, »sein Bauch schien etwas hervorzu-
treten«. Vertreter der Konstitutionslehre hätten ihn aufgrund dieser
sowie noch anderer körperlicher Merkmale, seines runden Schädels
etwa, wahrscheinlich als Pykniker eingestuft und ihm zugeschrieben:
Warmherzigkeit, Besonnenheit, Anpassungsfähigkeit, Extrovertiert-
heit, Leichtblütigkeit, Heiterkeit und Gesellligkeit, aber auch die
Neigung zu heftigen, cholerischen Zornesausbrüchen.

Für einen späteren *Magnus Rex* scheint das eine etwas unpassende
Ansammlung von Eigenschaften zu sein, doch erklären gerade sie sein
Verhalten in den jetzt anbrechenden stürmischen Jahren noch am
besten. Ein warmherziger, leichtblütiger, nach außen gerichteter
Mensch ist auf Freunde und guten Zuspruch, auf Gesellligkeit geradezu angewiesen. Er nimmt Ratschläge — auch schlechte — oft
voreilig an, weil er selbst gefallen möchte, und kann sich, wenn er
dadurch in eine mißliche Lage geraten ist, nur noch in die Wut retten,
den jähen Entschluß, alle aufgetürmten Hindernisse mit einem Schlag
hinwegzufegen.

Der junge Karl war sich selbst und den vielen »weichen« Zügen
seiner eigenen Konstitution noch derart hilflos ausgeliefert, daß er
während der ersten drei Jahre seiner Regierungszeit einen Fehler nach
dem anderen machte. Der zweite Grund dafür liegt freilich darin, daß
er es mit einer Gegenspielerin beziehungsweise Partnerin zu tun
hatte, die ihm haushoch überlegen war. Seine anonymen Biographen
sprechen denn auch mit kennerischer Miene von den Jahren, »da
Bertrada spann«.

Pippin hatte den ersten Sohn, den er als König und Ehemann
zeugte, Karlmann taufen lassen, dem zweiten, der acht Jahre später
geboren wurde, gab er seinen eigenen Namen. Karl, der älteste, war
nach Pippins Vater benannt worden. Das bezeugte zunächst einmal,
daß Pippin ihn nicht zu verleugnen gedachte, denn nach germanischem Brauch wurde der älteste Sohn stets unter das Patronat des
Großvaters gestellt und damit vom Vater anerkannt. Gleichzeitig war
diese Stammtafel aber auch ein dynastisches Programm. Wie es schon
bei den Merowingern üblich gewesen war, sollte später »das ganze

Land an das männliche Geschlecht fallen, und zwar an die Brüder«. In einem Testament zu Lebzeiten ließ der schon todkranke König dies auch festschreiben.

Da sein jüngster damals bereits gestorben war, wies er den überlebenden Söhnen je eine Hälfte des Reiches zu. Die Grenzlinie zwischen beiden Erbteilen zog er jedoch nicht so, daß sie mit jener unsichtbaren Linie zusammengefallen wäre, die den gallorömischen vom germanischen Kulturkreis schied, er versuchte vielmehr, beide Sphären kunstvoll ineinander zu verschränken. Karl erhielt die nördlichen Teile Neustriens und Austriens sowie den Westen Aquitaniens. Karlmann bekam Burgund, die Provence, das alte Gotenrevier zwischen Ostpyrenäen und Rhônemündung, das Septimanien genannt wurde, ferner das südliche Neustrien mit Paris und Soissons, dazu noch Alemannien, das Elsaß und Ostaquitanien. Jeder der künftigen Könige würde somit Nachfahren der wandernden Reiter wie auch Abkömmlinge der von ihnen unterworfenen Völker zu Untertanen haben. Und beide, das war Pippins Grundgedanke, würden eng miteinander zusammenarbeiten müssen, wenn sie den einen wie den anderen gerecht werden wollten.

Was Pippin offensichtlich nicht bedachte, war die Möglichkeit, daß diese erzwungene Kooperation auch zu besonders heftigen Reibereien führen konnte. Seine Konstruktion war wohl sinnvoll, seine Überlegungen waren folgerichtig, in praktische Politik würden sie sich jedoch nur mit Mühe umsetzen lassen.

Das galt zumal dann, wenn die Absichten des toten Königs von zwei Brüdern verwirklicht werden sollten, die nur wenig miteinander gemeinsam hatten und die außerdem im Schatten einer erfahrenen, einflußreichen und ehrgeizigen Mutter standen.

Karl und Karlmanns Schwierigkeiten begannen dort, wo es schon ihren Vorgängern besonders schwergefallen war, den eigenen Willen durchzusetzen: in Aquitanien.

Bei den Basken und Gascognern hatte es sich kaum herumgesprochen, daß Pippin der Kurze tot war, da sammelten sich auch schon die Freischaren, um wieder einmal gegen das verhaßte fränkische Regime anzukämpfen. Hunold, der Vater des letzten, von Pippin abgesetzten Aquitanierherzogs, kam aus dem Kloster, um sich an ihre Spitze zu stellen. Für die beiden Frankenkönige war er ein Gegner, dem sie sich gemeinsam stellen mußten, denn jeder von ihnen besaß Anteile an der unbezähmbaren Provinz.

Karl raffte auch sofort alles zusammen, was er an Truppen aufbieten konnte, und traf 769 in Moncontour-de-Poitou, nicht weit vom Schauplatz der Martell-Schlacht gegen die Sarazenen, mit den Streitkräften seines Bruders zusammen. Gemeinsam verfügten sie über ein beachtliches Kontingent von kriegserprobten Soldaten; doch dann weigerte Karlmann sich plötzlich, die seinen zur Verfügung zu stellen. »Auf Rat seiner Großen« machte er kehrt und ließ Karl mit viel zu schwachen Kräften zurück. Karl aber, der heitere, anpassungsfähige Pykniker, bewies in dieser Situation, daß er sehr wohl rasche und klare Entscheidungen treffen und daß er Krieg führen konnte. Er rückte Hunold entgegen, schlug seine Scharen, wo immer er mit ihnen zusammentraf, und kehrte noch vor Winteranfang nach Düren zurück, um dort Weihnachten zu feiern.

Warum Karlmann sich um die Teilhabe an diesem Triumph gebracht hatte, ob wirklich auf »den schlechten Rat seiner Großen« hin, wie die Annalisten meinen, oder weil er gegen den Bruder »Feindschaft und Haß« empfand, was später Einhard sagte, wird nicht so richtig klar. Wie könnte es auch? Die Gefühle, die die Brüder füreinander hegten, müssen sich in ihren Kinder- und Jugendtagen herausgebildet haben, und die liegen nun einmal völlig im dunkeln.

Als erwiesen gilt deshalb nur, daß sich zwischen den beiden schon in ihrem ersten Regierungsjahr ein Riß gebildet hatte und behauptet wird, daß Karl ihn »mit einer Geduld, die allen bewundernswert erschien«, wieder zu kitten versuchte. Ob es so war oder nicht, seine Mutter hat ihm dabei jedenfalls wenig geholfen.

Karlmann und Bertrada trafen sich ein Jahr nach dem aquitanischen Feldzug bei Rastatt in der Burg Seltz. Sie führten eine lange, geheimgehaltene Unterredung. Als sie sich ausgesprochen hatten, ritt Pippins Sohn zurück ins Elsaß, während »Pippins Witwe durch Baiern nach Italien« reiste. Die beiden hatten in Seltz nicht etwa Karlmanns Verhalten gegenüber seinem Bruder diskutiert, sondern sich über ein weit ausgreifendes diplomatisches Manöver geeinigt. In Baiern regierte Herzog Tassilo III. aus dem Hause der Agilolfinger (derselbe, den Karl siebzehn Jahre später mit drei Heersäulen angreifen sollte), in Italien herrschte der Langobardenkönig Desiderius. Beide standen mit den fränkischen Herrschern nicht gerade auf bestem Fuß.

Der Baier war 748 von dem aus einer Friedelehe stammenden Martell-Sohn Grifo verdrängt und später von dessen Halbbrüdern Pippin und dem älteren Karlmann wieder in sein angestammtes Herzogsamt eingesetzt worden, hat sich dafür aber nicht eben nobel revanchiert. Auf einem der früheren Feldzüge gegen die Aquitanier verließ Tassilo wider Pflicht und Recht das fränkische Heerlager. Es war ein Vorgang, den Chronisten mit dem ältesten bekannten Wort der deutschen Sprache bezeichneten: *harisliz*, Verlassen des Heeres, Fahnenflucht.

Pippin hatte sich nicht mehr in der Lage gesehen, den wortbrüchigen Vasallen zur Rechenschaft zu ziehen. Der Grund dafür lag jenseits der Alpen verborgen. Tassilo war der Schwiegersohn jenes Königs Desiderius, der sich so hartnäckig weigerte, das Patrimonium Petri und das Exarchat Ravenna an die Päpste abzutreten. Auf diese Verbindung aber gründete auch Tassilos Selbstherrlichkeit. Mit den Langobarden zusammen glaubte der Baier den Franken gewachsen zu sein, während Desiderius wiederum meinte, sich auf Tassilo stützen zu können, wenn er die »Pippinische Schenkung« sabotierte.

Diese zugespitzte Lage glaubte Bertrada nun durch ein geschicktes, überaus weibliches Manöver entschärfen und bereinigen zu können. Ob sie auf ihrer Reise durch Baiern nach Italien bei Tassilo in Regensburg vorsprach oder ob sie nur auf der Brennerstraße das Gebirge überquerte, ist unsicher. Aus Pavia jedenfalls kam sie mit einem Plan zurück, der sowohl von dem Baiern als auch dem Langobarden abgesegnet gewesen sein muß, denn er betraf beide. Einer ihrer Söhne sollte eine der Töchter von Desiderius heiraten und sich solcherart sowohl mit dessen Familie wie auch mit den Agilolfingern verbinden. Die politische Frucht dieses einfachen Unternehmens wäre eine mächtige Koalition zwischen drei germanischen Völkern gewesen, den Baiern, Franken und Langobarden. Zumindest stellte »die Spinnerin« sich das so vor.

Bleiben freilich zwei wesentliche Fragen offen: Gegen wen würde dieses Bündnis gerichtet sein? Und: Wer sollte sich auf dem politischen Altar als Ehemann opfern lassen?

Der erste, dem die ganze Sache verdächtig vorkam, war der seit 768 amtierende Papst Stephan III. Er hatte gerade einen von den Langobarden aufgestellten Gegenpapst aus dem Feld geschlagen und sich danach von Pippins Söhnen bestätigen lassen, daß er der rechtmäßige Nachfolger Petri sei. Nun sah es so aus, als wollten seine fränkischen Schutzherren sich eben mit den Hintermännern des mißglückten Putsches verbünden. Wenn das wirklich zutraf, dann war der künftige Kirchenstaat gefährdeter denn je. Stephan fuhr deshalb sofort alle Verteidigungswaffen auf, über die er verfügte. Es waren zwar nur Worte – aber was für Worte!

»Besteht«, so schrieb er an Bertrada, »jener Eheplan [wirklich], so kann er nur vom Teufel eingegeben sein. Das ist keine Ehe, sondern einfach ein schmutziges Verhältnis. Seid Ihr denn ganz von Sinnen? Wie kann sich das über aller Welt leuchtende Frankenvolk und Euer königliches Edelingsgeschlecht mit der minderwertigen Langobardenrasse verbinden, diesem treulosen, stinkenden Volk?« Stephan drohte, jeden, der sich »seiner Ermahnung widersetze«, aus der Kirche auszustoßen, um endlich etwas süffisant auch noch anzumerken, die vorgesehene Heirat sei ohnehin unrechtmäßig, da beide Könige bereits im Ehestand lebten. Beide?

Stephan war gut, aber nicht vollständig genug informiert. Karlmann hatte in der Tat eine ihm ordentlich angetraute Gattin, sein älterer Bruder hingegen zog es vor, die ehelichen Freuden ohne kirchliche Sanktion zu genießen. Er lebte mit Himiltrud, einer Friedelfrau, zusammen und hatte mit ihr auch bereits einen Sohn, der den Namen seines Vaters trug. Einhard berichtet von diesem Pippin, »daß er zwar schön von Angesicht, aber bucklig war«.

Mit derlei Familienverhältnissen, die auf germanischem Gewohnheitsrecht beruhten, mochte der Papst im fernen Rom wirklich nicht vertraut sein. Bertrada hingegen war es sehr wohl. Auf der Friedelehe beruhte sogar ihr ganzer Plan. Karl war es, der die Langobardin nehmen sollte, denn nach kirchlichem Recht war er ja nicht verheiratet; eine Himiltrud konnte jederzeit abgeschoben werden. Daran aber, daß dies geschehen würde, ließ sich bereits jetzt nicht mehr rütteln. Die Spinnerin war außerordentlich schnell gewesen und sehr geschickt.

In ihrem Auftrag hatte Abt Sturmi von Fulda ein Bündnis zwischen Baiern und dem Frankenreich ausgearbeitet, das beide Seiten band. Ihm zufolge würde Tassilo als quasi selbständiger Herrscher anerkannt werden und dafür gemeinsam mit den fränkischen sowie langobardischen Herrschern die italienischen Querelen aus der Welt schaffen. Zur gleichen Zeit war Pippins ehemaliger Kanzler Itherius nach Pavia gereist, um Desiderius zu erklären, was bei der Sache für ihn herausspringen könne. Itherius schlug vor, die Langobarden sollten dem Papst wenigstens einen Teil jener Gebiete übereignen, die Pippin einst Aistulf abgenommen und der Kirche versprochen hatte. Dafür würden die beiden Frankenkönige und Tassilo ihn als vierten in ihren Bund aufnehmen. Es war ein großzügiges Angebot. Mit etwas Land bezahlte der in seinem eigenen Volk nicht unumstrittene Herrscher für die Mitgliedschaft in der mächtigsten politischen Vereinigung Europas.

Unter solchen Auspizien wurde das Bündnis dann auch besiegelt. Adalhard, ein Vetter Karls und Karlmanns, beschwor feierlich, daß seine Könige sich an die getroffenen Abmachungen halten würden und daß einer von ihnen bereit war, die Tochter des Desiderius zu heiraten. Den auserkorenen Bräutigam scheint man dabei gar nicht lange gefragt zu haben. Karl gleicht an diesem Punkt seines Lebens einem Bären, der an der Nase herumgeführt und nun sogar an den Altar gezerrt werden konnte.

Verwirrt und doch auch fasziniert von dem brillanten Spiel seiner Mutter, überrumpelt von der Schnelligkeit, mit der sie ans Ziel gelangt war, sieht man ihn dastehen. Bertrada hatte ja wirklich mit wenigen Federstrichen eine ganze Reihe dringlicher Probleme auf einmal bereinigt: abgebaut die Spannung zwischen Tassilo und den fränkischen Königen. Zum Wohlverhalten überredet den schwierigen Desiderius. Beschwichtigt die Verstimmung des eigenen, von jeher langobardenfreundlichen Adels. Und auch der Papst konnte einigermaßen zufrieden sein, er würde ja endlich gesicherte Fundamente für seinen Kirchenstaat legen können.

Daß er selbst dieses Bündnis auf höchst persönliche Weise garantieren und besiegeln sollte, mag Karl über alledem sogar eine Zeitlang vergessen haben. Völlig klar wurde es ihm jedoch spätestens an dem Tag, an dem er seine künftige Frau zum erstenmal sah – es muß nicht einmal damit zu tun gehabt haben, daß sie, wie seine Apologeten später behaupteten, häßlich gewesen sei.

Viel eher war es so, daß der mit nicht wenigen »weichen« Zügen ausgestattete Riese sich damals selbst erkannte. Er begriff, daß er zu rasch nachgegeben hatte, und sah ein, daß er noch lange nicht fähig war, in den großen Bezügen zu denken, die seine Mutter so scheinbar souverän überblickte. Aber er erfuhr auch, wieviel die eigene Privatsphäre für ihn bedeutete. Um bestehen zu können, brauchte er eine Art gut ausgepolsterter Höhle, die sein Bedürfnis nach animalischem Wohlbefinden befriedigte. Nur dort konnte er sein, was er war, und sich nur dort wieder davon erholen, daß er gelegentlich auch als ein vollkommen anderer auftreten mußte. Diese Höhle aber vermochte er mit niemand zu teilen, den er nicht selbst entdeckt, erprobt und für passend befunden hatte – schon gar nicht mit einer völlig fremden Frau.

Wie Desiderius' Tochter geheißen hat, ist unbekannt. Sie wird jedoch aus naheliegenden Gründen meist Desiderata genannt. Sollte dies wirklich ihr Name gewesen sein, so hätte er in Karls Ohren überdies wie ein höhnischer Kommentar zur eigenen Niederlage klingen müssen; Desiderata bedeutete ja »die Ersehnte«. Und Karl ersehnte damals bereits eine Frau, die weder so noch Himiltrud hieß. Vor der Tür seiner Schlafkammer wartete schon Hildegard.

Das Jahr, in dem Karl Bertradas Vertrag erfüllte und die Langobardin heiratete, ist eines der wichtigsten in seinem Leben, wenn nicht das wichtigste überhaupt. 770/71 tritt er endgültig aus den Schatten heraus, die ihn bis dahin halb verborgen hatten, und zeichnet von nun an sein Porträt mit eigenen Taten und Entscheidungen.

Der erste Entschluß, den er faßt, könnte gelautet haben: Mein Privatleben bleibt sakrosankt, mein Körper ist – außerhalb des Schlachtfeldes – kein Mittel der Politik. Eine andere Erkenntnis bewirkte, daß Karl sich ab jetzt zäh und beharrlich seiner Umwelt zu bemächtigen begann. Er saugte Informationen und Wissen auf wie ein Schwamm, war aber gleichzeitig bemüht, alles, was er erfuhr, in seinem Kopf auf praktikable Weise zu ordnen. Der unsichtbare Abakus, den er später mit sich führen sollte, nahm bereits Gestalt an, allerdings blieb er noch lange Zeit ein völlig ungenügendes Instrument. Karl hatte erst das Stadium eines Schülers erreicht, der zu begreifen sucht, was die politische und geistige Welt im Inneren zusammenhielt. Doch sollte er zeit seines Lebens nie aufhören, sich wie ein Lernender zu verhalten, auch dann noch, als er einen beträchtlichen Teil dieser Welt schon sicher im Griff hatte.

Die nächste wichtige Entscheidung, die er in diesem entscheidenden Jahr treffen mußte, wurde ihm bereits von den Umständen diktiert. Bertradas scheinbar so glänzend ausbalanciertes baierisch-langobardisch-fränkisches Bündnissystem erwies sich auf einmal als bloßes Kartenhaus.

Desiderius, dem der Ruf vorausging, ein ränkevoller, ehrgeiziger Staatsmann zu sein, hatte wahrscheinlich nie die Absicht gehabt, sich an den durch Desideratas und Karls Heirat besiegelten Vertrag mit den Franken zu halten. Für ihn war er nur eine Art vorläufige Rückversicherung gewesen. Sobald es ging, versuchte er, in Italien wieder sein eigenes Süppchen zu kochen, was ihm um so leichter fiel, als er alle Vorteile in der Hand hatte.

Die Franken garantierten zwar als stärkste Macht Europas den Schutz und die Sicherheit des Papstes. Da sie aber auf der Apenninenhalbinsel nicht selbst vertreten waren, mußten sich ihre Herrscher dort des langobardischen Partners bedienen, wenn sie wirksam werden wollten. Diese Situation nützte Desiderius auf doppelte Weise aus. Er trat an die Kirche lange nicht soviel Land ab, wie Bertrada, Tassilo und Karlmann es wünschten, und unterhöhlte dadurch zunächst einmal deren Prestige. Gleichzeitig empfahl er sich dem Papst als jene Kraft, auf die es in Italien allein ankomme, indem er ihm vorschlug, das von Pippins Witwe geschaffene politische Gebilde, welches den Stuhl Petri gleichsam umhüllte, durch eine Achse Rom—Pavia zu ersetzen. Damit der Pontifex aber begreife, wie vorteilhaft dies für ihn sei, inszenierte Desiderius im Lateran auch noch eine kecke Intrige.

Dem von ihm gedungenen päpstlichen Kämmerer Paulus Afiarta gelang es, zwei frankenfreundliche Amtsträger namens Christopherus und Sergius derart in Mißkredit zu bringen, daß sie um ihr Leben fürchten mußten und sich in einer Ecke des Papstpalastes verbarrikadierten. Um ihr Nest auszuräuchern, rief Afiarta Desiderius zu Hilfe. Der nahm die beiden gefangen, um anschließend lauthals zu verkünden, es sei ihm gelungen, den Papst in letzter Minute vor einem fränkischen Mordanschlag zu bewahren. Stephan III. war dem Langobarden damit vollkommen ausgeliefert. Und alsbald erfuhr er auch, wie sein neuer Schutzherr in Zukunft mit ihm umzuspringen gedachte.

»Dem Papst«, so ließ Desiderius öffentlich verlautbaren, »möge genügen, daß ich seine Feinde . . . niedergeworfen habe. Er braucht gar nicht mehr weiter [Gebiets-]Ansprüche geltend zu machen, denn wenn ich ihm jetzt nicht weiterhelfe, wird Karlmann kommen, wird den Tod seiner Leute rächen [Christopherus und Sergius waren hingerichtet worden] und den Pontifex gefangennehmen.«

Im Klartext hieß das: Was brauchst du einen eigenen Kirchenstaat, Papst? Ich, Desiderius, Herr von ganz Italien, garantiere dir ja Sicherheit, Leben und Auskommen. Von den fernen Franken, die auf unserer gesegneten Halbinsel ohnehin nichts zu suchen haben, kannst du nur noch Unannehmlichkeiten erwarten. Es ist besser, wenn du dich fortan einzig und allein an mich hältst.

Die Bekräftigung dieses neuen Verhältnisses erfolgte schließlich durch Stephan selbst. Auf Desiderius' nachdrückliches Zureden hin beschwerte er sich bei Bertrada und Karl über Karlmann und behauptete, dessen Leute hätten ihn wirklich zu ermorden versucht. Ich wäre ein toter Mann, schrieb er, wenn unser »ausgezeichnetster Sohn Desiderius« sich nicht mannhaft zwischen mich und die Attentäter geworfen hätte. Vermutlich war das eine glatte Lüge, aber sie tat ihre Wirkung.

Karlmann, dessen Teilreich mit der Provence und Burgund unmittelbar an Oberitalien grenzte, war stets für die fränkische Rompolitik zuständig gewesen. Jetzt, da er fürchten mußte, diese Position zu verlieren, richtete sich sein Zorn darüber gegen den eigenen Bruder. War Karl nicht der Schwiegersohn des Langobarden? Und lag es deshalb nicht nahe zu vermuten, er und Desiderius hätten ihn gemeinsam ausmanövrieren wollen? Karlmanns ganze Abneigung gegen Karl schoß jäh ins Kraut. Sofort wollte er mit seinem Heer nach Rom marschieren, um Christopherus und Sergius zu rächen und den Papst abzusetzen, ein Vorhaben, das seine Mutter ihm nur mit Mühe wieder ausreden konnte. Bertradas kunstvolles Vertragswerk lag zwar in Scherben, aber sie glaubte noch immer, auf den Langobarden im guten einwirken und auch die beiden Brüder wieder aussöhnen zu können. Ob ihr das gelungen wäre, steht freilich dahin, denn nun war die Stunde Karls gekommen.

Seine lange zurückgestaute Wut über die Art und Weise, wie man ihn benutzt hatte, entlud sich auf einmal in einem geradezu furchterregenden, wahrhaft vulkanischen Ausbruch. Der Bär, der eben noch an den Altar geschleppt worden war, richtete sich brüllend auf und zerfetzte mit wenigen Prankenhieben nahezu alle bestehenden Verbindungen sowohl politischer wie auch familiärer Art.

Daß er dabei auch recht listig vorging, läßt sich indessen nicht abstreiten. Ein Teil seiner Wut war nur gespielt. Karl mußte verbergen, daß er ganz einfach und nebenbei eine günstige Gelegenheit beim Schopf ergriff. Er wollte Desiderata loswerden. Und er wollte Hildegard haben.

Hildigardis war »*de gente Suaborum*«, eine Schwäbin also. Was man über sie weiß, ist wenig genug, reicht jedoch aus, um zu sagen, daß sie alle Sinne Karls erregte und alle seine Bedürfnisse befriedigte, auch die nach Wärme, Sanftheit und zärtlicher Nähe. Die Enkelin des Alemannenherzogs Gotfrid versetzte ihn in einen Zustand, der mit Worten wie leidenschaftlicher Liebe nur unvollkommen umschrieben ist. Es war vielmehr ein derart blindwütiges Begehren, daß er darüber vollkommen vergaß, was er war: nämlich nicht nur Mann, sondern auch König, Politiker, Sohn − und Rechtssubjekt.

Der kleinen Schwäbin zuliebe hat Karl das Gesetz zweifach gebrochen. Er verstieß ohne zulässigen Grund die ihm angetraute Desiderata. Und er setzte sich darüber hinweg, daß Hildegard erst dreizehn Jahre alt war, als er sie zur Frau nahm, vierzehn, als sie ihr erstes Kind gebar.

Mit diesem letzteren Umstand aber konnten sich selbst seine großzügig denkenden Zeitgenossen nur schwer abfinden. Ehen mit nahen Verwandten einzugehen war eine Sache für sie, Ehen mit Kindern zu schließen jedoch eine vollkommen andere. Selbst ein König konnte das Siegel, das minderjährige Jungfrauen schützte, nicht brechen, ohne mit allen geltenden Vorstellungen von Sitte und Moral in Konflikt zu geraten. Karl hatte durch seine hitzige Tat einen gefährlichen Sturm entfesselt und natürlich auch den Gerüchten über ihn neue, bösartigere Verdächte hinzugefügt.

Zunächst jedoch mußte er eine ganze Reihe von politischen Schlägen einstecken. Wen alles hatte er nicht vor den Kopf gestoßen und was alles nicht zerschlagen? Vetter Adalhard, dem es zugefallen war, sich für die Gültigkeit des Eheversprechens zu verbürgen und die Dauer dieser Verbindung zu garantieren, erklärte, einer »ehebrecherischen« Königin nicht dienen und einen Eidbruch nicht auf sein Gewissen nehmen zu können. Er ging ins Kloster.

Tassilo, der baierische Schwager, war zutiefst beleidigt, Desiderius empört. Bertrada fühlte sich verraten, besudelt und hintergangen. Und der nordfränkische Adel probte bereits den Aufstand gegen einen offensichtlich verrückt gewordenen König.

Besonders betroffen aber zeigte sich Karlmann.

Karls Verhalten bestätigte ihn erneut in seiner Abneigung gegen den älteren Bruder. Er bezeichnete ihn nunmehr ganz offen als Frucht einer illegitimen Verbindung, bestritt, daß er das Recht habe, überhaupt eine Krone zu tragen, und rief sein Heer zusammen. Der von Karlmann schon lange für unvermeidlich gehaltene Bruderkrieg sollte endlich ausgetragen werden.

Und was tat Karl, während rings um ihn dieser höllische Wirbel brodelte? Den »Reichsannalen« zufolge hielt er sich behaglich in seinen Hofgütern Corbeny (in den Westvogesen) und Attigny (in den Ardennen) auf. Dort feierte er Ostern, Weihnachten, dazwischen Hochzeit. Wahrscheinlich konnte er gar nichts anderes tun. Der Adel stand ihm ablehnend gegenüber, auf das Heer war kein Verlaß. Doch läßt die geflissentliche Art, in der die Annalisten seine Schwierigkeiten ausklammern — weder von Desiderata noch von Hildegard ist bei ihnen auch nur andeutungsweise die Rede —, bereits erkennen, was weiter geschah. Diese Staatsschreiber berichteten ja stets nur im Sinne dessen, der überlebte und siegte. Zu der Zeit, da sie ihre Randnotizen verfertigten, war Karl schon wieder aus allen Schwierigkeiten heraus. Und nur ganz beiläufig deuten sie wenigstens an, was ihn vor dem möglichen Untergang bewahrte.

»In diesem Jahr«, heißt es unter der Angabe 771, »starb Karlmann auf dem Hofgut Samoussy den 4. Dezember.« Wohlgemerkt, es starb ein ganz gewöhnlicher Karlmann, nicht etwa König Karlmann. Damit ist in knappster Diktion auch noch der Rest gesagt.

Obwohl der jüngere Bruder zu keinem für ihn günstigeren Zeitpunkt hätte hinscheiden können, waren Karls Probleme mit seinem Tod keineswegs gelöst. Der im Alter von zwanzig Jahren verstorbene Teilherrscher hinterließ eine Frau und Kinder. Sowohl Königin Gerberga als auch Pippin, ihr Ältester, hätten durchaus das Recht gehabt, die Nachfolge des Toten anzutreten, etwa unter der Regentschaft irgendwelcher Großen des südlichen Reichsteils. Und gemeinsam hätten sie auch die gegen Karl gerichtete Politik fortführen können.

Doch da schlug der Bär erneut zu. In einer Blitzaktion, mit der er auch die Fronde im eigenen Land überrumpelte, raffte Karl zusammen, was ihm an Streitkräften zur Verfügung stand, überschritt die Grenze zum Südreich und stand in St. Denis, noch ehe die am Grabe ihres Herrn versammelten Würdenträger sich über die Nachfolgeregelung hatten einig werden können.

Karls Unternehmen war ein lupenreiner, kaltblütig durchgeführter Staatsstreich und erneut ein Beleg dafür, daß er unglaublich rasch und konsequent handeln konnte, wenn die Umstände es erforderten oder wenn ihm kein anderer Ausweg mehr blieb. Eben noch war er in ein Netz von selbstverschuldeten Schwierigkeiten verstrickt, von einer Verschwörung bedroht gewesen. Wenig später stand er als Alleinherrscher des Frankenreiches vor der Welt.

Das Glück blieb ihm auch weiterhin treu. Frankens Klerus erkannte den Usurpator widerspruchslos an. Ja, Karl brauchte nicht einmal Gerberga mit ihren Söhnen gefangenzunehmen, um sie ins Kloster zu stecken. Als er durch das Vordertor ihres Gutes Corbeni bei Laon hereinrückte, war sie gerade durch eine Hintertür entflohen. Karlmanns Witwe ging, von wenigen Freunden begleitet, zu Desiderius nach Pavia. Es mag für sie die Rettung gewesen sein, aber es war auch eine Selbstaufgabe. Weder sie selbst noch ihr Mann, noch dessen Kinder werden in späteren Berichten oder amtlichen Dokumenten je wieder erwähnt. Karl, der die Mißgunst seines Bruders angeblich mit so großer Langmut ertragen hatte, zeigte nun erst, wie er wirklich über ihn dachte. Er löschte Karlmanns Namen vollständig aus.

Eine noch größere Niederlage aber als dem Toten und seinen Erben hatte er Bertrada beigebracht. Als er damals in jäher Wut alle von ihr gesponnenen Netze zerfetzte, mag die Mutter in den Augen des Sohnes etwas gesehen haben, das sie erschauern ließ – weshalb sie sich vorsichtshalber von seinem Hof entfernte. Nun, nach seinem

Staatsstreich, stand Bertrada nicht nur auf den Trümmern ihrer Bündnis- und Heiratspolitik, es gab für sie auch keine Chance mehr, sich jemals wieder in die laufenden Ereignisse einzuschalten.

Die von Sagen umsponnene Königin erlitt ein ähnliches, wenn auch weniger schreckliches Schicksal wie hundertfünfzig Jahre zuvor Brunichilde. Mit Männern aus ihrem Fleisch und Blut hatte sie einem Brettspieler gleich zu operieren versucht. Dann hatte einer dieser Männer das Brett einfach umgeworfen und damit auch die Spinnstube als politische Institution abgeschafft. (Sie sollte erst unter Karls Nachfolgern wieder an Einfluß gewinnen.)

Karl jedoch hat 771 den langen, mühevollen Königsweg seines Lebens eingeschlagen. Er betrat ihn nicht anders als alle seine Vorgänger bis zurück zu den ersten Merowingern: ein Mann in Waffen, Anführer von Reitern, die er in den Krieg führen mußte, ob er wollte oder nicht. Mit Hilfe seiner Soldaten war er Alleinherrscher geworden, auf sie blieb er angewiesen, wenn er auch weiterhin den eigenen Willen durchsetzen und seine Vorstellungen verwirklichen wollte: Er fing ganz am Anfang an.

Und der ferne Leitstern, nach dem er sich später richten konnte, diese Reichsformel aus Idee und Magie, war zu jener Zeit noch nicht einmal in seinem Kopf aufgegangen. Auf dem Pferd sitzend, schlug er sich durch eine Welt voll Finsternis und Nebel, unsicher, tastend und immer wieder irrend, aber um so angestrengter nach einem Licht im Dunkel suchend.

# IV.

## Der Marsch in den Teutoburger Wald und Der Zug nach Italien

Er hatte sich tapfer geschlagen und wurde deshalb auf seinem Schild beerdigt. Ein kostbares, reichverziertes Schwert bekam er mit ins Grab, dazu Lanze, Kriegsaxt, zwei Messer, einen Feuerstein, einen Pfriem, einen gläsernen Spitzbecher, ein Waschbecken aus Bronze, einen Kamm, einen hölzernen Eimer, mehrere Gürtelbeschläge und nicht weniger als zehn seiner besten Pferde. Fünfzig Jahre etwa war er alt gewesen, als er zum letztenmal in den Krieg zog, ein Reiter, der sich rechtzeitig aufgemacht hatte, um den Märzfeldtermin nicht zu versäumen. Allerdings gesellte er sich keinem fränkischen König zu, sondern einem sächsischen Herzog. Und der Gegner, der ihn tötete, war vermutlich ein Franke.

Zu Beginn des siebten Jahrhunderts – in Burgund und Austrien regierten gerade die beiden Enkel Brunichildes – hatte der Sachse mit einer Horde seiner Landsleute die fränkischen Brukterer aus ihrem Stammesgebiet im nördlichen Hessen zu verdrängen gesucht. Ob es ihnen gelang, ist nicht überliefert. Er jedenfalls mußte zurückgetragen werden und wurde in seinem Heimatort beigesetzt, einer Siedlung nahe der münsterländischen Stadt Beckum. Ihm eine Grabinschrift mit Namen beizugeben, hielten die Totengräber für überflüssig. Er würde in ihrem Gedächtnis fortleben, solange es eine mündliche Überlieferung gab. Für die Archäologen, die ihn 1960 ausgruben, ist er deshalb einfach der Mann aus dem »Fürstengrab von Beckum«, ein anonymer Sachsenreiter.

Was Sachsen und Franken voneinander unterschied, hätte ein Fremder mit bloßem Auge wahrscheinlich kaum wahrnehmen können. Sie trugen beide die gleichen Waffen, ritten die gleichen schweren Pferde und pflegten einen gleichartigen Lebensstil. Sowohl nördlich der Lippe als auch südlich davon verbrachten die Männer den

Winter in langen, aus Holz und Lehm gefügten einstöckigen Häusern, um sich im Frühjahr aufzumachen und irgendwo den Kampf, das Abenteuer, die Kriegsbeute zu suchen. Und wie in Franken auch kamen die Frauen dann in jenen kleinen, unscheinbaren Hütten zusammen, die man »Spinnstube« nannte. Die Wohnhäuser waren bis zu vierundzwanzig Meter lang und über fünf Meter breit, die Refugien der »Kriegerwitwen auf Zeit« hatten Grundflächen von höchstens zwölf Quadratmetern und waren halb in den Boden eingegraben.

Was der Name »Sachse« bedeutet, weiß man nicht mehr, doch muß er einst eine ähnliche programmatische Bedeutung gehabt haben wie das Wort »frank«. Frank hieß »frei«, »Sax« dagegen blieb nur als eine Bezeichnung für Waffen erhalten. Man kannte den »Scramasax«, der zum Zustoßen diente, und den einschneidigen, bis zu eineinhalb Meter langen Schmalsax, eine Art Reitersäbel. Die höheren Dienstgrade trugen nicht anders als ihre im Süden lebenden Standesgenossen ein zweischneidiges, reichverziertes Schwert mit damaszierter Klinge. Solche Waffen allein waren jedoch kein ausreichendes Identifikationsmerkmal. Die Stämme, die sich insgesamt als Sachsen bezeichneten, dürften ihrem Volksnamen noch eine andere Bedeutung zugemessen und durchaus gewußt haben, wodurch sie sich von den Germanen des Südens unterschieden.

Vier Stammesgruppen hatten sich zum Verband der Sachsen zusammengeschlossen, die Westfalen, an Sieg, Ruhr, Lippe und Ems lebend, die Ostfalen, zwischen Weser und Elbe sitzend, die Engern an beiden Ufern der Weser und die Nordalbingier östlich der Unterelbe.

Von den Engern hatte im ersten Jahrhundert nach Christus schon Tacitus berichtet. Die anderen Gruppen dagegen zogen in den Jahren der großen Wanderung genauso unruhig wie alle germanischen Stämme zwischen Nordseeküste und Thüringer Wald hin und her. Im fünften Jahrhundert drangen einige von ihnen zusammen mit den Angeln nach Britannien vor und besetzten den größten Teil der Insel. Doch gesellten sich Sachsen in dieser Zeit auch zu den Franken, plünderten als ihre *socii* und *amici* gallische Städte oder kämpften unter merowingischen Königen gegen deren jeweilige Feinde, so etwa in der Schlacht von Zülpich, wo sie mit Theudebert gegen Brunichildes Lieblingsenkel Theuderich verloren.

Der Mann, der bei Beckum so aufwendig beigesetzt wurde, gehörte indessen bereits zu jenen Sachsenführern, die den Franken lästig wurden, weil sie sich mehr und mehr nach Süden vorschoben. In der Mitte des siebten Jahrhunderts hatten ihre Scharen die mittlere Ruhr erreicht und damit einen Zustand geschaffen, der schon Pippin den Kurzen zwang, in beinahe regelmäßigen Abständen gegen sie zu marschieren und sie an der weiteren Ausdehnung zu hindern.

Daß die Sachsen dennoch nie mehr waren als ein wenn auch schmerzhafter Stachel im fränkischen Fleisch, lag an ihrer Unfähigkeit oder ihrem Unwillen, sich staatlich zu organisieren. Dies ist auch das entscheidende Merkmal, das sie von ihren Nachbarn im Süden unterscheidet. Kein König konnte ihnen vorschreiben, was sie zu tun hätten; die Ordnung, die sie sich gegeben hatten, glich bestenfalls der eines lockeren Bundes.

Jedem der vier Stämme stand ein Herzog vor, der seine eigene Politik betrieb und sich dafür lediglich vor einer jährlich zusammentretenden Landesversammlung zu verantworten hatte. Zwölf Adelige, zwölf Freie und zwölf Halbfreie, alle mit gleichem Stimmrecht ausgestattet, traten in Marklo an der Weser (vermutlich dem heutigen Marklohe bei Nienburg) zusammen, um dringliche Fragen zu besprechen. Das war — zweifelsohne — ein Parlament — oder, wie gelegentlich gesagt wird, sogar die »Mutter aller europäischen Parlamente« schlechthin —, aber es war kein Bundesorgan mit wirklich zwingender Macht. In Friedenszeiten mochte es seine Zwecke erfüllen, im Kriegsfall wählte jeder Stamm aus den adeligen Gauführern einen Strategen und zog unter ihm ins Feld, ohne sich vorher mit den anderen Herzögen abzusprechen. Um große, weiträumige Unternehmen zu planen oder auszuführen, reichte das nicht aus. Die sächsischen Kämpfer mochten ihren jeweiligen Gegner durchaus ebenbürtig sein, aber sie waren auch starrsinnig bis an die Grenzen der Störrischkeit und zäh darauf bedacht, ihre individuellen Rechte zu wahren.

Über eine Sitzung des Sachsenparlaments zu Marklo heißt es in der Lebensbeschreibung des heiligen Lebuin: »Als sie sich gemeinsam versammelt hatten, flehten sie der Sitte nach zuerst zu den Göttern . . . dann reihten sie sich zu einem großen Kreis, und die Reden begannen. Doch siehe, plötzlich stand der heilige Lebuin mitten unter ihnen . . . und rief mit erhobener Stimme: ›So wie ihr, Sachsen, bis jetzt keinen König über euch gehabt habt, wird es auch in Zukunft keinen König geben, der euch beherrschen kann. Wenn ihr aber nicht Christi Nachfolger werden wollt, hört seinen Spruch: Im Nachbarland steht ein König bereit, in euer Land einzudringen, es zu plündern und zu verwüsten. Er wird euch in die Verbannung schleppen, euch enterben und töten und euer Erbteil geben, wem er will; ihm und seinen Nachkommen werdet ihr dann unterworfen sein.‹«

Die sächsischen Gauabgeordneten sollen den Fremden zunächst mit einiger Verblüffung gemustert haben. Dann jedoch schrien sie: »Das ist ja dieser hergelaufene Betrüger, der mit seinen verrückten Phantastereien durch unser Land zieht. Packt ihn, und steinigt ihn!« Sie rannten in einen benachbarten Hain »und spitzten die von dort mitgebrachten Pfähle zu, um ihn, wie es bei ihnen Sitte war, mit Pfählen zu töten«. Der heilige Lebuin aber, »wiewohl er mitten unter ihnen stand«, war plötzlich verschwunden.

Lebuin war ein Sachse, wenn auch ein englischer. Er hatte die Insel verlassen, um seine heidnisch gebliebenen Stammesgenossen auf dem Festland zu bekehren. Das erwies sich jedoch als ein ziemlich schwieriges Vorhaben.

Über die waldreichen Gebirge, in denen die Ostfalen, Westfalen, Engern und Nordalbingier lebten, jene schon von den Römern gefürchtete, von Tacitus mit Schaudern beschriebene »*Hercynia silva*«, bestehend aus Teutoburger Wald, Wiehengebirge, Wesergebirge, Solling und Eggegebirge, wuchs unsichtbar der Baum aller Bäume empor, die germanische Weltenesche *Yggdrasil*. Ihre Krone überragte den Himmel, der Schatten ihrer Zweige bedeckte die ganze Erde, ihre Wurzeln speisten sich aus dem Brunnen des Schicksals wie auch der Quelle der Weisheit. Und allen Göttern war die Esche heilig, vor allem dem Trio Wotan, Donar, Ziu — der letztere hieß bei den Sachsen Saxnot. Das Leben dieser nördlichen Germanen wurde von den kalten Gesetzen der Notwendigkeit bestimmt, und es gab darin nur eine Gewißheit: Die Welt samt ihren Göttern mußte früher oder später untergehen. Wenn der Stamm und die Äste von Yggdrasil anfangen würden zu dröhnen, dann war das Ende aller Tage angebrochen.

Lebuin, der Überseesachse aus Britannien, hatte die Markloer

Versammlung vermutlich im Jahr 772 besucht und ganz genau gewußt, wovon er sprach, als er seine Untergangsdrohung ausstieß. Der »König im Nachbarland«, der bereitstand, die Sachsen zu töten, zu enterben und ihr Erbe zu verschleudern, war Karl aus Franken.

Karl kam von Süden her. In Worms war sein Heer zusammengetreten, er führte es, den Taunus und den Westerwald links liegenlassend, direkt auf das sächsische Herzland zu, die von den Engern bewohnte Hochfläche zwischen Teutoburger Wald im Westen und Wiehengebirge im Osten. Da er wußte, daß die Sachsen wie schon ihre Vorfahren beim Kampf gegen die Römer den Angriff aus dem Hinterhalt bevorzugten, den jähen, überraschenden Vorstoß, mit dem selbst überlegene Heere zermürbt werden konnten, hielt Karl sich an die alten, gut eingefahrenen Wege abseits der Waldgebiete.

Das Aufgebot des Frankenkönigs dürfte wie bei anderen Feldzügen auch aus rund dreitausend Reitern und knapp zehntausend Fußsoldaten bestanden haben. Kerntruppe der Streitmacht war die sogenannte *Scara francisca,* eine kleine »Schar« von *electis viris,* auserlesenen Männern, deren jeder sich bei früheren Unternehmungen besonders bewährt hatte. Die meisten Angehörigen dieser Garde waren schwerer und besser bewaffnet als gewöhnliche Liniensoldaten. Sie dienten dem König sowohl als Leibwache wie auch als Vorhut, als Späher und als Flankenschutz. Angehörige der »Scara« kehrten im Winter nicht auf ihre Dörfer zurück, sie bildeten als stehende Truppe den Kern der Armee. Und natürlich gehörte zu Karls Heer auch ein umfänglicher Troß, denn das Land war viel zu dünn besiedelt, als daß es eine derart große Anzahl von Kriegern hätte ernähren können.

Den Veteranen unter Karls Männern galt der Sachsenzug als reine Routineübung. Strafexpeditionen gegen Westfalen, Ostfalen oder Engern hatte jeder, der länger als fünfzehn Jahre Waffen trug, schon mindestens einmal mitgemacht. Als der König ihnen auf dem Wormser Märzfeld mitteilte, es gehe auch jetzt wieder einmal nach Norden, dürfte keiner der alten Haudegen überrascht gewesen sein. Gerade auf diesen Gewöhnungseffekt aber hatte Karl gesetzt.

Aus der schwersten Krise seines bisherigen Lebens war er eben erst als Überraschungssieger und Alleinherrscher im Frankenreich hervorgegangen. Noch stand er im Schatten des Skandals, noch bedrängten ihn die Gerüchte um den plötzlichen, für ihn so zuträglichen Tod seines Bruders. In dieser Situation hatte er gar keine andere Wahl gehabt, als sich in die Aktion zu stürzen und seinen Kritikern mit einem erfolgreichen Kriegszug den Mund zu stopfen. Das Unternehmen gegen die Sachsen brauchte er nicht einmal ausführlich zu begründen. Im Buch der fränkischen Geschichte war diese Seite schon so oft aufgeschlagen worden, daß niemand mehr fragte, warum man ihnen gerade jetzt wieder einmal zu Leibe rücken mußte.

Daß Karl mit seinem ersten Sachsenkrieg trotzdem ein völlig neues Kapitel der Reichschronik eröffnete, mag er beim Marsch durch das Lahntal bestenfalls erahnt haben. Er kannte sich noch lange nicht gut genug, um bereits zu wissen, wie sehr sich alles, was er unternahm, schon im Ansatz von dem unterschied, was seine Vorgänger getan hatten, auch dann, wenn er scheinbar nur ein altes Verhaltensmuster nachvollzog.

Karls Vater hatte sich noch damit begnügt, »tapfer in die Befestigungen der Sachsen« einzudringen, ihren Verteidigern »schwere Verluste« beizubringen und wieder abzurücken, nachdem sie ihm versprochen hatten, »alle seine Wünsche zu erfüllen und als Ehrengabe auf seinem Reichstag dreihundert Pferde jährlich zu stellen«.

Karl jedoch war anders als Pippin. Er wollte den Unruheherd an seiner nördlichen Grenze ein für allemal austreten und die Sachsen der fränkischen Macht unterwerfen. Das allerdings konnte, wie sich bald herausstellen sollte, mit einem Angriff von herkömmlicher Art nicht erreicht werden. Die Sachsen wußten sich ihrer Haut zu wehren und hatten dabei einen gewichtigen Vorteil auf ihrer Seite: Das Gebiet zwischen Teutoburger Wald und Eggegebirge einerseits, Wiehengebirge andererseits war nicht nur derart unzugänglich, daß es von späteren Historikern mit dem Namen »Weserfestung« belegt wurde, sondern auch außerordentlich gut gesichert.

Die Sachsen hatten eine ganze Reihe strategisch wichtiger Punkte mit zusätzlichen Befestigungsanlagen abgesichert, von denen keine durch schneidige Attacken im Stil der geradezu arrogant siegesgewissen Scara-Gardisten zu nehmen war. Eines dieser Sperr- und Schutzforts, die Skidroburg bei Pyrmont, erhob sich auf einem schwer erklimmbaren Plateau, wurde von einem Erdwall mit doppelter Palisadenreihe, einem zwei Meter tiefen Graben am Rand des Abhangs und zusätzlich noch durch mächtige Tortürme und Torschanzen geschützt. Wer in diese Außenbastionen eindringen wollte, mußte Aufschüttungen passieren, welche so angelegt waren, daß er den dort postierten Pfeilschützen die rechte, schildlose Seite darbot. Und Großburgen solcher Art gab es im ganzen Sachsenrevier derart viele, daß ganze Dorfschaften sich in ihren Schutz begeben konnten, um dort auszuharren, bis wieder Ruhe im Land war. Die Wälle der Skidroburg etwa umschlossen eine Fläche von mehr als acht Hektar Größe; das war Raum genug für Hunderte von Familien samt Gesinde und Vieh. Und nicht viel kleiner als sie sind die Brunsburg bei Höxter, die Iburg bei Driburg, die Hünenburg bei Watenstedt oder die berühmteste aller sächsischen Festungen, die Babilonie bei Lübbecke, gewesen.

Um ein derart auf Verteidigung ausgerichtetes Land zu unterwerfen, mußte man großräumig planen und sich vor allem selbst eine Versorgungs- und Ausgangsbasis schaffen, von der aus die jeweiligen Angriffsoperationen gesteuert werden konnten. Karl erkannte dies spätestens, als er den Fuß des Eggegebirges erreicht hatte und dort auf die Eresburg hoch über dem Fluß Diemel stieß.

Wie die anderen Festungen auch bot Sachsens mächtigstes Bollwerk ihm einen drei Meter hohen, über zehn Meter breiten, durch eingebaute Pfosten zusätzlich verstärkten Erdwall dar, war durch Außenwerke gesichert und mit einer starken Besatzung belegt. Daß Karl die Eresburg trotzdem nehmen konnte, grenzt an ein Wunder. Aber freilich, zu den Gewohnheiten der damaligen Chronisten gehörte es nicht, auch Verlustziffern in ihre Berichte aufzunehmen.

Von der eroberten Sperrfeste marschierte das fränkische Heer dann, an schwerem Wassermangel leidend, über eine dürre Hochfläche auf die Weser zu. Ohne es vielleicht gewußt zu haben, war sie schon damit im Zentrum der heidnischen Sachsenwelt angelangt. An ihrem Weg ragte die *Irminsul* auf, eine Nachbildung, so wird vermutet, der heiligen Esche, die Säule, die den germanischen Himmel stützte. Wie sie aussah, wie sie beschaffen war, wird nirgendwo überliefert, doch muß dieses Holzmal den Sachsen überaus teuer gewesen sein. In seinem Umkreis fanden Karls Soldaten einen wahren Schatz von goldenen und silbernen Weihegaben.

Die Irminsul aber zerstörten sie, es war, wie sich alsbald erweisen sollte, im christlichen Sinn eine gute Tat. Denn siehe, »da stürzten durch Gottes Fügung . . . Wasser in solcher Fülle [durch ein ausgetrocknetes Bachbett] daher, daß das ganze Heer genug hatte«.

Kurz darauf stand Karl an der Weser, wurde hier von sächsischen Unterhändlern aufgesucht, »erhielt zwölf Geiseln und kehrte ins Frankenland zurück«.

Sein Unternehmen hatte also nicht viel anders geendet wie Jahre zuvor der Sachsenzug von Pippin. Nach den geltenden Regeln der fränkischen Politik war es ein Erfolg gewesen. Dennoch sollten diese Regeln von nun an nicht mehr gelten. Karl war entschlossen, das Problem, das die Westfalen, Ostfalen und Engern verkörperten, endgültig zu bereinigen. Und es ist in diesem Zusammenhang völlig unwesentlich, ob das klug von ihm war oder nicht, ja, ob es überhaupt gute Gründe für ein derartiges Vorhaben gab. Karl hat, sei es schon damals oder erst später gewesen, die entsprechende Entscheidung nun einmal getroffen, und zwar vor allem deshalb, weil er der war — der er war.

Weder konnte er ahnen, daß er sich damit zu einem dreiunddreißigjährigen, ungemein mühseligen, blutigen und grausamen Krieg verurteilt hatte — neben den vielen anderen, die er außerdem führen mußte —, noch dürfte ihm klargeworden sein, daß sein Entschluß eine ganze Reihe der verschiedenartigsten Konsequenzen nach sich zog. Von ihnen aber griff jede wie ein Zahnrad auf die nächste über, bis schließlich ein ganzes Räderwerk aus Folgerungen und Weiterungen entstanden war, das sein weiteres Tun und Handeln bestimmte.

Wenn Karl stets nur aus vollem und klarem Bewußtsein gehandelt hätte, müßte er sich schon an der Irminsul gefragt haben, was ihn eigentlich berechtigte, ein fremdes Heiligtum zu zerstören. Die Weltesche, der Lebensbaum, war schließlich noch für seine Vorfahren so bedeutsam gewesen wie für alle Reitervölker von den Hunnen bis zu den Türken. Vertrat er denn außer nackten Interessen auch noch einen bestimmten Glauben? Und wenn ja, hatte er dann als früher Kreuzritter gehandelt oder — auch das war möglich — als Nachfolger römischer Feldherren vom Schlage eines Varus, Drusus, Germanicus? Sollte er aber sowohl das eine wie das andere gewesen sein, lag es da nicht nahe, auch in Zukunft jenes Rom zu vertreten, das sich mittlerweile in der katholischen Kirche manifestierte?

Der Sachsenzug von 772 war ein Krieg »sine mora«, ein Unternehmen ohne ausreichende rechtlich-moralische Begründung gewesen.
Wenn Karl weitere Aktionen dieser Art vom Zaune brechen und sie in
ein Gesamtkonzept einordnen wollte, so mußte er sich einen »höheren
Auftrag« beschaffen. Und dazu wiederum war es notwendig, daß er
sein Verhältnis zur römischen Kirche sowohl durchdachte wie regelte
– wenn auch nicht in dieser Reihenfolge. Das Geschäft, das er betrieb,
zwang ihn, zunächst Tatsachen zu schaffen und erst dann einen
sinnvollen Zusammenhang zwischen ihnen herzustellen. So oder so
mußten dadurch die Zahnräder in Bewegung geraten.

Im Frühjahr 773, wenige Monate nach dem Ende seines ersten
Sachsenzuges, sahen Karls Krieger sich einem Bollwerk gegenüber, das
noch mächtiger war als die Wälle der Eresburg. Quer über die
Gebirgsschlucht, durch die sie vom Mont Cenis herabgestiegen waren,
zog sich eine Steinmauer hin. Sie stieg links und rechts an den
Steinhängen empor, war oben auf den Graten mit Türmen, dazwischen
mit Vorwerken und Bastionen gesichert. Und diese kühne Anlage
sperrte die Franken nicht nur aus, sondern auch ein. In dem engen Tal,
das sich mehr und mehr mit nachrückenden Soldaten füllte, saßen sie
fest wie Füchse in der Falle: hinter ihnen das gerade eben bezwungene
Gebirge, vor ihnen die verriegelte »Tür Italiens«. Von den Türmen
herab zischten langobardische Pfeile und Wurfgeschosse. Ihrem König
war ein gravierender strategischer Fehler unterlaufen.

Natürlich hatte Karl von den befestigten »Klausen« am Fuß der
Westalpen gewußt und gerade ihretwegen seine Streitmacht in zwei
Marschsäulen aufgeteilt. Er selbst war von Genf aus zum Mont Cenis
gezogen, sein Onkel Bernhard hatte den Weg zu jenem anderen Paß
eingeschlagen, der damals noch Jupiterberg hieß und inzwischen,
möglicherweise sogar nach ihm, der Große Sankt Bernhard genannt
wird. Von dem rund zweitausendfünfhundert Meter hoch gelegenen
Übergang hätte Pippins Halbbruder ins Aostatal herabsteigen und das
an den Klausen aufmarschierte Langobardenheer im Rücken packen
sollen. Nun zeigte es sich, daß dieser Zangenangriff unter falschen
Voraussetzungen geplant worden war. Zwischen Aostatal und Mont
Cenis liegt ein völlig unwegsamer Gebirgsstock, den Bernhard unmöglich überwinden konnte.

Einem Oberfähnrich, der dies bei der Prüfungsarbeit außer acht gelassen hätte, wäre das Leutnantspatent noch eine Weile vorenthalten worden. Aber Karl war als Stratege ja wirklich ein blutiger Anfänger, und an den Klausen mußte er Schulgeld bezahlen.

Der Krieg gegen die Langobarden war fast unmittelbar nach der Rückkehr aus Sachsen beschlossen worden, wenn auch keineswegs aus reiner Lust am großen Abenteuer. Karl hatte den Winter 772/73 in Diedenhofen bei Metz verbracht, dem heutigen Thionville, einem seiner Lieblingsgüter. Dort war Ende Januar ein Bote des Papstes erschienen und hatte berichtet, Desiderius sei entschlossen, »eine Spaltung im Frankenreich herbeizuführen und den Pontifex von der Freundschaft und Liebe des Königs Karl zu trennen«.

Das Werkzeug, dessen er sich dabei zu bedienen gedachte, war niemand anderer als der älteste Sohn des toten Karlmann. Ihn wollte der Langobarde vom Papst zum fränkischen König salben lassen, um einerseits dessen Erbrecht zu wahren und andererseits sich selbst für die Schmach zu rächen, die ihm durch die Verstoßung Desideratas angetan worden sei. Treibende Kräfte hinter diesem Komplott waren Karlmanns Witwe Gerberga und der langobardische Kronprinz Adalgis — eine nicht ungefährliche Allianz für den fränkischen Alleinherrscher. Dennoch gewann Karl den Eindruck, der päpstliche Abgesandte, ein Mann namens Paulus, schmücke seine Erzählung ein bißchen zu sehr aus, um ihn nach Italien zu locken. Seinem Auftraggeber kam es in erster Linie darauf an, daß ein fränkisches Heer den Langobarden endlich zur Herausgabe der versprochenen Gebiete aus dem Patrimonium Petri zwinge.

Der wichtigste Satz in dem Schreiben, das Paulus mitbrachte, lautete, der König der Franken möge »für den Dienst Gottes und die Gerechtsame des heiligen Petrus und die Tröstung der Kirche gegen Desiderius« eintreten. Es war die altbekannte, unermüdlich vorgetragene römische Forderung, die bei den Franken auf so wenig Interesse stieß. Karl entschied sich deshalb, zunächst einmal eine Gesandtschaft nach Rom zu schicken und herauszufinden, was an dem Bericht des Legaten Paulus Feuer sei und was nur Rauch.

Aber auch als er Wochen später erfuhr, Desiderius verharre wirklich bei seinem Vorsatz, Karlmanns Sohn zu krönen, und bei der Weigerung, die Pippinische Schenkung in Kraft zu setzen, mobilisierte er noch immer nicht sein Heer. Er bot dem Langobarden zunächst einmal einen hohen Geldbetrag für die Herausgabe der vom Papst geforderten Gebiete. Erst nachdem Desiderius dieses Angebot ausgeschlagen hatte, berief Karl eine Heeresversammlung nach Genf ein, um den Krieg beschließen und den Operationsplan festlegen zu lassen. Dabei setzte er den Zangenangriff auf Italien durch.

Was seine Offiziere von dieser komplizierten Übung hielten, ist nicht überliefert. Immerhin bewiesen sie jedoch, wozu der gut eingespielte fränkische Militärapparat fähig war. Sie hatten keine Karten von den Alpen. Um ein Bild von ihnen zu gewinnen, mußten sie unzählige Einzelinformationen im Kopf zusammensetzen: Zustand der Gebirgswege, Verpflegungsmöglichkeiten, Lagerplätze, Charakter und das zu erwartende Verhalten der Gebirgsbewohner. Diese Aufgabe haben sie bravourös gelöst. Die fränkischen Reiter und Fußsoldaten, an alpines Gelände kaum gewöhnt, kamen samt ihrem Troß zügig und planmäßig voran. Sie überwanden Schluchten, Wildbäche, Firn und Eis, quälten sich hoch zur Wasserscheide zwischen Rhône und Po, sahen den kleinen, vom Col du Mont Cenis überragten See neben dem Paßweg und stiegen wieder hinab. Sie stießen, schoben und zogen die schweren Proviantwagen über Wege, die diesen Namen nicht verdienten, sahen schon in der Ferne den helleren Himmel Italiens — und dann die Mauer am Ausgang der Schlucht.

Karl stand wieder einmal mit dem Rücken an der Wand. Aber gehörte nicht zu seinen besten Gaben die Fähigkeit, sich aus solchen Situationen immer wieder mit einem schnellen, unkonventionellen Zug zu befreien?

Die »Reichsannalen« vermerken schlicht: »Da schlug König Karl ein Lager vor diesen Klausen auf und schickte eine Schar von sich durchs Gebirge.« Mit einer derart trockenen Feststellung konnten sich die Sagenerzähler nicht zufriedengeben. Sie lassen einen langobardischen Spielmann ins fränkische Biwak kommen und legen ihm den Vorschlag in den Mund, er wolle eine fränkische Abteilung auf Hirtenpfaden um die Sperrmauer herumführen, so daß sie die Langobarden von hinten angreifen könne. Als Preis dafür, so heißt es weiter, habe er das ganze Land verlangt, das er mit dem Schall seines Horns erreichen könne, samt allen darauf lebenden Menschen. Da Karl notgedrungen darauf einging, sieht man Tage später den Langobarden in allen Nachbartälern herumlaufen und jeden, der ihm begegnet, fragen: »Hast du blasen hören?« Wer mit dem Kopf nickte, war sein Leibeigener. Der Spielmann hatte sich seinen Lohn redlich verdient.

Auf einem Pfad, der noch Jahrhunderte später »Frankensteig« genannt wurde, waren unter seiner Führung Angehörige der Scara den steilen Abhang emporgestiegen. Sie hatten den Turm am Ende der Mauer umgangen und waren ihren Verteidigern mit gellendem Hörnerklang in den Rücken gefallen, während auf dieses Signal hin die eingeschlossenen Truppen gleichzeitig von der anderen Seite angriffen. Adalgis, der langobardische Befehlshaber, sah sich an der Flanke umgangen und räumte fluchtartig das Feld. Ob es aber wirklich ein Verräter aus den eigenen Reihen war, der ihm diese Suppe eingebrockt hatte, oder ob die Scara, wenn es sein mußte, einfach auch die Aufgaben einer Gebirgseinheit übernehmen konnte — entscheidend bleibt, daß sich Karls Fortüne wieder einmal bewährte und daß ihm »die Tür Italiens« offenstand.

Bei seinem Sachsenzug war Karl den Spuren römischer Feldherren gefolgt, vorstoßend aus dem alten Festungsgürtel entlang dem Rhein und zumindest auf den ersten Marschetappen gesichert durch ehemalige Limesforts wie Marköbel, Arnsburg oder Butzbach. In Italien spielte er eine vollkommen andere Rolle. Er war der Eindringling, der gleich den Kimbern und Teutonen, den Ostgoten und Gepiden aus dem Norden kam und eine seit Jahrhunderten an Barbareneinfälle gewohnte Bevölkerung erneut in Angst und Schrecken versetzte — obwohl seine eigentlichen Gegner nicht Römernachfahren waren, sondern germanische Langobarden.

Desiderius, Karls Gegner, stützte sich vor allem auf die starke Festung Pavia. Karl vereinigte daraufhin in der Poebene seine Truppe mit den Abteilungen Bernhards und rückte gegen die langobardische Hauptstadt vor, das alte, seit Hannibals Zeiten immer wieder umkämpfte ehemalige Ticinum. Große Schwierigkeiten hatte er dabei nicht zu bestehen. Das Heer des Desiderius-Sohnes Adalgis war nach der Niederlage an den Klausen kopflos auseinandergelaufen. Erst Pavia selbst erwies sich als schwer zu knackende steinerne Nuß. Von seinen Wällen blickte Desiderata herab, die schmählich Verstoßene, die das ungestüme Mannsbild aus Franken noch immer liebte – behaupten die Sagenerzähler. Neben ihr standen Desiderius und ein Franke namens Otker.

Welcher ist es nun, wollte der König von seinem Begleiter wissen, dieser da oder jener dort? Otker schüttelte immer wieder den Kopf. Endlich sahen sie eine Gruppe von Männern, deren jeder die Menge der anderen Krieger um Haupteslänge überragte, und in ihrer Mitte wiederum einen, der noch größer war als der Rest. »Ist das Karl?« frage Desiderius. Da nickte der Franke.

Von der anderen Seite der Mauer aus stellte sich die Lage weniger einfach, aber genauso eindeutig dar. Karl erkannte, daß ihm nichts übrigbleiben würde, als die Langobardenstadt auszuhungern. Es war keine erfreuliche Aussicht, aber ihm blieb wenigstens Zeit, seine Lage zu überdenken.

Auf Pippins Spuren war er nach Italien gezogen, und er hatte bisher auch nichts anderes zustande gebracht als der Vater in seinen beiden Kriegen gegen Aistulf. Der Gegner war so gut wie geschlagen. Wie sollte er sich verhalten, wenn Desiderius endgültig aufgegeben hatte? Ihm erneut die »Pippinische Schenkung« vorlegen, seine Unterschrift erzwingen und zurückkehren? Wenn der Langobarde seine ränkevolle Politik auch danach fortführte, war der nächste Italienzug schon jetzt so gut wie vorprogrammiert. Die Alternative dazu lautete, eigene Truppen auf der Halbinsel zurückzulassen und Desiderius unter ständigem Druck zu halten. Reichte dafür aber die Kraft des Frankenreiches aus?

Eines wurde Karl während der fast einjährigen Belagerungszeit klar: Es gab zumindest keinen Grund, an der beinahe abergläubischen Scheu festzuhalten, die Pippin, aber auch Bertrada und Karlmann daran gehindert hatte, den Langobarden die Faust in den Nacken zu setzen.

Im größten Teil des Landes war er widerstandslos als neuer Zwingherr anerkannt worden, und der langobardische Adel schien nicht eben mit großer Liebe an seinem König zu hängen. Alle diese Eindrücke und Überlegungen verdichteten sich in Karls Kopf zu einem Plan, der wieder einmal bezeugte, daß er auch hier nur scheinbar noch auf Pippins Spuren wandelte, in Wirklichkeit aber bereit war, sich völlig anders zu verhalten als der Vater. Zunächst einmal erfuhr er jedoch, Adalgis habe sich zusammen mit Karlmanns Witwe Gerberga und deren Söhnen nach Verona geflüchtet, um dort ein neues Widerstandszentrum aufzubauen.

Sofort marschierte Karl mit einem Teil seiner Truppen zur Etsch hinüber, nahm die uralte Sperrfeste im Sturm und holte nach, was ihm vor zwei Jahren bei seinem Staatsstreich zu tun erspart geblieben war: Er steckte die Schwägerin samt Kindern ins Kloster. Erst damit war Karlmanns Familie als Faktor der fränkischen Politik ausgeschaltet und ins Vergessen abgedrängt. Adalgis entkam über Salerno nach Konstantinopel, wo er noch geraume Zeit eine schattenhafte politische Rolle spielte, ohne dem Frankenkönig jedoch noch einmal gefährlich werden zu können.

Dann beschloß Karl, die äußerste Grenze seines italienischen Spielraums zu erkunden. Im März 774 machte er sich auf nach Rom. Es sollte ein eher ernüchterndes Erlebnis werden.

An der Spitze seiner Scara-Gardisten ritt Karl nach Süden hinab. Er wurde weder behelligt noch angegriffen. Die Menschen staunten ihn an oder verbargen hinter ausdruckslosen Mienen, was sie von dem Riesen im meerblauen Mantel und von seiner klirrenden Begleitung hielten. Die Franken bewegten sich auf der alten Via Aurelia, die der Küstenlinie folgte. Rechts von ihnen lag das Meer, zur Linken die frühlingsgrünen Hügel. Und das ganze Land schien ihnen schon zu gehören.

Karls Enttäuschung begann erst, als er in Rom einritt. Dieses von Ruinen überragte armselige Nest sollte die Hauptstadt der Welt sein? Halb zerfallen ihre mächtige Stadtmauer, mit Schutt aufgefüllt die Täler zwischen den sieben Hügeln. Auf weiten, unbebauten Flächen weideten Kühe oder Ziegen. Über primitive Steinhäuser ragten abenteuerlich zusammengefügte Wohntürme aus Marmorplatten und gewöhnlichem Kalkstein empor. Niemand schien sonderlich wohlhabend zu sein. Die Lumpen der Armen stachen gerade eben von den zerschlissenen Prachtgewändern der Adeligen ab, die ihm der Papst entgegengeschickt hatte.

Karl gab vor, als Pilger zu kommen, in Wirklichkeit war er jedoch als Kundschafter in eigenem Auftrag unterwegs. Nun fragte er sich schon, ob man den Herren, die hier regierten, im Frankenreich nicht zuviel Gewicht beimaß. Hinter den hohen Ansprüchen, die von ihnen vertreten wurden, stand weder Macht noch Geld. Er war derjenige, von dem man erwartete, daß er den kühnen Luftschlössern der alten Senatorengeschlechter Substanz verleihe, indem er endlich Pippins Schenkungsversprechen erfüllte.

Karl hielt sich strikt an seine Rolle. Demütig stieg er vor der Peterskirche vom Pferd und küßte jede einzelne Treppenstufe, die zu der fünfschiffigen Basilika emporführte. Auch in der Vorhalle des Gotteshauses, wo ihn der Papst empfing und brüderlich umarmte, bat er nur, noch vor anderen Altären beten zu dürfen. Er ließ sich nach St. Marien führen, nahm an einer Taufe teil und besuchte mehrere feierliche Messen. So brachte er die drei Tage von Ostern bis zum 6. April hin, immer reserviert, immer in frommer Andacht versunken. Das entscheidende Gespräch mit dem Pontifex konnte er schließlich doch nicht länger hinausschieben. Aber der kurze Aufschub hatte ihm bereits genügt, um auch an seinem Gastgeber Maß zu nehmen. Er sah wenig, was ihm bedrohlich erschienen wäre. Außerdem gehörte Itherius, der alte Kanzler Pippins, zu seiner Begleitung, und dieser mit allen Wassern gewaschene Galloromane war ein wahrhafter Vorläufer aller später geborenen großen französischen Diplomaten vom Schlag etwa eines Talleyrand.

Der Papst empfing die Franken in seinem Palast, der ehemaligen Villa Laterani. Wie schon sein Amtsname bezeugte, konnte dieses Gebäude den Ansprüchen, die er an die Welt stellte, bei weitem nicht genügen. Frühere Päpste hatten sich nach dem ersten christlichen Märtyrer Stephan oder nach einem alttestamentarischen Propheten Zacharias genannt, alles Bezeichnungen, wie sie einem geistlichen Oberhirten anstehen mochten. Der Mann, der Karl entgegentrat, berief sich offenbar auf ganz andere Traditionen. Er hatte Hadrian zum Namenspatron gewählt, einen der letzten großen Cäsaren, ausgezeichnet durch bedeutende militärische Leistungen, überzeugter Anhänger der heidnischen Philosophie Griechenlands. Wie konnte ausgerechnet das Haupt der Christenheit sich in den Schatten eines derartigen Mannes stellen wollen?

Natürlich war das auch für Karl nur eine rhetorische Frage. Hadrian I., das lag auf der Hand, gehörte einfach zu jenen senatorischen Bischöfen, die unter ihrem Ornat so gerne die purpurgesäumte Toga hervorlugen ließen. Nur hatte er das Priesterkleid eigentlich schon ganz abgeworfen und zeigte sich unverhüllt im Purpurmantel des Imperators, dem einzigen Gewand, das ihm seiner Meinung nach zustand. Für ihn war die Kirche mehr als alles andere Rom, und er begehrte einen Teil der römischen Macht. Um nichts anderes ging es bei dem Gespräch im Lateranpalast. Karl war gewappnet.

Als der Pontifex in ihn drang, »das Versprechen, das sein Vater Pippin ... dem Papst Stephan gegeben hatte, da jener zur Erlangung verschiedener Landschaften der Provinz Italien ... ins Frankenreich gekommen war«, endlich zu erfüllen, holte Karl die in Quierzy verfaßte Urkunde hervor, ließ sie sich noch einmal in Ruhe vorlesen und bestätigte dann ernsthaft, daß der Vertrag rechtskräftig sei, und befahl, »ein neues Schenkungsversprechen nach dem Muster des früheren« ausfertigen zu lassen.

Die hohen Geistlichen, die Hadrian und ihn umstanden, mögen bei diesen Worten hörbar aufgeatmet haben. Nun hatten sie erreicht, was sie wollten, nun konnte der Kirchenstaat Gestalt annehmen. Daran, daß dies so sei, glaubten sie auch noch, als eine Abschrift des Dokuments »beim Leibe des heiligen Petrus« niedergelegt und die Urfassung dem päpstlichen Notar übergeben worden war.

Keiner von ihnen begriff, daß Karl sie im Geist gewogen und für zu leicht befunden hatte. Hadrian mochte glauben, sich in die Schuhe eines großen Augustus stellen zu können, aber dazu, das war dem Franken klargeworden, reichte seine Statur bei weitem nicht aus. Für Karl war diese Erkenntnis ein letzter Mosaikstein in dem Plan, den er während seines bisherigen Aufenthalts in Italien entworfen und jetzt in Rom zu Ende gedacht hatte.

Als Karl wieder vor Pavia eintraf, wehten auf den Türmen der Stadt noch immer die langobardischen Feldzeichen. Aber lange würde ihre Besatzung nicht mehr aushalten können, Nahrungsmangel und Seuchen begannen, sie bereits jetzt zu dezimieren. Dann, das müßte im Juni 774 gewesen sein, fanden fränkische Feldwachen des Morgens eine Briefbotschaft, die in der Nacht über den Ticino herübergeschossen worden war. In hastig hingekritzelten Worten teilte Desiderata darin mit, sie wolle mit einem vom Bett ihres Vaters gestohlenen Schlüssel heimlich das Haupttor öffnen und dort nach Anbruch der Dunkelheit auf Karl und seine Krieger warten. Es sollte nur das

traurige Ende einer traurigen Geschichte werden. Als die Königstochter zum vereinbarten Zeitpunkt dem geliebten Mann entgegenei-
len wollte, wurde sie unabsichtlich zu Boden gestoßen und von der
nachrückenden Kavallerie niedergeritten.

Etwas besser verbürgt als diese Anekdote ist die Behauptung, der
Verräter sei ein Italiener namens Paulus gewesen, Karl habe ihm
später als Lohn für seine Tat das Bistum Verdun überschrieben. Doch
sicher weiß man nur, daß Pavia am 4. Juni kapitulierte, daß Desiderius gefangengenommen und wie seine Familie in ein fränkisches
Kloster verbracht wurde. Wahrscheinlich hat Desiderata in Wirklichkeit den Rest ihres Lebens ebenfalls hinter Konventsmauern verbracht.

Kaum war aber die Nachricht vom Ende des Langobardenkönigs in
Rom eingetroffen, da erfuhr man dort auch, daß Karl keineswegs
Anstalten machte, das eroberte Land wieder zu verlassen und Teile
davon an die Kirche abzutreten. Auch hatte er keinen langobardischen Adeligen als Nachfolger des Desiderius berufen, sondern sich
selbst die Eiserne Krone aufs Haupt gesetzt. Er führte fortan den
zusätzlichen Titel »König der Langobarden und Patricius der
Römer«.

Patricius der Römer? Im Lateran fragte man sich, was damit
angekündigt werden sollte. Hatte nicht eben noch vollkommene
Einigkeit darüber bestanden, daß die »Provinz Italia« mehr oder
weniger Herrschaftsgebiet der Päpste und von jeder anderen Macht
unabhängig sei? Nun schien Karl selbst seine Hand auf den größten
Teil des Stiefels legen zu wollen.

Verwirrt schickte Hadrian den endlich doch abziehenden Franken
seinen Kanzler Anastasius nach. Aus der Anfrage, die er ihm mitgege-
ben hatte, sprachen Wut, Empörung, verletzter Stolz. Und Anastasius trug sie in den härtesten Wendungen vor. Wolle Karl den Papst
denn verhöhnen? Sei er wortbrüchig geworden? Die Franken nähmen
dem Heiligen Stuhl ja das letzte weg, was er noch besäße.

Karl benutzte diese Gelegenheit, um den Römern endlich zu
zeigen, wie er sie einschätzte. Er verbat sich den anmaßenden Ton des
Abgesandten, ließ ihn wegen angeblicher versuchter Urkundenfäl-
schung zu einer Gefängnisstrafe verurteilen und sperrte ihn ein. Da
man am päpstlichen Hof offenbar nur deutliche Worte zu verstehen

schien, sprach er jetzt eben deutlich genug. Und die Senatorennach-
fahren im Lateran begriffen tatsächlich, was während der Ostertage
eigentlich verhandelt und beschlossen worden war (ohne es aber
jemals offiziell zuzugeben, Karls Schenkungsversprechen galt weiterhin als Gründungsurkunde des Kirchenstaates).

Hadrian hatte ein Dokument in der Hand, das nicht einen Deut
mehr wert war als die alte Urkunde von Quierzy. Karl »versprach«,
der Kirche das beanspruchte Land zu schenken – er erklärte jedoch
nicht, *wann* das geschehen sollte. Ein Schenkungsversprechen aber
ist nun einmal nicht die Schenkung selbst, sondern bestenfalls ein
unbefristeter Gutschein. Der Papst hatte sich damit abspeisen lassen,
weil er sicher gewesen war, daß sein Gesprächspartner auch weiterhin auf Pippins Spuren wandeln und nach getaner Arbeit im Langobardenland gehorsam über die Alpen zurückkehren würde. Nun
erwies sich jedoch, daß Karl dort als König präsent zu bleiben
gedachte und die Politik des Desiderius wenigstens vorläufig fortführen wollte – was er auch tun konnte, ohne vertragsbrüchig zu
werden. Sein Versprechen galt ja noch immer, es galt sogar für
»ewige Zeiten«.

Die Zeit, die Pippin noch geprägt hatte, und das kurze Jahr, »da
Bertrada spann«, waren wirklich für immer vorbei. Karl hatte mit
einem einzigen Schlag die alten Grenzen des Frankenreiches nieder-
gerissen. Es lag nun nicht mehr hinter den Bergen, sondern mitten in
der Welt, ein unmittelbarer Nachbar des byzantinischen wie auch
des arabischen Imperiums. Das freilich kam nicht nur einer Veränderung in der Quantität, sondern auch in der Qualität des Machtge-
füges gleich. Kalifen und heiligen Kaisern begegnete man keineswegs
mehr als Reiter an der Spitze eines Heeres, sondern auch auf dem
Feld der geistigen Auseinandersetzung. Um ihr gewachsen zu sein,
mußte Karl aber zunächst einmal sich selbst und sein fränkisch-
langobardisches Gemeinwesen neu definieren. Oder vielmehr: Er
hätte es eigentlich tun müssen, doch dazu blieb gar keine Zeit.

In Rom hatte er erfahren, daß die Sachsen aus ihren Grenzfestungen herausgebrochen und tief in fränkisches Land vorgestoßen
waren. Außerdem befand Karl sich damals noch in der heldischen
Phase seines Lebens. Er hatte bedeutende Siege errungen, er kehrte
»mit großem Triumph« ins Frankenreich zurück. Und von einem

Helden erwartet man, daß er unentwegt nach vorne blickt, aber niemals zurück.

Trotzdem: Die Zeit der relativ leicht errungenen Erfolge war fürs erste vorbei. Die Sachsen zwangen ihm von jetzt an harte, mühselige Arbeit auf.

Karls Krieger sollten das Land zwischen Niederrhein und Weser weitaus besser kennenlernen als jeden anderen Weltwinkel, den sie auf ihren vielen Feldzügen durchquerten. Daß sie dieses Land auch liebenlernten, darf man jedoch mit Fug und Recht bezweifeln. Sachsen, das war für sie die Gegend, in der die Pfeile aus dem Hinterhalt geflogen kamen, Brandfackeln durch die Dunkelheit wirbelten, Fallen lauerten, Hinterhalte drohten. In Sachsen war wenig Ruhm zu gewinnen und nur geringe Beute zu erwarten. Sachsen bedeutete Gefahr, schwere Anstrengung, harte Märsche, ja sogar Krieg im Winter. Alle geltenden Regeln schienen dort außer Kraft gesetzt zu sein. Wer sich beim Futterholen darauf verließ, daß der Mann neben ihm einer der eigenen Kameraden sei, mußte es möglicherweise hinnehmen, daß er ungewollt einen feindlichen, mit Heubündeln bepackten Trupp ins Lager zurückführte und wenig später im Schlaf erschlagen wurde. Einer fränkischen Abteilung, die sich bis nach Lübbecke am Nordausgang der »Weserfestung« vorgewagt hatte, war das 775 widerfahren.

Im selben Jahr ging den Franken auch die Eresburg wieder verloren. Es sei, berichten die Chronisten, durch »Arglist und ungünstige Abmachungen« möglich geworden, und die Sachsen hätten die stolze Feste danach von Grund auf zerstört. Sie schienen begriffen zu haben, daß Karl sie mit ihren eigenen Waffen schlagen wollte. Der Franke eroberte die Burgen nicht nur, er belegte sie auch mit einer Garnison und schuf somit gesicherte Ausgangspositionen für weitere Vorstöße in den ostfälischen Raum einerseits, die natürliche »Weserfestung« der Engern andererseits.

Karl ging die hartnäckigen Verteidiger ihrer Heimat in diesem Jahr 775 über eine neue Route an. Nicht mehr durchs Lahntal marschierte er jetzt nach Norden, sondern von Düren aus über Köln den Rhein entlang. Auf der Höhe der Ruhrmündung beim heutigen Duisburg bog er scharf nach rechts ab. Damit hatte er eine Straße gefunden, die in seinem Leben eine bedeutend größere Rolle spielen sollte als alle sonstigen Pässe, Furten und Verbindungslinien des fränkischen Reiches insgesamt.

Der sogenannte *Hellweg* führte seit prähistorischen Zeiten auf der Wasserscheide zwischen Ruhr und Lippe zur Weser hinüber. Wer ihn benutzte, hatte auf einer Seite die vom Wald bewachten Täler des Bergischen Landes und des Sauerlandes, auf der anderen das westfälische Flachland, das weiter oben in die Norddeutsche Tiefebene übergeht. Nach Osten reitend, stieß er aus einer Mittelgebirgsgegend in die flachere Moorlandschaft um Hannover, Celle und Lüneburg vor, mußte vorher allerdings das Bruchsystem der gefürchteten *Hercynia silva* überwinden. Karl folgte erneut den Spuren altrömischer Feldherren und Statthalter.

Seit seinem ersten Sachsenzug waren knapp drei Jahre vergangen. Die Frankenreiter hatten sich an ihn gewöhnt und nahmen den dreiunddreißigjährigen Mann als den, der er zu sein schien: Anführer auf hohem Pferd, nicht mehr umwallt von der merowingischen Königsmähne, aber dennoch ein anderer Clodwig, Chlothar oder eben ein neuer Martell. Und hinter ihnen ritt noch immer die geisterhafte Armee der Toten, die Hunderte von Jahren vor ihnen aufgebrochen waren, um zu tun, was auch sie noch taten: angreifen, überfallen, Beute machen. Daß Karl diesen Rahmen längst gesprengt hatte, dürfte ihnen kaum bewußt gewesen sein. Aber wie denn auch? War es ihm überhaupt selbst schon klargeworden?

Karl, so sagen einige seiner Zeitgenossen, sei von jedem Rombesuch als ein anderer zurückgekommen. Viermal sollte er im Lauf seines Lebens die Stadt am Tiber betreten. Jetzt lag sein erster Aufenthalt dort ein paar Monate zurück. Was war ihm dabei widerfahren? Er hatte erkannt, daß er in entscheidenden Momenten fähig war, die Lage und seine jeweiligen Gegenüber mit kalter, beinahe grausamer Mitleidlosigkeit einzuschätzen, und daß es ihm in solchen Stimmungen gelang, harte, folgerichtige Entscheidungen zu treffen.

Im Innersten seines Wesens lag ein Kern aus purem Eis verborgen, unzugänglich für alles, was aus der Außenwelt kam, zugänglich nicht einmal stets für ihn selbst, aber dennoch ein Organ, das in wichtigen Momenten die Gewalt übernahm und sein Tun oder Lassen steuerte. Die dort gespeicherte Energie konnte sich sowohl in hitzigen wie in tiefgekühlten Wutanfällen entladen, legte ihn aber auf alle Fälle fest und veränderte sein Leben fast von einer Minute auf die andere. So hatte ihn seine Mutter erlebt, so Desiderata, so Anastasius, der Abgesandte des Papstes.

Indes hätte Karl sich am Rand des Cäsarenwahns bewegt, wäre dieses Entscheidungszentrum nicht auch von anderen Wesensschichten umgeben gewesen, dem gelassenen Realismus, der Anpassungsfähigkeit, der Gegenwartsbezogenheit des Pyknikers. Zusammen machte dies seine zähe geistige Konstitution aus, seine Hartnäckigkeit und seine Zielbewußtheit.

Die Sachsen wollten ihm einen hinhaltenden Verteidigungskrieg liefern? Gut, dann würde er sie eben durch seine systematische Belagerung ihres ganzen Landes zermürben. Der Hellweg ließ sich zu einer Sturmbahn ausbauen, über die ein Angriff nach dem anderen vorgetragen werden konnte, ebenso sein alter Marschweg von Frankfurt herauf durchs Lahntal. Aber die Route zwischen Ruhr und Lippe sollte der stärkere Hebel dieser Zange werden.

Rechts an seinem Weg, dort, wo die aus dem Sauerland kommende Lenne in die Ruhr mündet, lag eines dieser mächtigen sächsischen Bollwerke, die Sigiburg. Es war eine annähernd dreieckige Anlage, deren längster Mauerteil siebenhundert Meter maß. Karl nahm sie bei seinem zweiten Sachsenzug nicht anders als die Eresburg — ohne Rücksicht auf Verluste. Dann etablierte er darin eine starke fränkische Besatzung. Um die Männer zu erhalten, die fortan in der Sigiburg liegen würden, requirierte er eine Reihe umliegender Gutshöfe und unterstellte sie dem neuen Festungskommandanten. Es war der erste Pfeiler jener Sturmbahn, die er den Sachsen wie einen Dorn ins Fleisch zu treiben gedachte. Und ähnliche, wenn auch kleinere Depots ließ er in den folgenden Jahren entlang dem ganzen Hellweg errichten.

In Abständen von zuweilen weniger als zehn Kilometern wuchsen Stützpunkte aus dem Boden, die heute Bochum, Huckarde, Dortmund, Unna, Werl, Ampen, Soest, Erwitte oder Paderborn heißen. Zu jedem von ihnen gehörte eine Nutzlandfläche von rund fünf Quadratkilometern Größe, Acker- und Weideboden genug, um nicht nur die jeweiligen Garnisontruppen zu ernähren, sondern auch das Angriffsheer zu versorgen, welches von nun fast jedes dritte Jahr über den Hellweg gegen die Sachsen ziehen sollte. Man sagt, Karls »Militärrollbahn« müsse eigentlich »Hallweg« genannt werden, weil die einzelnen Etappenposten sich gegenseitig mit dem Hall ihrer Hörner verständigen konnten. Eine aufwendigere Kriegsanlage sollte er jedenfalls nie wieder errichten.

Aber aufwendig mußte das Unternehmen zur Unterwerfung der vier sächsischen Stämme auch geführt werden. Reiter und Fußsoldaten allein reichten nicht aus. Man benötigte zusätzlich schweres Gerät, Sturmleitern, Steinschleudern, Schanzzeug und Pioniertruppen.

Daß Karl damit auch eine eigenständige — und eigenartige — Region schuf, konnte er natürlich nicht ahnen. Doch sollte sich gerade in den Hellwegstädten später jene Intelligenz und Energie, jener Gründermut und jene unternehmerische Begabung entfalten, der das Ruhrgebiet sein Entstehen verdankt.

Karls zweiter Sachsenzug endete noch ähnlich wie sein erster. Er nahm nach der Sigiburg auch die Bruniburg bei Höxter, überquerte die Weser, bekam von einem Herzog namens Bruno Geiseln gestellt, ordnete den Wiederaufbau der Eresburg an und »kehrte mit Gottes Hilfe heim ins Frankenreich«. Es war aber nur ein Etappensieg gewesen.

Schon im Frühling 776 bewiesen die Sachsen, daß sie auch fähig waren, ihren Gegnern regelrechte Materialschlachten zu liefern. Sie berannten die nunmehr fränkische Sigiburg mit »Kriegsmaschinen«, stellten »Steinschleudern« auf und »rüsteten sogar Reisigbündel her, um diese Feste im Sturm zu nehmen«. Die Besatzung sah sich einem zermürbenden Geschoßhagel ausgesetzt. Und es waren nicht einfach Felsbrocken oder Feldsteine, die von den feindlichen Katapulten geflogen kamen, sondern eigens für diesen Zweck gefertigte diskusähnliche Steinscheiben. Als über tausend Jahre später auf den Fundamenten des alten Sachsenbollwerks das Kaiser-Wilhelm-Denkmal der preußischen Provinz Westfalen errichtet wurde, hat man einige davon gefunden.

Dennoch konnten die Franken in der Sigiburg diesen aufwendigen Angriff abwehren. Als Karl nach Ostern 776 auf seinem dritten Sachsenzug von Worms heraufkam, hatte sich die Lage bereits wieder einigermaßen entspannt. Das hielt ihn freilich nicht davon ab, noch vor Herbstende bis zu den Lippequellen vorzudringen und irgendwo an den Hängen des Eggegebirges eine weitere Zwingfeste anlegen zu lassen.

Auch das gehörte zu den unvermeidlichen Folgerungen und Weiterungen, welche sich aus seinen bisherigen Unternehmungen gegen die Sachsen ergaben. Erst hatte er versucht, sie in schnellen Vorstößen niederzuwerfen, dann war er zur systematischen Belagerung eines ganzen Landes übergegangen. Nun setzte er sich bereits mitten im feindlichen Revier fest und siedelte dort eigene Leute an. »Nachdem die Burgen fertiggestellt waren«, heißt es in den »Reichsannalen«, wurden sie unter die Franken verteilt, »die scharenweise dablieben«. Auf die Sicherung einiger fester Punkte folgte also die Okkupation — und die Missionierung.


Obwohl die Franken sich Christen nannten, waren sie auf ihren Kriegszügen eigentlich nie hinter dem Kreuz hergeritten, selbst wenn sie gegen Heiden kämpften. Das sollte nach der Mitte der siebziger Jahre von Grund auf anders werden. Das Räderwerk in Karls Kopf hatte sich weiterbewegt und ihm die Erkenntnis beschert, daß die Religion, der er angehörte, gerade gegen die Sachsen auch als Waffe benutzt werden konnte.

Je mehr Aufwand an Zeit, Energie, Geld, Material und Menschenleben seine Operationen im Norden beanspruchten, desto stärker bedurfte er auch einer Rechtfertigung seines Tuns — nicht nur vor der fränkischen Öffentlichkeit, sondern ebenso vor sich. Er mußte sowohl wissen lassen wie selber wissen, warum er zwischen Rhein und Weser derart viel Kraft, Zeit und Geld investierte. Da lag es nahe, das Kreuz zum Orientierungspunkt zu bestimmen und den Krieg auf eine ideologische Ebene zu heben. Zu einem glühenden Glaubenskämpfer hat ihn das zwar noch nicht gemacht, aber seinem Bestreben, die Welt auch geistig und gedanklich in den Griff zu bekommen, kam es entgegen. So wie es seine Wesensart war, würde er die neue Taktik ebenfalls zu perfektionieren versuchen und damit Fragen heraufbeschwören, welche vielerlei Antworten hervorrufen konnten — aber notwendigerweise auch zu immer neuen, weiterreichenden Fragen führen mußten. Zunächst einmal ging er die Sache eher pragmatisch an.

Hinter den Wällen der von Franken besetzten oder errichteten Burgen bargen sich wohl bescheidene Gotteshäuser, aber keines von ihnen war einem Bistum zugeordnet oder einem Kloster angegliedert. Ein paar mutigen Missionaren überlassen, blieben sie einfache Vorposten in der heidnischen Welt. Dennoch standen diese Kapellen auch im Schutz eines mächtigen, wenngleich profanen Charismas: dem Erfolg der fränkischen Waffen. Ein Gott, der den Seinen so viele Siege bescherte, mußte – nach nüchternem sächsischem Verständnis – ein sehr mächtiger Gott sein. Donar, Saxnot und Wotan, vor allem der letztere, galten als die Herren der Walstatt. Wenn sie es nicht verhindern konnten, daß auf den Schlachtfeldern mehr Tote aus den Reihen der eigenen Anhänger als aus denen ihrer Feinde liegenblieben, durfte man wohl darüber nachdenken, ob das Schicksal, dem auch sie unterworfen waren, sich vielleicht gegen sie gewandt hatte.

Tatsächlich schienen immer mehr Sachsen solchen Zweifeln zu erliegen, denn öfter und öfter geschah es nun, daß sie »erschreckt von allen Seiten zusammenkamen . . . und versprachen, Christen zu werden«, oder daß sie »mit Frau und Kind in endloser Zahl« vor den fränkischen Standorten erschienen, »und ließen sich taufen und stellten Geiseln«.

Nach Karls Vorstoß an die Lippequellen nahm diese Entwicklung einen derart raschen Verlauf, daß er es bereits im darauffolgenden Jahr 777 wagte, im Herzen des Sachsenlandes einen fränkischen Reichstag abzuhalten. Der Ort, den er dafür aussuchte, glich in den Worten eines frühen Lokalpoeten dem Land, »von dem die Heilige Schrift sagt, daß dort Milch und Honig flössen«. Er lag am Fuß des Eggegebirges, an den Quellen der Pader und wurde später *Patherbrunna* genannt. Heute heißt er Paderborn.

Der Born der Pader ist ein Naturwunder. An die zweihundert Quellen sprudeln unter dem Hügel hervor und bringen den zunächst kräftig fließenden Fluß zustande, der aber vier Kilometer weiter schon wieder aufgibt und seine Wasser der zahmen Lippe überläßt. Zu Karls Zeiten spiegelten sich Eichen in dem Geburtsbecken der Pader, Enten pfurrten darüber hin, am Abend kamen Hirsche und Auerochsen zur Tränke.

Paderborn, eine uralte Siedlung, hatte schon die Römer auf ihrem

Weg in den Teutoburger Wald vorüberziehen sehen. In der Völkerwanderungszeit war es eine Zeitlang von den fränkischen Brukterern, danach von Langobarden bewohnt gewesen. Schließlich wurde es sächsisch, und nun gehörte Paderborn wieder einem Franken, zumindest sah es so aus.

Karl schien, ohne sie zu kennen, nach einer Maxime des schärfsten jemals geborenen Analytikers der Macht gehandelt zu haben, als er seinen Vornehmen befahl, ihre bequemen Güter in Westfranken zu verlassen und sich in die wilden, heidnischen Gefilde am Fuß der Weserfestung zu begeben. Macchiavelli sagte später, ein Eroberer tue gut daran, seine Residenz so bald als möglich in das unterworfene Land zu verlegen. Karls Residenz war immer da, wo er den jährlichen Reichstag abhielt.

Und so kamen sie also, kamen von der aquitanischen und neustrischen Atlantikküste herüber, aus der Île de France, zogen die Rhône hinauf, durchquerten Vogesen und Pfälzer Wald, bogen hinter Frankfurt auf die Lahntalroute oder in Duisburg auf den Hellweg ein und sahen, was dort binnen kürzester Frist an Relaisstationen, Königsgütern, Schutzforts und Militärdepots aus dem Boden gewachsen war. Es erschienen senatorische Bischöfe, burgundische Adelige, alemannische Gaugrafen, langobardische Statthalter, mainfränkische Äbte, die ganze Creme der Reichsgesellschaft, neugierig die einen, furchtsam die anderen, aber alle beeindruckt und zum Teil bereits erwägend, wie sie selbst an Karls Unternehmen im Sachsenland profitieren könnten. Aber auch sächsische Edelinge fanden sich an den Paderquellen ein, diejenigen, die nicht länger glaubten, den Franken und ihrem christlichen Glauben widerstehen zu können.

Es sollte ein gewaltiges Fest und eine großartige Vorstellung werden. Karl zeigte sich nicht in der einfachen Tracht, die er auf Kriegszügen bevorzugte, sondern »in einem mit Gold durchwirkten Kleide und mit edelsteinbesetzten Schuhen, den Mantel durch eine goldene Spange zusammengehalten, auf dem Haupte ein aus Gold und Edelsteinen verfertigtes Diadem«. An der Hüfte hing ihm »ein Schwert, dessen Griff und Gehenk von Gold und Silber waren«. Er kam in einem Schwarm von Scara-Offizieren, von Schreibern im Mönchsgewand und Angehörigen der *Cappella,* des innersten Kabinetts, daher. Seine Absicht war unmißverständlich klar, er wollte die eigene Macht und die Herrlichkeit seines Reiches demonstrieren.

Das ging einher mit der Entfaltung großzügigster Gastlichkeit. Durch die Gassen der Zeltstadt am Paderbecken wölkte der Duft der am Spieß gebratenen Ochsen, Schweine, Hirsche. Aus Schläuchen, Tonkrügen und Fässern flossen Ströme von Wein, Most, Met oder Bier.

Jedermann sollte die Strapazen der Reise oder der letzten Feldzüge ein paar Tage lang vergessen, niemand ohne Not nüchtern bleiben müssen. Ein Gelage, ein rauschendes Fest, eine Zurschaustellung gewaltigen Reichtums und königlicher Freigebigkeit würde niemand mehr beeindrucken als die Sachsen, die sich selbst ihr himmlisches Walhall als einen riesigen Bankettsaal vorzustellen pflegten. Mit umfassender Gebärde suchte Karl sie für sich einzunehmen und damit das Ende des aufwendigen Festungskrieges zu besiegeln. Nichts sprach dagegen, daß ihm das gelingen würde.

Die Mitteilung, Widukind, einer der vornehmsten westfälischen Adeligen, sei »mit ein paar anderen im Aufstand« geblieben, ging im Trubel der Veranstaltung beinahe unter. Was konnte ein Mann gleich ihm schon noch ausrichten wollen, da doch so mächtige Sachsenführer wie Hassio und Bruno von Ostfalen sich schon unterworfen hatten? Das von der Weltesche überschattete Revier, daran gab es keine Zweifel mehr, war Teil des fränkischen Reiches und christliches Land geworden. Die in Paderborn anwesenden Bischöfe fanden sich zu einer Synode zusammen und berieten, wie seine Missionierung planmäßig vorangetrieben werden könnte. Ihr erster Beschluß lautete, auf dem Hügel, unter dem die Quellen hervorsprudelten, eine große Kirche zu errichten.

Höhepunkt des Festes war jedoch eine Art Exotenschau. Karl führte seinen staunenden Gästen zwei Männer samt Gefolge in reicher orientalischer Kleidung vor; turbanbekrönt, in weiten, flatternden Umhängen, Krummdolche am Gürtel, Pluderhosen über Stiefeln aus weichem Ziegenleder. Einer von ihnen hieß Suleiman Ibn Iachthan al Arabi al Kelbi, der andere Ibn Jussuf, beide gehörten einer politischen Oppositionspartei im muslimischen Spanien an. Sie waren nach Franken gekommen, um von Karl Beistand gegen ihren Gegner

zu erbitten, einen Mann, so sagten sie, der keinen Rückhalt im Volk
habe und deshalb leicht zu verjagen sei.

Sicherlich hätte Karl diese Gesandtschaft auch im Westen des
Reiches auf halbem Wege zwischen Pyrenäen und Eggegebirge empfangen können, aber hier an der Pader mußte ihr Auftritt viel
wirkungsvoller ausfallen als auf irgendeinem seiner Güter fern der
großen Öffentlichkeit. Schien er doch zu bezeugen, daß selbst Angehörige fernster und fremdester Völker den Frankenherrscher für
einen Mann hielten, der stark genug war, ihnen zu ihrem Recht zu
verhelfen. Wie konnten angesichts solcher Größe die anwesenden
Sachsen es insgeheim noch immer für ehrlos halten, sich ihm unterworfen zu haben?

Unglücklicherweise war Karl damals noch lange nicht der kühle
Realist, der er später sein sollte. Er glaubte, auf einem Gipfelpunkt
seiner Laufbahn zu stehen, er war vom Erfolg und sich selbst
berauscht. Seine heldische Phase dauerte noch an, und das Abenteuer
lockte. So benutzte er die beiden Sarazenen keineswegs nur zu einem
effektvollen Auftritt. Er sagte vielmehr Suleiman al Kelbi und Ibn
Jussuf seine Hilfe zu.

Vielleicht hätte er wissen sollen, daß »Kelb« das arabische Wort für
»Hund« ist.

# V.

## Das Abenteuer in Spanien
## und Der Massenmord von Verden

Die fränkischen Großen und ihre militärische Begleitung verließen Paderborn nicht unbeobachtet. Aus Gebüschen heraus, von Felsen herab, hinter Zäunen hervor blickten ihnen Späher nach, zählten Reiter, Fußsoldaten, Proviantwagen und meldeten ihre Beobachtungen weiter. Nachts erklangen die *Hillebillen,* Hartholzbretter, mit Schlegeln bearbeitet, eine Art Buschtelegraf. Waldhörner dröhnten durch die Dunkelheit, Feuerzeichen loderten, Boten mit geschnitzten Runenstäben eilten von Haus zu Haus. Die Sachsen war noch lange nicht unterworfen, sie begannen sogar erst jetzt, den Widerstand ernsthaft zu organisieren.

Eine Reihe von gebildeten, weltläufigen Adeligen, die Wotan, Donar und Saxnot nur noch für Spielbälle eines übermächtigen Schicksals hielten, mochten angesichts der offenbaren Unterlegenheit ihrer Götter und aus Sorge um den eigenen Besitz auf die Seite der stärkeren Macht übergetreten sein. Doch hinter ihnen schlossen sich Männer von völlig anderem Schlag zu einer neuen Front zusammen. In Niedersachsenschädeln mit wie aus Glockenbronze gegossenen, gewölbten Stirnen fand Resignation so leicht keinen Platz. Angesichts fränkischer Bedrohung wuchsen vielmehr der Stolz auf die eigene Art und der Wille, sie zu verteidigen. Dabei spielten Nützlichkeitserwägungen allenfalls am Rande eine Rolle, religiöse Sinnfragen so gut wie keine. Die Welt war für diese Männer ein Ort, an dem man sich zu behaupten hatte, und das Leben ein Zustand, den es zu bestehen galt. Ob und wie die Götter da hineinwirkten, mußte man ihnen überlassen. Wenn sie nun selber Schwierigkeiten hatten, so bewies das nur, daß die Gefährdung zum Dasein gehörte, der Tod eine Naturgewalt war. Daran zu deuteln, es wegzuleugnen oder zu verklären hatte wenig Sinn. Letzten Endes bot der Tod sogar den einzig objektiven

Maßstab für männliches Sein und Verhalten. Man mußte mit ihm umgehen können, hatte ihn als Mensch gelegentlich herauszufordern, durfte aber dennoch sein Bestes tun, ihn so lange wie möglich hinauszuzögern – ohne Gerissenheit kam niemand in einem derart illusionslos definierten Leben zurecht.

Von den Sachsen, die so dachten, hatte kaum einer Aussicht, einst so aufwendig beigesetzt zu werden wie der Herr aus dem Fürstengrab von Beckum. Diese Männer waren keine Adeligen, sondern Freie oder Halbfreie. Sie lebten in weitläufigen, von mannshohen Holzzäunen umgebenen Gehöften, unter Walmdächern aus Schilf, Schindeln oder Stroh, umgeben von Weiden, Gemüsebeeten, Buchweizenfeldern. Auf unbelastetem Besitz saßen die einen – sie wurden *Frilinge* genannt –, auf belastetem Grund die anderen, die *Laten*. Beide hatten das Recht, bei Thingversammlungen in Waffen zu erscheinen. Nur die Wergeldordnung bezeugt, daß es gewisse Rangunterschiede zwischen ihnen gab; der Mörder eines Frilings mußte beträchtlich höhere Sühne (in Rindern) leisten als der eines Laten. Und noch teurer kam es, einen *Etheling*, einen Adeligen, getötet zu haben.

Widukind, den die »Reichsannalen« so beiläufig als jenen Mann erwähnen, der sich zur Zeit des Paderborner Reichstages noch im Aufstand befand, gehörte dem sächsischen Adel an. Das könnte heißen, daß er selbst kein Altsachse war. Die Ethelinge scheinen eine aus dem Ostseeraum gekommene Herrenschicht verkörpert zu haben. Widukinds Sagenname lautet »Weking«, und seine anonymen Biographen wissen, daß er mit Geva verheiratet war, der Tochter des Dänenkönigs Godefrid, einer wikingischen »Schildmaid«. Es sind Angaben, die ihn in das fahle Licht des Nordens rücken.

Härter und zugespitzter als im Skandinavien jener Zeit wurden die germanischen – auch von den Sachsen anerkannten – Lebensregeln nirgendwo interpretiert. Die wikingischen Spruchweisheiten durchtränkt ein geradezu ätzender Hohn. Einerseits rühmen sich ihre Urheber der äußersten Furchtlosigkeit, aber gleichzeitig fügen sie hinzu, »es ist besser, blind zu sein, als auf den Scheiterhaufen gelegt zu werden«. Wikinger töteten derart bedenkenlos, daß man annehmen muß, Moralgesetze seien ihnen völlig unbekannt gewesen. Ihr Realismus mutet selbst im Vergleich mit der Illusionslosigkeit der Sachsen nihilistisch an. Besitz war nahezu alles, was sie im Leben anstrebten, und jedes Mittel schien ihnen recht, sich zu bereichern. Die Kielboote, mit denen Nordmänner die Weltmeere bis ins Mittelmeer hinab und bis nach Nordamerika hinüber durchstreiften, waren Erzeugnisse einer hochentwickelten Schiffsbaukunst. Die Art, in der sie solche vollendeten Kunstwerke aus Holz zu Überfällen und Plünderungen benutzten, zeugt von banditenhafter Bedenkenlosigkeit. Doch befähigte sie derartige Unternehmen auch, sich auf Gedeih und Verderb in Bünden oder Gefolgschaften zusammenzuschließen. Und aus diesem Boden wiederum wuchsen Führer, denen man Treue, Verläßlichkeit, Kameradschaftlichkeit willig entgegenbrachte. Widukind mag einer von ihnen gewesen sein. Seine anonymen Biographen hüllen ihn zumindest in einen prächtig bestickten, fabelhaft bunten Märchenmantel.

Auf der sagenumwobenen Babilonie, so sagen sie, wurde er geboren. Die Norne Urd hob ihn aus dem Schicksalsbrunnen. Vater Warnekin legte den Kleinen in eine silberne Wiege. Als er größer geworden war, zog seine Familie mit ihm auf ihre Stammgüter an der unteren Hunte, in das heutige Wildeshausen. Dort wuchs er dann zu jenem Mann heran, dem nun die durch Hillebillen, Feuerzeichen und Boten übermittelte Nachricht letztlich galt. Sie lautete: Der Franke zieht ab, es ist Zeit, ihm seine zurückgebliebenen Besatzungstruppen nachzuschicken.

Widukind sammelte die Freien und Halbfreien, die es ablehnten, sich taufen zu lassen, hinter der letzten, noch nicht durchbrochenen sächsischen Burgenkette zwischen Osnabrück und Lübbecke. Diese Festungslinie schien einen guten Rückhalt zu bieten für Vorstöße, Überfälle oder Unternehmen wie etwa das, bei dem Sachsen sich als Futterholer unter die sorglosen Franken mischten und »kein geringes Blutbad« unter ihnen angerichtet hatten. Jetzt, da Karl sich auf dem Weg nach Spanien befand, war die Chance, der fränkischen Macht einen noch härteren Schlag zu versetzen, so groß wie kaum je zuvor.

Widukind erschien bei seinen Anhängern, schürte in nächtlichen Zusammenkünften den Aufruhr, tauchte geheimnisvoll auf und verschwand wieder in Nebel und Dunkelheit. Gelegentlich kamen ihm fränkische Suchtrupps auf die Spur, aber dann, erzählt man, ließ er seinem Pferd die Eisen verkehrt herum aufsetzen, so daß die Hufabdrücke in die falsche Richtung wiesen.

Als er endlich die Männer musterte, die seinem Ruf gefolgt waren, erwies ihre Zahl sich als ausreichend genug für einen Vorstoß tief ins Frankenland hinein.

Karl war mit seinem Aufgebot gerade bis Auxerre südlich von Paris gekommen, als er erfuhr, daß Widukinds Heerhaufe die Stadt Deutz gegenüber Köln erreicht habe und Anstalten mache, den Rhein zu überqueren. Er selbst konnte nicht mehr umkehren, deshalb schickte er eine »Scara« los, die Sachsen zu vertreiben.

Dann ritt Karl weiter in Richtung Spanien. Er führte das größte Heer an, »das seitdem je die christliche Welt gesehen«. Der Gegner, der ihn erwartete, hieß genauso wie jener, den sechsundvierzig Jahre zuvor Martell zwischen Tours und Poitiers geschlagen hatte. Es schien ein gutes Omen zu sein – es war aber ein schlechtes.

Der derzeitige Abd ar-Rahman hatte mit jenem von 732 nicht nur den Mut und die militärische Begabung gemein, er war ihm in vielen anderen Dingen, vor allem als Politiker, noch weit überlegen. Hinter dem vierunddreißigjährigen Araber aus dem Stamm der Koraisch lag ein Leben, wie es nur ungemein zähe und geschickte Männer bestehen können.

Rahman entstammte ähnlichen Traditionen wie auch Karl der Franke. Seine Vorfahren hatten sich als heimatlose Nomaden durch die Sandmeere der arabischen Halbinsel treiben lassen und waren um die Mitte des sechsten Jahrhunderts vor den südöstlichen Grenzbastionen des byzantinischen Reiches aufgetaucht, nicht anders als hundert Jahre früher die Teilnehmer an der germanischen Völkerwanderung vor den römischen Kastellen Italiens und Galliens. Die Araber entrissen den Kaisern in Konstantinopel ihren ganzen Besitz am östlichen Mittelmeerufer und hätten als nunmehrige Bewohner des christlichen Syriens und Palästinas ebensogut Christen werden können wie Goten oder Burgunder. Ihren inneren Vorbehalten gegen die komplizierten Gottesdefinitionen der Kirche enthob sie jedoch jener Prediger aus Mekka, der da erklärte: »*Allah il Allah*«, Gott ist Gott, und der alle Diskussionen um Wesensgleichheit oder Wesensähnlichkeit von Gottvater und Gottsohn mit der ebenso strikten Feststellung beendete: »Es sei ferne, daß Gott einen Sohn habe.« Damit war seinen Anhängern der Islam als einziger Weg zur Wahrheit und zum Heil vorgeschrieben.

Die von dem Propheten und seinen Nachfolgern geschaffenen, unter seiner Fahne reitenden Heere durchstürmten in weniger als einem halben Jahrhundert den ganzen riesigen Raum zwischen Pandschab und Pyrenäen. Zu ihren geistigen Beutegütern gehörten die Errungenschaften der uralten persischen Hochkultur ebenso wie das Erbe der Griechen. In dem Kalifenreich, das sie schufen, blühten Wissenschaft, Technik und Baukunst.

Schon schien ihre Hauptstadt Damaskus das goldene Byzanz zu überstrahlen. Pippin, Karls Vater, hielt es deshalb für notwendig, eine Gesandtschaft ins Zweistromland zu schicken, um bei den dortigen Machthabern zu sondieren, ob und wie sich eventuell mit ihnen zusammenarbeiten ließe. Die zurückkehrenden Boten mögen dem Franken unter anderem berichtet haben, daß es im islamischen Gottesstaat nicht anders zugehe als in den Gemeinwesen des Westens auch. Es gebe innere Kämpfe, Palastintrigen und sogar eine Art von »Spinnstuben« — nur daß sie dort *Harem* genannt würden.

Aus dem Harem heraus war 656 — in Franken drängte Hausmeier Grimoald zur Macht — der erste Schlag gegen einen von Mohammeds Nachfolgern geführt worden. Aischa, die Witwe des Propheten, lieferte ihrem Schwiegersohn Ali die Kamelschlacht von Basra und soll, nachdem sie geschlagen worden war, dafür gesorgt haben, daß Ali fünf Jahre später mit einem vergifteten Schwert getötet wurde.

Nach diesem »Mord von Kufa« spalteten sich die Muslime in zwei einander feindliche Gruppen. Die eine bekannte sich zur »*schi'at*«, der Partei Alis. Sie vertrat den Grundsatz, nur Angehörige der Familie Mohammeds könnten der gesamten Gemeinde als Imame vorstehen. Die andere setzte auf Kalifen nach der »*Sunna*«, dem Vorbild des Propheten. Deren Oberhaupt Muawija begründete die omaijadische Dynastie, und Walid I., einer seiner Nachkommen, schickte jene Streitmacht aus, die 711 in Spanien eindrang und binnen weniger Jahre den größten Teil des Landes islamisierte. Zu Walids Abkömmlingen wiederum gehörte der nunmehrige Herr im alten Westgotenreich, Abd ar-Rahman.

Im Herbst 750 hatte ein eben an die Macht gekommener Kalif den abgeschlagenen Kopf seines Vorgängers in die Hand genommen und zu ihm gesagt: »Selbst wenn du all mein Blut gesoffen hättest, wäre dein Durst nicht gelöscht gewesen, deshalb wird auch dein Blut meinen Haß nicht wegschwemmen.« Der Name dieses Usurpators war Abu'l Abbas, er sollte eine neue, die abbasidische Herrscherdynastie begründen. Der Kopf, den er anredete, hatte dem Vater Abd ar-Rahmans gehört.

Zu der Zeit, da die Omaijaden gestürzt und in einer wahren Mordorgie ausgerottet wurden, lebte Rahman mit zwei Brüdern, zwei Schwestern und einem minderjährigen Sohn fern von Damaskus auf einem abgelegenen Landgut. Eines Tages erhielt er die Einladung zu einem »Versöhnungsmahl« mit Abu'l Abbas in Jaffa. Da aber zur gleichen Zeit verdächtig viele Militärpatrouillen durch die Lande ritten, um nach Omaijadenanhängern zu spüren, hielt der Prinz es für klüger, die Aufforderung als Warnung zu betrachten. Er raffte zusammen, was an Geld und Schmuck im Haus war, und floh in Richtung Libanongebirge. Sein Instinkt hatte ihn keineswegs getrogen: Die letzten Gänge des Versöhnungsmahles zu Jaffa wurden auf den noch zuckenden Leichen derjenigen Omaijaden serviert, die der Einladung von Abbas gefolgt waren.

Fünf mühselige Jahre lang durchwanderte Rahman dann nahezu das ganze Kalifenreich, bis er endlich in Marokko, der Heimat seiner Mutter, angekommen war. Es gelang ihm, von Cëuta aus einen Diener nach Spanien hinüberzuschicken, wo seine Familie Anhänger besaß und das abbasidische Regime noch keine Wurzeln geschlagen hatte. Dieser Abgesandte muß sehr geschickt für seinen Herrn gearbeitet haben, denn als Rahman im September 755 selbst in Andalusien an Land ging, wartete bereits die halbe Armee, um ihm den Treueid zu leisten. Und nochmals zwei Monate später stand er als neuer Herr des muslimischen Iberiens auf der Kanzel der Moschee von Córdoba. Er war damals fünfundzwanzig Jahre alt, ein hochgewachsener, sehniger Mann mit scharf gebogener Nase, blauen Augen und kupferrotem Haar. Abd ar-Rahman erwies sich als einer der gerechtesten und fähigsten Herrscher, die Spanien bis dahin gehabt hatte. Und nichts konnte unwahrer sein als die Behauptung, man brauche nur ein wenig an den Fundamenten seiner Herrschaft zu rütteln, um sie zum Einsturz zu bringen.

Die westlichste aller muslimischen Provinzen glich über weite Strecken hin einem blühenden, kunstvoll bewässerten Garten. In dem heute eher dürr anmutenden Andalusien gediehen Reis und Baumwolle. Dattelpalmen aus Nordafrika reckten ihre gefiederten Köpfe in die Luft. Córdoba, Sevilla und Toledo brodelten von Leben wie nicht einmal zu alten Römerzeiten. Geistesgelehrte und Naturwissenschaftler konnten ungehinderter als sonstwo forschen und lehren. Das einfache Volk war vor der Willkür der Großen durch klare, sichere Gesetze geschützt. Christen und Juden hatten eigene Gemeindeordnungen und genossen die gleichen Bürgerrechte wie ihre muslimischen Mitbürger. Nur Narren hätten auf den Gedanken kommen können, Abd ar-Rahmann stürzen zu wollen – oder neiderfüllte Intriganten wie Ibn Jussuf und Suleiman al Arabi al Kelbi.

Ibn Jussufs Vater hatte zu den Abbasidenanhängern gehört, die von Rahman entmachtet worden waren. Sein Parteigänger Suleiman, Statthalter von Barcelona und Gerona, versuchte schon seit Jahren, eine Widerstandsfront gegen den Omaijaden aufzubauen. Als er nach Paderborn kam, war sein innenpolitisches Spiel jedoch bereits so gut wie verloren. Alles, was er Karl vortrug, beruhte auf Behauptungen, falscher Einschätzung der Lage und wenigen, zurechtgebogenen Teilwahrheiten.

Suleimans unverschämteste Lüge jedoch ist die gewesen, in Spanien harrten unterdrückte, verfolgte Christen eines Befreiers. Das war um so mißlicher, als Karl gerade darauf seine Pläne abgestellt hatte. Der Marsch nach Spanien sollte sein erstes kreuzzugsähnliches Unternehmen werden. Nicht zu Raub und Plünderung ritten Franken, Baiern, Provenzalen, Langobarden auf die Pyrenäen zu, sondern als Glaubenskämpfer. Das war auch von allen Kirchenkanzeln des Reiches verkündet worden.

Das letzte angenehme Erlebnis bei diesem Unternehmen hatte Karl in Chasseneuil unweit von Poitiers. Hildegard, die bis dorthin mitgekommen war, ließ ihn wissen, sie sei wieder einmal schwanger. Die mittlerweile zwanzig Jahre alte Frau begleitete ihren Mann auf vielen seiner Kreuzzüge, so weit und solange es eben ging, und trennte sich jedesmal genau so schwer von ihm wie er sich von ihr. Der Makel, der an ihrer Ehe haftete, der Vorwurf, »sich dem König ehebrecherisch gesellt zu haben«, während er mit Desiderata verheiratet war, machte ihr noch immer zu schaffen. Und alle Versuche, die Ehe Karls mit der Langobardin für ungültig erklären zu lassen, waren bisher gescheitert.

Sogar der Schatten der verstoßenen Friedelfrau Himiltrud lag nach wie vor über Hildegards Leben. Sosehr sie Karl auch zusetzen mochte, er weigerte sich standhaft, den buckligen Pippin um sein Erstgeburtsrecht zu bringen und Karlmann, ihren Lieblingssohn, mit dem Namen seines Großvaters auszuzeichnen. Als Hildegard einmal die Äbtissin des Benediktinerinnenklosters von Tauberbischofsheim bat, sie in ihrem Bestreben zu unterstützen, soll die später heiliggesprochene Britin Liboa kühl erwidert haben: »Gebe Gott, daß wir uns am Tag des Gerichts ohne Erröten wiedersehen; unsere Wege sind von heute an geschieden.« Solche Abfuhren machten Hildegard ein Leben auf irgendwelchen Königsgütern ohne den Schutz des Ehemannes nicht eben leicht, zumal Karl ja von jedem seiner Kriegszüge auch auf der Bahre zurückkommen konnte. Was würde dann aus ihr und den Erbansprüchen des blonden Karlmann werden?

Und nun ritt Karl sogar in ein Land, von dem sie nur wußte, daß es von wilden, blutgierigen Heiden bewohnt sei. Rings um Chasseneuil herum lagerten Truppen, formierten sich Marscheinheiten. Karls riesige Streitmacht wartete ungeduldig auf ihren Feldherrn.

Der König führte sein Heer bis zur Garonne, ein Fluß, der von seinen Vorgängern immer nur sehr ungern überschritten worden war. Dort teilte er es in zwei Abteilungen auf. Eine sollte über die östlichen Pyrenäen direkt auf Saragossa zustoßen, die andere weiter im Westen das stark befestigte Pamplona anvisieren, um sich später mit dem getrennt marschierenden Armeeflügel wieder zu vereinigen. Die französische Überlieferung will es, daß das erste Korps von Hruodlandus, dem Markgrafen der Bretagne, geführt worden sei, das zweite von Karl selbst. Hruodlandus – oder »Roland« – geriet so zum frühesten Nationalhelden Frankreichs, denn seine Soldaten sollen überwiegend Galloromanen, also Vorfahren der späteren Franzosen, gewesen sein.

Was daran wahr ist oder falsch, läßt sich heute nicht mehr ermitteln. Karls Spanienzug war ein Unternehmen, das in der Geschichtsschreibung fast keine Spuren hinterlassen hat, um so gewichtigere aber in der Sage. Die Bewegungen der beiden Armeekorps verlieren sich in Mutmaßungen, Verdächten und Annahmen, welche wolkengleich über einem einzigen Schlachtfeld hängenblieben.

In seinem schattigen Garten, auf einer Stufe von blauem Marmor lagernd, empfängt der »König von Saragossa« den Abgesandten König Karls. Er erklärt sich bereit, seine Stadt zu übergeben, um den Franken, der schon vor Córdoba steht, zum Abzug zu bewegen. In Wirklichkeit reden beide Gesprächspartner mit gespaltener Zunge, Ganelon, Karls Unterhändler, ist willens, seinen Herrn in eine Falle zu locken, wenn der Sarazene ihn dafür entlohnt.

Es ist jedoch nicht Karl, der diesem Komplott zum Opfer fällt, sondern Roland. Auf dem Rückzug aus dem Ebrotal führt der Bretone die Nachhut und gerät bei Roncevalles, einem baskischen Dorf am Ibañetapaß, in den gut vorbereiteten Hinterhalt. Von Steilhängen stürzen Steinlawinen auf seine Männer herab, und aus düsteren Schluchten brechen sarazenische Krieger hervor. Die kleine Schar sieht sich von allen Seiten umzingelt. Roland mit seinen Gefährten, dem Ritter Oliver und dem Erzbischof Turpin, vollbringt wahre Wunder an Tapferkeit. Sein Schwert Durendal mäht die Feinde nieder, als seien sie Korn vor der Sense. Als Oliver ihn endlich bittet, mit Olifant, seinem Horn, die Hauptmacht des Heeres herbeizurufen, lehnt Roland zunächst noch ab, es könnte dem Ruf seiner Familie schaden. Endlich aber bleibt ihm jedoch nichts anderes übrig; er muß das Notsignal geben. Roland bläst, daß ihm das Blut zum Mund herausströmt und ihm fast der Schädel zerbirst.

Weit in der Ferne vernimmt Karl den Ton von Olifant. »Ich höre Rolands Horn«, sagt er, »er würde nicht blasen, wäre er nicht in Not.« Doch Ganelon, der Verräter, der neben ihm reitet, erwidert: »Durch solche Worte gleicht Ihr einem Kind. Um einen einzigen Hasen bläst Roland einen ganzen Tag.« Zum drittenmal ertönt nun das Horn, es ist schon schwächer und kaum noch zu vernehmen. Da läßt der Herrscher endlich die Pferde wenden. Dem Sechsunddreißigjährigen wallt ein langer, weißer Bart übers Kettenhemd hinab.

Markgraf Roland ist mittlerweile fast nur noch von toten Franken umgeben. Zu Tode getroffen, sitzt auch Oliver auf seinem Pferd. Als Roland sich ihm nähert, zerspaltet der Freund im Fieberwahn seinen Helm und sagt, nachdem der Bretone ihn angerufen hat: »Nun höre ich Euch sprechen, doch sehe ich Euch nicht mehr.« Beide lehnen die Stirn gegeneinander. »*Dulce France*«, süßes Frankreich, sind Olivers letzte Worte.

Ein viertes Mal setzt Roland nun Olifant an seine Lippen. Karl, der schon näher gekommen ist, erwidert mit sechzigtausend Hörnern. Die Sarazenen rufen: »Wenn Roland das Leben behält, so erneuert sich der Krieg, und Spanien, unser Land, ist dahin.« Wütender denn je stürzen sie sich auf das kleine Häuflein der noch Überlebenden. Erzbischof Turpin will für Roland einen Trunk Wasser holen; er stirbt jedoch auf dem Weg zur Quelle. Auch für Roland selbst ist das Ende gekommen. Das Hirn quillt ihm bereits aus den Ohren. Unter einem schattigen Baum bricht er zusammen. Als sarazenische Krieger ihm das berühmte Schwert Durendal stehlen wollen, zerschmettert er einem von ihnen mit Olifant noch den Schädel, wobei das Horn in Stücke springt. Er will auch Durendal zerschlagen, aber die Waffe ist aus unzerstörbarem Stahl. So legt er sie unter seinen Kopf und stirbt, das Gesicht den Feinden zugewandt.

Als Karl nun endlich in Roncevalles eintrifft, lebt keiner mehr von seinen Männern. »*Ami Rollant*«, klagt der König, dann läßt er die Toten in einem Massengrab beerdigen. In Aachen aber wird später der verräterische Ganelon mit Händen und Füßen an die Schweife von vier Pferden gebunden, die ihn in Stücke reißen. »Gott«, sagt der König, »so unselig ist mein Leben!« und rauft sich weinend den langen, weißen Bart.

Das ist der Inhalt des »Rolandsliedes«, entstanden im 11. Jahrhundert, angeblich auf einer Geschichte des spanischen Feldzugs basierend, die Erzbischof Tilpin (oder Turpin) von Reims im 8. Jahrhundert geschrieben haben soll. In Wirklichkeit dürfte »*La Chanson de Roland*«, eines der ältesten Epen der altfranzösischen Literatur, reinste Dichtung sein − aber dennoch ein zutreffender Report über das, was Karl in Spanien widerfuhr.

Die anerkannten Quellen gehen über das Abenteuer jenseits der Pyrenäen mit geradezu schmallippiger Verschlossenheit hinweg. Daß Einhard die Zerschlagung der Nachhut − »in dichten Wäldern, deren es dort sehr viele gibt« − und Rolands Tod überhaupt erwähnt, kommt schon fast einem unfreiwilligen Zugeständnis gleich. Und die »Reichsannalen« wissen nur von Erfolgen vor Saragossa sowie der Zerstörung Pamplonas zu berichten. Schuld an dem Unglück von Roncevalles aber sind in der »Vita Karoli« die ortsvertrauten, im Partisanenkrieg erfahrenen »Waskonen«. Indem er sie erwähnt, legt Einhard freilich (wiederum unfreiwillig) den Finger auf die Wunde.

Waskonen, das waren christliche Basken. Wenn nur die Hälfte von dem zutreffend gewesen wäre, was Suleiman und Ibn Jussuf in Paderborn vortrugen, dann hätten gerade diese Bergbewohner die ersten sein müssen, die den Glaubenskämpfer Karl als Befreier vom muslimischen Joch begrüßten. Statt dessen demonstrierten sie jedoch mit unmißverständlicher Deutlichkeit, daß ihnen an den Franken nicht das geringste gelegen sei und daß sie sich auch keineswegs unterjocht fühlten.

Ganz ähnlich entwickelten sich die Dinge vor dem ebenfalls christlichen, von Westgoten bewohnten Pamplona. In einem verlustreichen Angriff mußte die schwerbefestigte Stadt erobert werden. Danach ließ Karl ihre Mauern schleifen, »damit Pamplona in Zukunft nie wieder rebellieren könne«.

Und als er endlich bei Saragossa mit den Kräften Rolands zusammentraf, wiederholte sich das Ganze noch einmal in größerem Ausmaß. Die Festung am Ebro empfing ihn ebenfalls nicht mit Palmwedeln, sondern mit Steingeschossen. Saragossas Wälle aber waren zu stark, als daß ein Expeditionsheer sie hätte bezwingen können.

Wo blieb während alldem aber Suleiman, der doch mit omaijadenfeindlichen Kräften von Süden heraufrücken und ein etwaiges Aufgebot Abd ar-Rahmans im Rücken packen wollte? Von dem abbasidischen Statthalter in Barcelona verlautete nur, er sei mit abbasidischen Berbern in Streit geraten und von ihnen geschlagen worden. Abd ar-Rahman, so scheint es, konnte aus der Ferne gelassen zusehen, wie ein Teil seiner Feinde sich selbst zerfleischte, während der andere Saragossa nicht zu nehmen und den Ebro nicht zu überschreiten vermochte. Er kassierte die Früchte einer guten, soliden Regierungsarbeit. Sein Volk, Muslime wie auch Christen, hielt zu ihm, kein Spanier wollte befreit werden.

Durch die lehmbraunen Sierras von Aragón marschierte Karl in Richtung Pamplona zurück. An seinem Weg lagen wie heute noch primitive, aber mit starken Wällen umbaute Dörfer. Riesige Staubfahnen hüllten den fränkischen Heerbann ein. Roncevalles, keineswegs jene finstere Schlucht, die Einhard beschreibt, sondern ein eher friedliches Wiesental war der Paß, den Karl mit seinen Mannen benutzen mußte. Dort wurden sie am 15. August erneut von den zwar christlichen, aber deswegen noch lange nicht frankenfreundlichen Basken angegriffen. Die Hauptmacht des Heeres kam ungeschoren davon, die Nachhut geriet in einen Hinterhalt. Roland, Erzbischof Turpin, der Truchseß Eggihard und der Markgraf Anselm verloren das Leben. Im Grunde war es eine Schlappe, die den Namen Niederlage kaum verdient und insofern die Zurückhaltung der Chronisten rechtfertigt. Doch verschränken sich an diesem Ort nun einmal zwei verschiedene Wahrheiten miteinander, die der nüchternen Berichterstatter und die der Sagendichter. Auf ihre jeweilige Weise haben aber beide recht.

Die Annalisten und Einhard können gerade noch verschleiern, daß das Ereignis »Spanienzug« auf der Verlustseite abzubuchen war. Spätere Autoren, die bereits Karls ganzes Leben überblickten und ihn nur als alten, weißbärtigen Kaiser zu sehen vermochten, meinten jedoch, daß es damit nicht getan sein könne. Ihren Instinkten gehorchend, zeichneten sie deshalb den relativ unbekannten Hruodlandus aus der Bretagne als ein jugendliches Abbild Karls. Stellvertretend für den bereits ehrwürdigen Herrscher kämpft, leidet und stirbt er, um von einem väterlichen Alter ego mit »blutigen Tränen« beweint zu werden. »Ami Rollant« nennt ihn Karl. Später läßt er sein Bild auf eine Reihe von Münzen prägen, deren andere Seite ihn selber zeigt. Ehrt man so einen Toten, der nur Freund war?

Aber nein, sagen die Kenner der unverbürgten, im Volk verbreiteten Karlsvita. Roland war in Wirklichkeit Karls Sohn, gezeugt mit der eigenen Schwester Gisela. Wofür hätte diese als Nonne im Kloster Chelles ein Leben lang büßen sollen, wenn nicht für ihre große, sündige Liebe? Karl beglich auch mit der Niederlage in Spanien eine nur ihm bekannte Schuld. Man kann derlei Unterstellung zu den Ausgeburten der reinen Phantasie zählen, man kann ihren Urhebern aber ebensogut ein gewisses Maß an psychologischem Spürsinn zugestehen.

Nach einer Reihe von glänzenden Erfolgen in Sachsen und Italien war Karl zum erstenmal als Kriegsherr unterlegen. Er begriff, daß er nicht unschlagbar war. Die schimmernde Rüstung des Helden hatte einen Riß bekommen, der auch sein Selbstverständnis beschädigte.

Und derartige Erkenntnisse kommen in der Tat einer traumatischen Erfahrung gleich, wie sie fast alle großen Abenteurer einmal im Leben machen mußten, Alexander von Makedonien ebenso wie später Karl XII. von Schweden oder Napoleon I. Keiner dieser drei war nach der Stunde der Wahrheit noch derselbe wie vorher. Ihre weiteren Unternehmungen verloren an Leichtigkeit und Kühnheit. Sie selbst wurden verbissener, härter, unsicherer, unberechenbarer. Karl dem Franken sollte es ebenso ergehen.

Die Annalisten und Einhard haben dies entweder nicht gesehen oder nicht wahrhaben wollen. Dagegen witterten es die Verfasser der populären Karlsliteratur wenigstens: Ein Dokument ihrer einfühlsamen Verehrung ist das Rolandslied. Es hat sich nicht ohne Grund über ganz Europa verbreitet, von Sizilien, wo »Orlando furioso« noch immer ein Volksheld ist, bis hinauf nach Skandinavien, wo er mit anderen Sagengestalten verschmolz.

Doch scheint sich zumindest auch einem späteren Bearbeiter der »Reichsannalen« das Gefühl aufgedrängt zu haben, sein Vorgänger sei über die Ereignisse von 778 doch etwas zu beiläufig hinweggegangen. Er ergänzte darum Jahre später dessen dürftige Angaben mit dem Satz: »Der Verlust [im Tal von Roncevalles] überlagerte wie eine Wolke im Herzen des Königs einen Teil der spanischen Erfolge.«

Das Kloster Lorsch, in dem die »Annales« verfaßt wurden, liegt am Fuß des Odenwaldes gegenüber Worms. Vielleicht hat der Mönch, der diese zweite Version des Berichtes über den Spanienzug schrieb, Karl bei einem Reichstag getroffen und die Zeichen erkannt.

Nach der Rückkehr von Spanien begann für Karl wieder der vergleichsweise bescheidene Alltag, das alte Nomadendasein, das Leben im Sattel. Im März verließ er das Hofgut, auf dem die Familie den Winter verbracht hatte, rüstete sich und bestieg sein Pferd, wobei Frau und Kinder ihn noch ein Stück begleiteten, um dann den nächsten Königsbesitz aufzusuchen. 778/79 hatte Heristal das Privileg genossen, vom Hofstaat leergefressen zu werden, nun ging es weiter, zunächst nach Compiégne, dann nach Verzenay. Hildegard hielt ihr jüngstes Kind, Karls dritten Sohn, im Arm. Er trug den alten Merowingernamen Ludwig (Chlodwig) und sollte wie seine Brüder ein festes Zuhause kaum jemals kennenlernen. Ludwigs Heimat waren rumpelnde Wagen, Lager am Straßenrand und die über das ganze Reich zerstreuten Güter des Vaters. Der Prinz wuchs wie ein Kind fahrender Leute heran. Auf Reisen ist später auch eine seiner Schwestern geboren worden, auf Reisen war zuvor schon sein Zwillingsbruder gestorben. Das alles zeigt, wie weit die Franken in ihrer Entwicklung noch hinter anderen Völkern zurücklagen.

In Abd ar-Rahmans Hauptstadt Córdoba wuchs damals »La Mezquita« aus dem Boden, ein Wald von achthundertsechzig Säulen, überwölbt von zweifarbigen Hufeisenbögen, das größte Bethaus der westlichen Welt. Im Osten des muslimischen Imperiums hatte Al Mansur, der Sohn des »Blutvergießers« Abu'l Abbas, mit dem Bau der Märchenstadt Bagdad begonnen, einer riesenhaften Anlage auf beiden Ufern des Tigris voll von Lustschlössern, Palästen, brunnendurchrauschten Innenhöfen, marmornen Badehäusern. Und in den arabischen Spinnstuben, den Harems, lebten Frauen, die von goldenen oder silbernen Tellern aßen, juwelenbesetzte Damenschuhe trugen, hinter Vorhängen aus Brokat, unter Decken aus Seidendamast mit Hermelinbesatz schliefen und Fäden spannen, an denen Männer geführt werden konnten. Als Mansurs Witwe Chaizoran erkannt zu haben glaubte, daß ihr ältester Sohn, der auf dem Kalifenthron saß, völlig unfähig sei, ließ sie ihren Jüngsten wissen, Bruder Hady »habe soeben zu leben aufgehört«, nun sei er, Harun, an der Reihe, er möge sofort mit der Arbeit beginnen. Harun erwarb sich später den Beinamen »ar-Raschid«, der Gerechte. Er war ein jüngerer Zeitgenosse Karls, aber welche Abgründe lagen zwischen seiner Welt und der des bäuerlich gekleideten, bäuerlich lebenden, von Schweißdunst und Lagerfeuerrauch umhüllten Frankenkönigs!

Ja, was für ein Gegensatz selbst zwischen der Welt, der Karls Widersacher Widukind angehörte, und seiner eigenen! Den Lebensstil der Nordleute zeichnete eine sparsame Eleganz und eine Weltläufigkeit aus, die ihrer Verbundenheit mit dem Meer entsprang. Die Franken dagegen bewegten sich, wenn auch zu Pferde, vergleichsweise unbeholfen über das feste Land. Sie hatten vor dem Wasser eine derartige Scheu, daß sie es noch nicht einmal fertigbrachten, den Rhein und die anderen schiffbaren Flüsse in ihr Nachschubsystem zu integrieren. Roß und Wagen blieben für sie die wichtigsten Transportmittel. Der stürmische Elan, mit dem die Steppenreiter einst über eine besiegte Erde dahingejagt waren, schien nur noch die Wikinger auszuzeichnen, bei denen Drachenboote das Pferd ersetzt hatten. Und selbst die fränkischen Vorstöße ins Land der Sachsen waren keine scharfen Attacken mehr, sondern über die langen Strecken hin zähe, oft quälend langsame, mit immer größerem Aufwand nach allen Seiten hin abgesicherte Operationen. Karl ging allmählich zum Flächenkrieg über, einer Art von Dampfwalzenstrategie: Angriff, Sicherung der gewonnenen Stellung, nächster Angriff.

779 etwa marschierte er bis Bocholt, schlug eine westfälische Streitmacht, besetzte die verlassenen Stellungen der Sachsen und kehrte zurück. Im Jahr darauf festigte er zunächst noch einmal seine alte Basis zwischen Eresburg und Paderborn, um danach bis an die Elbe vorzustoßen und erneut abzuziehen. Widukinds Mannen blieb in dieser Zeit ein ähnlicher Erfolg, wie es der Vorstoß bis Deutz gewesen war, versagt, aber sie konnten sich nach wie vor hinter die letzte Burgenlinie am Nordende der Weserfestung zurückziehen, wenn sie eine Schlappe erlitten hatten.

Der Mann aus dem Norden war noch lange nicht besiegt, er lernte es vielmehr immer besser, überlegenen fränkischen Kräften auszuweichen und kleinere Einheiten anzufallen, wenn sie am wenigsten darauf vorbereitet waren. Danach tauchte er dann in den Schluchten und Wäldern der Hercynia silva wieder unter. Es war ein Partisanenkrieg, den er Karl aufzwang, jene Art von Auseinandersetzung, bei welcher derjenige größere Chancen hat, der sich ganz auf seine Beweglichkeit verlassen kann. Und natürlich fällt in solchen Kämpfen auch die Heldenrolle nicht dem Anführer des großen Heerwurms zu, sondern seinem schwächeren Gegner. Ein Held muß seine Taten a tempo vollbringen. Karl konnte Widukind gegenüber aber nur Kraft und Übermacht demonstrieren. Der Frankenkönig durchlebte eine düstere Zeit. Kein Leitstern wies ihm den Weg aus dem sächsischen Alptraum. Jeder Sieg über einen ostfälischen oder westfälischen Haufen erwies sich als Schlag ins Wasser. Jede Spur, die er hinterlassen zu haben glaubte, war verwischt, wenn er das nächstemal zurückkam. Der Grund, auf dem er sich bewegte, glich einem trügerischen Sumpfboden und die Arbeit, die er leistete, der des Sisyphus. Auch seine Krieger begannen, die Lust an den ewigen Sachsenzügen zu verlieren. Es kostete immer mehr Kraft, sie dafür zu begeistern. Aber

Karl hatte sich nun einmal in diesen Gegner verbissen, sein Wille, ihn zu erledigen, nahm fast schon manische Züge an.

Dabei war die Welt um ihn herum so groß wie nie zuvor. Ein Hauch des Orients hatte ihn gestreift, jenseits der von Widukind verteidigten Burgenlinie lag die graue Weite, in der Wikinger sich tummelten, am anderen Ufer der Elbe begann das scheinbar unendliche Gebiet der Slawen. Hätte Karl sich selber sehen können, wie er innerhalb dieser Grenzen mit seinem Heer umherirrte, wäre ihm vielleicht klargeworden, welcher Art seine Macht noch immer war: gewaltige Masse, wenig Struktur.

Aber möglicherweise hat Karl sich sogar so gesehen und auch deshalb nach der Rückkehr von seinem fünften Sachsenzug beschlossen, »zum Gebet nach Rom zu ziehen zusammen mit seiner Gemahlin, der Königin Hildegard«.

Im Vergleich mit den Gefilden, aus denen er kam, war Italien geradezu große, weite Welt. Schon die Intrigen dort hatten ein ganz anderes Format als die Winkelzüge des Partisanen Widukind. Die Atmosphäre, in der sie sich abspielten, atmete den Patschuli-Geruch des griechischen Ostens.

Nach dem Fall Pavias vor sieben Jahren hatten die Langobarden sich dem Franken notgedrungen unterworfen. Doch reichte Karls Macht seit damals nur bis etwa nach Perugia hinab. Die südöstlich und südlich seiner Einflußsphäre gelegenen Herzogtümer Spoleto und Benevent waren so gut wie unabhängig geblieben. Und in Benevent – es erstreckte sich von Monte Cassino bis fast zur Sohle des Stiefels – regierte an der Seite ihres Mannes, des Herzogs Arichis, Adalberga, eine Schwester der verstoßenen Desiderata. Gemeinsam mit Adalgis, der von Konstantinopel aus byzantinische Truppen heranführen wollte, hatten diese beiden und noch zwei andere Langobardenfürsten bereits 776 die fränkische Herrschaft in Italien zu stürzen versucht. Sie waren jedoch in einem Blitzunternehmen von Karl auseinandergetrieben worden. Er marschierte damals in einem Zug von Westfalen bis nach Friaul, wo die entscheidenden Schlachten stattfanden.

Nun, 781, bei seinem zweiten Romzug, mußte der König zunächst einmal mit den Folgen der damaligen Strafexpedition fertig werden.

Er hatte in den gesicherten Gebieten fränkische Grafen eingesetzt, und diese waren mit erbarmungsloser Härte gegen die langobardischen Rebellen vorgegangen. Deren Güter wurden eingezogen, viele von ihnen vertrieben, einige in tiefste Not gestürzt. Adelige aus dem früheren Gefolge des Desiderius setzten sich damals nach Konstantinopel ab, flüchteten sogar zu den im Donaubecken lebenden asiatischen Awaren oder gingen nach Baiern hinüber, wo als Gemahlin Tassilos Luitberga lebte, die andere Schwester der Desiderata. Das alles hatte Karls Ruf in Italien nicht eben gefestigt. Es war um so gefährlicher für ihn, weil Benevent im Süden noch immer einen selbständigen Staat bildete, in dem die Herrscher von Byzanz einen beträchtlichen Einfluß ausübten.

Byzanz aber hatte inzwischen begonnen, auch Papst Hadrian zu umwerben. Wenn Rom und Konstantinopel sich vereinigten, so klang es vom Bosporus herüber, dann könnten sie unter »unermeßlichem Machtzuwachs« für beide den Franken in Italien ausmanövrieren. Hadrian, noch immer auf die Realisierung der »Pippinischen Schenkung« wartend, hätte ein solches Angebot natürlich leicht als Druckmittel gegen Karl benutzen können, wäre er nicht von seinem eigenen Selbstverständnis daran gehindert worden. Byzanz beanspruchte das »zweite«, das neue Rom zu sein, das war für ihn ein glatter Affront gegen das alte, das »ewige Rom«, welches er vertrat. Für Karl blieb die Lage dennoch gefährlich genug.

Immerhin, Italien war wenigstens nicht der trübe sächsische Sumpf. In einem Land, dessen Verwaltungsapparate, wenn sie richtig bedient wurden, auch richtig reagierten, war es leichter, rasche Entscheidungen durchzusetzen, als da oben in der Hercynia silva. Karl annullierte kurzerhand alle seit dem Sturz von Desiderius getätigten Rechtsgeschäfte und ordnete an, daß sie von ordentlichen Gerichten noch einmal überprüft werden sollten. Wer von raffgierigen, übereifrigen Besatzungsgrafen um seinen Besitz gebracht worden war oder sich gar, was vorgekommen sein soll, aus Not als Sklave hatte verkaufen müssen, konnte nun auf Wiedergutmachung klagen. Besonders hemmungslose Menschenhändler wie die Venezianer wurden aus dem fränkischen Hoheitsgebiet verjagt. Karl stellte eine Ordnung wieder her, auf der Handel und Wandel beruhten und von der nicht zuletzt auch die Höhe der Steuereinnahmen abhing.

Das alles erledigte er noch in Pavia, um dann weiterzuziehen nach Rom, von wo Hadrian ihm ein dringendes Einladungsschreiben geschickt hatte. Karl, so hieß es darin, möge der Kirche nun endlich die ihr zustehende Macht verleihen. Und um deutlich zu machen, was darunter genau zu verstehen sei, war dem Brief eine Abschrift der Urkunde von Quierzy beigefügt. König und Papst würden also wegen der alten Sache ein zweites Mal die Klingen kreuzen, und erneut würde es in der Villa Laterani geschehen.

Der Papst war diesmal besser vorbereitet als bei Karls vorigem Besuch. Er hatte auch einen erstaunlichen Pfeil im Köcher, zeigte sich aber zunächst sehr konziliant.

Sein erstes Gastgeschenk fiel Hildegard in den Schoß. Ohne größere Einwände willigte er ein, sie als Karls rechtmäßige Gattin anzuerkennen, indem er den vierjährigen Karlmann nun doch gewissermaßen »umtaufte« und ihm den teuren Großvatersnamen Pippin verlieh. Damit war die Schwäbin Mutter des designierten Kronprinzen und in ihrer Position unanfechtbar geworden. Überdies konnte sie sich von nun an Königinmutter nennen.

Karl nämlich hatte in Pavia beschlossen, das Langobardenreich dadurch enger an das Fränkische Reich zu binden, daß er ihm einen eigenen Herrscher aus seiner Familie gab. Auf sein Geheiß salbte der Papst Karlmann-Pippin zum König von Italien und seinen Bruder Ludwig zum König von Aquitanien. Den älteren von beiden nahm er als Patensohn an.

Dann zog Hadrian seinen Pfeil aus dem Köcher. Um auch die Byzantiner zu befriedigen, so schlug er vor, sollte Karl seine damals sechsjährige Tochter Hrothrud mit Konstantin, dem kaiserlichen Thronerben in Konstantinopel, vermählen. Es würde das Verhältnis zwischen den beiden Großreichen entkrampfen und die Verhältnisse in Italien entwirren: der Norden des Stiefels für den Franken, der größere Teil des Südens einschließlich Siziliens für die am Bosporus residierende Herrscherin Irene. Byzantinische Unterhändler standen auch schon bereit, um die Einzelheiten des Unternehmens zu besprechen. Karl mag bei diesem nicht ungeschickten Überrumpelungsversuch daran gedacht haben, daß bereits Pippin ein ähnlicher Vorschlag gemacht worden war. Dessen Tochter Gisela — die gleiche Frau, die als Mutter Rolands galt — hatte er dem damaligen Herrscher von

Byzanz vermählen sollen. Aus der ebenfalls von einem Papst angesponnenen Beziehung war jedoch nichts geworden, weil Pippin, als er die Tochter hätte ziehen lassen müssen, einfach erklärte, er brächte es nicht übers Herz, sie außer Landes zu schicken.

Die Erinnerung an damals war auch jetzt hilfreich. Wie schon sein Vater konnte Karl sich ein drängendes Problem vom Hals schaffen, indem er den Abgesandten Irenes sein Jawort gab, um dann abzuwarten, wie die Dinge sich weiterentwickelten. Es würden ja ein paar Jahre vergehen müssen, ehe man Hrothrud mit dem ebenfalls noch minderjährigen Konstantin zusammentun konnte. So hat er sich dann auch verhalten. Die Byzantiner bekamen ein Heiratsversprechen mit auf den Rückweg, verzichteten dafür auf die meisten ihrer alten Hoheitsrechte im oberen Teil des Stiefels und waren zufrieden. Zufrieden war auch Hadrian I.

Der Papst hatte einerseits Byzanz und die Franken auf einer Ebene zusammengeführt, die in seinen Augen unterhalb der des ewigen Roms lag, und Karl gleichzeitig geholfen, seine Macht über die »Provinz Italia« zu sichern. Für die letzte Tat mußte er nun endlich seinen Lohn erhalten – oder wenigstens eine Anzahlung darauf.

Karl indessen hatte seine Meinung über Hadrian seit dem letzten Besuch nicht wesentlich geändert. Er hielt ihn noch immer für einen Mann, der sich mehr zutraute, als er bewältigen konnte. Deshalb setzte er sein altes Katz-und-Maus-Spiel mit ihm fort. Seine Heiligkeit wolle das Patrimonium überschrieben bekommen? Nun gut, darüber könne man reden – sobald die Kirche nachgewiesen habe, daß die beanspruchten Gebiete ihr auch mit Brief und Siegel zustünden. Um den Herren im Lateran dabei behilflich zu sein, wolle er sogar einen Ausschuß einsetzen. Fränkische Fachleute würden alle rechtlichen Unterlagen genauestens prüfen, so daß durch den Handel ja niemand benachteiligt oder andere Besitzrechte verletzt werden könnten.

Hadrian, der inzwischen wirklich hätte klüger sein müssen, fiel ein zweites Mal auf Karls treuherzig vorgetragenes Angebot herein und nahm rundum alles an. Vielleicht begann er aber zu ahnen, was Karl mit seiner Finte bezweckte, als man ihm die Männer nannte, die das Verfahren leiten sollten. Es waren Meginhard, ein eisenharter, knochentrockener Verwaltungsmann, und der alte, schlaue Itherius.

Beide hatten von ihrem König den Auftrag erhalten, die Sache soweit wie möglich in die Länge zu ziehen. Wenn es um Haben oder Nichthaben ging, gehorchte Karl allein seinen bäuerischsten Instinkten. Er dachte nicht daran, auch nur Teile seines einmal erworbenen Besitzes ohne weiteres wieder aus der Hand zu geben.

So geschah es, daß die Kirche mangels gültiger Papiere ihre ältesten Geistlichen als Kronzeugen vor den Ausschuß schicken mußte, damit sie die verschiedenen Ansprüche beschworen und ihr Zustandekommen nach bestem Wissen und Gewissen erklärten. Nichts leichter natürlich für zwei ausgefuchste Juristen, als diese schlotternden Greise zu verunsichern, in die Enge zu treiben oder in Widersprüche zu verwickeln. Das Verfahren zog sich über ein Jahr lang hin, ehe Karl seinen Beauftragten die Erlaubnis gab, wenigstens einen Bruchteil der erhobenen Forderungen zu befriedigen. Während dieser ganzen Zeit aber hatte Hadrian ihn mit schmeichelnden Bittbriefen, mit Erkundigungen nach seinem Befinden, Segenswünschen für seine Kriegszüge und Danksagungen für Karls »nektartriefende« Schreiben geradezu überschüttet. Am Ende war der Papst derart zermürbt, daß er sich für die Brosamen, die Itherius und Meginhard ihm gnädigst zuwarfen, auch noch überschwenglich bedankte.

Dennoch konnte Karl mit dem, was er bei seiner zweiten Romreise erreicht hatte, nicht ganz so zufrieden sein wie die jetzt endgültig rehabilitierte Hildegard. Auf indirekte Weise hing dies mit seinen sächsischen Problemen zusammen.

Wenn er Widukinds Landsleute endlich in den Griff bekommen wollte, mußte er stärker als je zuvor auf die Kirche setzen – nicht auf ihr Oberhaupt in Rom, sondern auf seine eigenen fränkischen Bischöfe und Äbte. Er brauchte sie als Organisatoren einer planmäßigen und großräumigen Missionierungspolitik, danach aber als Verwalter der geistlich gesicherten Gebiete. Es genügte nicht, Gaugrafen aus dem Reichsinneren in Sachsen einzusetzen, sie würden immer nur als Zwingherren empfunden und entsprechend bekämpft werden. Außerdem verkörperten diese Kriegsdegen nicht eben die intellektuelle Elite der fränkischen Nation. Männer, die schreiben, lesen, rechnen und unterrichten konnten, mieden das Märzfeld und sammelten sich statt dessen in den Klöstern oder an den großen Bischofssitzen. Insgesamt repräsentierten sie einen Staat im Staate, der rechts des Rheins zwar anders strukturiert war wie jener der senatorischen Bischöfe in Neustrien und Burgund, aber gleich diesem auf einer sehr stabilen Grundlage ruhte. Bereits Bonifatius, sein Schöpfer, hatte einem Apparat vorgestanden, um den sein Zeitgenosse Karl Martell ihn damals nur beneiden konnte.

Als der »Apostel der Deutschen« 746 zum Erzbischof von Mainz geweiht wurde, gehörten zu den Kernzellen seines unsichtbaren Reiches schon Klöster wie Amöneburg (bei Marburg), Ohrdruf (im Bezirk Erfurt), Fritzlar, Tauberbischofsheim, Kitzingen, Ochsenfurt und Fulda. Sichere Provinzen des Bonifatius-Staates waren die Diözesen Regensburg, Freiburg, Passau und Salzburg. Ihr geltendes Verwaltungsrecht waren die Metropolitanverfassungen, und ihr Grundgesetz war die von den meisten Geistlichen unterschriebene Urkunde über den rechten katholischen Glauben.

Eine ähnliche Infrastruktur aber – das ergab sich aus den Folgerungen und Weiterungen, die Karls Tun immer mehr bestimmten – mußte auch in Sachsen errichtet werden, wenn seine militärischen Unternehmungen dort endlich Früchte tragen sollten. Die Frage war nur, wem sie während des Aufbaus und nach ihrer Vollendung eigentlich unterstehen sollten, ihm, dem König, oder – und sei es nur zum Teil – auch dem Oberhaupt der Kirche?

Um dies überhaupt festlegen zu können, war jedoch zunächst noch zu klären, in welchem Verhältnis Karl selbst zu den Päpsten stand. War er ihnen übergeordnet, gleichgestellt oder untergeordnet? Beruhten ihre Vorrechte nur auf der Würde eines Bischofs von Rom, oder konnten sie auch direkt in die fränkische Kirche hineinwirken? Ja, gab es eine solche abgesonderte Landeskirche überhaupt?

Über alle diese Fragen bestand nicht die geringste Klarheit, weder in den Bischofsresidenzen noch bei Karl selbst. Einmal bezeichnete er sich als »Führer der Kirche«, dann wieder als ihren »ergebenen Mehrer und Beschützer«. Und einmal nannten die Geistlichen ihn »König und Priester, aller Christen Vorstand«, um gleich darauf kühl zu erklären, allein die kanonischen Rechte der Kirche schrieben vor, welche Entscheidungen sie innerhalb ihres Amtsbereichs zu treffen hätten. Damit das Maß der Verwirrung aber gänzlich voll würde, hatte Hadrian in einem Schreiben an ihn auch noch die Bezeichnung

»Gottkaiser« gebraucht – ohne freilich anzufügen, wer eines Tages Gottkaiser sein solle, der Frankenkönig oder er, der Papst.

Karl näherte sich der entscheidenden Frage seines Lebens. Er mußte wissen, in welchem Verhältnis er nicht nur zu den Päpsten, sondern der ganzen Kirche schlechthin stand. Er mußte klarlegen, wie er seinen Anspruch auf Macht zu begründen habe und was sein Reich sei, ein Vielvölkerstaat, beruhend auf altem germanischem Königsrecht, oder ein heiliges Reich wie etwa Byzanz. Die Kaiser in Konstantinopel begriffen sich als direkte Vertreter Christi auf Erden und erkannten keine Instanz über sich an. Und an ihnen wiederum hatten die Muslime Maß genommen, als sie Kalifen einsetzten, die ebenfalls geistliche und weltliche Herrscher zugleich waren. Als reiner Volkskönig wäre Karl dagegen immer nur ein glorifizierter Merowinger gewesen, getragen von einem schwächeren Heil als jene und deshalb stärker als sie von der Militärmacht abhängig, über die er gebieten konnte.

Aber welche andere Möglichkeit gab es für ihn, nun, da immer deutlicher wurde, daß er sein Heil mit anderen Heilsträgern wie Päpsten und Bischöfen teilen mußte?

Überlegungen dieser Art erwuchsen nicht allein aus den Problemen, denen er in Sachsen gegenüberstand. Doch gerade weil sie sich auch darauf bezogen und von ihnen nicht mehr zu trennen waren, begriff er mehr und mehr, daß er sich nicht länger mit Teilantworten auf verschiedene Einzelfragen bescheiden durfte, sondern zum Kern der verwickelten Dinge vorstoßen mußte. Nur so würde er früher oder später eine alles umgreifende Grundsatzentscheidung zu treffen vermögen. Er konnte nicht ahnen, daß er an diesem Punkt seines Lebensweges zum erstenmal jener Sphinx ins Auge blickte, vor der noch Generationen von deutschen Kaisern und römischen Päpsten zu Stein erstarren sollten.

Indessen war er auf seinem zweiten Romzug wenigstens dem Mann begegnet, der ihm wie kein zweiter helfen konnte, einen Teil der labyrinthischen Gänge auszuleuchten, durch die er jetzt noch irrte. In Parma hatte er Alchwin getroffen, einen Vertreter des Erzbischofs von York, auf dem Weg zum Hof des Papstes.

Der Angelsachse hatte ihn mit seinem Wissen, seiner geradezu enzyklopädischen Gelehrsamkeit derart beeindruckt, daß er ihm vorschlug, ins Frankenreich überzusiedeln und seine Kirchenpolitik zu leiten. Alchwin – er selbst nannte sich »Albinus«, scheint aber seinen Taufnamen bereits so ausgesprochen zu haben, wie es ein Engländer tun würde, nämlich »Alkuin« –, Alchwin bat sich zunächst einmal Bedenkzeit aus.

Als Karl mit Hildegard und seinen Söhnen über die Alpen zurückritt, konnte er einem geruhsamen Winterurlaub in Quierzy entgegenblicken. Er hatte den Päpsten diesmal die Eisenfaust nur im Samthandschuh gezeigt. Er schien seine Neigung zu harten, eisigen Wutausbrüchen allmählich unter Kontrolle zu bekommen. Doch rund sechs Monate später erfuhr er dann, daß die Wut ihn sogar zum kaltblütigen Massenmörder machen konnte. Da war er wieder in Sachsen.

Erneut hämmerten die sächsischen Buschtelegrafen, die Hillebillen, ihre Botschaft hinaus, und erneut lautete sie: Der Frankenkönig ist abgezogen.

Karl hatte im Frühjahr 782 einen weiteren Reichstag auf sächsischem Boden abgehalten, hatte den tauf- und friedenswilligen Ethelingen seine Macht demonstriert und wahrscheinlich eine Reihe von ihnen zu Gaugrafen eingesetzt, um dann »über den Rhein nach Gallien zurückzukehren«. Er wäre vermutlich länger geblieben, hätte er nicht den Eindruck gehabt, Ostfalen, Westfalen und Engern seien nun allmählich bereit, seine Herrschaft über ihr Land anzuerkennen und den Widerstand gegen das fränkische Regime aufzugeben.

Daß Widukind sich auch diesmal nicht eingefunden hatte, sondern nach wie vor »im Aufstand« blieb, beschwerte ihn nicht sonderlich. Von den Adeligen, die zu seiner Versammlung gekommen waren, hatte er erfahren, der Westfale sei zu den »Nordmannen«, den Wikingern, geflüchtet. Er schien also an seiner Sache zu zweifeln, er wurde des ewigen Kleinkriegs offensichtlich müde. Früher oder später mußte auch er einsehen, daß es sinnlos war, sich Karls Expansionspolitik noch länger entgegenzustellen. Diese Beurteilung der Lage und der Person des Partisanenführers war allerdings völlig falsch. Denn die Hillebillen und die heimlichen Boten verkündeten auch: Widukind ist zurückgekommen aus Dänemark, er hat ein stärkeres Aufgebot denn je um sich versammelt, er wird den Franken eine Falle stellen.

Der neue Plan des Guerilleros war kühn und raffiniert zugleich. Er bediente sich eines Mittels, mit dem Karl wahrscheinlich nie gerechnet hätte: der Falschmeldung. Sorbische Stämme, so ließ er verbreiten, hätten die Elbe überschritten und seien auf sächsisches und thüringisches Gebiet vorgestoßen. Mehrere Dörfer lägen bereits in Schutt und Asche, Kirchen stünden in Flammen, die Bevölkerung fliehe. Ob daran auch nur ein einziges Wort wahr gewesen ist, sollten die Franken nie erfahren, denn dazu blieb ihnen gar keine Zeit.

Karl beauftragte den Kämmerer Adalgis, den Marschall Geilo und den Pfalzgrafen Worad, »mit dem Heerbann der Ostfranken und [der kooperationsbereiten] Sachsen, die Vermessenheit der störrischen Slawen möglichst schnell zu bestrafen«. Als die drei jedoch in Sachsen angelangt waren, erfuhren sie, nicht sorbische Haufen machten das Land unsicher, sondern die Scharen des Widukind. »Sie gaben also«, heißt es in den »Reichsannalen«, »den Zug gegen die Slawen auf und rückten dahin, wo die Aufständischen sich versammelt haben sollten.«

Man nimmt an, bei Rinteln hätten sie die Weser überquert und seien dann entlang dem Nordhang des Wesergebirges in Richtung Minden marschiert. Auf ihrem Weg begegneten sie einem zweiten fränkischen Aufgebot, das Karl offensichtlich in aller Eile losgeschickt hatte, nachdem ihm hinterbracht worden war, Widukind sei wieder im Land. Befehlshaber dieser Eingreiftruppe war »Theoderich, ein Anverwandter des Königs«.

Die vier Kommandeure hielten nach ihrem Zusammentreffen Kriegsrat und beschlossen dabei, die sächsischen Rebellen in eine Zange zu nehmen. Theoderich würde links der Weser bleiben, Adalgis, Geilo und Worad auf der rechten Seite des Flußtales operieren, um am Fuß des Wiehengebirges wieder mit ihm zusammenzutreffen. Dort, so lauteten alle Nachrichten, hätte Widukind sich verschanzt. Auf den Gedanken, daß er sie zu sich heranlockte, scheint keiner der fränkischen Befehlshaber gekommen zu sein.

Der Sachse war über jede Bewegung der beiden Heersäulen genauestens unterrichtet, seine Späher saßen auf allen Vorhügeln, an allen Paßstraßen. Er konnte mühelos bestimmen, wann und wo es für ihn am günstigsten sein würde, sich zu zeigen. Es mußte geschehen, bevor Theoderich sich mit seinen Kollegen wieder vereinigte, und der Kampfplatz mußte so geartet sein, daß er aus voller Deckung heraus angreifen konnte, ehe die fränkische Reiterei sich entfaltet hatte. Der Raum zwischen Porta Westfalica und dem Bückeberg schien ihm für dieses Vorhaben am besten geeignet zu sein; fränkische Annalisten begnügen sich mit der pauschalen Ortsbezeichnung »im Süntelgebirge«.

Die Franken verhielten sich genauso, wie Widukind es vorherzusehen schien. Theoderich hatte links der Weser unweit der Werramündung sein Lager aufgeschlagen. Adalgis, Geilo und Worad rückten von rechts heran. Schon standen die beiden Abteilungen einander, nur durch den Fluß getrennt, auf Rufweite gegenüber, da zeigte sich Widukind. Aus dem Wald trat die sächsische Schlachtreihe hervor. Und sofort verloren die drei Frankenführer den Kopf, nicht aus Feigheit freilich, sondern aus reiner Selbstüberschätzung.

Da sie fürchteten, »die Ehre« des zu erwartenden »Sieges möchte dem Theoderich zufallen, wenn er in der Schlacht bei ihnen wäre . . . nahmen sie die Waffen zur Hand und rückten, als ob sie es nicht mit einem zur Schlacht geordneten Feind zu tun, sondern Fliehende zu verfolgen und Beute zu machen hätten, so schnell, als jeden sein Pferd zu tragen vermochte, dahin vor, wo die Sachsen Aufstellung genommen hatten«.

Mit anderen Worten: Sie sahen den Gegner, glaubten wie immer leichtes Spiel zu haben und griffen aus dem Stand heraus an, ohne auch nur die primitivsten militärischen Sicherheitsmaßnahmen zu ergreifen. Sie waren schließlich die *Scara francisca*, vor ihrem Anblick erzitterte die Welt. Sollten ein paar bewaffnete Bauern ihnen etwa Furcht einjagen können? Unglücklicherweise für sie hieß der Anführer dieser Bauern Widukind, und er beherrschte sein Handwerk so gut wie irgendein fränkischer Offizier. In der Schlacht am Süntel erwies sich sogar, daß er Karls kriegserfahrenen Troupiers bei weitem überlegen war. Das gestehen auf indirekte Weise selbst die sonst so patriotischen Autoren der »Annales« ein.

In ungewohnt strengem Ton vermerken sie. »So übel der Anmarsch, so übel war auch der Kampf selbst; sobald das Treffen begann, wurden sie [die Franken] von den Sachsen umringt und fast bis auf den letzten Mann niedergehauen.« Widukinds von langer Hand vorbereitete Falle hatte präzise funktioniert. Geilo und Adalgis kamen ums Leben. Wer sich von ihren Männern retten konnte, versuchte, über die Weser zu gelangen und Theoderichs Lager am anderen Ufer zu erreichen. Theoderich selbst kam offensichtlich nicht mehr dazu, seine eigenen Kräfte in den Kampf zu werfen. Zu schnell hatten Widukinds Mannen zugeschlagen, zu schnell waren sie wieder in den »Schluchten des Süntelgebirges« verschwunden.

Und die Hillebillen, die Boten mit ihren geschnitzten Runenstäben, verkündeten nun, daß es möglich sei, den für übermächtig gehaltenen Feind selbst in offener Feldschlacht zu besiegen.

Karl erlebte einen der schwärzesten Tage seines bisherigen Lebens, als die Nachricht von der Niederlage am Süntel ihn erreichte. Eben im Frühjahr hatte er noch auf Scharen sächsischer Edelleute und Frilinge herabgeblickt, die vor ihm das Knie beugten. Nun war noch nicht einmal der Sommer ganz verstrichen, und schon wieder mußte er das Pferd herumwenden, um erneut nach Norden zu ziehen. Würde er dieses Land da oben denn nie in den Griff bekommen? Sollte sich immer wieder als Kartenhaus erweisen, was er an Einrichtungen dort bereits geschaffen hatte?

Zeit, um lange nachzudenken, ließ Karl sich nicht. Mit allen Truppen, die er »in Eile zusammenraffen konnte«, machte er sich auf, um Geilo, Adalgis und die anderen »erlauchten und vornehmen Männer« zu rächen. In einer schwarzen Wolke aus Zorn, Wut und Erbitterung brauste der Franke heran. Er war entschlossen, den erlittenen Makel mit Blut abzuwaschen. Dabei bewegte er sich auf den Spuren seines Onkels Karlmann, der einst in ähnlicher Stimmung und mit ähnlichen Absichten nach Cannstatt gegangen war, um die Führungsschicht eines ganzen Volkes auszurotten.

Viertausendfünfhundert Sachsen standen unweit des Zusammenflusses von Aller und Weser bei einem Ort namens Verden. Es waren Frilinge und Laten, alle trugen Fesseln. Wie Karl sie so schnell hatte zusammentreiben können und warum es nicht nur »eine große Anzahl« war oder »viele Hunderte«, wie die Chronisten gewöhnlich zu schreiben pflegten, sondern exakt »IIII D«, also viereinhalbtausend, ist nie bekanntgeworden. In einem knappen Halbsatz nur machen die Annalisten diese Angabe, fügen düster hinzu, es habe sich bei ihnen um »malefactores«, um Übeltäter, gehandelt, und bestätigten ohne jede Gefühlsregung, »factum est«, daß sie mit dem Tode bestraft wurden.

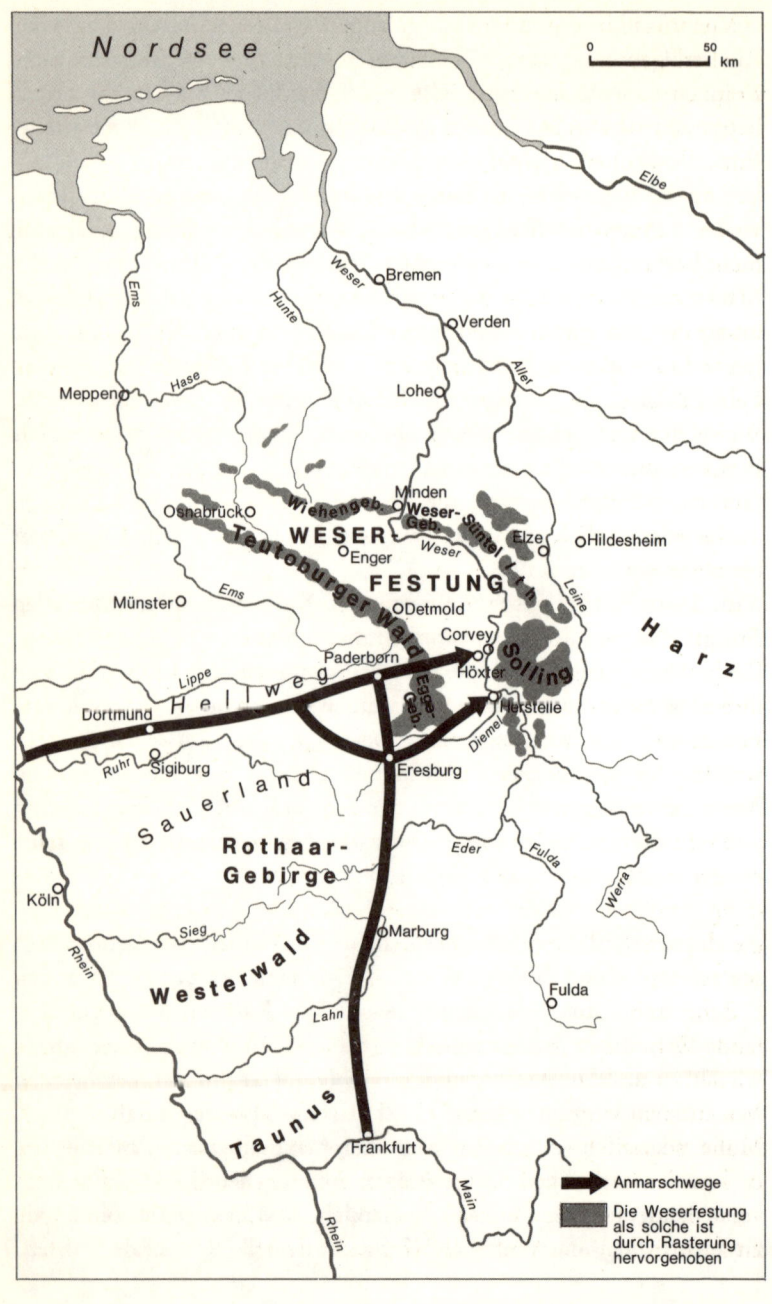

Nordsee

50 km

Elbe

Weser

Bremen

Verden

Meppen

Hase

Lohe

Ems

Hunte

Osnabrück

Wiehengeb.

Minden

Weser-Geb.

Teutoburger Wald

WESER-

Enger

Weser

Elze

Hildesheim

Münster

Ems

Detmold

Corvey

FESTUNG

Solling

Leine

Harz

Paderborn

Höxter

Egger-Geb.

Herstelle

Lippe

Hellweg

Dortmund

Eresburg

Diemel

Sauerland

Sigiburg

Ruhr

Rothaar-Gebirge

Eder

Fulda

Köln

Sieg

Marburg

Werra

Rhein

Westerwald

Lahn

Fulda

Taunus

Frankfurt

Rhein

Main

Anmarschwege

Die Weserfestung
als solche ist
durch Rasterung
hervorgehoben

Viertausendfünfhundert Mann also, halbnackt, die Hände auf den Rücken gebunden, eng aneinandergedrängt, von waffenstarrenden Frankenreitern eingekreist. Es waren Sachsen, die nichts weiter getan hatten, als sich ihrer Haut zu wehren, Krieger von hohem Mut, zäher Entschlossenheit, unbeugsamem Stolz, durchdrungen von dem Glauben an ihr eigenes Recht und nun unter ein Gesetz gestellt, das sie weder kannten noch anerkannten, das genaugenommen überhaupt nicht bestand, sondern sich einfach als reine Ausgeburt der stärkeren Macht zeigte. In welche Atmosphäre mag das Ereignis an der Allermündung getaucht gewesen sein? Wolken von Haß, Wut, Verzweiflung? Oder kam auch Verachtung hinzu für einen Gegner, der im Feld geschlagen worden war und sich dafür auf die niederträchtigste Weise zu rächen gedachte? Wenn es so gewesen sein sollte, haben die Franken diese Verachtung dann wenigstens gespürt, im Kopf, im Herzen, vielleicht sogar auf der Haut?

Die Frankenreiter waren gewiß daran gewöhnt, ihre Feinde auf brutalste Weise vom Leben zum Tod zu bringen, mit Äxten, Schwertern, Lanzen. Das geschah jedoch normalerweise im Kampf unter Einsatz des eigenen Lebens bei mehr oder weniger gleichem Risiko für beide Seiten. Aber nun sollten sie, die doch Soldaten waren und ihre Ehre dareinsetzten, gute Soldaten zu sein, einen Haufen wehrlose Feinde niedermachen, sollten ihre Waffen nicht wie Krieger, sondern wie Henker gebrauchen. Wie kam wiederum Karl dazu, das von ihnen zu verlangen?

Bleibt die wichtigste Frage von allen: Mit welchen Augen blickte er, der König, auf die von ihm arrangierte Szene an der Allermündung, jetzt noch, da die Sachsen erst zusammengetrieben waren, und gleich darauf, als seine Männer den Befehl erhalten hatten, sie abzuschlachten?

Beherrschte ihn wirklich nur diese alle anderen Regungen ersäufende Wut, die er in entscheidenden Momenten seines Lebens immer wieder zu mobilisieren vermochte? Wenn ja, wodurch war sie dieses Mal entfacht worden? Hatte die Erkenntnis ausgereicht, daß so große Mühe, so vielfältige Anstrengung noch immer nicht zum Ziel führte und in den bisherigen Sachsenzügen derart gewaltige Mittel sinnlos verschleudert worden waren? Glaubte er, es einfach nicht hinnehmen zu können, daß ein Volk sich ihm widersetzte?

Aber wer, wenn er so gedacht hätte, wäre Karl dann gewesen? Der Herr der Welt? Das Schwert Gottes? Das absolute Gesetz? Oder doch nur die Macht, die es sich nicht leisten konnte, in Frage gestellt zu werden?

Die schlimmste aller vorstellbaren Möglichkeiten ist die, daß Karl keineswegs aus Wut oder Zorn gehandelt habe, sondern aus eiskalter Berechnung. Ein Wille, der seinem eigenen widerstrebte, sollte gebrochen, ein Zeichen gesetzt, eine Absicht bekundet werden. Und um dieses Zweckes wegen durfte er jede geltende Regel verletzen, jedes Rechtsbewußtsein verleugnen?

Blutrot jedenfalls ist der Schatten, der an diesem Tag über ihm liegt, schierer Blutdunst die Wolke, die ihn umhüllt — jetzt, da er den Befehl zum Massenmord gibt, jetzt, da seine Krieger ihre Opfer zum Block schleppen, sie darüberbeugen und die Schwerter heben, um ihnen die Köpfe abzuschlagen. Viertausendfünfhundert Mann, das war, so schätzt man, jeder hundertste Sachse. Über Stunden muß diese Mordorgie sich hingezogen haben. Glitschig der Boden vom abfließenden Blut, Berge zuckender, noch warmer Leichen, blutig das Wasser eines Baches, der zu Aller hin abfloß und noch lange die »Rote Beeke« genannt wurde. Als die Nacht hereingebrochen war, lag flackerndes Fackellicht über einem riesigen, dampfenden Schindanger.

Karlmann hatte kurz nach dem von ihm angerichteten Cannstatter Blutbad seine Krone niedergelegt und sich scheren lassen. Karl hingegen, was tat er? Ritt er ungerührt von dannen, sicher, einen hartnäckigen Gegner endgültig gebrochen zu haben?

Widukind, so berichten die Annalisten, sei ihm auch diesmal entkommen und wieder zu den »Nordmannen« geflohen. Der sächsische Krieg aber, der insgesamt dreiunddreißig Jahre dauern sollte, war noch nicht einmal zur Hälfte vorüber. Die schwersten Niederlagen, die er darin erleiden sollte, standen Karl erst noch bevor. Mit dem Blutbad von Verden hatte er den Widerstandswillen der Sachsen keineswegs gebrochen, sondern im Gegenteil erst wirklich entfacht. Hier oben im Norden kämpfte er nicht gegen einen anderen König oder Machthaber gleich ihm, sondern gegen ein ganzes Volk.

Als Karl einmal bei der Jagd von einem Auerochsen übel zugerichtet wurde, soll er ausgerufen haben: »So müßte Hildegard mich sehen!« Jetzt kehrte er in viel schrecklicherem Zustand zu ihr zurück und wünschte nichts dergleichen. Aber im darauffolgenden April, »am Vorabend des Himmelfahrtsfestes«, ist Hildegard in Diedenhofen ohnehin gestorben.

# VI.

## Der Mönch aus England
## und Der Schüler, der zum Lehrer wurde

Man schrieb den 25. Juli 306. Auf der Totenbahre in seinem Feldherrenzelt lag Constantius, genannt »Chlorus«, der Bleiche, einer der beiden Augusti, die gemeinsam das Römische Imperium regiert hatten. Constantius war nach einem erfolgreichen Kriegszug gegen die Pikten in »Caledonia« völlig unerwartet gestorben. Gemäß den von Kaiser Diokletian ausgearbeiteten Regeln sollte nun sein Adoptivsohn die Nachfolge des Toten antreten, um fortan die nördlichen Provinzen des Reichs, Britannia Inferior, Britannia Superior, Germania Inferior und Germania Superior, zu regieren.

Bevor jedoch die knarrende Amtsmaschine in Gang gesetzt werden konnte, um diesem Nachfolgegesetz Geltung zu verschaffen, hoben die germanischen Hilfstruppen des Toten seinen unehelichen Sohn auf den Schild und riefen ihn zum nächsten Augustus aus. Es war ein Akt ohne jede rechtliche Bedeutung, war nichts weiter als ein schnell improvisierter Staatsstreich, der nach einigermaßen nüchterner Lagebeurteilung den Keim des Scheiterns schon in sich trug.

Dennoch sollte diese Söldnerrebellion das Römische Reich von Grund auf verändern. Der Mann, den die Germanen gekürt hatten, hieß Konstantin. Er setzte mit einer Serie von ungemein geschickten Schachzügen alle seine Rivalen matt und war achtzehn Jahre nach diesem 25. Juli 306 Alleinherrscher in einem Imperium, das bereits damals als unregierbar galt. Konstantins klügstes Manöver hatte darin bestanden, sich mit der mächtigsten Untergrundbewegung des Reiches zu verbünden und ihre Sache zu der seinen zu machen: Er etablierte das Christentum als neue Staatsreligion. Seine Anhänger sahen ihn »in blitzleuchtendem Gewand und ewig strahlendem Diadem«, sie gaben ihm den Beinamen »der Große«, und die Kirche nahm ihn schließlich unter die christlichen Heiligen auf.

Der Ort, an dem Konstantins glänzende Karriere begonnen hatte, war Eburacum, die Hauptstadt der Provinz Britannia Superior. Heute heißt er York und ist eines der geistigen Zentren der anglikanischen Kirche.

York wie auch die Britischen Inseln insgesamt haben in der Geschichte des christlichen Abendlandes eine Rolle gespielt, die zu ihrer geographischen Randlage in fast diametralem Gegensatz steht. Alle von den geistlichen Zentren des Mittelmeerraumes ausgehenden Impulse zeitigten in England wie in Irland und Schottland nicht nur viel durchgreifendere Wirkung als etwa in den rechtsrheinischen Germanenrevieren, sie wurden von dort aus auch wieder verstärkt auf den Kontinent zurückgestrahlt. Dieser Prozeß hatte bereits im sechsten Jahrhundert eingesetzt.

Der von 590 bis 604 regierende Papst Gregor I. besuchte eines Tages den Sklavenmarkt von Rom, wo ihm, wodurch, ist nicht überliefert, ein paar Angelsachsen ins Auge fielen. Gregor informierte sich über sie und ihre Heimat, dann beschloß er, einen Missionar auf die ferne, abgelegene Insel zu schicken. Der Mönch, den er dafür auswählte, trug den Klosternamen Augustinus, er muß ein Mann von hoher diplomatischer Begabung gewesen sein. Schon kurz nach seiner Ankunft in England hatte er König Ethelbert von Kent und dessen Frau, die Merowingerin Berta, für sich gewonnen. Das Herrscherpaar schenkte ihm ein Grundstück in Canterbury und unterstützte ihn bei der Ausführung seines wichtigsten Auftrages. Augustinus sollte die von keltischen Wandermönchen auch in Britannien gegründeten Klöster der römischen Ordnung unterwerfen, ein Ziel, das er bereits fünf Jahre nach seiner Ankunft annähernd erreicht hatte. 601 wurde Augustinus als erster Erzbischof von Canterbury inthronisiert.

Seinen Nachfolgern gelang es, die keltischen »Heiligen« endgültig der römischen Ordnung zu unterwerfen, ihre Klöster nach der Regel des heiligen Benedikt zu reformieren und den ungezähmten Glaubenseifer der Iren dem eigenen Werk dienstbar zu machen. Das Ergebnis dieser Verschmelzung war eine Kirche von ausgeprägter Eigenart: papsttreu, gut organisiert, ordentlich verwaltet und trotzdem von jener Inbrunst durchglüht, welche einst Columban und seine Weggefährten verkörpert hatten. Prächtigere Evangelienbücher als in Northumbria, dem nördlichsten der angelsächsischen Königreiche, wurden nirgendwo in Europa geschaffen, emsigere, fleißigere, beschlagenere Gelehrte als in Canterbury oder York fand man weder im Frankenreich noch in Italien. Und wenn sie Fachleute für besonders schwierige und wichtige Vorhaben benötigten, konnten die Päpste immer wieder auf diese britische Reservetruppe zurückgreifen.

Zu der Zeit, da Martell zwischen Tours und Poitiers gegen die Sarazenen kämpfte, arbeitete im northumbrischen Kloster Jarrow ein etwa sechzigjähriger Mönch an den letzten Kapiteln einer Geschichte Britanniens. Er galt als der größte lebende Historiker und Theologe seiner Zeit, ein Gelehrter von derart umfassender Bildung, daß alle, die ihn kannten, vor Bewunderung erstarrten, sobald nur sein Name fiel. Beda hat er geheißen, erwarb sich aber schon lange vor seinem Tod auch noch den Beinamen »Venerabilis«, der Ehrwürdige.

Bedas bedeutendste Leistung bestand wohl darin, daß er eine Kultur des Forschens, Lehrens und Interpretierens begründete, die vollkommen auf das geschriebene Wort fixiert und, wie kaum eine andere Schulrichtung in den Gefilden westlich des byzantinischen Reiches, der Bibliothek, dem Archiv, der Materialsammlung verhaftet war. Trotzdem trug sie ein ausgesprochen britisches Gepräge.

Alkuin, der Angelsachse, den Karl in Parma getroffen und nach Franken abzuwerben versucht hatte, war ein Produkt der von dem ehrwürdigen Beda begründeten Tradition. 781 amtierte er als Leiter der Domschule von York, jener Stadt, von der Konstantin der Große sich einst aufgemacht hatte, um das Römische Reich zu gewinnen.

Zur Zeit seiner Italienreise stand Alkuin im einundfünfzigsten Lebensjahr, was freilich nur wenig über ihn aussagt. Man kann sich diesen Klostergeistlichen weder als jungen noch als gereiften Mann vorstellen. Er muß eine eher alterslose Erscheinung gewesen sein, konserviert vom Bücherstaub, geformt von einem Dasein, in dem alle Probleme unweigerlich die Form akademischer Fragen annahmen. Die Welt außerhalb seiner Mönchszelle, des Refektoriums und der Bibliothek war für ihn nur rohe Materie. Sie mußte in Einzelteile zerlegt werden, die man sorgfältig katalogisierte und inventarisierte, um sie später zu sinnvoll anmutenden Gebilden zusammenmontieren zu können. Dies wiederum war nur mit Hilfe von Büchern, Nachschlagewerken, Zettelkästen möglich, denn eines stand von Anfang an fest: In irgendeinem von alters her überlieferten Gedankengebäude gab es für jedes dieser Puzzleteile den richtigen Platz. Wer geduldig genug suchte, der würde ihn auch finden.

Die Methode, solche *Katenen*, solche Ketten aus Bibelworten, Kirchenväterzitaten oder Aussprüchen heidnischer Philosophen zusammenzufügen und aus ihnen ein Netz zu schlingen, mit dem die Wahrheit einzufangen wäre, hatte Beda Venerabilis zu höchster Perfektion entwickelt. Alkuin war von Jugend an dazu erzogen worden, sie anzuwenden und weiter zu vervollkommnen, dabei hatte er sich zu einem geradezu besessenen Raritätensammler entwickelt. Er trug alles zusammen, was auffallend, ungewöhnlich und fremdartig war. Nicht nur Worte klaubte er auf, nicht nur bemerkenswerte Textstellen, Trostsprüche, moralische Sentenzen, sondern auch seltene Steine, Pflanzen, Reliquien oder tierische Mißgeburten wie etwa Kälber mit zwei Köpfen. In den bunten Mosaiken aus Erkenntnis, Vermutung, zaghafter Spekulation, vorsichtiger Fragestellung, an denen er ein Leben lang bastelte, ließ sich nahezu alles unterbringen, was ihm zugetragen oder vor die Füße gespült wurde. Alkuins Stärke war sein kindlich, ja heutzutage fast naiv anmutender Glaube an die Erklärbarkeit der Welt, seine Überzeugung, daß alle Dinge und Wesen im Gefüge einer gottgeschaffenen Ordnung geborgen seien. Seine Schwäche bestand in der Abwesenheit jeglichen schöpferischen Antriebs und der Unfähigkeit, diese Ordnung selbst in Frage zu stellen. Aber wer oder was hätte ihn dazu auch in die Lage versetzen sollen? Im Dunstkreis des ehrwürdigen Beda gab es keine unbeantwortbaren Fragen, sondern bestenfalls Probleme, die noch unerledigt waren, weil niemand die Schriften der Alten sorgfältig genug studiert hatte, um auf die drei oder vier Sätze zu stoßen, welche richtig aneinandergefügt des Rätsels Lösung ergaben.

Im übrigen war Alkuin auch das Urbild des klassischen Cambridge-Dons oder Oxford-Tutors. Mit flatterndem Talar huschte er von der Bibliothek in den Lehrsaal, von der Studierstube ins Archiv, entzückte Schreie ausstoßend, wenn er einen neuen interessanten Beleg für eine geliebte alte Theorie gefunden oder aus Studentenmund eine geglückte Formulierung gehört hatte. Die jungen Mönche, die ihn umgaben, liebte er von Herzen. Er strich ihnen gern übers Haar oder umfaßte, wie er selbst einmal schrieb, ihre Nacken »mit den

Fingerchen seiner Wünsche«. Homoerotik oder Homosexualität gehörten zu seinem Dasein wie der Efeu zur Klostermauer. »Wie würde ich mit schnellen Händen in Deine Umarmung sinken«, heißt es in einem anderen seiner vielen Briefe, »wie würde ich mit zusammengepreßten Lippen nicht nur Augen, Ohren und Mund, sondern auch Deine einzelnen Finger und Zehen küssen, wäre ich nur bei Dir.« Der Adressat dieses Schreibens war natürlich keine Frau, doch weiß man andererseits auch nicht, ob Alkuin sich nur in eleganten literarischen Wendungen übte oder ob er das Angebot wörtlich meinte. Zitat und eigene Empfindung pflegten bei ihm nahtlos ineinander überzugehen.

Von diesem einundfünfzigjährigen Jüngling aber, diesem jugendlichen Greis mit Apfelbäckchen und dem Gehabe eines von Blüte zu Blüte flatternden Schmetterlings sollte Karl in Parma so beeindruckt gewesen sein, daß er ihm Würden, Macht und sehr viel Geld versprach, um seiner habhaft zu werden?

Er muß es in der Tat gewesen sein, dürfte freilich Alkuin mit ähnlichen Augen betrachtet haben, wie der Brite selbst die Hervorbringungen der Wirklichkeit sah: Der Mönch aus York war eine Rarität, ein seltenes Exemplar der Gattung Bücherwurm. Nichts schien es zu geben, was er nicht wußte oder erklären konnte, auf keine Frage blieb er die Antwort schuldig, in seinem Kopf mußte der geistige Inhalt ganzer Bibliotheken gespeichert sein. Karl ist kaum weniger Sammler gewesen als Alkuin, interessierte sich freilich in erster Linie nicht für Raritäten, sondern für Menschen, die ihm helfen konnten, die Welt und seine eigene Stellung darin zu begreifen.

Der Autodidakt, der Absolvent einer höchst abenteuerlichen Lebensschule suchte Lehrer für seine weitere systematische Ausbildung. Und offenbar erkannte er, daß dieser Engländer der beste Instruktor war, den er irgendwo hätte finden können. Von den vielerlei Neigungen, die ihn beherrschten, war Unterrichten die erste und wichtigste. Alkuin lehrte nicht nur geschickt und gut, sondern auch leidenschaftlich gern.

Im übrigen gehörte der Mönch aus York keineswegs zu den strengen Asketen, denen die geistigen Genüsse ein karges Dasein in der Zelle ausreichend versüßen, er liebte durchaus auch die Annehmlichkeiten des Lebens. Und da Karl ihm versprochen hatte, seine diesbezüglichen Bedürfnisse ausreichend zu befriedigen, kam er 782, ein Jahr nach dem Treffen in Parma, begleitet von einem einzigen Gefährten, ins Frankenreich herüber, um schon wenig später über mehr als zwanzigtausend Menschen zu gebieten. Karl setzte den armen Mönch, der nur die niederen Priesterweihen erhalten hatte, zum Abt über nicht weniger als sechs Klöster ein. Das kleinste von ihnen war Saint-Loup bei Troyes, das größte Saint-Martin-de-Tours, Frankens vornehmstes Heiligtum. Wenn Alkuin fortan auf Reisen ging, konnte er fast jede Nacht in einem eigenen Haus verbringen, denn der Besitz des heiligen Martin erstreckte sich von einer Grenze des Reiches zur anderen.

Sein neuer Herr hatte ihn also wahrhaftig großzügig ausgestattet. Fragte sich allerdings, was Karl dafür an Dienst und Leistung erwartete. Zunächst einmal schien es, als habe er Alkuin ein wenig überschätzt.

England, Alkuins Heimat, war immer noch diejenige Kirchenprovinz, in der am ernsthaftesten über das Verhältnis der Päpste zur übrigen Welt nachgedacht wurde. Bis jetzt hatten sich die Briten dabei streng an den auch von ihrem Landsmann Bonifatius verfolgten Kurs gehalten: Die Hauptstadt der Christenheit war Rom, alle Diözesen hatten sich auf sie hin auszurichten, die Anordnungen aus dem Lateranpalast mußten strikter befolgt werden als jene der weltlichen Herrscher. Nun jedoch, da Europas mächtigster König auch Italien und große Teile des Patrimoniums seinem Reich einverleibt hatte, schienen gerade englische Kirchenführer ihre Haltung in dieser Sache noch einmal zu überdenken.

Nach seinem ersten Langobardenzug war Karl ein Schreiben des auch in Franken hochangesehenen Bischofs Cathwulf aus Britannien zugegangen, in dem es hieß: »Gedenke stets, mein König, des Herrn, Deines Gottes, in Furcht und Liebe, da Du an seiner Stelle stehst und über alle seine Kinder zu wachen, zu regieren und für sie Rechenschaft abzulegen hast am Tage des Gerichts. Der Bischof [von Rom] steht [hinter Dir] an zweiter Stelle, er vertritt [nur] Christus.« Du selbst aber bist »der Stellvertreter Gottes auf Erden«.

Gottes Stellvertreter auf Erden! Das war keine Floskel, das war ein Fanfarenstoß. Bisher hatte diesseits der Drina, der Grenze zwischen griechisch-katholischer und römisch-katholischer Welt, kaum jemand daran gezweifelt, daß die Christenheit — zumindest vor den himmlischen Instanzen — vom Papst repräsentiert werde. Doch nun wies Cathwulf dem Pontifex einen Vorgesetzten zu, der zu ihm im selben Verhältnis stand wie Gott der Vater zu seinem Sohn. Auf dem pyramidenförmigen Weltbau, der aus dem Diesseits in Jenseits hinaufragte, sitze, so behauptete er, der Franke eine ganze Stufe über dem Römer. Zwischen ihm und Gottes Thron stehe kein geweihter menschlicher Priester mehr, sondern nur noch die Schar der Engel und der Erzengel. Auf Karl allein stürze also die ganze Fülle des ewigen Lichts herab und hülle seine Gestalt in eine Glorie, für die kein menschliches Auge geschaffen war. Und direkt an ihn sei auch Gottes Wort gerichtet, damit er es weitervermittle an die Seelen, für die er sich endlich vor dem Letzten Gericht zu verantworten habe.

Das kam gewiß einer Rangerhöhung nicht nur in weltlicher, sondern auch in geistlicher Hinsicht gleich, doch andererseits: Wer war Karl denn, um solch fürchterlicher Gnade gewürdigt zu werden, und womit hatte er sie erwirkt? Durch seine Siege etwa, seine politischen Manöver, seinen Vernichtungskampf gegen die heidnischen Sachsen? Die Päpste waren wenigstens darin geübt, mit den Mysterien umzugehen und sie zu hüten. Aber er, der Krieger, der Anführer rastloser Reiterscharen, besaß nicht einmal die Bildung, sie begrifflich zu erfassen. Wahrlich, der Brief des britischen Bischofs war das brisanteste Schreiben, das er je in Händen gehabt hatte. Konnte er eigentlich etwas Besseres tun, als es mit spitzen Fingern hochzuheben und ins Feuer zu werfen?

Doch inzwischen hatte er ja diesen klugen Mönch aus York bei sich. Alkuin würde sicher in der Lage sein, ihm mit einfachen Worten zu erklären, was Cathwulf meinte und worauf er abzielte, vor allem aber, ob er recht habe mit seiner bündigen Feststellung: Der König der Franken vertritt Gott, der Bischof von Rom nur Christus.

Alkuin wurde zu Karl bestellt. Es war ein Gespräch, das man sehen und hören kann, ohne dabeigewesen zu sein.

Im Kopf des Briten begannen sich sofort, nachdem er den Brief gelesen hatte, die Räder zu drehen. In ordentlicher Reihenfolge förderten sie alles zu Tage, was sich bei den verschiedenen Autoritäten zu dem angeschnittenen Thema finden ließ.

Nach allgemeiner Überzeugung, sagte er, komme in dieser Welt dem Papst die oberste Autorität zu. An zweiter Stelle hinter ihm rangiere der jeweilige Nachfolger Konstantins des Großen auf dem Thron von Byzanz. Karl selbst stehe in dieser Rangordnung nochmals eine Stufe tiefer; unter den Großen des Erdkreises komme ihm erst der dritte Platz zu.

Am Ende seiner kleinen Rede hob Alkuin dann den Kopf, um sofort zu begreifen, daß er offenbar etwas Falsches gesagt hatte. Karl war mit der Antwort nicht zufrieden. Nach der aufregenden Lektüre aus England hatte er zumindest eine bessere Plazierung für sich erwartet als die, die sein neuer Berater ihm anbot. So mußte Alkuin notgedrungen noch einen improvisierten Nachsatz anfügen.

Ja nun, erklärte er, das eben Gesagte gelte natürlich nur, wenn man davon ausgehe, daß auf dem Thron von Byzanz auch wirklich ein Kaiser sitze. Da in Konstantinopel aber seit zwei Jahren (seit 780) die Mitkaiserin Irene für ihren minderjährigen Sohn regiere (jenen Konstantin VI., mit dem Karls Tochter verlobt worden war), könne man vermutlich davon ausgehen, daß die zweite Rangstufe hinter dem Papst vakant sei und somit zumindest vorübergehend von Karl besetzt werden könne.

Das klang schon etwas besser, war aber auch keine besonders gute Antwort. Bedas gelehriger Jünger hatte argumentiert, wie er es gewohnt war, pedantisch, nüchtern und weltfremd ohne das geringste Gespür dafür, daß es hier nicht um eine Textauslegung, sondern um äußerst gefährliche politische Machtfragen ging. Cathwulfs Schreiben war keine theologisch-rechtliche Expertise, es war eine Proklamation. Der britische Bischof wollte Karl tatsächlich in die Schuhe Konstantins stellen, er schlug ihm mehr oder weniger vor, das byzantinische Modell zu übernehmen und auch in Westeuropa ein System zu errichten, dessen Spitzenrepräsentant sowohl weltlicher wie auch geistlicher Herrscher war, sozusagen ein christlicher Kalif. Dem Angelsachsen schien dies nicht nur angemessen zu sein, es lag auch im Trend der Zeit.

Indes, so verlockend einige Aspekte von Cathwulfs Angebot für den vierzigjährigen Karl gewesen sein mögen, vor dem Gedanken, es aufzugreifen und in die Tat umzusetzen, scheute er letztlich doch zurück. Er fürchtete, weder die Theorie völlig zu durchschauen, die

Cathwulfs Konstruktion zugrunde lag, noch den ideologischen Folgen gewachsen zu sein, die sich aus ihrer Realisierung ergeben mochten. Karl konnte auf dem Schlachtfeld radikal sein, auf dem Feld der geistigen Auseinandersetzung blieb er unsicher, ein Mann aus der germanischen Provinz, dem die große Welt noch immer ein Buch mit sieben Siegeln war.

Alkuins mühsam kaschierter Rückzieher dürfte ihn deshalb doch auch erleichtert haben. Die vorsichtige Stellungnahme des neugebakkenen Abtes erlaubte es zumindest, Cathwulfs Brief vorerst ad acta zu legen und die Frage, wie er sich mit Byzanz auseinandersetzen oder arrangieren müsse, noch eine Weile vor sich herzuschieben. Von diesem Dispens sollte er auch den längsten Teil seines Lebens Gebrauch machen, was aber nichts daran änderte, daß Byzanz ihm die ganze Zeit über ein ständig nagendes Unbehagen bereitete. Wie sehr er die Kaiserstadt aus seinem Gedächtnis auch verdrängen wollte, sie tauchte immer wieder vor seinen Augen auf.

Alkuin aber, zu dessen Eigenschaften auch eine nicht unbeträchtliche Schlauheit gehörte, zog sich mit einer seiner elegantesten Volten endgültig aus der verzwickten Affäre. Er sagte Karl zwar keineswegs, wie er sich zu Cathwulfs Vorschlag stellen sollte, sondern zeigte ihm statt dessen, was er tun könne, um ihn zu entschärfen. Aus der Bibliothek holte er ein Buch und legte es vor Karl auf den Tisch. Sein Titel lautete »De civitate Dei«, »Vom Gottesstaat«, geschrieben hatte es Aurelius Augustinus, der größte lateinische Kirchenlehrer des christlichen Altertums. War es nicht am besten, so Alkuins damit verbundener Vorschlag, allen Spekulationen über die Rangfolge von Papst, Kaiser und Frankenkönig aus dem Weg zu gehen, indem man versuchte, ein Gemeinwesen zu schaffen, das im Sinn von Augustinus vollkommen war und deshalb nach seiner Vollendung zwangsläufig als das vornehmste Reich der Christenheit anerkannt werden mußte? Hier in dieser Schrift war zu lesen, wie es beschaffen sein müsse und wie es sich durch seine Beschaffenheit selbst rechtfertige – vor den Menschen und vor Gott.

Natürlich war dies im Zusammenhang mit der Diskussion um Cathwulfs Brief ein herzlich naiver Vorschlag. Dennoch oder gerade deswegen fand Karl fast sofort Gefallen daran. Mochten andere an luftigen Gebilden zimmern, in denen selbst dem Schöpfer der Welt nur eine Art architektonischer Funktion zukam, er selbst würde in harter Mühe und schwerer Arbeit einen Staat errichten, mit dem wenigstens Gott zufrieden sein konnte. Alkuin hatte seine Probe also doch bestanden – er war wirklich der richtige Mann für ihn.

Augustinus' Schrift »Vom Gottesstaat« ist Traktat, Erzählung und Predigt zugleich. Ihr Autor will überzeugen, indem er bezaubert, er arbeitet mit allen Mitteln, die einem großen Publizisten zur Verfügung stehen, entlarvt ohne Häme und argumentiert, ohne die eigene Überlegenheit allzusehr hervorzukehren. Die schärfste Waffe, die Augustinus anwendet, ist ein allerdings harter und spitzer Sarkasmus. Dem zu seiner Zeit im Strudel der Völkerwanderung versinkenden römischen Staat ruft er nach, nicht die sittliche Qualität seiner Begründer habe ihn einst groß gemacht, sondern deren Herrschsucht und Ruhmliebe. Und daraus wiederum zieht er dann die berühmteste seiner Folgerungen: Das Grundmodell eines jeden Imperiums könne auch eine erfolgreiche Räuberbande sein.

Diesem *Latrocinium*, dem von glorifizierten Banditenhäuptlingen geschaffenen Weltstaat à la Römisches Reich, stellt Augustinus freilich seinen Gottesstaat gegenüber, wenn auch nicht derart, daß man beide Gebilde scharf voneinander trennen konnte. Utopie und Realität sind vielmehr ineinander verflochten, sie existieren gleichzeitig auf gleichem Grund und unterscheiden sich nur durch die Art von Liebe, die ihre jeweiligen Bürger pflegen. In dem einen Gemeinwesen herrscht »die bis zur Verachtung Gottes gehende Selbstliebe«, im anderen »die bis zur Selbstverachtung gehende Gottesliebe«. Doch ist das letztere Gemeinwesen »weder an den Raum noch an irgendeine staatliche Gemeinschaft gebunden«, es stellt sich vielmehr dar als »der Verband der Engel und der Menschen, die nach Gottes Gebot . . . ihr Leben führen«, eine »Bürgergemeinde« der Gerechten im Himmel und auf Erden.

Bei Licht betrachtet, war das kein Konzept, nach dem ein reiner Machtpolitiker hätte greifen können, sondern allenfalls eine Lebensanleitung für gute Christen. Zusammenschließen sollten sie sich, um in gegenseitiger Unterstützung »die ewigen Güter, die für die Zukunft verheißend sind«, zu »erhoffen« – was auf organisierte Weise eigentlich am besten in einem Kloster hätte geschehen können.

Doch propagiert Augustinus nicht einmal diese konkrete Form der Utopie.

Er weiß, weltlicher Staat muß »nolens volens« sein. Und er gibt sogar zu, »si vis pacem, para bellum«, wenn du Frieden haben willst, bereite den Krieg vor. Den Bürger des himmlischen Staates betrifft dies freilich nur insofern, als Frieden tatsächlich der vollkommenste Zustand ist, der hienieden erzielt werden kann. Im übrigen vermag dieser Bürger sich »nolens volens« auch mit schlechteren Verhältnissen abzufinden, denn die »civitas Dei« insgesamt befindet sich auf einer lebenslangen irdischen »Pilgerfahrt«, ihr eigentliches Wanderziel liegt jenseits des Grabes.

Eine eher dürftige Handhabe immerhin bietet Augustinus den Machthabern aber doch. Aus der funkelnden Sturzflut seiner eng verklammerten Sentenzen kann man mit etwas gutem Willen die Aufforderung herausfischen, auch sie, die Regenten, sollten als »vernunftbegabte Wesen« nur jenen Zustand für wahren Frieden halten, in dem eine »einträchtige Gemeinschaft« sich »des wechselseitigen Genusses in Gott« erfreuen könne. Augustinus versichert, »diesen Frieden besitzt der Bürger des Gottesstaates«, der gute Christ, »aus diesem Glauben führt er ein gerechtes Leben«. Um dann halb fragend noch hinzuzufügen, »das Leben des Staates legt ja auch Wert auf die Beziehung zum Nebenmenschen« − oder etwa nicht? Im Klartext hieß das: Sorge dafür, daß deine Untertanen in ihrem religiösen Leben nicht behindert werden, o König, dann wirst du auch keine Schwierigkeiten mit ihnen haben und kannst dich selbst als einen gottgefälligen Herrscher betrachten!

Ein handfestes politisches Programm konnte zwar selbst dies nicht genannt werden, aber wenn man die Worte des Kirchenvaters richtig analysierte und mit anderen wichtigen Aussprüchen großer Gelehrter, Propheten oder Evangelisten zu »Katenen« zusammenfügte, dann mochten sich aus ihnen sehr wohl ein paar brauchbare Leitsätze für die politische Arbeit herausfiltern lassen. Alkuin galt als ein Meister in dieser Technik, und Karl war bereit, sich von ihm belehren zu lassen.

Gemeinsam haben sie dann auch wirklich eine ideelle Plattform gezimmert, auf der Frankens König sich so bewegen konnte, daß er nicht Gefahr lief, in byzantinische Anschauungen verstrickt zu werden, und andererseits auch den Päpsten mit einigem Selbstbewußtsein Paroli bieten konnte. Der Kaiser in Konstantinopel beanspruchte, *rex et sacerdos*, König und Priester, zugleich zu sein. Dieser Formel stellte Alkuin unter dem Einfluß augustinischer Gedanken die Definition entgegen: »Ein König sei er in seiner Macht, ein Priester in seiner Predigt.« Damit meinte er keineswegs, Karl solle am Sonntag auf die Kanzel steigen und die Bibel auslegen. Er schlug ihm vielmehr vor, sich als Mensch und Privatperson wie ein Bürger des Gottesstaates zu verhalten, seinen Untertanen also ein beispielhaftes Leben vorzuleben und auf diese Weise die Schrift gewissermaßen Fleisch werden zu lassen.

Gegenüber den Päpsten aber betonte Alkuin den königlichen Machtanspruch, indem er sich auf die Bibel berief, wofür Karl selbst später nahezu klassische Worte fand. »Unsere Sache«, so schrieb er an Papst Leo III., »ist es, nach Maßgabe der göttlichen Hilfe allüberall die Kirche Christi vor Einbrüchen der Heiden und Verwüstungen durch die Ungläubigen nach außen hin mit der Waffe zu verteidigen und sie im Inneren durch Ausdeutung der katholischen Glaubenslehre zu festigen. An Euch hingegen, heiligster Vater, ist es, wie Moses mit zu Gott erhobenen Händen unsere Kriegerschaft zu unterstützen, damit durch Eure Vermittlung, von Gott geführt und als sein Geschenk, die Christenheit allerorten den Sieg über die Feinde des heiligen Namens davontrage.«

An keiner dieser Standortbeschreibungen hätte Augustinus vermutlich etwas auszusetzen gehabt. Die eine atmet beinahe protestantische Nüchternheit, läßt den Priestern ihr Vorrecht, die Mysterien zu hüten, und weist dem weltlichen Herrscher eine Art Lehr- und Richteramt zu. Die andere führt auf ungemein elegante Weise, wenn auch mit leicht drohendem Unterton, dem Papst vor Augen, wo die Grenzen seiner Einflußmöglichkeiten verlaufen. Wie Moses im Kampf gegen die Amalekiter soll er mit flehender Gebärde die Hilfe Gottes erbitten, sich aber ansonsten nicht in das Geschäft der Feldhauptleute mischen. Das lief auf eine klare Arbeitsteilung hinaus: hier die Fäuste, die den Schwertgriff umklammern, dort die Hände, die das Kreuz emporhalten. Der Papst konnte Karls Worte nicht einmal als Affront auffassen, denn in der Schlacht von Rephidim, auf die der Brief anspielte, hatte sich das Kriegsglück immer dann von den Juden abgewendet, wenn Moses seine Hände vor Erschöpfung sinken ließ.

Beides, die Beschreibung des Königs als eines praktizierenden Christen und seine Ermahnung an den Papst, markiert den Mittelweg, der zwischen zwei ragenden Landmarken hindurchführen sollte, dem römischen und dem byzantinischen Anspruch auf Vorrangstellung in der Welt. Karl hatte durch sie ein eigenes Profil gewonnen, er mußte sich nicht mehr als den dritten von drei großen Machthabern sehen, sondern konnte davon ausgehen, daß er zumindest nach eigenem Verständnis nur etwas anderes war als sie, aber keineswegs von geringerem Gewicht. Und diese Haltung ließ sich auch nach außen projizieren, sie war – für jene Zeit untrennbar – sowohl politisches als auch ideologisches Programm.

Für Karl selbst aber erwies sich die erste Frucht seiner Zusammenarbeit mit Alkuin auch noch als Ansporn, auf dem einmal eingeschlagenen Weg mit dem Briten gemeinsam weiterzuschreiten. Über schwankenden Grund hatte er sich bisher bewegt, wenn ihm Mächte gegenübertraten, denen mit dem Schwert nicht beizukommen war. Nun sollte sein kluger Berater die schriftlichen Quellen noch gründlicher ausschöpfen und ihn mit einem Arsenal zureichender Begründungen und Rechtfertigungen für möglichst alle seine Vorhaben ausstatten. Das Räderwerk der Folgerungen und Weiterungen, von dessen Existenz er schon lange wußte, mußte endlich sichtbare Gestalt annehmen, er brauchte nur noch die Worte, um benennen zu können, was ihn umtrieb. Und natürlich wäre es günstig gewesen, wenn dies alles sich aus einigen wenigen grundsätzlichen Arbeiten hätte ableiten lassen – zum Beispiel eben den Schriften des Augustinus.

Mit seinem Ansinnen hätte Karl niemand eine größere Freude machen können als dem emsigen, in allen Bibliothekssesseln gerechten Alkuin. Katenen zu stricken war nicht nur sein erlernter Beruf, es war auch eine seiner vielen Leidenschaften. Nun würde sie ihn zum Gipfel des Ruhms emportragen – eine Vorstellung, die den Briten keineswegs schwindelig machte. In den himmelragenden Gebirgen der schriftlich verfaßten Weisheit bewegte er sich ohnehin bereits mit der Gewandtheit einer Bergziege. Eben hatte er noch im Kloster arme Mönche gelehrt, nun war er schon im Begriff, eine Art »Reichsmagister« zu werden.

In seiner Anfangszeit freilich mußte der Mann aus York noch harte

Kärrnerarbeit leisten. Unter anderem brauchte Karl auch eine Rechtfertigung seines grausamen Sachsenkrieges. Gehorsam schlug Alkuin
bei Augustinus nach und konstatierte dann, unter dem Gottesstaat
könne man nichts anderes verstehen als die Gemeinschaft aller getauf-
ten Christen. Gut war, wer sich die Stirn mit Weihwasser benetzen
ließ, böse, wer sich dieser Zeremonie verweigerte. Also mußte es auch
gut sein, die widerspenstigen Feinde der gerechten Sache zu ihrem
Heil zu zwingen, und sei es selbst mit Gewalt.

Das ließ sich in der Tat aus den Schriften des Kirchenvaters
herauslesen — aber nur, wenn man sie verkehrt herum hielt. Der
Afrikaner aus Tagaste im heutigen Tunesien war ein viel zu großer
Skeptiker, um derart simpel zu argumentieren. Die Grenzen seines
unsichtbaren Reiches verliefen keineswegs zwischen den Lagern der
Christen und der Nichtchristen, sie schieden vielmehr streng und
unnachsichtig die wahrhaft frommen von den unfrommen Einzel-
menschen. Und die Taufe, das wußte er, hatte auf den Charakter
keinen Einfluß.

Dennoch war Karl mit Alkuins Interpretation einigermaßen geholfen. Vor den Gewitterfronten, die das Reich umgaben, sieht man nun
mehrere Jahre lang den Schattenriß eines seltsamen Paares. Alkuin,
der kleinere Mann, hält den großen, schwergebauten Franken an der
Hand, redet mahnend, beschwörend, belehrend auf ihn ein und führt
ihn in eine völlig fremde Welt. Theorien, Theoreme, Lehrmeinungen
säumen ihren Weg gleich bizarren Felsformationen. Karl erfährt, wie
wenig er weiß, er begreift, daß jedes Kirchengebet, jeder Satz der
Liturgie nur der Gipfel eines ganzen Massivs von kunstvoll ineinan-
dergefügten Gedanken, Gedankenketten, Überlieferungen und genau
festgelegten Bedeutungsinhalten ist. Wer sie verstehen will, muß tief
hinabsteigen auf den Grund, aus dem alles gewachsen ist, muß die
Anfänge kennenlernen und die Wachstumsgesetze, denen sie unterliegen. Das bedeutet schwere, ungeheuer mühsame Lernarbeit.

Gerade davon fühlt der breitbrüstige Riese sich jedoch herausge-
fordert. Sie wird ihm wichtiger als fast alles andere in seinem Leben.
Er entwickelt eine wahre Leidenschaft für jede Art von Wissen,
möchte erfahren, erfassen und genau wie sein Lehrmeister die gewonnene Erkenntnis katalogisieren und ordnen, so daß er sie jederzeit im
Kopf mit sich führen kann. Die Interessen der beiden trafen sich in

einem sehr wichtigen Punkt, der Brite war Archivar aus Lust am Sammeln, Karl benötigte ein exquisites, gut sortiertes Archiv, um regieren zu können.

Das legte eine nächste Überlegung fast zwingend nahe: Es genügte nicht, die Bausteine der geistigen Welt planlos zu sammeln, wo man sie gerade fand, sie mußten vielmehr derart auf ihren Wesenskern reduziert werden, daß man sie aufeinander beziehen und mit ihnen größere Zusammenhänge geradezu er- oder berechnen konnte – das lateinische Wort dafür ist »computare«.

Nach Normen strebte Karl, nach Einheitlichkeit, nach dem Maß der kleinen Dinge, aus denen sich das der größeren ergeben würde. Und in diesem Zusammenhang suchte er auch nach der regulierenden Zahl, was bei einem Reiter wie ihm auf der Hand lag. Nur wer die Sterne kannte und die Gesetze, denen sie gehorchten, konnte sich ja auf Märschen durch unbekanntes Land orientieren. Ebenso wichtig war die Kenntnis der Gestirne aber auch für die Zeitmessung und die schwierige Kunst des Kalendermachens, woraus sich wiederum der Schluß ziehen ließ, was für dieses eine Gebiet gelte, könne sich auch auf andere anwenden lassen, möglicherweise sogar auf die Theologie, jene ungemein wichtige Wissenschaft, die Himmel und Welt erklärte und deswegen der Born aller Legitimation war. Wie konnte man regieren, Gesetze erlassen, Urteile fällen, wenn man die unsichtbaren, von Gottes Thron herabreichenden Ketten nicht kannte, an denen Macht, Recht und Königswürde aufgehängt waren?

Es ist nur der Anfang dessen gewesen, was Karl unter Alkuins Anleitung lernen sollte, doch erschloß sich ihm schon von den relativ flachen Hügeln seiner ersten Erkenntnisse aus ein völlig neuer Blick auf das Reich, in dem er herrschte. Er blickte in eine wüste, erschreckend ungeordnete, ja geradezu chaotische Landschaft hinaus. Das begann mit scheinbaren Kleinigkeiten wie etwa den kaum gezählten verschiedenen Münzsorten, Maßen, Gewichten, mit denen seine Untertanen in den einzelnen Provinzen zurechtkommen mußten. Das setzte sich fort auf dem Gebiet des Gesetzeswesens. In Oberitalien galt langobardisches, in Schwaben schwäbisches, im ehemaligen Austrien fränkisches Volksrecht von germanischer Provenienz, wohingegen in den gallorömischen Gebieten vorwiegend das *Corpus juris* des Kaisers Justinian angewandt wurde, das in stammesübergreifenden Fällen auch für das ganze Reich maßgebend war. Ähnliches traf für die verschiedenen Sprachen in Karls Herrschaftsgebiet zu. Die *lingua franca* der Gebildeten, das Lateinische, hatte eine klare Struktur und klare grammatische Regeln, aber von der neuen Sprache im Westen, dem Altfranzösischen, ließ sich das schon nicht mehr in gleichem Maße behaupten und von den verschiedenen germanischen Idiomen noch weniger. Sie beruhten auf mündlicher Überlieferung, sie wurden gebraucht, aber kaum geschrieben.

Alles das mußte nun zunächst einmal geordnet, ausgekämmt, in ein System gebracht werden, ehe man daran denken konnte, aus dem vorhandenen Material größere sinnvolle Konstruktionen zu errichten. Gleichzeitig schärften die erkannten Mängel auch Karls Blick für weitere Unvollkommenheit auf anderen Gebieten.

Wie stand es zum Beispiel mit der Messe, dem Herz- und Kernstück des Gottesdienstes? Nahezu in jeder Kirche, jedem Kloster wurde sie anders gefeiert. War es aber nicht ungeheuer wichtig, auch dafür eine allgemeinverbindliche Norm zu finden? Und dann der Kirchengesang! Er wurde ebenfalls mündlich tradiert. Die jüngeren Priester lernten ihn von den älteren und gaben ihn nach bestem Vermögen an ihre Schüler weiter. Daß er sich dabei im Lauf der Jahre und Jahrzehnte veränderte, war unvermeidlich. Doch wie die Regel fixieren? Konnte man Tonhöhen, rhythmische Gruppierungen, Tonstärken überhaupt schriftlich festhalten? Karl meinte, daß es möglich sein müsse. Er hielt es auch für notwendig, die vielen verschiedenen Bibelfassungen und -übersetzungen, die es gab, an einem verbindlichen Einheitstext zu orientieren – vorausgesetzt, es gab ihn irgendwo oder er konnte von einschlägigen Experten erarbeitet werden.

Karl der Kriegsherr, der sich seinen Besitz bisher Jahr für Jahr buchstäblich neu erritten hatte, lernte als Vierziger die innere Struktur des Frankenreiches kennen und versuchte nun, sich auch diese anzueignen, indem er sie zunächst einmal geistig durchdrang. Was ihn dabei antrieb, mag zu Anfang noch Neugierde oder Wissensdrang gewesen sein, doch schon bald kam auch die nüchterne Erkenntnis hinzu, daß Macht um so leichter zu handhaben wäre, je geregelter die Verhältnisse seien, auf denen sie beruhte.

In zäher Kleinarbeit wurde denn auch ein erkanntes Problem nach dem anderen angegangen und meist bewältigt. Die germanischen

Rechtsvorschriften ließ Karl bestehen, soweit sie nicht gegen die christliche Sittenlehre verstießen, wohingegen er darauf drängte, die lateinischen Gesetze noch weiter zu vereinheitlichen und auch sie zu vereinfachen. »Doch ließ er«, schreibt Einhard, »von allen Völkern unter seiner Herrschaft [auch] das noch nicht aufgeschriebene Recht zusammenstellen und schriftlich niederlegen.« Das ergab insgesamt ein elastisches, den Bedürfnissen seines Vielvölkerstaates angepaßtes System. Für Reichsangelegenheiten stand die klare lateinische Norm zur Verfügung, ihre eigenen Streitfälle hingegen mochten Schwaben, Baiern, Franken auch weiterhin auf die altgewohnte Weise lösen. Sie sollten nicht das Gefühl haben, einer fremden Regel unterworfen zu sein.

Auf ähnliche Weise nahm er sich der verschiedenen germanischen Idiome an. »Auch eine Grammatik seiner [altdeutschen] Muttersprache ließ er in Angriff nehmen. Ebenso ließ er die uralten ›barbarischen‹ [also deutschen] Lieder, in denen die Taten und Kämpfe der alten Könige besungen wurden, aufschreiben und der Nachwelt überliefern.« Und den Kirchenmusikern half er durch die Einführung einer Notenschrift, der sogenannten »Neumen«, die vom Orient stammte. Sie bestand aus Punkten, Strichen und Haken, kam noch ohne Notenlinien aus und wurde über den zu singenden Liedertext geschrieben. Den verbindlichen Meßtext schließlich besorgte er sich aus Rom, die Regeln für das Leben in den Klöstern direkt vom Monte Cassino, dem Mutterhaus des benediktinischen Ordens. Nur mit dem Versuch, die »wahre« Bibel zu beschaffen, taten Karls Mitarbeiter sich etwas schwerer. Die kursierenden lateinischen Versionen wichen in derart vielen Einzelheiten voneinander ab, daß Alkuin schon mit dem Gedanken spielte, auf die *hebraica veritas*, die älteste der bekannten hebräischen Schriften, zurückzugreifen und diese neu übersetzen zu lassen. Es war ein Vorhaben, von dem er dann aber doch wieder zurückschreckte. Karl mußte sich am Ende mit einer Neubearbeitung mehrerer gängiger Fassungen zufriedengeben, die seinen strengen Vorstellungen von Allgemeinverbindlichkeit allerdings nicht ganz entsprach.

Wichtigste Frucht seiner Beschäftigung mit derartigen Themen war jedoch eine Art geistiger Unabhängigkeit. Was Alkuin ihm vermitteln konnte, wurde seinem Ehrgeiz schon bald nicht mehr gerecht. Er wollte das, was er erfahren hatte, nun auch den eigenen Untertanen vermitteln und aus ihnen Bürger nach seinem Bilde schaffen. In einem *Kapitulare*, einem Reichsgesetz, bekundete er: »Voll wachsamem Eifer sind Wir damit beschäftigt, die Werkstatt der Wissenschaften wiederherzustellen, die durch die Nachlässigkeit Unserer Vorfahren beinahe verödet war, und laden durch Unser Beispiel, soviel Wir können, dazu ein, die freien Künste zu erlernen.«

Nach der Verabschiedung eines Reform- und Normierungsprogrammes war dies der Aufruf an die gebildeten Schichten, ihr Wissen der Allgemeinheit weiterzureichen, war nichts weniger als die Präambel eines Volkserziehungsprogramms. Aus der politischen Praxis stieß Karl direkt in die Utopie vor, und seine Franken schienen dies durchaus begriffen zu haben. Volksbildung! Welcher Herrscher vor ihm hatte diese Losung jemals ausgegeben?

Nicht der Brite Alkuin, sondern zwei Iren sollen Karl die Verwirklichung des revolutionärsten seiner Vorhaben nahegelegt haben. Man traf sie eines Tages auf dem Markt an, wo sie, »ohne irgendwelche Waren zum Verkauf vorzuzeigen, der zum Kauf herbeiströmenden Masse zuriefen: ›Wer Weisheit begehrt, komme zu uns und empfange sie; denn sie ist bei uns zu haben.‹« Karl ließ die beiden Käuze zu sich bringen und fragte, was sie für ihr Angebot haben wollten. Als sie erwiderten, ihre Bedürfnisse seien bescheiden, sie wollten nur erwerben, was für die irdische Pilgerschaft unerläßlich sei, nämlich Nahrung und Kleidung, »da freute er sich sehr und behielt sie zunächst für kurze Zeit bei sich. Später vertraute er einem von ihnen namens Clemens (einem Grammatiker mit dem Beinamen ›Scottus‹) ziemlich viele Knaben aus vornehmem, mittlerem und niederem Stand an und ließ ihnen, soweit sie es nötig hatten, die Mittel zum Unterricht reichen.« Mit anderen Worten: Er gründete eine Schule, der jeder Begabte beitreten konnte, ob er nun die Mittel hatte, sich Schreibzeug und Bücher leisten zu können, oder nicht.

Noch später, als Karl »nach langer Zeit nach Gallien zurückkehrte, ließ er die Knaben, die er dem Clemens übergeben hatte, dann kommen und ihm ihre Briefe und Gedichte vorzeigen«. Dabei stellte sich heraus, daß die Kinder aus ärmerem Haus bessere Schüler waren als die Abkömmlinge der vornehmeren Familien, Karl »nahm sie auf seine rechte Seite und sprach zu ihnen: ›Habt vielen Dank, meine Söhne, daß ihr Bedacht darauf genommen habt, nach Kräften zu tun, was ich geheißen habe … Nun strebt danach, zum Abschluß zu kommen, und ich will euch herrliche Klöster und Bistümer geben.‹« Die anderen dagegen fauchte er an: »Ihr Vornehmen, ihr Fürstensöhne, ihr Verzogenen und Verzärtelten! Auf euren Stand und euren Besitz vertrauend … habt ihr die Beschäftigung mit den Wissenschaften beiseite gesetzt und euch dem Wohlleben, dem Spielen, dem Müßiggang und nichtigem Tun gewidmet … Beim Himmelskönig! Ich mache mir nichts aus eurem Adel und eurer Schönheit, mögen euch auch andere darum bewundern. Und seid dessen sicher, wenn ihr nicht rasch eure bisherige Gleichgültigkeit durch Strebsamkeit wiedergutmacht, dürft ihr nie von Karl etwas Gutes erwarten.« Einen »von den genannten Armen« aber nahm er gleich in seinen Mitarbeiterstab auf, um ihm schon wenig später ein reiches Bistum zu übertragen, das »die Vornehmen«, ja sogar Königin Hildegard selbst für einen Mann ihres eigenen Standes gefordert hatten.

Es ist eine Geschichte, die man früher in jeder Schulfibel fand, aufgeschrieben von Notker dem Stammler, einem Mönch des Klosters Sankt Gallen. Und es spielt im Grund fast keine Rolle, ob Notker sich auf eine wahre Begebenheit bezieht oder nur umlaufende Gerüchte aufgriff. Entscheidend bleibt, daß er wie vermutlich auch seine Zeitgenossen in Karl einen Sozialreformer sah. Er unterstellte ihm, der Franke habe mit seinem Erziehungsprogramm nicht nur das allgemeine Bildungsniveau heben, sondern auch gesellschaftliche Schranken niederreißen wollen; sein Staat sei eine Leistungsgesellschaft gewesen, in der Tüchtigkeit und Strebsamkeit mehr galten als ererbte Adelsprivilegien. Somit aber war er in seinen Augen auch der Verfechter einer Revolution von oben oder zumindest ein Reformator, der weiter in die Zukunft hinausblickte als alle seine Vorgänger und noch die meisten seiner Nachfolger. Gründe, dieser hohen Meinung von ihm entgegenzutreten, gibt es tatsächlich kaum.

Karl hat sich in einer ganzen Reihe von Erlassen mit Fragen der Erziehung und des Schulwesens befaßt. Er sandte »Allgemeine Ermahnungen« aus, gab einen »Brief zur Pflege der Bildung« heraus, verabschiedete ein »Reichsgesetz über die Prüfung des Klerus«, versorgte die Geistlichen mit liturgischen Büchern, die Alkuins Mitarbeiter sorgfältig überarbeitet und von Fehlern befreit hatten. Vor allem aber forderte er wieder und wieder, die Sprache so zu gebrauchen, daß sie einerseits nicht verderbe, andererseits aber den Sinn der geschriebenen Texte nicht verfälsche. Klarheit strebte er an, exakten Ausdruck, »damit die, welche Gott durch rechten Wandel zu gefallen suchen . . . ihm auch gefallen durch richtiges Sprechen«. Er wußte und hielt eisern daran fest, daß eines mit dem anderen zusammenhänge, das kleinste Ding mit dem größten, das einfache Wort mit den hohen Gedanken. Wer bei Nebensächlichkeiten nicht klar formulierte, vermochte auch übergreifende Zusammenhänge nicht zu durchdringen, aus schlechten Bausteinen konnte man keine Häuser errichten, mit falsch gebrauchten Worten nicht der Wahrheit auf die Spur kommen. Das aber hatten sich nicht nur die Diener der Kirche ins Merkbuch zu schreiben (obwohl seine Ermahnungen vor allem an sie gerichtet waren), auch das einfache Volk sollte nach Karls Willen tatsächlich an das geschriebene Wort, die Quelle allen sicheren Wissens, herangeführt werden.

Ein Schulerlaß aus Karls späteren Jahren verfügt, »daß jedermann seinen Sohn zum Unterricht schicke, dieser aber so lange mit Fleiß in der Schule bleibe, bis er gut unterrichtet ist«. Und mit »jedermann« waren daher wiederum nicht nur die gemeint, die es sich leisten konnten, ihren Kindern eine Erziehung zu geben, sondern alle Reichsbürger, ob sie nun Unfreie waren, Freie oder Adelige. Geistliche wurden angehalten, Dorfschulen zu errichten, in denen ein einfacher Elementarunterricht erteilt werden konnte. Bauernkindern das Schreiben beizubringen, hielt Karl zwar für ein zu weitgestecktes Ziel – er selbst hatte es ja auch nicht erreicht –, aber die Kunst des Lesens wenigstens mußte man ihnen doch vermitteln können. Dazu kam noch jenes »Trivium« der sogenannten »freien Künste«, das schon im Altertum den Inhalt des Elementarunterrichts ausgemacht hatte: Grammatik, Rhetorik, Dialektik, die einfachsten Mittel des Ausdrucks, die ein Mensch benötigte, um sich der Umwelt verständlich machen zu können.

Wäre Karl die Verwirklichung dieses Vorhabens auch nur annähernd gelungen, er hätte Anspruch darauf, nicht nur als Reformator gewürdigt zu werden, den Notker in ihm sah, sondern auch als Begründer der allgemeinen Schulpflicht. Mit seinem Volkserziehungsprogramm ist er jedoch gescheitert. So viele Lehrer, wie er sie gebraucht hätte, gab es im ganzen Reich nicht, der Klerus, auf den er sich stützen wollte, war überwiegend selbst zu ungebildet, um auch nur »Trivialunterricht« geben zu können, vor allem aber gelang es ihm keineswegs, die Geistlichen in der Provinz mit seinem eigenen, fast besessenen Bildungswillen anzustecken. Sie sahen einfach nicht ein, warum jeder Bauernlümmel in die Lage versetzt werden sollte, seine Nase in ein Buch zu stecken. Wohingegen die Krieger, die nichtadeligen wie die adeligen, bei der Meinung verharrten, man komme mit dem Schwert allein weitaus besser durchs Leben als mit dem Gänsekiel. Selbst von den rund vierhundert Grafen, die nördlich der Alpen als Provinzgouverneure fungierten, dürften die meisten kaum in der Lage gewesen sein, Karls Aussendungen auch nur zu lesen.

Das große Volkserziehungsprogramm mußte notgedrungen Vision bleiben, aber schon Karls Bemühungen um seine Verwirklichung, ja allein der Vorsatz, es in die Tat umzusetzen, gehören zu seinen bedeutendsten Unternehmungen. Es war ein Vorhaben, das mehr voraussetzte als nur den Willen zur Macht oder zur Festigung der eigenen Herrschaft. Wer ein Volk erziehen will, weil er sich auch seiner eigenen Unbildung bewußt ist, der identifiziert sich zunächst einmal mit ihm und bringt ihm aus diesem Gefühl heraus Anteilnahme und Liebe entgegen.

Alkuin hat Karl bei allen diesen Bemühungen sicherlich nach Kräften unterstützt, ob seine Motive aber mit denen des Königs übereinstimmten, ist eher fraglich. Er liebte es, zu lehren, weil er vor Wissen überfloß und sich an der Fülle der ihm zuströmenden Erkenntnisse berauschen konnte. Zu Karls Antrieben hingegen gehörte vor allem Wissen um die Begrenztheit des eigenen Bildungsfundus. Die Mängel, die er bekämpfen wollte, waren zum Teil seine eigenen, deswegen diente der Versuch, sie im großen zu beheben, nicht zuletzt auch der Vervollkommnung seiner eigenen Persönlichkeit.

Als der Brite ihm eines Tages von den beiden Kirchenvätern Hieronymus und Augustinus erzählte, soll Karl seufzend gesagt haben: »Ach, hätte ich nur zwölf Männer von ihrer Art.« Worauf Alkuin mit neckisch erhobenem Zeigefinger erwiderte: »Gott hatte

nur diese zwei, und du willst gleich ein ganzes Dutzend.« Der Mann
aus York verkannte, daß aus dem König auch die Sorge sprach, er
könne ohne richtige Hilfe den Aufgaben, die ihm gestellt waren, nicht
gerecht werden.

Es gab überhaupt noch viele andere Winkel in Karls Vorstellungs-
welt, die Alkuin verschlossen blieben. Das Reich, das er nach seinen
eigenen Maßen um sich herum aufbaute, hatte unter anderem zwei
völlig voneinander verschiedene Stockwerke.

Die eine dieser Etagen war überwiegend auf germanische Weise
ausgestattet. An seinen Wänden hingen prächtige Bildteppiche, die die
Gestalten und Taten der Recken aus versunkenen Völkerwanderungs-
zeiten darstellten: Theoderich ritt, Hildebrand kämpfte gegen seinen
eigenen Sohn, Waltharius von Aquitanien und Hiltgund von Burgund
flohen aus der Gefangenschaft beim Hunnenkönig Attila. Natürlich
waren es keine gestickten Tapisserien, sondern jene durch Sänger
vorgetragenen *barbara et antiquissima carmina*, jene alten, barbarischen Lieder, von denen Einhard berichtet, Karl hätte sie aufzeichnen
lassen, weil er sie liebte und sich gern in sie einspann. Es war vor allem
auch seine Muttersprache, mit der er sich auf dieser Ebene umgab:
althochdeutsche Texte und Sprüche, Stabreimverse, ja sogar Bezeichnungen für ganz alltägliche Dinge. An ihnen hing er, weil sie doch auch
mit Erinnerungen an seine verschüttete Jugend befrachtet gewesen sein
müssen, und sie suchte er nicht nur wiederzubeleben, sondern auch
umzugestalten oder neu zu formen.

Für die zwölf Winde etwa schuf er eigene Namen, ebenso für die
bisher teils auf lateinisch, teils auf deutsch benannten Monate. Aus dem
Januar machte er einen »Wintarmanoth«, aus dem Februar den
»Hornung«, aus dem März wurde »Lentzimanoth« und aus den nach
römischen Cäsaren benannten Sommermonaten Juli und August
wurden »Hewimanoth« und »Aranmanoth«. Den Ostwind aber
nannte Karl »Ostroniwint«, den Südwestwind »Westsundroni«, den
Ostnordostwind »Ostnordroni«. Vermutlich waren dies Begriffe aus
dem Wörterbuch der Reiter und Jäger. Doch nun staffierte er mit ihnen
den privaten Lebensbereich aus, saß inmitten seiner »mit Spinnrocken
und Spindel beschäftigten« Töchter und erholte sich von den Alltags-
geschäften, indem er so redete, wie ihm der Schnabel gewachsen war.

Der Bereich, in dem dies geschah, war die Höhle, die er immer gebraucht hatte, der Ort, an dem alles seinen Maßen und Gewohnheiten entsprach. Und zu dessen weiterem Umkreis gehörte auch die von ihm sorgfältig geschützte germanische Umwelt. Nicht nur um seiner engeren Landsleute willen hat er die alten Volksrechte am Leben erhalten, sondern auch darum, weil sie es ihm ermöglichten, mit den Leuten zurechtzukommen, die ihn am häufigsten begleiteten: seine Krieger.

Alles, was hingegen das Reich betraf, den Staat, die Ordnung, die ganz Westeuropa umgreifende Macht des Frankenkönigs, war anderswo untergebracht, in einem höher gelegenen, den Ansprüchen lateinischer Klarheit gerecht werdenden Stockwerk. Darin lebte er nicht, darin herrschte er. Säuberlich geordnet lagen hier die Mittel bereit, die er brauchte, um auf andere Machthaber einwirken zu können. Und zu diesen Räumen hatten auch führende Mitarbeiter Zutritt, Geistliche überwiegend, an ihrer Spitze noch immer Alkuin.

Je besser er es jedoch lernte, sich ihrer Köpfe zu bedienen, desto rascher vergrößerte sich die Zahl seiner Berater. Er holte sie aus allen Winkeln des Reiches zu sich heran, wobei er notgedrungen nicht einmal sonderlich wählerisch war. Wer irgendwelche Spezialkenntnisse besaß, sei es auf dem Gebiet der Theologie, Literatur, des Rechtswesens oder der Mathematik, wer sich hervortat bei der Bewältigung delikater Aufgaben oder der Lösung schwieriger Probleme, der war ihm willkommen, wurde zum Bleiben genötigt und großzügig mit irdischen Gütern ausgestattet. Zwölf Männer vom Schlag eines Augustinus und Hieronymus hat er zwar nie zusammenbekommen, aber der Kreis, den er um sich versammelte, nahm mit der Zeit fast die Gestalt einer Denkfabrik an.

Aus ihr wiederum begann allmählich ein Hofstaat zu werden, in den Karl sich auch als Privatmann einbrachte und der schließlich sogar seine Familie mit umfaßte. Es muß eine Mischung aus exklusivem Club und königlichem Haushalt gewesen sein mit Trinkabenden, Gelagen, Gesprächsrunden, aber auch mit Veranstaltungen, bei denen die geistlichen Herren eigentlich etwas fehl am Platze waren. Den von Augustinus abgeleiteten Maßstäben wurde nicht immer gerecht, was unter Karls Dach geschah, vor allem nicht jener Regel, derzufolge ein König »Priester in seiner Predigt« sein sollte, das lebende Vorbild für alle Bürger des Gottesstaates.

Das gilt selbst noch dann, wenn man annimmt, der Kirchenvater hätte durchaus Verständnis dafür gehabt, daß, wie er selbst schreibt, »die Zeugungsglieder des Leibes die Lust sozusagen in Eigenrecht genommen haben«. Karl war diesem Eigenrecht von jung an ausgeliefert. Er benötigte seine private Höhlenwelt auch, um sich ihm immer wieder ungestört unterwerfen zu können.

Als Hildegard nach der Geburt von drei Söhnen und drei Töchtern fünfundzwanzigjährig gestorben war, fielen dem König zwar »schwere Tränen zwischen Schwert und Schild«. Aber schon wenige Monate nach ihrem Tod schloß er trotzdem seine vierte Ehe mit Fastrada »vom Volk der Ostfranken«. Und auch Fastrada sollte keineswegs Karls letzte Gemahlin sein, von den »Beischläferinnen«, die Einhard nüchtern aufzählt, ganz zu schweigen. Er kam nicht aus ohne die Frauen und mußte deshalb seine Bedürfnisse mit den vielen Ansprüchen zu vereinen suchen, die er an sich stellte. Freilich machte ihn gerade auch das zu dem, der er nun einmal war und immer mehr werden sollte: einem Mann von vielen Erscheinungsformen.

Seinen Soldaten ist er der Mann im blauen Königsmantel, Reiter auf hohem Pferd mit Schwert und Speer; den Päpsten ein harter Gegenspieler; den Sachsen ein Schlächter; seinem Volk ein besorgter Lehrer; den Gelehrten ein bescheidener Schüler; unter Germanen Germane; unter Gallorömern lateinisch parlierender Gesprächspartner und zu Hause ein in seine Töchter vernarrter Familienvater, der es liebt, ihnen alte Geschichten zu erzählen. Da er sich dieser Vielfältigkeit aber durchaus bewußt gewesen sein muß, suchte er, je älter er wurde, immer dringender nach dem Rahmen, der ihn ebenso umfassen sollte wie sein ganzes Reich samt den Vorstellungen, in die es eingebettet lag. Er dachte an diesen Bau, der vor allem auch ihn selbst verkörpern würde.

Wenn er dessen Bild heraufbeschwor, trat ihm immer wieder — es war unvermeidlich — in erster Linie Byzanz vor Augen.

# VII.

## Die Kaiserin von Byzanz
## und Das Ende eines
## dreißigjährigen Krieges

Beim Reliquienfest von St. Denis verkündeten es die Bänkelsänger:
Mit seinen zwölf Paladinen war Karl übers Meer gefahren, um
Jerusalem und Byzanz zu besuchen. In der Heiligen Stadt nahmen die
Dreizehn in den Chorstühlen Platz, auf denen einst Christus mit
seinen Jüngern gesessen hatte. Der Patriarch überreichte ihnen Jesu
Schweißtuch, einen Kreuzigungsnagel, die Dornenkrone, die Schüssel
des letzten Abendmahls, Haare aus Petri Bart, Milch der Maria und
einen Zipfel ihres Hemdes. Auf dem Rückweg lief Karls Schiff den
Hafen von Konstantinopel an. Der Kaiser empfing sie in seinem
drehbaren Palast aus Silber und Kristall. Er servierte ihnen ein
üppiges Festmahl, aber die Franken wußten sich nicht zu benehmen.
Sie zertrümmerten die goldene Säule des Festsaales, sie sprengten auf
ihren Pferden durch die weitläufigen Gemächer, sie versuchten, einander im Prahlen zu übertreffen. Nur Karls stolzem Blick gelang es,
die wütenden Byzantiner auf Distanz zu halten. Seiner Entschlossenheit war es auch zu verdanken, daß ihnen die kostbaren Reliquien
nicht geraubt wurden. Nach seiner Heimkehr übergab er sie den
Priestern von St. Denis.

Es war dies eine der harmloseren von den vielen Verserzählungen
über die Taten des Frankenkönigs und doch ein nicht unangemesse-
ner Kommentar zu den Plänen und Projekten, die ihn immer wieder
einmal beschäftigten. Byzanz blieb einfach ein Phänomen, an dem er
nicht vorbeikam.

Die Kaiserstadt am Goldenen Horn galt nicht nur als das Nonplus-
ultra der abendländischen Kultur und Zivilisation, in ihr wurden auch
die Maßstäbe für herrscherliches Sein und Verhalten gesetzt. Byzantinische Kaiser waren Hauptdarsteller in einem niemals endenden
heiligen Spektakulum. Sie zeigten sich ihren Untertanen fast nur in

kunstvoll stilisierten lebenden Bildern, umringt von Familienangehörigen, bekleidet mit starren, von Edelsteinen strotzenden Gewändern, umrauscht von Chorgesang, von Zimbelschlägen und Posaunenstößen. An manchen Feiertagen ritten sie demütig wie Christus auf einem Esel durch die blumengeschmückten Straßen, an anderen wuschen sie zwölf Greisen aus dem Armenhaus die Füße, an wieder anderen thronten sie fern und unnahbar in der Kaiserloge der Hagia Sophia. Ihre Leib- und Kammerdiener hatten priesterlichen Rang, an ihrer Tafel waren nie mehr als zwölf andere Gäste anwesend, vor allen öffentlichen Gebäuden waren Porphyrplatten in den Boden eingelassen, die nur ihr Fuß betreten durfte, und die Bediensteten, die ihnen nahe kamen, hatten sich kastrieren lassen müssen, um diese Würde zu erlangen: Sie sollten geschlechtslos sein wie die Engel. Mit dem Luxus der kaiserlichen Paläste und Gärten, den Marmorwänden, den Goldmosaiken, den Ebenholztüren, den Springbrunnen und Tiergehegen ließ sich nichts vergleichen, was es sonstwo auf der Welt gab, allenfalls vielleicht Bagdad und Damaskus, doch gewiß nicht das halbzerfallene Rom und die ländlichen Städte in Neustrien oder am Rhein.

Konstantinopel, die nach Konstantin dem Großen benannte Hauptstadt der ehemals östlichen Hälfte des Römischen Imperiums, ragte so hoch über ihre Umwelt empor, daß sie alle westlichen Staaten zur platten Provinz degradierte. Hier blühten die Künste, die Wissenschaften, ein mittelmeerumspannender Handel, eine hochentwickelte Wirtschaft und eine erstaunlich weit vorangeschrittene Technik. Doch wurde in der Kaiserstadt auch die christliche Wahrheit verwaltet, wurde festgelegt, auf welche Weise, in welcher Form, nach welchen jeweils geltenden Erkenntnissen Gott und sein Sohn verehrt werden mußten.

Seit dem Konzil von Nicäa, das 325 noch unter dem Vorsitz Konstantins den Arianismus, die Lehre von der Wesensähnlichkeit Christi mit seinem Vater, verworfen hatte, waren in Konstantinopel oder unter byzantinischem Vorsitz nahezu alle dogmatischen Streitfälle entschieden worden, die die Christenheit zu zersplittern drohten. So etwa jener über die These des Bischofs Macedonius, der Heilige Geist sei ein Geschöpf des Vaters und ein Diener des Sohnes. So die Auseinandersetzung wegen der Lehre des Presbyters Nestorius, Maria könne nur Christusgebärerin, nicht aber Gottesgebärerin genannt werden. So der Zwist mit den Monophysiten, die Christus nicht zwei Naturen zugestehen wollten, eine menschliche und eine göttliche. So die Auseinandersetzung um den Monotheletismus, dessen Vertreter Gottes Sohn nur einen Willen und eine Energie konzedierten. Und so noch eine ganze Reihe weiterer Unstimmigkeiten über Notwendigkeit und Wirksamkeit der Gnade, die Frage, wann Ostern zu feiern sei, ob Maria wirklich Jungfrau war, als sie Christus gebar, wie man Arbeit und Gebet, Kultus und Ehe zu bewerten habe.

Es waren geistige Gefechte, in denen der islamisch beeinflußte Osten gegen den katholischen Westen antrat, Rom gegen Konstantinopel oder Antiochia gegen Alexandria. Doch ausgetragen wurden sie überwiegend unter den Augen byzantinischer Kaiser, im Lichtkreis des Glanzes ihrer Krone. Diese Herrscher allein garantierten eine Art Weltöffentlichkeit, und jeder, der sich vor ihr Geltung verschaffen wollte, blieb in irgendeiner Weise auf sie angewiesen. Er mußte sich entweder mit ihnen verbünden, ihre Unterstützung gewinnen oder – das war die andere denkbare Möglichkeit – Partner finden, mit denen zusammen er sie bekämpfen konnte. Falls er nicht gar den fast wahnwitzigen Versuch unternehmen wollte, sie ohne fremde Hilfe in die Schranken zu fordern.

Als Karl zum erstenmal mit Byzanz in Berührung kam, war die Macht seiner Kaiser bereits im Schwinden begriffen. Die Araber hatten ihre Hauptstadt schon viermal angegriffen und den Verteidigern ernste Schwierigkeiten bereitet. Harun ar-Raschid war es sogar gelungen, sie tributpflichtig zu machen. Die norditalienischen Stützpunkte des Reiches gehörten zum Frankenreich, und auch die Päpste verschlossen ihre Ohren immer mehr vor den Wünschen, Mahnungen und Angeboten der Herren in Konstantinopel.

Dann geschah es auch noch, daß in der Stadt über dem Bosporus eine Frau an die Macht kam. Irene, die schöne, willensstarke und ehrgeizige Athenerin, wurde 780 zur Mitregentin ihres minderjährigen Sohnes ernannt, bekam aber alsbald zu hören, was Frauen immer nachgesagt wird, wenn sie herausragende Positionen einnehmen: »Die Gebrechlichkeit ihres Geschlechts und die Wandelbarkeit des [weiblichen] Herzens« erlaube es ihr nicht, sich in Rangfragen »an die höchste Stelle zu setzen«, sondern zwinge sie, »sich männlicher

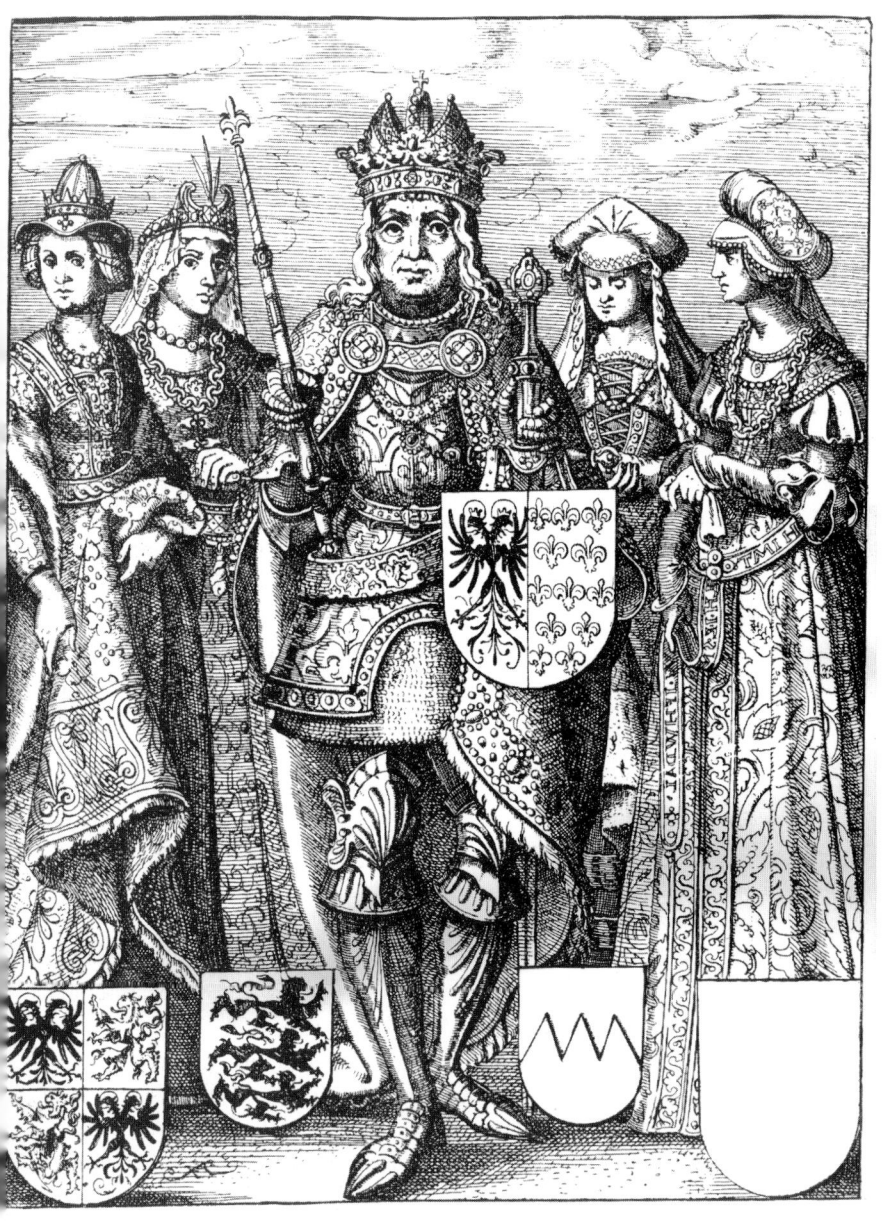

Karl der Große. Nach einem Holzschnitt von Jost Amman (1539–1591)

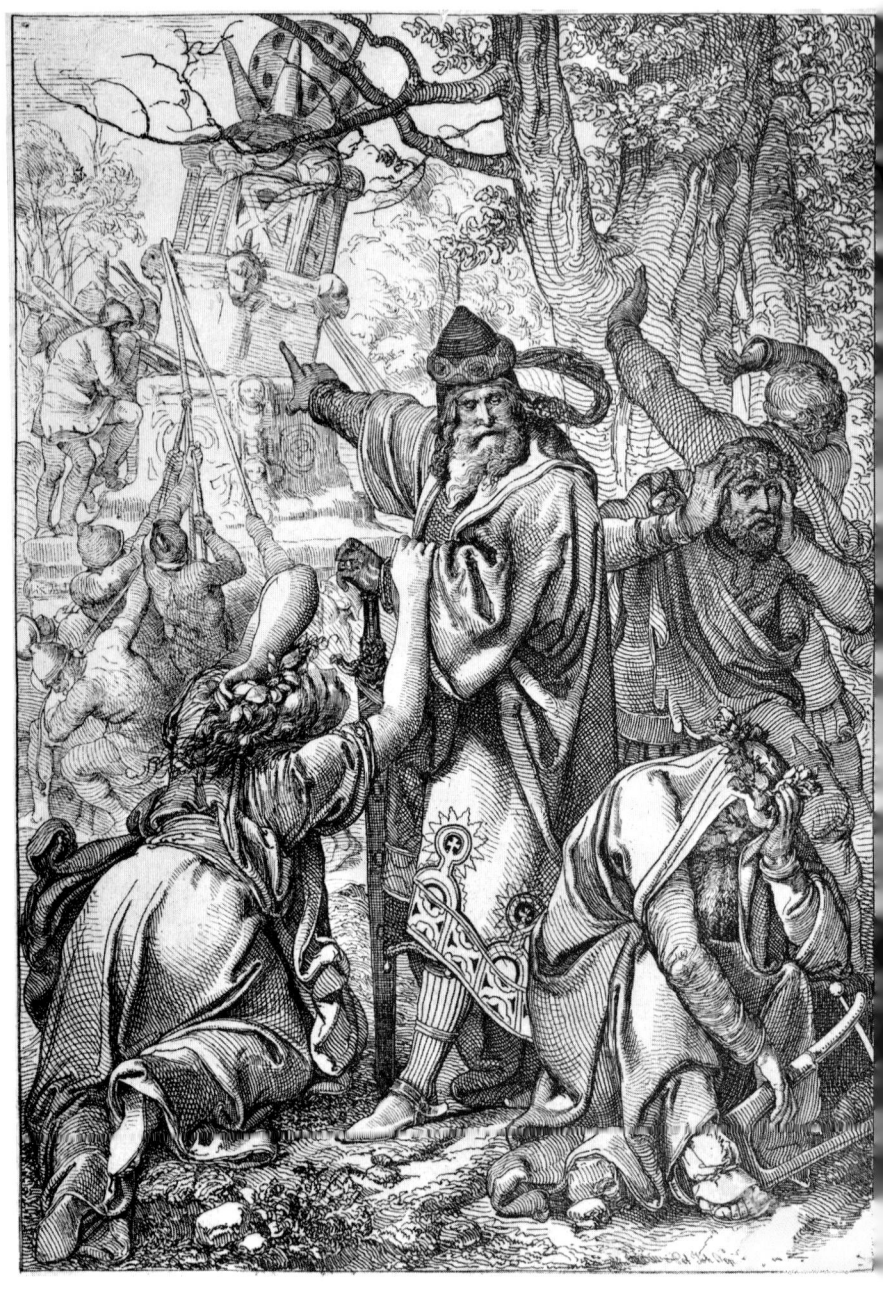

Die Unterwerfung der Sachsen.
Federlithographie um 1865

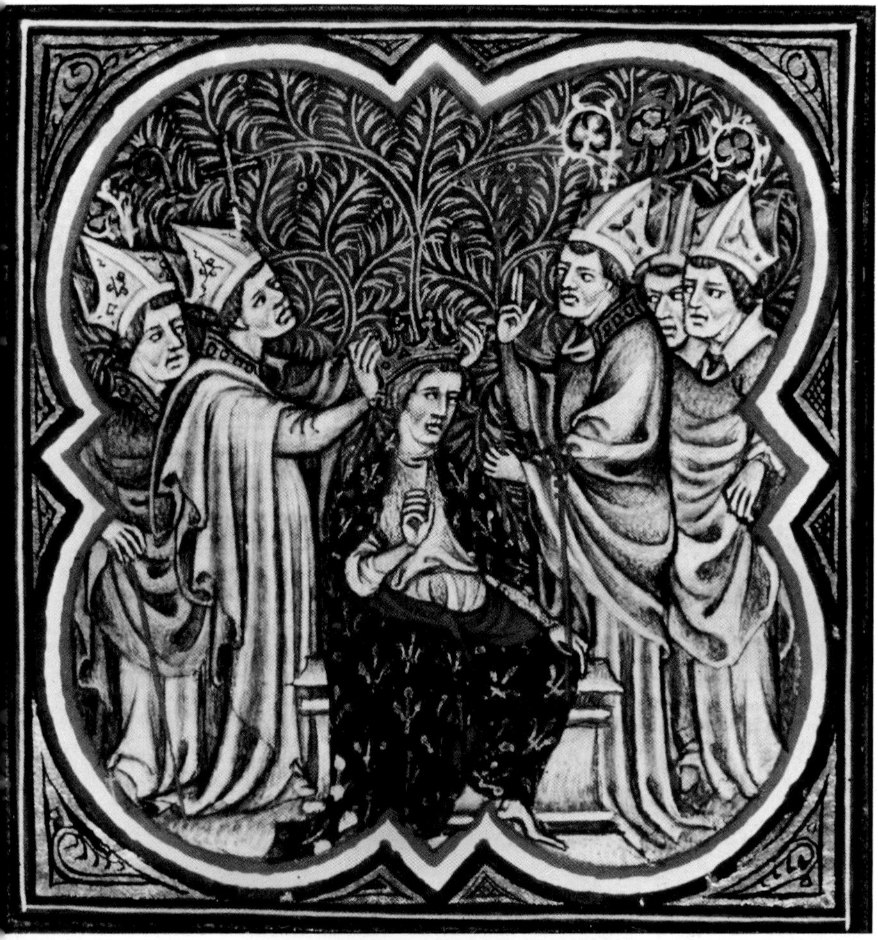

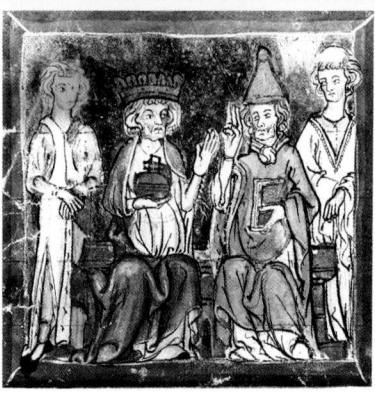

Oben: Die Krönung Karls im Jahre 800
Unten: Kaiser Karl und Papst Leo III.
Französische Miniaturen des Mittelalters

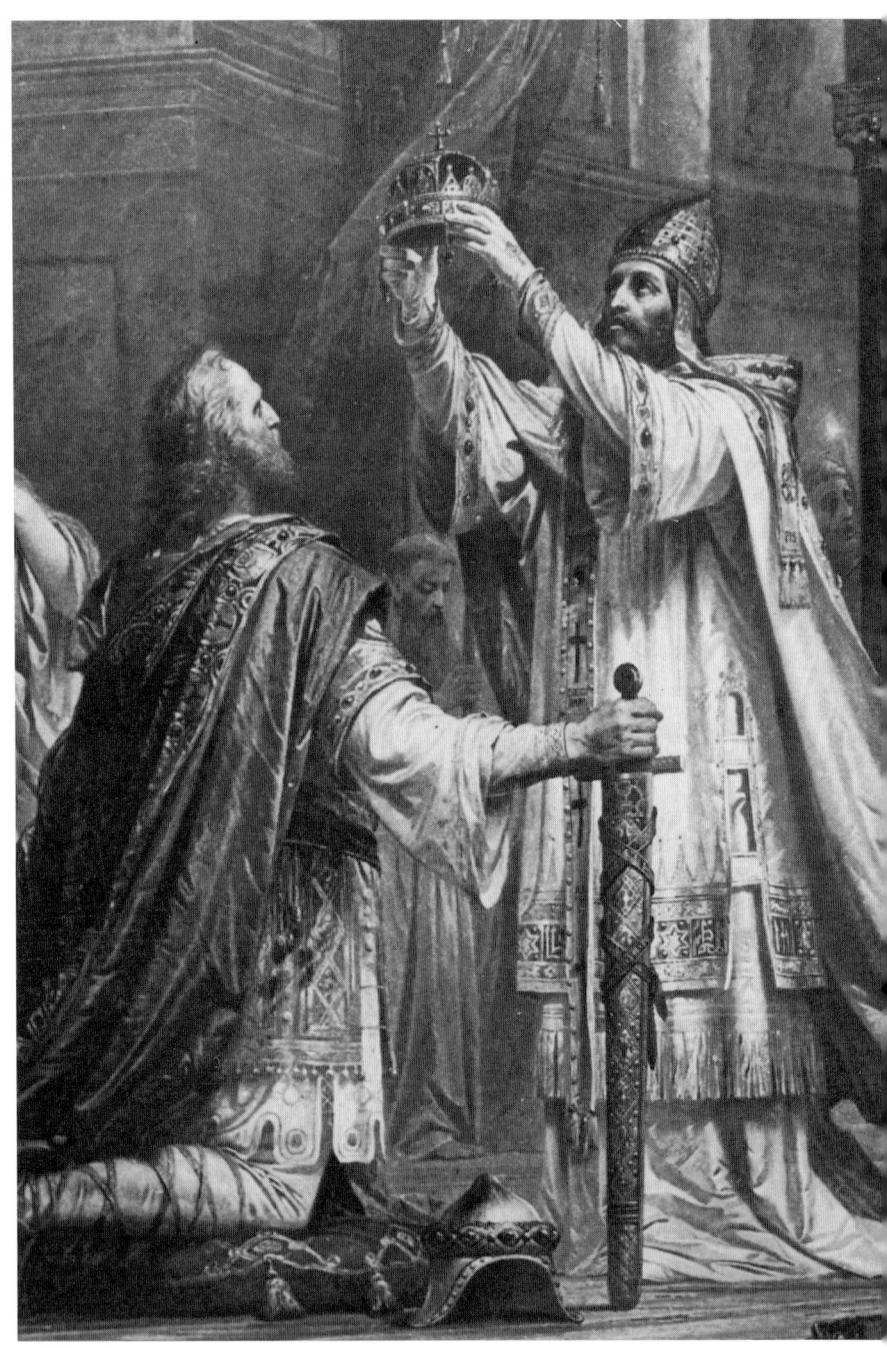

Die Krönung. Nach einem Gemälde von Friedrich Kaulbach (1822–1903)

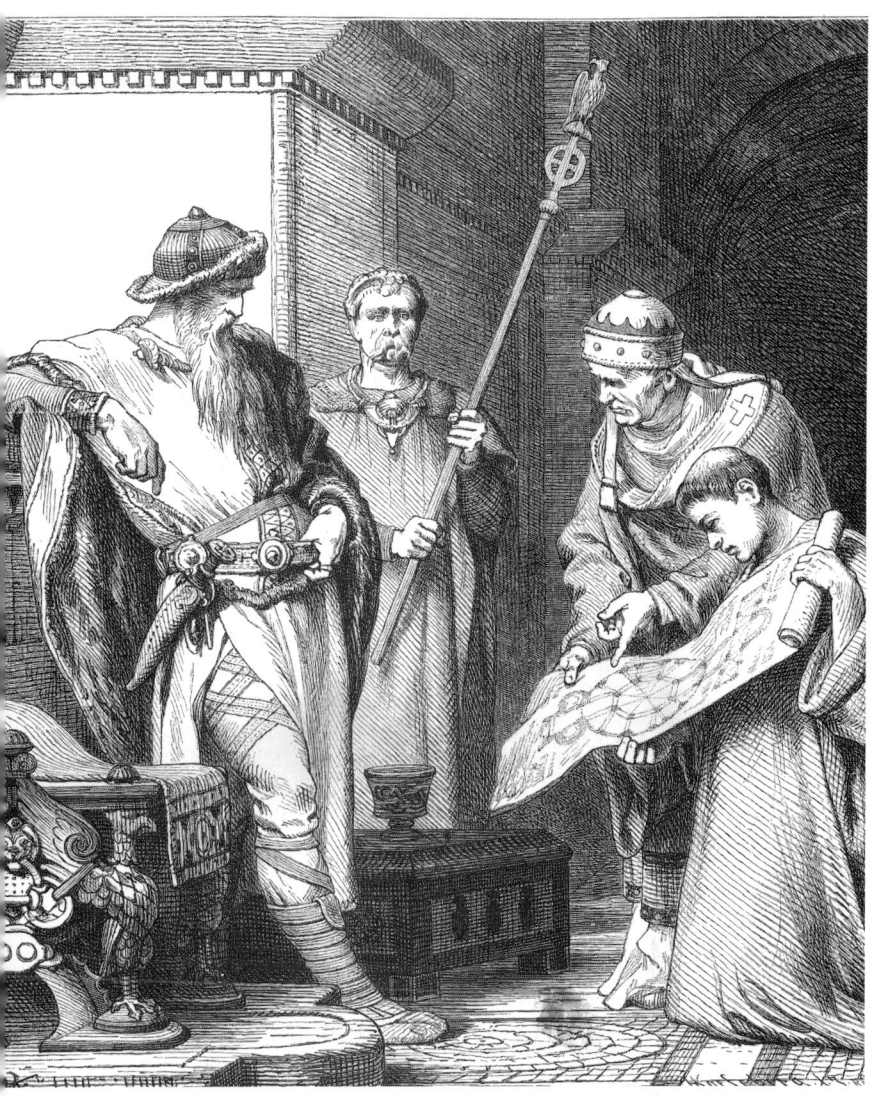

Karl läßt sich die Pläne für die Aachener Pfalzkapelle vorlegen.
Holzstich nach einer Zeichnung von Otto Knille, um 1870

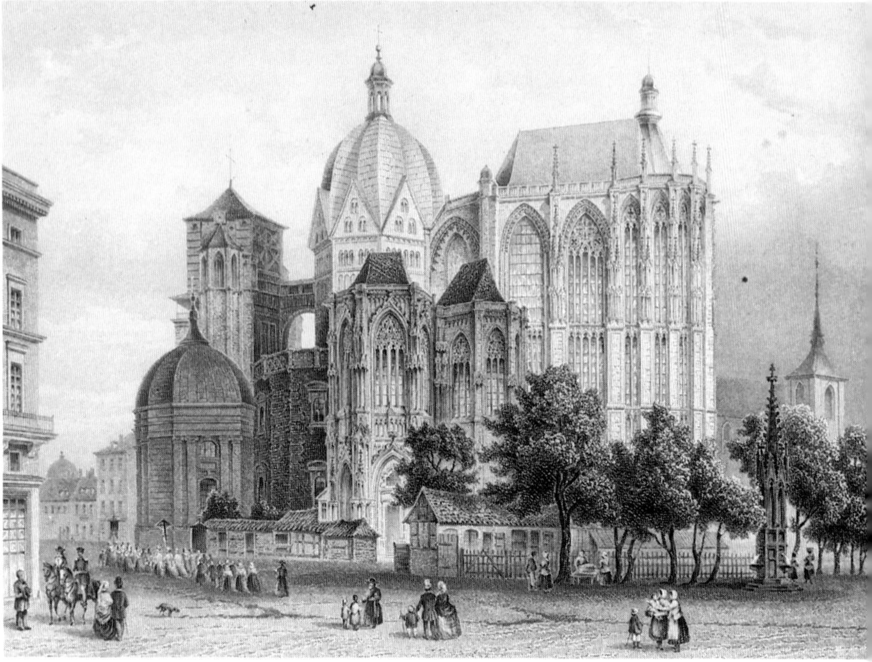

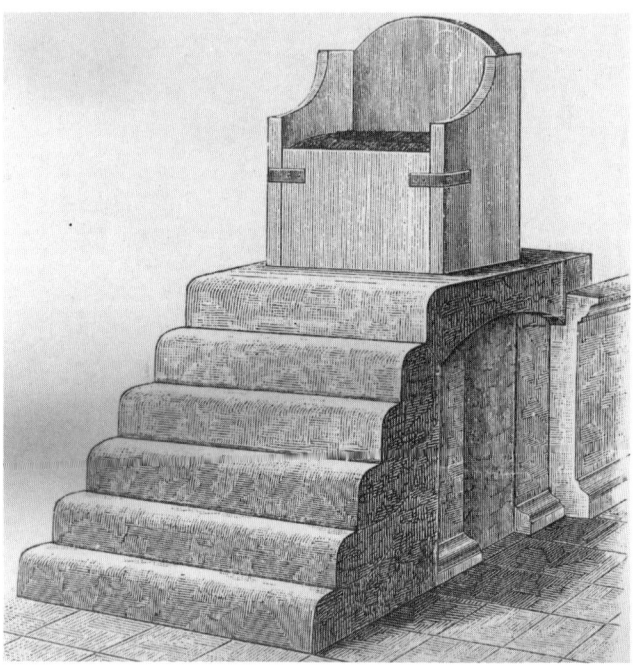

Oben: Der Dom zu Aachen. Stahlstich aus dem Jahre 1840
Unten: Der Thron Karls des Großen

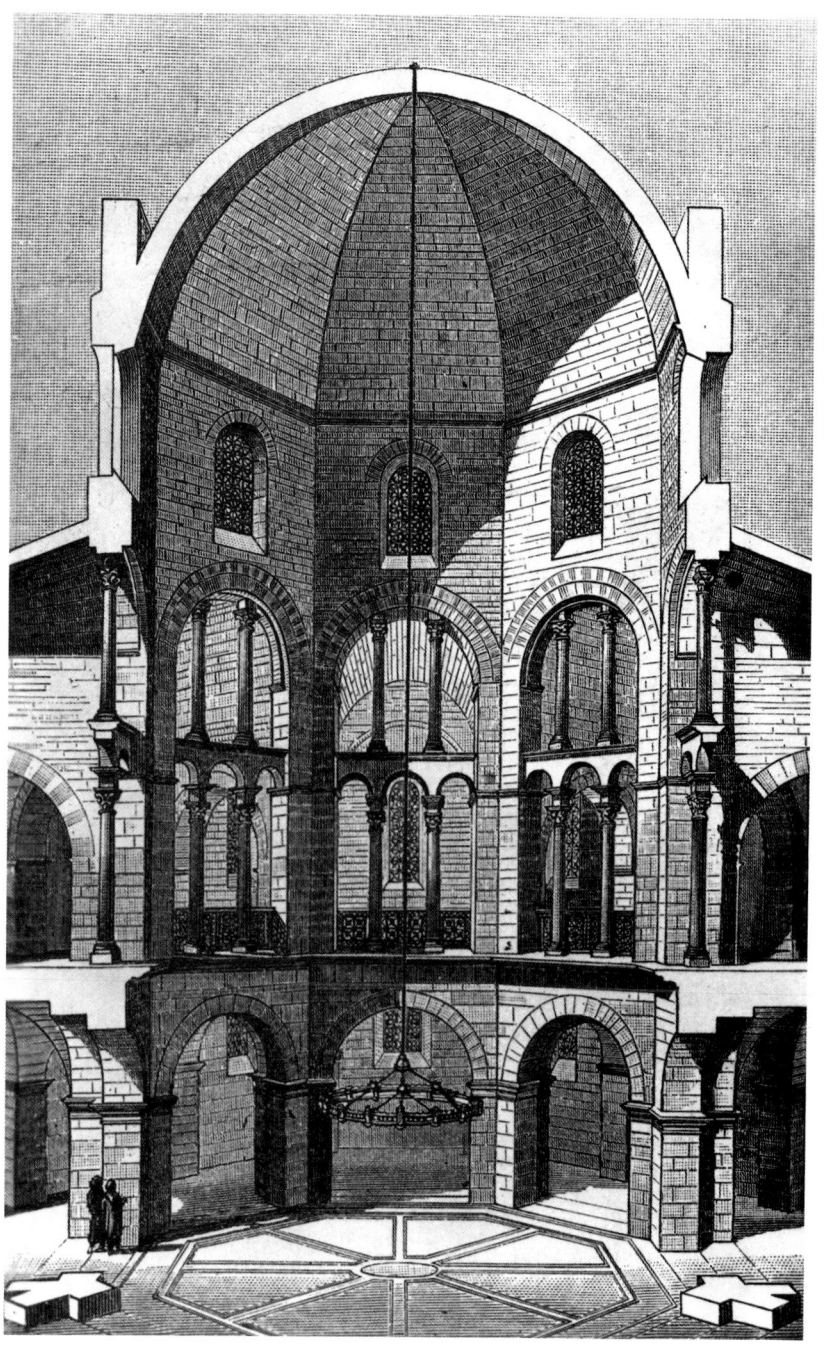

Aufriß des Aachener Doms

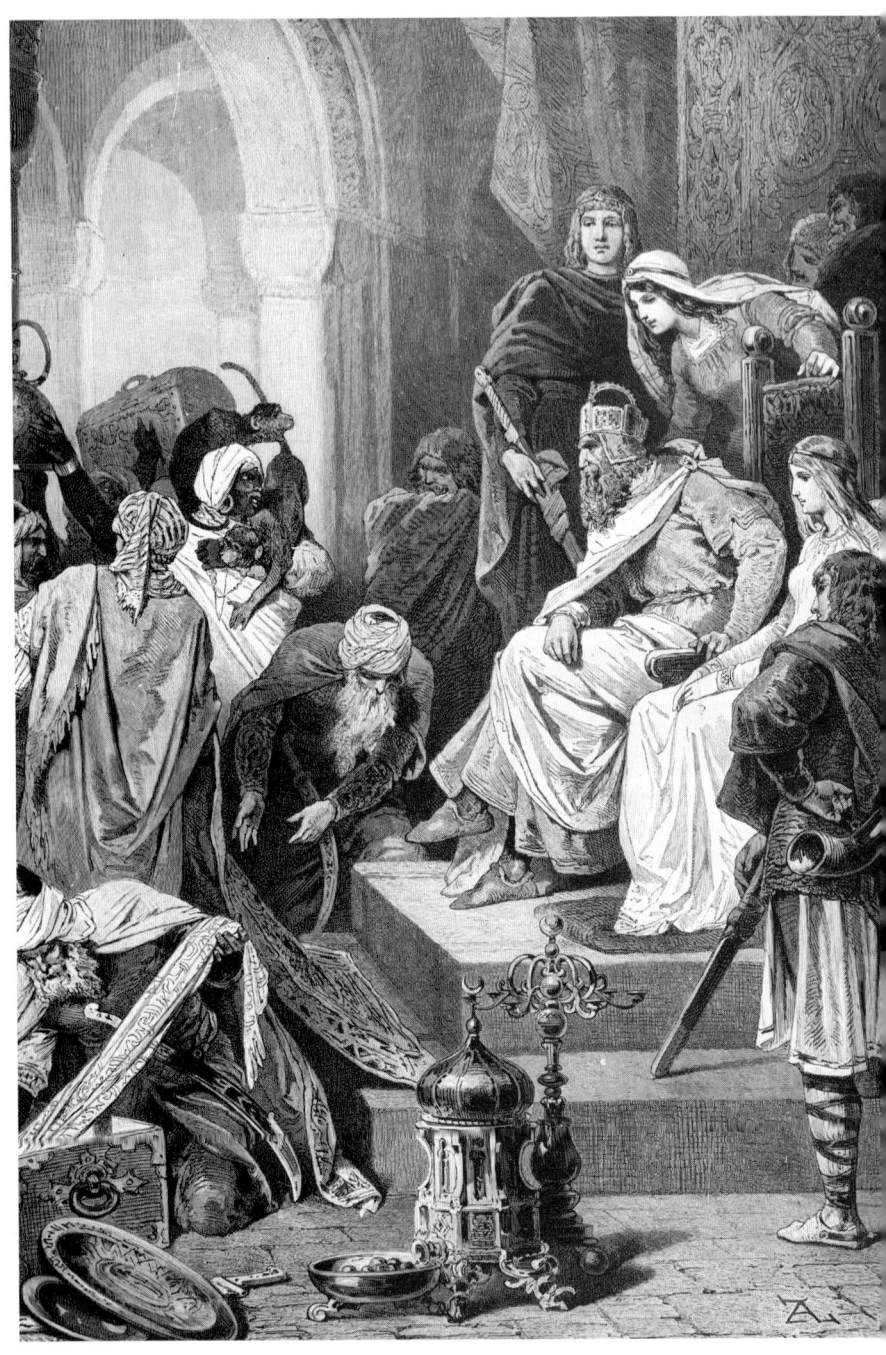

Empfang einer angeblichen Gesandtschaft Harun ar Raschids.
Nach einer Zeichnung von A. Zick, Ende des 19. Jhs.

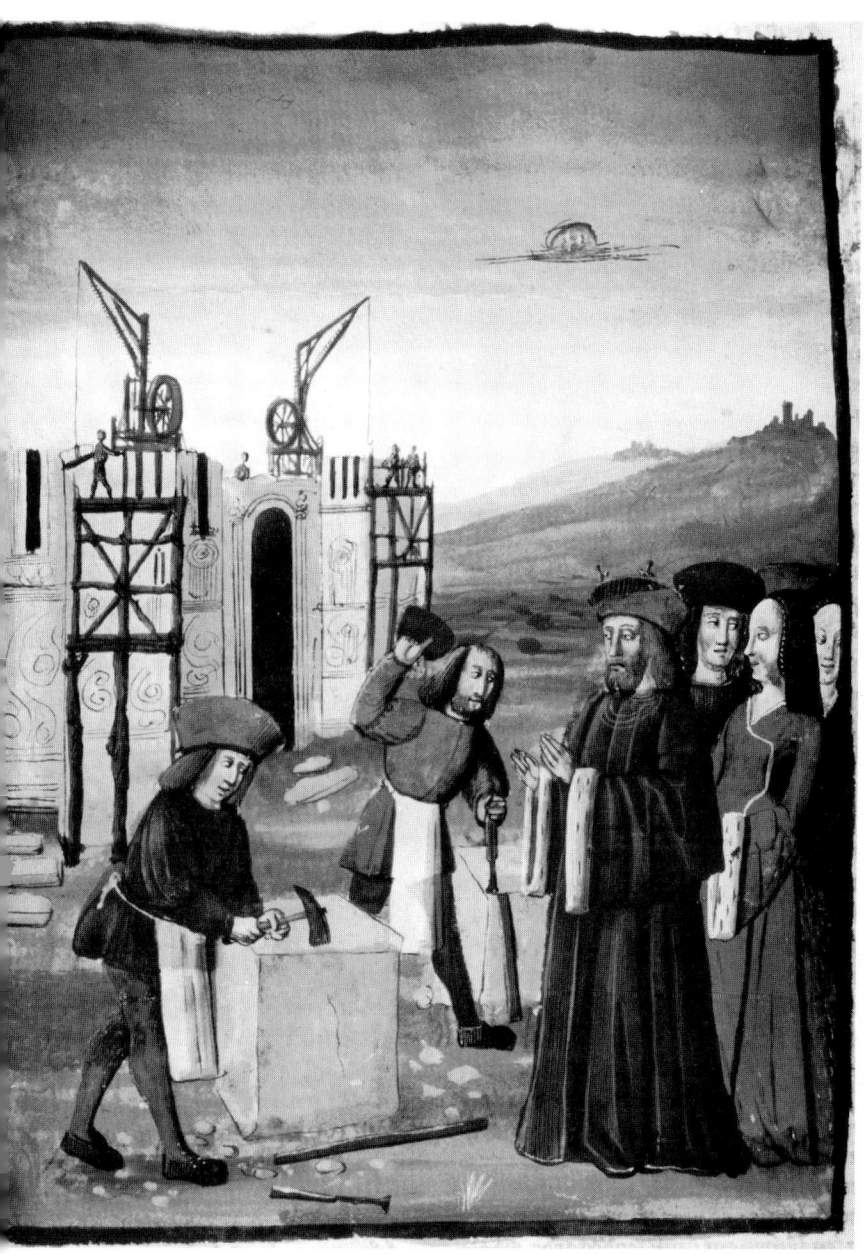

Karl als Förderer der Kirchen und Klöster.
Französische Miniatur aus dem Jahre 1494

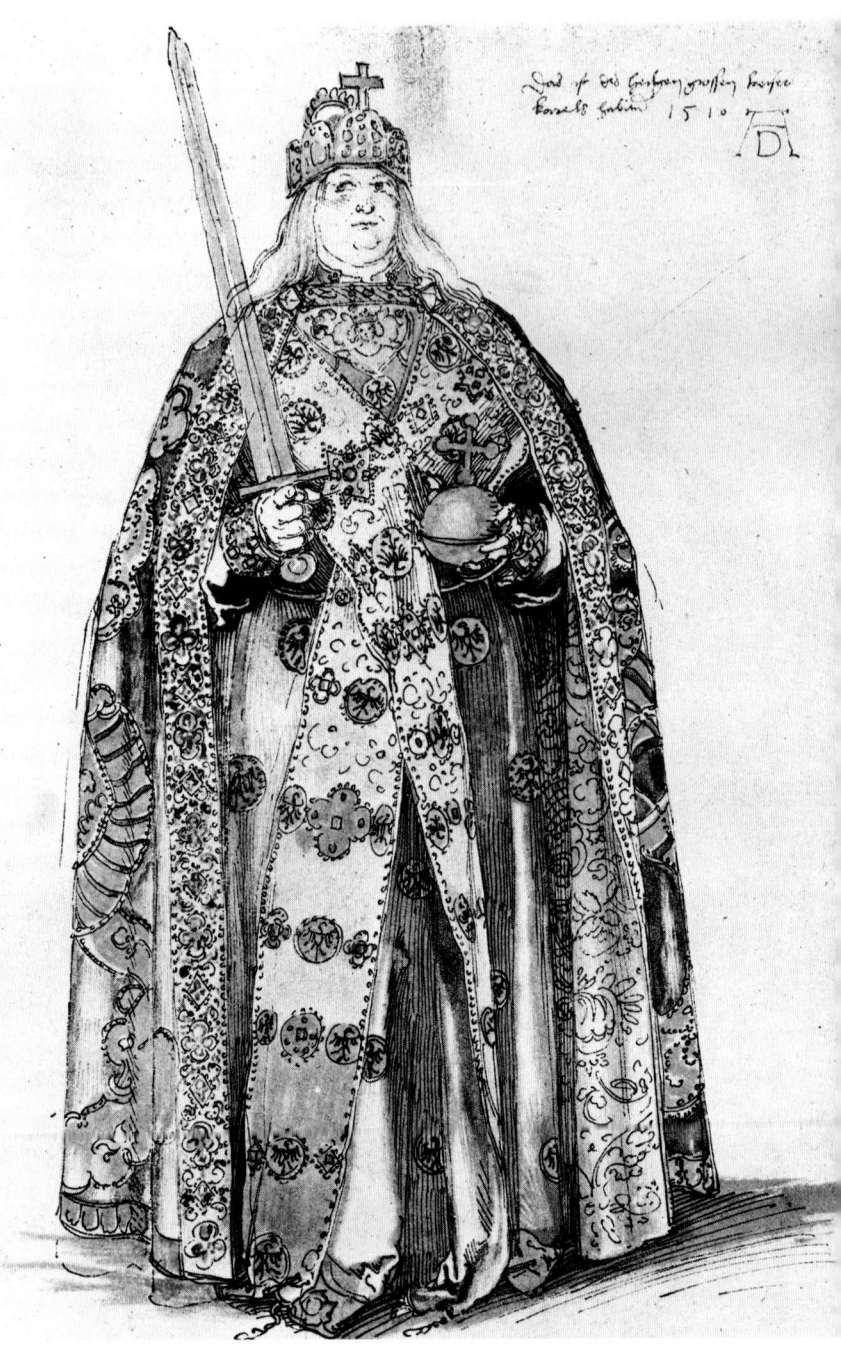

Karl im Krönungsornat.
Zeichnung von Albrecht Dürer, 1510

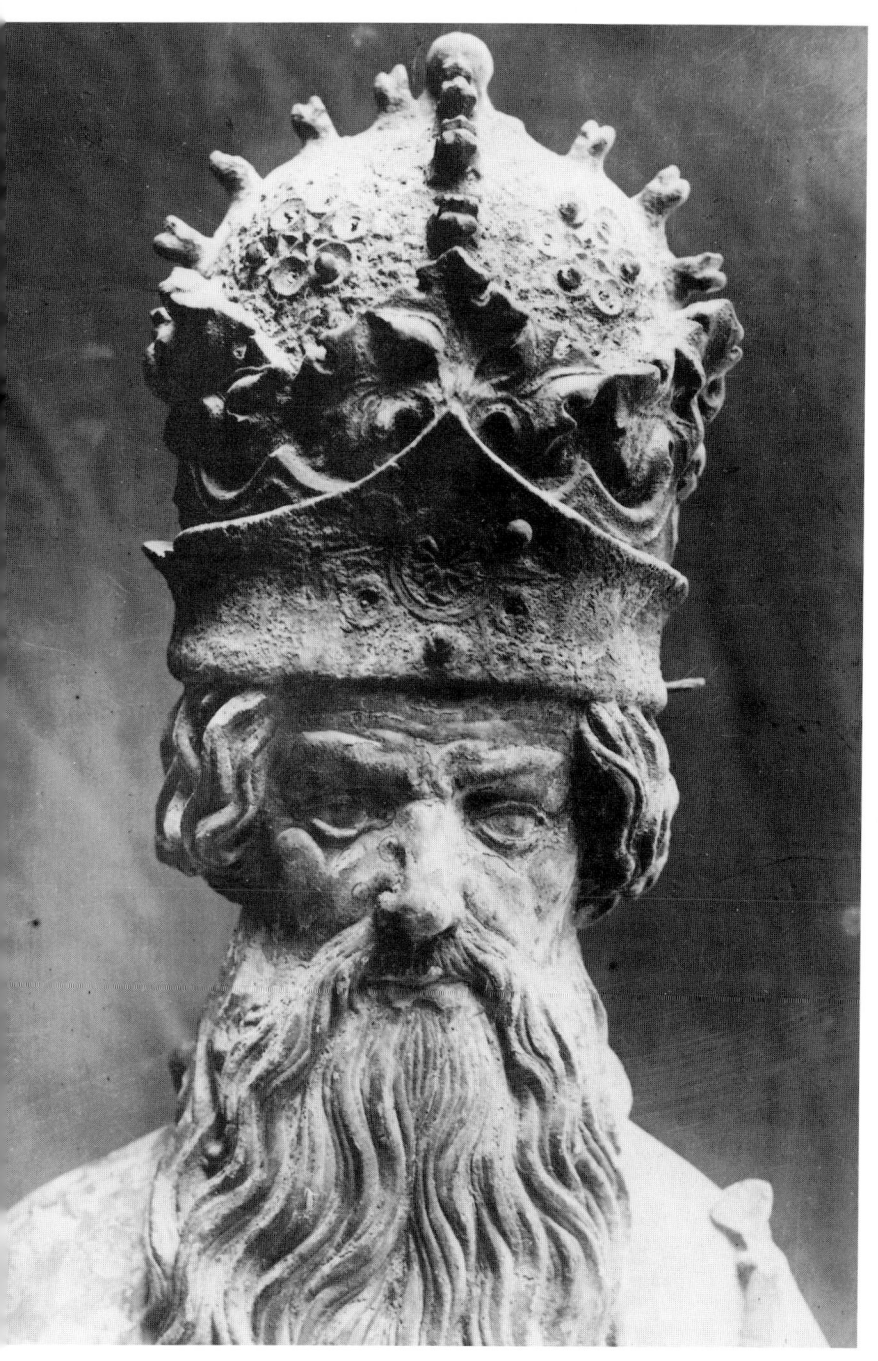

Karl der Große. Kopf der Statue von Hans Multscher, um 1430

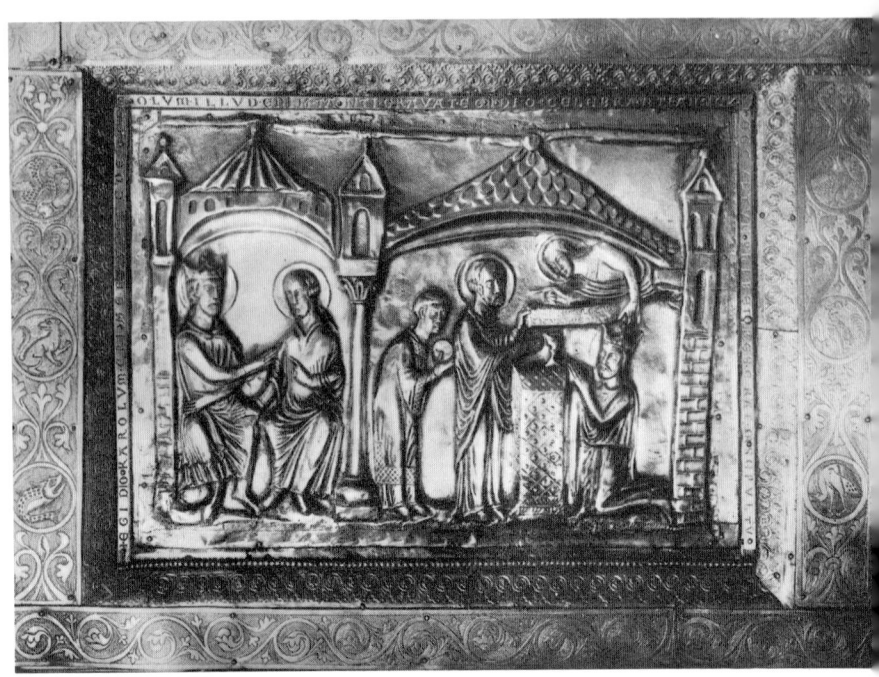

Oben: Dachrelief vom Karlsschrein im Aachener Dom
(Beim Lesen der Messe offenbart ein Engel dem Abt Karls Sünde)
Unten: Die Signatur des Kaisers. Seine Unterschrift besteht lediglich
in der eigenhändig ausgemalten Raute mit dem Winkel zwischen den
Buchstaben des Monogramms.

Autorität unterzuordnen«. Der ihr dies vorwarf, war kein Byzantiner, sondern Alkuin. Er hatte ja bereits Karl gegenüber gemeint, Kaiser könne eigentlich nur ein Mann sein. Es ist dies der erste, wenn auch noch zaghafte Versuch gewesen, die Herrin des Ostens vom fernen Westen her in ihre Grenzen zu verweisen. Und es war auch eine Reaktion auf Irenes Versuch, sich mit Karl zu verbünden und so den Einkreisungsring um Konstantinopel aufzubrechen.

781 hatte Irene Papst Hadrian I. gebeten, eine Eheverbindung zwischen ihrem Hof und dem des Frankenkönigs anzuknüpfen. Dabei soll sie zunächst weniger an ihren Sohn und Karls Tochter gedacht, sondern vielmehr gewünscht haben, »daß sie sich mit Karl selbst verheirate und so der Osten und der Westen vereint werde«. Dieser ursprüngliche Plan, falls er je wirklich bestanden haben sollte, mündete dann aber doch nur in die Verlobung Hrothruds mit dem ebenfalls minderjährigen Konstantin VI. Und zumindest Irene tat alles, um diese Vereinbarung mit Leben zu erfüllen. Sie schickte einen Eunuchen namens Elissaios an Karls wandernden Hof, damit er die fränkische Prinzessin auf ihr künftiges Leben vorbereite, während Karl erst sehr viel später den Kaplan Witbold nach Konstantinopel sandte, um wenigstens ein Zeichen seines guten Willens zu geben.

Er stand der ganzen Angelegenheit mit Skepsis und deutlich spürbarer Unentschlossenheit gegenüber. Einerseits hätte ihm kaum etwas dienlicher sein können als die Verbindung zwischen seiner relativ jungen Dynastie und dem byzantinischen Kaisertum, aber andererseits widerstrebte sie ihm auch zutiefst, aus Gründen, die er vermutlich selbst nicht genau formulieren konnte. Er wußte, daß Byzanz der Maßstab war, nach dem er sich selbst beurteilen lassen mußte, wenn er jemals mehr sein wollte als Herr über einige halbzivilisierte Völker. Gleichzeitig schreckte er davor zurück, diesen Vergleich herauszufordern. Und schließlich hoffte er in seinem Innersten auch noch, aus eigener Kraft ein Reich schaffen zu können, das dem von Konstantinopel ebenbürtig war.

Aber dann fiel die Entscheidung in dieser Sache nicht auf dem Feld der Ehe- oder jenem der Machtpolitik, Karl benutzte vielmehr einen der zahlreichen religiösen Zwiste, von denen Byzanz immer wieder heimgesucht wurde, um sich aus der Affäre zu ziehen.

Irene hatte von ihren Vorgängern den sogenannten »Bilderstreit«

geerbt, eine Auseinandersetzung um die Frage, ob Ikonen, Darstellungen Christi, der Gottesmutter und der Heiligen, verehrungswürdig seien oder nicht, ob man also vor und zu ihnen beten könne oder ob es ein Sakrileg bedeute. Als die Athenerin den Thron bestieg, waren dieser Frage wegen schon Hunderte von Menschen umgebracht worden, denn der Kampf zwischen Bilderfreunden und Bilderfeinden fand nicht nur in den Debattierstuben statt, er wurde auch auf offener Straße ausgetragen. Die Mönche, deren ganze Macht auf dem Besitz wundertätiger Ikonen beruhte, sahen sich der Verfolgung von Andersgläubigen ausgesetzt, die den Bilderdienst als Götzenverehrung empfanden.

Irene versuchte, diesen Streit zunächst auf einer Synode beilegen zu lassen, doch die Versammlung der Bischöfe und Äbte wurde von ihrer eigenen Palastgarde gewaltsam aufgelöst, als sich zu zeigen schien, daß die Bilderfreunde den Sieg davontragen würden. Erst auf einem Kirchenkonzil, das wiederum in Nicäa am Marmarameer stattfand, gelang es ihr, die Bilderstürmer in ihre Schranken zu verweisen und die Verehrung der Ikonen zu legalisieren. Damit entsprach Irene nicht nur den Wünschen der byzantinischen Mönche, sondern auch den Auffassungen der römischen Kirche, wozu Karl der künftigen Schwiegermutter seiner Tochter eigentlich nur hätte gratulieren können. Doch er zog es vor, sich zu ärgern und damit seine ganze bisherige Politik gegenüber Byzanz in ihr Gegenteil zu verkehren.

Den Umstand, daß zu dem entscheidenden Konzil kein fränkischer Geistlicher eingeladen worden war, nahm er zum Vorwand, die Verbindung mit Konstantinopel abzubrechen. Als 787 ein Legat Irenes Hrothrud abholen wollte, teilte Karl ihm in kurzen, brüsken Worten mit, er denke nicht daran, seine Tochter in ein so fernes Land ziehen zu lassen. Und so, als ob er diese vorgeblich väterliche Entscheidung auch noch mit anderen Motiven rechtfertigen wollte, schlug er sich kurz darauf mit geradezu leidenschaftlicher Heftigkeit auf die Seite der Bilderfeinde.

Von all den überraschenden, oft abrupt anmutenden Entscheidungen Karls war dies zweifellos eine der merkwürdigsten. Trotzdem zeigt sie deutlich wie kaum eine zweite, mit welchen Mitteln und auf welchen verschlungenen Umwegen er bis zu dem Punkt vorstieß, an dem er ja oder nein sagen mußte. Zunächst hatte er sich, sei es aus Unsicherheit, sei es aus Unentschlossenheit, auf das byzantinische Heiratsprojekt zutreiben lassen. Aber da er offensichtlich nie recht Gefallen daran fand, benutzte er dieses Mißbehagen auch dazu, sich so lange mit dem Phänomen Byzanz auseinanderzusetzen, bis er sicher war, es aus seinen politischen Plänen streichen zu können. Dann jedoch mobilisierte er zunächst seine väterlichen Gefühle, redete sich ein, er könne auf Hrothrud einfach nicht verzichten, um am Ende auch noch viel älteren, ererbten Instinkten nachzugeben.

Seine heidnischen Vorfahren, die Reiter der Völkerwanderung, waren stets davor zurückgeschreckt, Götter oder götterähnliche Erscheinungen zu vermenschlichen und sie bildlich darzustellen. Tiere hatten sie als Symbole für Wotan, Donar oder Freya genommen, auch Pflanzen und Ornamente aus Pflanzenranken. Doch niemals brachten sie es über sich, den Überirdischen Gestalt und Gesicht zu geben. Sie zogen es vor, mit halb abstrakten Chiffren zu formulieren, was sie glaubten, was sie schreckte, was Heil bedeutete und was Unheil. Letzte Wahrheiten hielten sie nicht für formulierbar. Und nun benutzte Karl gerade solch fromme Schauder dazu, sich auf die Seite der Bilderfeinde zu schlagen und damit auch politisch Stellung zu beziehen. In anderen Fällen hatte er zu derartigen Zwecken Zorn, Wut oder auch die eigenen Begierden einsetzen müssen. Aber mittlerweile beherrschte er sein emotionales Handwerkszeug gut genug, um auf derart primitive Regungen nicht mehr angewiesen zu sein. Er wußte, wie er mit sich umzugehen hatte und wie er sich dazu zwingen konnte, unangenehme Entscheidungen zu treffen. Die auf dem Konzil von Nicäa behandelten Fragen treten gegenüber seinem künstlich entfachten inneren Aufruhr fast in den Hintergrund zurück.

Irenes Parteigänger hatten lediglich festgelegt. Abbildungen des Erlösers, der Gottesmutter, der Engel und der Heiligen müßten durch »Gruß und Verehrung« gewürdigt werden, sollten aber keineswegs angebetet werden. Wer ihnen Weihrauch und Kerzen darbringe, habe immer daran zu denken, daß er sich in Wirklichkeit an das Urbild der dargestellten Wesen wende und nicht etwa einem Götzen huldige. Mit dieser vernünftigen und weisen Regelung hätte im Grund jeder gute Christ zurechtkommen müssen, ob er nun wie die byzantinischen Griechen auf Anschaulichkeit angewiesen war oder wie ein Germane der allzu deutlich bildhaften Form mißtraute.

Es kam noch hinzu, daß Karl selbst die Konzilsakten gar nicht ausreichend zu würdigen vermochte, weil sie ihm vom Papst in einer außerordentlich laienhaften und verfälschenden lateinischen Übersetzung zugestellt worden waren. Hadrians Bibliothekar Athanasius beherrschte das barocke, in Byzanz gesprochene Spätgriechisch nur derart mangelhaft, daß er die Feinheiten des Textes, die vielfach schattierten Bedeutungen einzelner Begriffe weder richtig verstand noch auf zutreffende Weise interpretieren konnte.

Dennoch benutzte Karl das Papier dazu, die antibyzantinische Stimmung, in die er sich hineingesteigert hatte, weiter anzuheizen. Der Bischof Theodulf von Orléans, Angehöriger seiner Denkfabrik, mußte eine Streitschrift verfassen, in der nahezu alle Punkte der Konzilsakte vehement widerlegt wurden, darunter auch Beschlüsse, die in Nicäa gar nicht gefaßt worden waren. Was dabei herauskam, war ein wirres, teilweise widersprüchliches Dokument, durchsetzt mit hochfahrenden Angriffen auf die griechischen Geistlichen, auf Kaiserin Irene und auf die »blöde Anmaßung« der Byzantiner überhaupt. Untermauert waren diese Anklagen mit einer wahren Flut von Zitaten aus der Bibel und den Kirchenvätern. Alkuin, der auch an ihrer Abfassung beteiligt war, hatte tief in seinen Zettelkasten gegriffen und eine ganze Reservearmee aus »Stellen«, mythologischen Vergleichen und allegorischen Ausdeutungen aufmarschieren lassen. Er, Theodulf und Karl stießen sich sogar an den gewiß arrogant anmutenden Formeln des byzantinischen Kanzleistils, den ständigen Bezügen auf die Präsenz Gottes bei allem, was ein Kaiser veranlasse, sage oder tue, womit sie freilich bestenfalls offene Türen einrannten. Wenn ein griechischer Hofschreiber seinem Herrscher Titel beilegte wie »von Gott erwählt« oder »von Gott geleitet«, dann tat er das, weil solche Bezeichnungen eben üblich waren, er beabsichtigte jedoch keineswegs, wie Karl ihm unterstellte, Gott zu lästern.

Die sogenannten *Libri Carolini*, die »Karolinischen Bücher«, von denen Theodulfs an den Papst gerichtete Streitschrift nur ein Teil war, sind über weite Strecken hin ein Ausdruck des Mißverständnisses, ja sogar des puren Unverständnisses, gleichzeitig aber auch so etwas wie der Versuch, das Frankenreich gegenüber Byzanz für geistig unabhängig zu erklären. War es denn jemals von ihm abhängig gewesen?

Karl hat es zumindest geglaubt. Die Vorstellung, es gebe so etwas wie eine geistliche Familie, die alle christlichen Könige umfasse, gehörte zu den von seinen Vorgängern übernommenen Überzeugungen. Ebenso gehörte dazu die Überzeugung, in diesem fiktiven Verband sei er – Alkuin hatte es ja angedeutet – nur der geistliche Sohn des byzantinischen Kaisers. Dies erklärt noch am ehesten, warum er solch gewaltige emotionale Reserven aktivierte: Er bekämpfte einen Übervater, der ihm – groteskerweise – in weiblicher Gestalt entgegentrat. Er mußte zumindest erreichen, daß er von Irene als gleichberechtigter Bruder anerkannt wurde. Die »Libri Carolini« sind in ihrer überzogenen Heftigkeit vor allem auch ein Ausdruck solchen Begehrens und damit ein fast privates Dokument.

Zu Karls Charakteristika gehörte es ja, daß er in alle seine Unternehmungen die eigene Persönlichkeit einbrachte, daß er alles, was ihm widerfuhr, persönlich nahm. Er regierte sein Reich nicht nur, er verkörperte es auch in höchsteigener Gestalt.

Notwendigerweise schlugen sich diese Regungen wie schon bei früheren ähnlichen Fällen in politischen Maßnahmen nieder. 794 trat in Frankfurt eine fränkische Reichssynode zusammen, erklärte das Konzil von Nicäa zur »Pseudo-Synode« und machte sich daran, den Bilderstreit ein zweites Mal beizulegen. Irene bekam den Fehdehandschuh vor die Füße geschleudert.

Karl stand auf den Stufen seines Thrones und erklärte dem hohen Klerus des Frankenreiches, was er aufgrund von Belehrungen durch einen in Bischofskreisen weithin unbekannten Diakon namens Alkuin zu glauben für richtig halte.

»Gottes Sohn«, sagte er, »ist kraft göttlicher Natur als Gottes, kraft menschlicher als des Menschen Sohn geboren. Nicht durch Adoption, sondern aufgrund seiner Doppelnatur hat er als Gott und als Mensch den Namen Menschensohn. Er ist also ebenso wahrer Gott, wie er als wahrer Mensch Gottes eingeborener Sohn ist.« Die versammelten Geistlichen, zu denen auch zwei päpstliche Legaten gehörten, mögen nach diesen Worten etwas gelangweilt genickt haben. Was

Karl vortrug, war die durch unzählige Konzilsbeschlüsse erhärtete Meinung der Kirche, war weder neu noch sensationell. Byzanz glaubte das ebenso wie auch Rom. Worauf wollte der König hinaus? Karl fuhr fort.

»Was«, fragte er, »ist nun eure Meinung? Die meine geht dahin, daß, nachdem... diese gefährliche Ketzerei in unseren eigenen Grenzen immer weiter vorgedrungen ist, sie jetzt mit allen Mitteln auszurotten sei.«

Nun hatten die Bischöfe und Äbte verstanden. Karl, das war klar, sprach von zwei spanischen Klerikern, die eine neue Lehre verkündeten. Elipandus von Toledo, ein Westgote, dessen fast heiligmäßige Frömmigkeit niemand bezweifelte, und sein Amtsbruder Felix, Bischof im asturischen Urgelis, waren wieder einmal der uralten Versuchung erlegen, das Mysterium der Trinität und das Verhältnis von Gottvater und Gottsohn verstandesmäßig erfassen zu wollen. Dabei hatte sich ihnen ähnlich wie früher den Arianern der Gedanke aufgedrängt, die Verbindung zwischen den beiden höchsten Wesen könne nicht so direkt sein, wie die Kirche annahm, aber auch nicht so kompliziert, wie die verschiedenen Konzilien es hatten wahrhaben wollen. Sinnvoll und für jedermann verständlich sei es deshalb, Christus als Mensch, nicht als fleischgewordenes Gotteswort, einfach einen Adoptivsohn des Herrn, seines Vaters, zu nennen. Das erklärt nicht nur sein Verhältnis zu ihm, sondern auch zur Jungfrau Maria und zum Heiligen Geist. Überdies war es eine Überlegung, die den Mitgliedern der im muslimischen Spanien lebenden christlichen Diaspora einleuchten mußte, weil sie Mohammeds Zweifel an der Gottessohnschaft Christi einigermaßen entgegenkam. Soweit eine iberische Antwort auf iberische Probleme.

Unglücklicherweise hatte die »Adoptianismus« genannte Lehre aber auch diesseits der Pyrenäen im Frankenreich schon Anhänger gefunden und breitete sich dort aus – Karl sagte: »Wie die Pest.« Er meinte jedoch, sie sei ein schleichendes Gift, das die geistlichen Grundfesten seines eigenen Staates anzufressen drohe – verständlicherweise. Sollte er etwa im Namen eines Christus, der nur »angenommener Sohn und Knecht« war, gegen die freien, aller Knechtschaft abholden Sachsen kämpfen oder den fränkischen Kriegern klarmachen, daß das Kreuz nur der den Tod eines Menschen bezeugende Galgen war?

Als Karl zum erstenmal vom Adoptianismus hörte, hatte er Felix von

Urgelis sofort nach Regensburg zitieren lassen, hatte ihn dort vor eine Prälatenversammlung gestellt und ihm dringend nahegelegt, seiner Irrlehre abzuschwören. Der Spanier war dieser Aufforderung beinahe achselzuckend nachgekommen, nachdem er erkannt hatte, daß die Franken seinen Ausführungen einfach nicht zu folgen vermochten. Karl schickte ihn danach auch noch zu Hadrian nach Rom, wo er eine zweite Widerrufung ablegte. Doch sobald er wieder zu Hause war, fuhr Felix zusammen mit Elipandus fort, ihre gemeinsame Überzeugung unbekümmert weiterzuverbreiten.

Es fiel den beiden um so leichter, als diese Lehre überall fruchtbaren Boden fand und Felix – wie Elipandus – selbst der Überzeugung war, den katholischen Glauben nicht zu verletzen, sondern zu vergeistigen. Die Adoption Christi durch Gott selbst nahm dem angenommenen Sohn doch nichts von seinem einzigartigen Rang! Im Gegenteil, es förderte seine Würde und seine moralische Position im Rahmen der Dreifaltigkeit. Eine spanische Synode erkannte den Adoptianismus an, und schließlich nahm sogar Papst Hadrian eine Schrift aus Elipandus' Feder wohlwollend entgegen.

Für Karl war dies der Tropfen, der das Faß zum Überlaufen brachte. Er beschloß, persönlich in die Angelegenheit einzugreifen, wenn auch nicht allein aus Furcht vor den Auswirkungen der spanischen Lehre.

Seit dem Konzil von Nicäa waren erst sieben Jahre verstrichen. Noch hingen die damals aufgewirbelten Wolken in der Luft, noch schmerzten die Karls Selbstgefühl zugefügten Wunden. Nun, so schien es, bot der Adoptianismusstreit einen guten Vorwand, auch unter die damalige Affäre einen Schlußstrich zu ziehen und seine eigene Stellung gegenüber Byzanz festzuschreiben. Was der Frau auf dem Kaiserthron recht war, konnte ihm nur billig sein. Irene hatte die geistlichen Creme der Christenheit nach Nicäa, einem Vorort der eigenen Hauptstadt, gerufen. Weshalb sollte er, der Herrscher, der keine Hauptstadt hatte, die gleichen Herren jetzt nicht in einen abgelegenen Ort namens »Franconofurd« bitten können? Immerhin unterhielt er dort ein Hofgut. Karls Wort wurde gehört.

Aus der Provence kamen die geistlichen Würdenträger angereist, aus Baiern, aus Burgund, sogar aus Britannien und auch aus Rom. Alle begehrten zu hören, was ein König, dessen faktische Macht auf

Lanzenspitzen ruhte, von einer Auseinandersetzung hielt, in die sie selbst nur mit den feinsten, im Feuer der Gelehrsamkeit gehärteten Instrumenten einzugreifen gewagt hätten. Wollten sie sich von einem theologischen Laien belehren lassen? Oder spürten sie, daß im Frankenreich eine Machtstruktur entstanden war, die jener von Byzanz zu gleichen begann?

Genau dies war in der Tat das eigentliche Thema des Frankfurter Konzils. Vordergründig ging es um Glaubensfragen, wie sie alle paar Jahrzehnte wieder einmal zur Diskussion standen. Aber in Wahrheit wollten Politiker der Kirche herausfinden, ob ihnen in Karl ein neuer Konstantin erwachsen sei, ein Herrscher, der gleich ihm zu sagen wagte, er sei, wenn auch außerhalb der Kirche stehend, der oberste aller Bischöfe. Und viele der angereisten Geistlichen standen dieser Frage keineswegs mit Besorgnis gegenüber, sondern mit eher prickelnder Erwartung. Der Brite Cathwulf war nicht der einzige, dem der Gedanke gefiel, den Westen nach dem Vorbild des Ostens zu ordnen. Karl selbst gab sich zumindest den Anschein, als wolle er diese Rolle wenigstens probeweise übernehmen. In Frankfurt hatte er ein Publikum zu Füßen, dessen Reaktionen ihm Aufschluß darüber vermitteln konnten, ob er mit ihr zurechtkommen könne oder nicht.

Zunächst erfuhr Karl einmal, daß es nicht einfach sei, mit einem Auditorium gewiefter Interessenvertreter und individualistischer Buchgelehrter umzugehen. Die päpstlichen Legaten, Vertreter der ersten Spezies, beantworteten die Frage, ob der Adoptianismus zu verurteilen sei, mit einem abgewogenen »Ja nun«. Einerseits, sagten sie, sei die Lehre natürlich gefährlich, andererseits enthalte Elipandus' Schrift auch ein paar bedenkenswerte Argumente. Dieser Auffassung schlossen sich die übrigen Italiener mit Vorbehalten an. Sie sagten, der spanische »Gifttrunk ist mit Honig versetzt«, neigten aber doch zu der Auffassung, man müsse ihn zurückweisen.

Mittlerweile hatten die britischen und die fränkischen Kleriker eine längere Sitzungspause benutzt, um ebenfalls miteinander ins reine zu kommen. Als Karl die Versammelten wieder zur Ordnung rief, standen ihre Vertreter auf und ließen ihn hören, was er zu hören begehrt hatte: Ja, der Adoptianismus sei wirklich eine Pest und »gefährliche Ketzerei«, man müsse ihn rundum ablehnen. In politische Begriffe übersetzt, hieß das: Du, König, hast uns gebeten, eine

Aufgabe in deinem Sinn zu lösen. Dies haben wir hiermit getan und dich somit als Herrn des Verfahrens anerkannt, als eine Autorität, der auch die Kirche sich beugt.

Karl hätte sich kein besseres Ergebnis wünschen können. Sein Reichsmagister Alkuin brauchte nun nur noch ein Schlußprotokoll aufzusetzen, in dem dies alles mit den üblichen Wendungen bekräftigt, der Heilige Geist als Zeuge angerufen und die Konzilsteilnehmer als »berufene Vertreter der ganzen Christenheit« bezeichnet wurden. Vor allem aber, und das besiegelte endgültig den von Karl errungenen Triumph, konnte in diesem Papier auch noch ein anderer von dem Konzil behandelter Punkt aufgenommen werden, die Stellungnahme zu den in Nicäa getroffenen Entscheidungen über die Bilderverehrung.

Beinahe schmetternd heißt es im zweiten Teil des Frankfurter Dekrets: »Es wurde die Frage vorgebracht betreffs der neuen Synode der Griechen, die sie für die Anbetung der Bilder abgehalten haben. Ihre Auffassung, daß diejenigen mit dem Bann zu belegen seien, welche den Ikonen nicht denselben Dienst oder dieselbe Anbetung entgegenbringen wie der göttlichen Dreieinigkeit, haben unsere heiligen Väter in jeder Weise zurückgewiesen, verworfen und einstimmig verdammt.«

Hatten die Byzantiner etwas Derartiges denn überhaupt verlangt? In ihrem Schlußprotokoll heißt es ziemlich eindeutig, die »eigentliche Anbetung« komme allein der Gottheit zu, aber keineswegs deren »mit Farbe, aus Stein oder sonst einem Stoff« gefertigten Abbildern. Die Frankfurter Synodalen schienen davon nichts zu wissen. Sollten sie es aber doch gewußt haben, dann machten sie von ihren Kenntnissen keinen Gebrauch. Karl hatte auch zu diesem Punkt eine ganz bestimmte Aussage erwartet, und deshalb – es liegt zumindest nicht fern, dies zu vermuten – hatten sie ihm eben den Gefallen getan.

Das Frankfurter Konzil war also in jeder Hinsicht ein voller Erfolg für ihn. Wenn Karl danach zumute sein sollte und wenn er es sich zutraute, konnte er auf dem eingeschlagenen Weg von jetzt an weitergehen, so lange, bis er irgendwann der gleichberechtigte »Bruder« des Herrschers in Konstantinopel sein würde. Tatsächlich schien er genau dies tun zu wollen.

Byzanz wurde zu einem Vorbild, nach dem er sich mehr und mehr ausrichtete. Paulus Diaconus, ein Mitglied seiner Denkfabrik, wies er an, »unseren Klerikern die griechische Grammatik« beizubringen. Er selbst versuchte noch als alter Mann, diese Diplomatensprache der damaligen Zeit zu erlernen. Und schließlich griff er sogar nach einem besonders eifersüchtig gehüteten Vorrecht der kaiserlichen Nachfolger Konstantins: Er begann, wie diese seine wichtigen Schreiben mit einem goldenen Anhängesiegel zu versehen. Als dies geschah, war er jedoch selbst schon Kaiser, ohne dadurch aber geworden zu sein, was er eigentlich nur hatte sein wollen, nämlich kaiserlicher »Bruder«. Daß zu dieser Zeit noch einmal der Plan einer Ehe mit Irene erwogen wurde, macht deutlich, wie verschlungen der Pfad war, der für Karl auf jenes goldstrahlende Phantom zuführte, das vom Osten her in seine dunkle Welt hinüberleuchtete. Außerdem kam hinzu, daß er sich auf diesem Weg eigentlich wie ein Krebs bewegte, seitwärts und immer darauf vorbereitet, ihn unversehens wieder verlassen zu müssen.

Freilich, die Wirklichkeit, über die sich solche Träume wölbten, trug Züge, die ein vorsichtiges Verhalten durchaus rechtfertigten. 797 ließ Irene ihrem Sohn Konstantin, Hrothruds ehemaligem Verlobten, die Augen ausstechen. Karl selbst wurde der Ausblick in das ferne Kaiserreich immer wieder und immer noch von den Wällen sächsischer Festungen verstellt.

Die Sänger späterer Jahrhunderte, die auch einen Hauch des Glanzes einfingen, der für Karl von Byzanz ausging, verschlossen ihre Augen keineswegs vor den finsteren Schatten seiner Gestalt. Jean Bodin, in Arras geboren, 1210 an der Lepra verstorben, verfaßte ein Epos vom Sachsenkrieg, zu dessen Helden Baudoin, ein Bruder Rolands, und ein König namens Guiteclin gehören. Baudoin liebt Guiteclins Frau, kämpft gegen Karl und fällt wie sein Nebenbuhler, als der Franke normannische Räuber gegen die Sachsen ins Feld führt. Guiteclin aber ist niemand anderer als Widukind. Jean Bodin war einer der ersten Franzosen, die sich für ihn erwärmten und Karl als Unterdrücker kennzeichneten, er war jedoch keineswegs der einzige.

Auch in einer der schönsten Geschichten aus jener Zeit, den »Haimonskindern«, ist Frankens König ein finsterer, ränkevoller Gewaltherrscher. Jeder Streich, der ihm von den vier Sprößlingen des

Grafen Aymon von Dordogne gespielt wird, ruft berechtigte Schadenfreude wach. Kein Mittel, sei es Zauber, sei es Hinterlist, ist so niederträchtig, daß man es gegen ihn nicht anwenden dürfte. Das Blutbad von Verden blieb ein Makel, der noch Jahrhunderte nach seinem Tod an Karl haften sollte. Die Sachsen selbst haben darauf mit einer Wut ohnegleichen reagiert.

783, Königin Hildegard war eben beigesetzt worden, Fastrada stand schon bereit, ihren Platz einzunehmen, trafen Widukinds Anhänger »Vorbereitungen zu einer Schlacht in der Ebene«, einem offenen Treffen, bei dem erneut Heer gegen Heer, Schwadronen der Frankenreiter gegen die Sturmhaufen der bewaffneten sächsischen Frilinge und Laten kämpfen würden. Nahe Detmold, im Herzen der immer noch nicht bezwungenen Weserfestung, fand das Treffen statt. Es kann keineswegs so ausgegangen sein, wie die »Reichsannalen« es wahrhaben wollen. Die Sachsen, schrieb der Lorscher Chronist, seien geflohen, die Franken, die »in gewohnter Art auf sie eindrangen, mit Gottes Hilfe« siegreich geblieben. Warum, wenn es denn so war, mußte Karl nach dieser Schlacht hinter den Teutoburger Wald zurückweichen, um im sicheren Paderborn sein Heer zu »sammeln«? Und wie konnte es dann auch noch geschehen, daß die dezimierten Feinde wenige Wochen später schon wieder auf dem gleichen Kampfplatz standen, um die Franken erneut auf offenem Feld herauszufordern?

Die zweite große Schlacht des Jahres 783 fand an der Haase statt, einem Nebenfluß der Ems. Und auch sie brachte Karl zumindest keinen leichten Sieg. »Eine unendliche Menge« von Toten, »nochmals viele Tausende mehr als früher«, soll den Boden bedeckt haben. Die Verfasser der »Annales« nehmen nur von den sächsischen Leichen Notiz. Doch ist es mehr als unwahrscheinlich, daß bei der riesigen Anzahl von beteiligten Kämpfern die Franken mit geringen Verlusten davongekommen sein sollen. Und der endgültige Sieg war es ohnehin noch nicht.

Karl hatte gerade seine dritte rechtmäßige Ehe geschlossen und in Heristal Ostern gefeiert, da kam schon wieder die altbekannte Botschaft aus dem sächsischen Norden. Diesmal lautete sie, »in gewohnter Weise« hätten sich die Rebellen erhoben, »mit ihnen ein Teil der Friesen«. Karls Kundschaftern schien es verborgen geblieben zu sein, daß an der Spitze der verbündeten Stämme der seit der Süntelschlacht nicht mehr zutage getretene Widukind stand. Der Biograph des heiligen Liudger, des ersten Bischofs von Münster, hingegen weiß wohl, daß er »die Friesen vom Wege Gottes führte und die Christen bewog, nach alter heidnischer Weise den Götzen zu opfern«.

Widukind, berichten die Sagen, sei damals gerade von einer langen Krankheit wieder genesen. Die Strapazen des Lebens im Untergrund, die aufreibenden nächtlichen Ritte von einem heimlichen Thingplatz zum anderen, die harte Arbeit des Guerillakrieges hätten ihn zermürbt gehabt. Auch sei er von Zweifeln befallen gewesen, ob es noch Sinn habe, den aussichtslosen Kampf fortzuführen und an den alten Göttern festzuhalten. Von seinen Standesgenossen waren die meisten bereits auf die fränkische Seite übergetreten. Sie hatten sich nicht nur taufen lassen und König Karl Gehorsam gelobt, teilweise amtierten sie sogar schon als Gaugrafen des neuen Regimes. Hatten die Sachsenführer früher ihre Angelegenheiten zusammen mit den anderen Ethelingen und deren Stammesgenossen auf der Versammlung von Marklo geregelt, so setzten sie nun fränkisches Recht gegen ihre sächsischen Landsleute durch. Und dieses Recht war streng.

Zwar tastete Karl die alten sächsischen Gesetze ebensowenig an wie die mündlich überlieferten schwäbischen oder baierischen Rechtsvorschriften, doch galten sie nur noch innerhalb eines vom sogenannten »Königsbann« gezogenen Rahmens. Der König war Herr des Landes, er konnte Befehle erteilen und jeden bannen, der sie nicht befolgte. Die Sachsen, die nie einen Herrscher über sich geduldet hatten, erkannten zähneknirschend, daß nun jeder Versuch, die eigene Freiheit zu verteidigen, als Hochverrat ausgelegt und entsprechend geahndet werden konnte. Auch das Versammlungsrecht wurde ihnen genommen. Nur Königsboten oder Grafen waren befugt, sie zu Gerichtstagen oder anderen Zusammenkünften zu laden. Und über die Einhaltung aller dieser Vorschriften hatten nicht nur die eingesetzten Beamten, sondern auch die Priester zu wachen.

Diese Gesetze Karls, zusammengefaßt im »Kapitulare für Sachsen«, zielten ebenso auf die Ausmerzung des Heidentums wie auf die Stabilisierung der fränkischen Ordnung im eroberten Gebiet. Er hatte es längst gelernt, das geistliche Schwert, das ihm Alkuin blank hielt, nördlich der Lippe mit der gleichen Härte zu führen, wie er seine militärischen Mittel einsetzte. Die Tage, in denen er einfach losgeritten war, um niederzuwerfen, was ihm vor die Speere kam, gehörten längst der Vergangenheit an. Er wußte nun, daß es nicht nur der eigenen Rechtfertigung diente, eine Art Kreuzzugsstimmung zu beschwören, wenn er nach Norden zog, es war einfach auch politisch sinnvoll.

Das störrische Sachsenvolk wurde so von zwei Seiten her angepackt. Die Soldaten trieben es den Priestern zu, und diese drückten ihm den Stempel der neuen Herrschaft auf. Karls Erscheinung selbst bekam dadurch in den Augen der Unterworfenen eine zusätzliche Dimension, er war nicht nur der Mann des Schwertes, sondern auch der Träger eines fremden, aber offensichtlich dem ihren weit überlegenen Heils, eine fast mythische Gestalt. Was er den Byzantinern gegenüber nie völlig vorbehaltlos zu sein wagte, hier oben mußte er es einfach sein: der königliche Mittler zwischen Gott und den Menschen. Aber hier hatte ja auch niemand die Macht, ihm diese Rolle streitig zu machen. Ob man sich ihm widersetzte oder dem Glauben, den er vertrat – es lief auf das gleiche hinaus.

Dem Tod verfiel nicht nur, wer dem König die Treue brach, sondern auch jeder, der eine Kirche schändete, einen Priester tötete, sich nicht taufen ließ, während der Fastenzeit Fleisch aß oder einen Verstorbenen nach heidnischem Ritus verbrannte. Mit Geldbußen wurde bestraft, wer einen Eid anderswo als in der Kirche leistete, einen königlichen Beamten zu bestechen versuchte, den Quell- und Baumgeistern Opfer darbrachte, eine verbotene Ehe einging oder ein heidnisches Gelöbnis ablegte.

Und lösen wiederum konnte von fast allen diesen Strafen nur die Kirche. Wer reumütig zu einem Geistlichen kam und sein Verbrechen gestand, der durfte nicht nur auf Vergebung, sondern auch auf Straferlaß hoffen, notfalls konnte er sogar mit Geld abbüßen, was ihn sonst das Leben gekostet hätte. Ein Etheling zahlte in solchen Fällen viermal und ein Friling doppelt soviel wie ein Late. Von einer Regel allerdings gab es keine Ausnahme: Jede Kirche mußte von dem ihr zugewiesenen Sprengel mit einem Hof und zwei Hufen Landes ausgestattet werden, das waren weit über hundert Morgen. Außerdem hatten je hundertzwanzig Gemeindemitglieder ihrem Pfarrherrn einen Knecht und eine Magd zu stellen. Und schließlich wurden die

Sachsen gezwungen, vom Ertrag ihres Vermögens und ihrer Arbeit den zehnten Teil an die Kirche abzuliefern. Das traf sie am schwersten.

Der *Zehnt* war nicht nur eine materielle Belastung, sondern für bäuerliche Menschen, die vom Besitz auch Würde und Rang ableiten, eine Demütigung sondergleichen. Ein Mann, der nicht mehr über den eigenen Boden und die eigenen Einkünfte verfügen konnte, hatte einen Teil seiner Freiheit eingebüßt und war in ein Knechtsverhältnis gezwungen worden. Dieses Joch wurde den Sachsen auch dadurch nicht leichter gemacht, daß Karl in demselben Gesetz verkündete, er führe von allen ihm zustehenden Steuern und Abgaben ebenfalls ein Zehntel an die Kirche ab. Was für ihn die Befolgung eines »göttlichen Gebotes« sein mochte, war für ihresgleichen brutale Unterdrückung, eine Meinung, mit der sie im übrigen keineswegs allein dastanden.

Karl erhielt damals einen Brief, in dem es hieß: »Würde die süße Last Christi dem hartnäckigen Sachsenvolk mit gleicher Inbrunst gepredigt wie die Leistung des Zehnten und beim kleinsten Verschulden nicht die Anwendung der gesetzlichen Vorschrift gefordert, so würden sie die Taufe kaum verabscheuen.« Und Alkuin meinte, nicht reine Störrischkeit hindere Widukinds Landsleute daran, sich der Kirche anzuschließen, vielmehr habe der Zehnt »den Glauben der Sachsen untergraben«.

Aber für alle diese Einwände hatte Karl kein Ohr. Dem doppelten Rechen, den er über das eroberte Land zog, durften keine Zähne ausgebrochen werden. Vor den waffenstarrenden Scharen seiner Krieger mußten die Sachsen »dem Teufel und allem Teufelswerk« entsagen, dem »Thunaer und Wuotan und Saxnot«. Wenn sie dann gegen eines der damit angenommenen Gesetze verstießen, weil sie ihren Sinn nicht begriffen, sollte ihnen kein anderer Fluchtweg bleiben als der in die Kirche, denn dort allein gab es Fürsprecher, die sie vor der Strafe bewahren konnten – falls sie Besserung und Gehorsam gelobten.

Der durch das Land streichende Widukind muß bei jedem seiner heimlichen Versuche in den bereits einigermaßen befriedeten Teilen Sachsens deutlich erkannt haben, wie gut und immer besser dieses ausgeklügelte System griff. Seine Stammesgenossen zappelten hilflos in dem von Karl gestrickten Netz, litten darunter, daß sie im eigenen

Land eine Art Bürger zweiter Klasse waren, bäumten sich dagegen wohl auch noch auf, begannen aber allmählich, Mut und Kraft zu verlieren.

Daß sich trotzdem immer wieder genügend viele Männer für einen Überfall oder gar einen offenen Angriff zusammenfanden, grenzte unter diesen Umständen und im nunmehr dreizehnten Jahr des von Karl angezettelten Krieges fast an ein Wunder. Andererseits bezeugte es auch eine Stärke und einen Widerstandswillen, den der Franke nach wie vor unterschätzte. Es war ja längst nicht mehr Gefolgschaftstreue gegenüber ihren angestammten Führern, was die Rebellen beflügelte, vielmehr suchte sich ein von seinem Adel weitgehend im Stich gelassenes Volk die Anführer, denen es nachfolgen konnte. Und zu den letzten, die es im Jahr 784 noch hatte, gehörte eben Widukind. Aber begann nicht auch er schon, schwach zu werden?

In der Sage wird vorsichtig angedeutet, die Krankheit, die ihn überfiel, sei im Grunde nicht körperlicher, sondern seelischer Natur gewesen. Der Gram um das Schicksal seines Volkes habe ihn von innen her zerstört, und während der langen Zeit seiner Genesung sei er zum Grübler geworden. Aber dann habe er sich doch noch einmal aufgerafft, habe den Friesenkönig Surbold zum Bundesgenossen gewonnen und sei zusammen mit ihm, Kirchen verbrennend und Missionare verjagend, weit in das besetzte Gebiet vorgestoßen. Dabei muß ihm sogar die Natur zu Hilfe gekommen sein.

Karl, der Widukind über den Hellweg entgegenrückte, hatte zunächst größere Schwierigkeiten mit überschwemmten Flußtälern und versumpften Wegen als mit den friesischen und westfälischen Scharen. Der Widerstand, auf den die Franken endlich trafen, sei jedoch (heißt es in den »Annales«) so gering gewesen, daß er die Aufgabe, ihn niederzuschlagen, seinem ältesten Sohn überlassen konnte – einem damals zwölfjährigen Jungen.

Indessen verschweigen die Lorscher Mönche, warum Karl ausgerechnet nach diesem besonders mühelosen Unternehmen seine Männer nicht in den gewohnten Jahresurlaub entließ, sondern, kaum daß sein Sohn zurückgekommen war, erneut rheinabwärts marschierte. Einen Winterfeldzug unternahm man in jenen Zeiten nicht ohne Not, zumal dann nicht, wenn das halbe Land noch immer unter Wasser stand.

Es gibt auch keine Nachricht darüber, wie Königin Fastrada die Sache aufnahm. Ihr hatte Karl befohlen, mit der ganzen Familie in die Eresburg zu kommen, um dort die Tage bis Ostern mit ihm zu verbringen.

Für Karls Frau und seine Kinder kann es keine erfreuliche Zeit gewesen sein. Sosehr sie daran gewöhnt sein mochten, sich mit einfachen Verhältnissen abzufinden, in Sachsen verbrachten sie ihre Tage unter Kriegsbedingungen. Die mächtigen Wälle der ehemaligen Sachsenfestung schlossen den kleinen Hofstaat von einer noch feindseligeren Umgebung ab. In einfachen, schnell errichteten Gebäuden aus Lehm und Holz lebten Königin, Prinzessinnen und Prinzen wie Schiffbrüchige auf einer Insel. Regenpralle Wolken hingen über den dräuenden teutoburgischen Wäldern. Und Fastrada hatte mit der fügsamen Hildegard nur wenig gemein.

Die Ostfränkin – eine Deutsche also – war nicht nur launisch, herrschsüchtig und allen Strapazen abgeneigt, sie litt auch ständig unter irgendwelchen Beschwerden, vor allem Zahnschmerzen, und wird von Einhard sogar der »Grausamkeit« geziehen. Von allen seinen Ehefrauen war sie die einzige, der es gelang, Karl dem eigenen Willen zu unterwerfen, eine düstere Schönheit mit fast dämonischen Zügen. Ein an sie gerichteter Brief blieb erhalten, das einzige von Karl verfaßte persönliche Schreiben überhaupt. Er enthält jedoch nur zwei Wendungen, die ihr Verhältnis berühren. Karl erkundigt sich nach Fastradas Gesundheit und fragt leise tadelnd, warum er so lange nichts von ihr gehört habe. Hildegards Nachfolgerin ließ sich vermutlich auch nur zweimal zu einer längeren Reise bewegen. Später setzte sie es gelegentlich sogar durch, daß Karl lieber selbst auf einen Kriegszug verzichtete, als ihr die Strapazen einer Teilnahme daran zuzumuten. Ihr erster Ausflug in die fremde, unbequeme Welt eines kriegführenden Königs war aber ausgerechnet der nach Sachsen.

Karl, der, wenn er die Feiertage schon nicht in Herıstal, Diedenhofen oder Aachen verbringen konnte, wenigstens auf ein paar erholsame Tage im Kreise seiner Familie gehofft hatte, dürfte von Fastrada bitter enttäuscht worden sein und benutzte deshalb den mißglückten Urlaub, um wenigstens die sächsischen Rebellen weiter zu schwächen. Er hatte es sich in den Kopf gesetzt, Widukinds habhaft zu werden. Wenn er einmal ausgeschaltet sei, so glaubte der Franke, dann würde auch der Widerstand seiner Stammesgenossen binnen kurzem zusammenbrechen.

Während des ganzen Winters 785/86 gingen von der Eresburg Streifzüge hinaus, um Straßen zu säubern, Rebellennester auszuräuchern, Sendboten abzufangen, die mit ihren Runenstäben unterwegs waren, oder verstreute Freischärlerhaufen zu stellen und aufzureiben. Doch zu diesen Reitern hatten sich auch Männer gesellt, denen eine ganz andere Aufgabe oblag. Sie streuten das Gerücht aus, wenn Widukind sich stelle, würde Karl ihn mit offenen Armen bei sich aufnehmen und alles vergessen, was zwischen ihnen stünde. Dem letzten noch aufständischen Etheling von Rang wurde ein Angebot gemacht, das die meisten seiner Standesgenossen bereits angenommen hatten: Tritt über, und du wirst als fränkischer Reichsgraf weiterhin deine Landsleute beherrschen können. Noch vor Frühlingsbeginn kam die Botschaft an.

Widukind hatte den Ort aufgesucht, auf dem einst die Irminsul emporragte, um sich über seine Situation klarzuwerden. Als er das zerstörte Heiligtum sah, zog sich sein Herz vor Qual zusammen. Er rief: »Wenn du, Herr der Christenheit, der wahre und rechte Gott bist, so gib mir ein Zeichen, und ich will dir fortan dienen.« Kaum war das Wort gesprochen, da stieß sein Pferd mit dem Huf einen Stein zur Seite, und aus dem Boden sprang eine Quelle. Ergriffen von dem Wunder, sprang Widukind vom Pferd. Er trank aus dem Born und faßte den Entschluß, Karls Angebot zu akzeptieren – zumindest will es so die barmherzige Überlieferung.

In Wirklichkeit hatte er zu dieser Zeit schon längst seine eigene Gegenforderung gestellt. Der Franke sollte Geiseln stellen, die für seine Unversehrtheit bürgten. Und die Geiseln waren bereits auf dem Weg.

Aber erst nachdem sie Widukinds Zufluchtsort erreichten, brach der Sachse mit einem Gefährten namens Abbio zur Eresburg auf. Karl hatte keinen Grund, den Geschlagenen zu demütigen. Außerdem war er Manns genug, einen Gegner wie ihn zu respektieren. »Wir haben uns hart geschlagen«, soll er gesagt haben, »nun wollen wir Frieden stiften und Freundschaft halten.« Die Symbolik dieser Geste ist deutlich genug. Ein Freiheitskämpfer von Widukinds Rang durfte einfach nicht als Abtrünniger in die Geschichte eingehen und Karl nicht als ein brutaler Gewaltherrscher, das glaubten die späteren Deutschen zwei nationalen Heroen schuldig zu sein.

Karl schickte Widukind unter Bewachung auf sein Hofgut Attigny. Als der König kurz vor Ostern dort ebenfalls eintraf, wurde der Anführer der Rebellen getauft. Die Annalisten fügen hinzu, »und ganz Sachsen war unterworfen«. Am Ende jenes langen, in der Eresburg verbrachten Winters mag das auch Karl noch geglaubt haben.

Einhard jedoch, der bereits Karls ganzes Leben überblickt, weiß es besser. Der König, konstatiert er nüchtern, habe noch weitere neunzehn Jahre gegen die Sachsen kämpfen müssen, »bis er schließlich, nachdem alle, die ihm Widerstand geleistet hatten, besiegt und unterjocht waren; zehntausend Mann mit Weib und Kind von ihren Wohnsitzen auf beiden Ufern der Elbe wegholte und sie da und dort in Germanien und Gallien in vielen Abteilungen ansiedelte«.

Sächsisches Feldgeschrei, das Zischen sächsischer Pfeile, das Hämmern der Hillebillen untermalt noch bis zum Jahr 804 alle anderen Aktivitäten des Frankenherrschers. Für den längsten Teil seines Lebens war es ein ständig drohender, düsterer Generalbaß aus der Schlangengrube, über welche der Reiter von Hornhausen so scheinbar unberührt hinwegreitet.

Karl mußte in diesem Sachsenkrieg sämtliche Mittel ausschöpfen, die einem Eroberer zur Verfügung stehen. Auf den Ausbau des Hellwegs zur befestigten Rollbahn, auf die vielen Feldzüge, auf das Manöver, mit dem er Widukind ausschaltete, folgte der totale Verwüstungskrieg, dann die Strategie der verbrannten Erde, endlich, als er schon gegen die Söhne der am Süntel oder bei Detmold Gefallenen kämpfte, auch noch die Massendeportation. Ganze Dörfer ließ Karl entvölkern und trieb ihre Bewohner in langen Trecks nach Süden hinunter, um sie dort in Lager einzupferchen, bis ihr Wille endlich gebrochen war oder einige dieser Lager sich zu friedlichen Dörfern entwickelt hatten. Entgegen diesen Haufen von Zwangsumsiedlern bewegten sich Kolonnen fränkischer Kolonisten mit Hausrat und Vieh nach Norden. Sie sollten auf der Scholle der vertriebenen Ostfalen oder Westfalen heimisch werden und die leerstehenden Häuser wieder mit Leben erfüllen.

Karl selbst wird in diesen Jahren zwischen 785 und 804 zum Träger einer Doppelrolle. In Neustrien und Austrien, in Burgund und Italien ist er ein anderer als in Sachsen. Hier der bedeutende Staatsmann, der König im Prachtgewand oder der Feldherr an der Spitze funkelnder Heersäulen, dort der Reiterführer, der kaum anders agiert als alle seine Vorgänger: hart, grausam, rücksichtslos und unerbittlich. Auch das Kreuz, unter dem er durch Sachsen ritt, war in seiner Hand nur eine Waffe.

Dieses unaufhörliche Hin und Her zwischen einem Aktionsfeld und dem anderen hielt er mit geradezu beispielloser Konsequenz durch. Er brachte es fertig, mit der Aufgabe auch die Persönlichkeit zu wechseln oder sich derart viele Erscheinungsformen und Haltungen zuzulegen, daß er sich ihrer bedienen konnte, als ob es Kostüme seien.


Nach Widukinds Übertritt ins fränkisch-christliche Lager hatte es zunächst den Anschein gehabt, als sollten die Annalisten recht behalten. Ein Aufstand in Thüringen, den angeblich Königin Fastrada durch ihre »Härte« entfesselte, brandete auch nach Sachsen hinüber. Doch war das erschöpfte Land nicht in der Lage, die Chance zu nützen und Karl in einen weiträumigen Krieg zu stürzen. Zwei Jahre später, als er den Obodriten im heutigen Mecklenburg zu Hilfe kam, einem verbündeten slawischen Volk, stellten die Sachsen ihm sogar ein eigenes Heeresaufgebot zur Verfügung, wenn auch »mit erheucheltem und weniger ergebenem Gehorsam«. Erst weitere vier Jahre nach diesem Datum zeigte sich dann, daß unter der scheinbar erkalteten Asche in Widukinds einstigem Revier noch immer Frankenhaß glühte.

Der diensttuende Lorscher Chronist hatte eben – an Ostern – die traditionelle Formel zu Papier gebracht, »und die Jahreszahl änderte sich in 793«, da mußte er schon anfügen, »Truppen, die der Graf Theoderich durch Friesland führte, seien in Rüstringen an der Weser von den Sachsen verraten und aufgerieben worden«. Auf Karl dürfte diese Nachricht wie ein Blitz aus heiterem Himmel gewirkt haben. Er hatte gerade, 791, die Awaren aus dem heutigen Niederösterreich vertrieben und kurz darauf, 792, auch das geistliche Schwert zum erstenmal sicher gehandhabt, als er in Regensburg den Felix von

Urgelis zum Widerruf seiner Lehre zwang. Nun besuchte er auf einem Hügelzug zwischen schwäbischer Rezat und Altmühl die Tausende von Arbeitern, die zusammengerufen worden waren, um beide Flüsse miteinander zu verbinden und so eine Main-Donau-Schiffahrtsstraße zu schaffen. Mehr als einen Kilometer lang war diese *Fossa Carolina* schon, nur noch achthundert Meter mehr, und sie wäre vollendet gewesen! Aber dann setzte plötzlich der Herbstregen ein und spülte das ausgeschaufelte Erdreich immer wieder in den Graben zurück. Die Arbeiter schufteten bis zur Erschöpfung, wühlten sich durch zähen Lehm und rieselnden Sand, »wieviel jedoch der Tag herausgeschafft wurde, soviel setzte sich wieder bei Nacht, indem die Erde an ihre alte Stelle einsank«. Karls kühnstes technisches Projekt, das war bereits abzusehen, würde nicht vollendet werden können, seine Ingenieure hatten vom Kanalbau viel zuwenig Ahnung.

In dieser Situation traf die Hiobsbotschaft aus dem fernen Sachsen ein, das doch längst für befriedet galt. Der König aber konnte nicht einmal sofort aufbrechen und dort nach dem Rechten sehen. Zu vielfältig waren die anderen Aufgaben, denen er gegenüberstand. Sarazenen, so hieß es, seien in Südfrankreich eingefallen, also mußte er auch dorthin Truppen in Marsch setzen. Außerdem sollte gleich nach dem Jahreswechsel zu Ostern 794 das Frankfurter Konzil eröffnet werden. Es würden noch mehrere Monate vergehen, ehe er sich des sächsischen Problems annehmen konnte, und voraussichtlich würden in dieser Frist die Rebellen noch weitere Fortschritte machen. Den Nachrichten zufolge, die er erhielt, waren sie erstaunlich stark, vor allem auch bedeutend kecker als ihre bereits hingeschlachteten oder zermürbten Väter.

Und noch zwei weitere Schläge trafen ihn in diesem Jahr. Pippin, sein Sohn aus der Friedelehe mit Himiltrud, zettelte, verführt »durch eitle Hoffnung auf das Königtum«, eine Verschwörung gegen den Vater an. Das Unternehmen war zwar schnell wieder niedergeschlagen, doch mußte der bucklige Prinz jetzt aus der Welt geschafft werden. Für Karl, der ja an allen seinen Kindern hing, ein schmerzlicher Schritt. Er hätte Pippin zum Tod verurteilen können, ließ ihn aber nur scheren und ins Eifelkloster Prüm abschieben.

Wenig später starb Fastrada, womit er allerdings leichter fertig wurde. Seit ihrem gemeinsamen Aufenthalt in der Eresburg hatte er sich immer mehr mit der launischen Fränkin auseinandergelebt und sie schließlich ganz aus dem gemeinsamen Schlafzimmer verbannt – zugunsten einer jungen Schwäbin. Diese Luitgard heiratete er sofort nach Fastradas Tod, ein anschmiegsames, bescheidenes Geschöpf, das gut und gerne ritt und auch nicht abgeneigt war, ihn gelegentlich auf seinen Kriegszügen zumindest ein Stück weit zu begleiten. Nach Sachsen freilich konnte er sie noch nicht mitnehmen, dort war es mittlerweile längst wieder so gefährlich wie zu der Zeit, da Widukind seine großen Siege erfocht.

Die zweite sächsische Rebellengeneration, mit der Karl es nun zu tun bekam, stammte überwiegend aus den Gauen zwischen Weser, Nordsee und Elbe, aber im Sommer 794 standen ihre Scharen bereits südlich von Paderborn. Und offensichtlich fühlten die jungen Männer sich sogar stark genug, den Franken in offener Feldschlacht entgegenzutreten. Daß sie sich damit überschätzt hatten, wurde ihnen zwar noch klar, bevor es zum Schlagen kam – Karl, der wie gewohnt mit zwei Heersäulen operierte, hatte sie eingeschlossen –, aber selbst dies verbuchten sie nur als nützliche Erfahrung. Wie schon ihre Vorgänger gelobte das ganze Aufgebot Frieden, sowohl dem König als auch seinen Missionaren – um »in gewohnter Weise« den Schwur zu vergessen, sobald Karls Truppen wieder abgerückt waren. Damit allerdings beschworen sie für ihr ganzes Volk ein entsetzliches Verhängnis herauf.

Wenn Karl von jetzt an nach Sachsen kam, dann suchte er nicht mehr den Kampf gegen irgendwelche bewaffneten Haufen, sondern ließ alle Landstriche, durch die er marschierte, mit gnadenloser Gründlichkeit verwüsten. Höfe wurden niedergebrannt, Brunnen verschüttet, Befestigungen zerstört und jedes nicht rechtzeitig geflohene lebende Wesen niedergemacht, weggetrieben oder in Gefangenschaft abgeführt, auch Frauen, Kinder, Alte, Kranke und Gebrechliche. Karl »nahm Geiseln, so viele er wollte«. Seine Soldaten drangen selbst in die Sümpfe des »Landes Hadeln« südlich der Elbmündung ein, die sie bisher gemieden hatten. Sie verbrachten auch die Winter immer häufiger im Feindesgebiet.

Ihre wichtigste Aufgabe war es, von nun an Schrecken zu verbreiten, die Bevölkerung zu terrorisieren, den sächsischen Widerstandswillen mit allen nur denkbaren Mitteln zu brechen.

Karl selbst verbrachte 797/98 seinen normalen Jahresurlaub ebenfalls wieder in Sachsen. Unweit von Höxter ließ er eine ganze Lagerstadt aus dem Boden stampfen, hielt dort hof, empfing Gesandte – wie damals in Paderborn war erneut ein Sarazene unter ihnen – und verabschiedete Gesetze. Auch Alkuin hatte die unbequeme Reise von der Loire an die Weser auf sich nehmen müssen, obwohl er sich lange dagegen sträubte. »Was soll das Häslein zwischen Ebern?« rief er verzweifelt, »was das Lämmchen unter den Löwen?« Karl blieb unerbittlich. Er wollte während der gewohnten Zeit der Muße auf Unterhaltung und Gesellschaft nicht verzichten. Sein Reichsmagister, der sich auch für einen Dichter hielt, sollte »süße Versmelodie unter das greuliche Waffengetöse und das rauhe Trompetengeschmetter mischen«, sollte Rätsel für ihn lösen und Auskunft darüber geben, wie weit er mit seiner geplanten Kalenderreform gekommen war; es ging dabei vor allem um die Angleichung des Mondjahres an das Sonnenjahr. Auch Damen waren in der Hüttenstadt »Heristelle« anwesend, an ihrer Spitze Königin Luitgard, die ein diebisches Vergnügen daran fand, Alkuin mit spitzfindigen Fragen in die Enge zu treiben. Alle zusammen scheinen diesen Winter denn auch einigermaßen angenehm verbracht zu haben. Aber als er vorüber war, zeigte sich sofort, daß von Ruhe im Land nach wie vor nicht gesprochen werden konnte.

»Nordleute jenseits der Elbe« schlugen ein Heer des mit Karl verbündeten Obodritenfürsten Thrasuco und mußten in einer blutigen Schlacht niedergekämpft werden. Sie kostete die Sachsen das Leben von viertausend Männern und nach der Niederlage weit über tausend Geiseln, welche Karl mit sich ins Frankenreich führte. Ausgetreten war der Aufstand auch damit noch nicht, aber sein Ende begann sich allmählich abzuzeichnen.

Karl glaubte in den folgenden Jahren, es mit einer etwas milderen Politik versuchen zu können, vor allem, weil ihn die harte Verwüstungsstrategie immer teurer zu stehen kam. Ein Drittel der sächsischen Männer, so schätzt man, hatte er bereits außer Landes geschafft, das schlug auf die eigenen Einkünfte durch. Wo Felder unbestellt liegenblieben, die Herden dezimiert waren, jeglicher Handel aufgehört hatte, ließen sich weder Steuern noch Abgaben erwirtschaften, konnte auch die Missionierungspolitik nicht finanziert werden, drohte somit der Doppelrechen, in dem die Rebellen sich fangen sollten, an einer Stelle durchlässig zu werden.

Auf Alkuins Rat hin ließ Karl deshalb die »Blutparagraphen« des »Kapitulare für Sachsen« entschärfen. Seit 797 stand auf Gewalttaten gegen Priester und Königsboten nicht mehr die Todesstrafe, nur noch eine, wenn auch drakonisch hohe, Geldbuße. Die Praxis, Häuser von Rebellen einfach niederzubrennen, wurde eingeschränkt, und selbst Verbrecher, die nach sächsischem Gesetz das Leben verwirkt hatten, konnten von Karl zur Verbannung begnadigt werden – wenn die sächsischen Gerichte damit einverstanden waren. Der König ließ auch wieder eine beschränkte Selbstverwaltung zu. Und wenn doch hier und dort noch immer lokale Erhebungen aufflackerten, dann rückte er nicht mehr in jedem Fall persönlich an, sondern beauftragte seine Heerführer oder seine Söhne, sie niederzuschlagen. Inzwischen waren ohnehin so viele fränkische Kolonisten auf sächsischem Boden ansässig geworden, daß kleinere Einheiten im Land selbst rekrutiert werden konnten, wenn schon keine Elitetruppen, dann wenigstens die in der »Landweri« zusammengefaßten Reservisten. Zu diesen gesellten sich immer häufiger auch sächsische Ausgehobene oder nach 802 ganze von sächsischen Offizieren geführte Kontingente westfälischer und ostfälischer Soldaten.

Ein erklärtes Ende indessen hat der Sachsenkrieg eigentlich nie gefunden. Er ist, nachdem Karls Truppen auch der zweiten Rebellengeneration die Schneid abgekauft und das Land buchstäblich mit dem Schwert durchpflügt hatten, um 804 einfach erloschen. In diesem Jahr ritt Karl ein letztes Mal mit stärkeren Kräften gen Norden, stieß bis nach »Sliesthorp« vor, nach Schleswig, und brachte aus dem Eidertal einen Schub von Zwangsumsiedlern mit zurück ins Frankenland.

Widukind soll damals schon längst auf seinen Besitzungen an der unteren Hunte oder in Nordhessen gelebt haben, ein frommer Christ, den seine Landsleute später fast wie einen Heiligen verehrten. Der 6. Januar 807 gilt als der Todestag des Sachsenführers.

1971 wurde in der Kirche St. Dionys im westfälischen Engern ein Skelett gefunden, von dem man annimmt, es sei das seine. Sollte dies zutreffen, dann war Widukind im Leben nicht ganz so groß wie sein Gegner Karl, er maß nur einhundertzweiundachtzig Zentimeter.

Aber dieser Vergleich sagt schon deswegen nichts über die beiden aus, weil Karl auch geistig in ganz andere Dimensionen hineinragte als der gewiß kühne und tapfere Freiheitskämpfer aus dem Norden. Gescheitert ist Widukind weniger an der stärkeren Macht des Franken als an dessen zähem Willen und den Vorstellungen, von denen er besessen war. Und daran waren während der langen Jahre des Sachsenkrieges noch ganz andere Männer als er zerbrochen.

# VIII.

# Die Unterwerfung Baierns
# und Der Schatz der Awaren

In die Zeit zwischen der Unterwerfung Widukinds und der Synode von Frankfurt fallen zwei Ereignisse, welche Karls Macht unvergleichlich mehr vergrößerten als die Eroberung Sachsens. Er sicherte Baiern, und er griff die Awaren an – was ihn später auch noch zum reichsten Mann Europas machte.

Das Herzogtum Baiern, sagten die Franken, hätte ihnen eigentlich schon immer, zumindest aber seit den Tagen der ersten Merowinger gehört. Die Baiern, vor allem ihre Herzöge, sahen das anders. Sie handelten auch danach, freilich keineswegs sehr konsequent.

Odilo aus dem Haus der Agilolfinger hatte sich 744 mit dem Schwabenherzog Theutbald gegen Pippin und Karlmann verbündet, hatte es dann aber abgelehnt, gemeinsam mit ihm gegen die Franken vorzugehen. So kam es, daß er am Lech geschlagen wurde und seine Kampfgefährten dem Cannstatter Blutgericht überantworten mußte. Tassilo III., Odilos Sohn, leistete später Pippin den Vasalleneid, brach ihn aber bereits nach sechs Jahren, als er im Feldlager von Nevers *harisliz* beging. Noch später ging er mit Desiderius zusammen, empörte sich auch pflichtgemäß über das Unrecht, das Karl dem Langobarden antat, indem er seine Tochter verstieß, rührte aber keine Hand, als der Franke den Schwiegervater – Tassilo war ja mit Desideratas Schwester verheiratet – angriff und besiegte.

Gelassen fuhr Tassilo vielmehr fort, seinen ererbten Besitz zu verwalten. Er kämpfte gegen die Alpenslawen, christianisierte Kärnten und errichtete im Puster- wie im niederösterreichischen Donautal prächtige Missionsklöster. Seinen Untertanen ging es gut, über sein Land schrieb Bischof Arbeo von Freising: »Es war sehr lieblich anzusehen, reich an Hainen, mit Wein gar wohl versehen. Eisen besaß es in Fülle, im Überfluß Gold, Silber und Purpur. Seine Männer waren hoch gewachsen und kräftig, es herrschten Nächstenliebe und Menschlichkeit. Die Erde war fruchtbar und brachte üppige Ernten. Der Boden schien fast ganz bedeckt von Vieh und Herden aller Art. Honig und Bienen gab es wirklich in riesiger Menge; in Seen und Flüssen auch zahlreiche Fische. Klare Quellen und Bäche bewässerten das Land; es besaß an Salz, was es brauchte. Die Hauptstadt Regensburg war uneinnehmbar, aus Quadern erbaut, bewehrt mit ragenden Türmen.«

Arbeo war zwar selbst ein Franke und heimlicher Parteigänger der Karolinger, aber als Geistlicher und Leiter des baierischen Schulwesens verhielt er sich wie ein guter baierischer Beamter: Wes Brot ich ess', des Lied ich sing'. Es hat ihn nicht davor bewahrt, von Tassilo abgesetzt zu werden, als die politische Lage sich später zuspitzte.

Sein Amtsbruder Virgil, seit Bonifatius' Tod Bischof von Salzburg, muß ein ähnlich gelehrter, wenn auch witzigerer Herr gewesen sein; kein Wunder, er stammte aus Irland. Beide gehörten zu jenen Männern, denen Tassilos Herzogtum sein anerkannt hohes Bildungsniveau verdankte. Wer unter dem agilolfingischen Herzogszepter lebte, hatte sich wirklich nicht zu beklagen. Er genoß günstigere Verhältnisse als Bewohner des etwas raueren fränkischen Reviers, doch schlugen derlei Vorteile in der großen Politik kaum zu Buche. Tassilo hatte die Rolle eines Landesvaters nur deshalb so lange und unangefochten spielen können, weil Karl seit seinem Regierungsantritt einfach nicht dazu gekommen war, ihn an den Eid zu erinnern, den er als Sechzehnjähriger seinem Vater in Compiègne geleistet und dann in Nevers gebrochen hatte. Aber Karl vergaß selten etwas.

Bereits auf seiner zweiten Romreise hatte er mit dem Papst auch über Baiern gesprochen, da es damals nach der endgültigen Eingliederung des Langobardenstaates ins Frankenreich dem von Bertrada geschaffenen Dreierbündnis nicht mehr angehörte und also neu taxiert werden mußte. Hadrian hatte sich bereit erklärt, zwei Boten im Rang eines Bischofs nach Regensburg zu schicken, die Tassilo »beschwören sollten, er möge seiner alten Eide eingedenk sein«. Ende 781 erschienen, begleitet von zwei fränkischen Hofbeamten, die beiden vor dem Agilolfinger. Sie machten jedoch keine Anstalt, ihn zu »beschwören«, sondern verlangten in barscher Kürze Tassilos sofortiges Erscheinen auf dem Reichstag in Worms. Die Geiseln, mit denen Karl für seine Sicherheit bürge, hätten sie gleich mitgebracht.

Tassilo, der von sinnlosem Heldentum nichts hielt, machte sich umgehend auf den Weg. In Worms erneuerte er seinen Treueid und stellte seinerseits »zwölf auserlesene Geiseln dafür, daß er alles halten wolle, was er dem König Pippin eidlich versprochen hatte«. Dann ritt er zurück, die Faust in der Tasche geballt. Seinen Unmut wollte er an allen frankenfreundlichen Adeligen im westlichen Baiern auslassen, unter anderem eben dem Franken Arbeo von Freising. Da sich Tassilo aber im übrigen nichts weiter zuschulden kommen ließ, das ihm als Eidverletzung ausgelegt werden konnte, strich der vielbeschäftigte Karl ihn für weitere sechs Jahre aus seinem Gedächtnis.

Notgedrungen übersah er sogar, daß 785 in Bozen baierische und fränkische Einheiten aneinandergerieten, denn in diesem Jahr saß er ja gerade in der fernen Eresburg. Und er blieb auch noch ruhig, als es während der folgenden Monate zu anderen, ähnlichen Zwischenfällen kam. Tassilos Nerven waren nicht so stark wie die des Königs.

787 zog Karl wieder einmal über die Alpen, um einen anderen Punkt auf der Liste seiner Vorhaben abzuhaken. Tassilos Schwager Arichis, Herzog von Benevent, weigerte sich, Teile des Patrimoniums Petri, die auf seinem Gebiet lagen, an den Papst abzutreten, und stieß allerlei dunkle Drohungen gegen die Franken aus. Es waren jedoch nur sehr schwächliche Gesten. Sobald das fränkische Heer an den beneventischen Grenzen auftauchte, gab der Langobarde Fersengeld.

Karl konnte gemächlich nach Süden hinabmarschieren, konnte Monte Cassino besuchen und Städte wie Gaeta, Capua oder Neapel ausführlich besichtigen. Erst vor den Mauern des stark befestigten Salerno mußte er innehalten. Die uralte Hafenstadt ließ sich weder im Sturm nehmen, noch war sie mangels einer Flotte durch Belagerung auszuhungern, doch hätte sich beides ohnehin als unnütze Vergeudung von Zeit und Kraft erwiesen. Arichis, der hinter Salernos römischen Wällen saß und zitterte, bot von sich aus Unterwerfung, reiche Sühnegeschenke und Geiseln an. Karl akzeptierte, »damit das Land nicht verwüstet würde, die Klöster und Bistümer nicht verödeten«. Er konnte sich solche Großzügigkeit leisten, denn die Absicht, das süditalienische Herzogtum voll ins Frankenreich zu integrieren, lag ihm fern, er benötigte es lediglich als eine Art von

Steinbruch. Mit Städten und Ländereien aus dem Besitz von Arichis konnte er den Papst befriedigen, ohne seinen eigenen Grundbesitz in Mittel- und Norditalien über Gebühr angreifen zu müssen.

An der Freundschaft des Pontifex aber war ihm inzwischen mehr gelegen als früher; Hadrian I. hatte sich als ein Mann erwiesen, auf den Verlaß war. Er beugte sich dem Willen des Franken, rollte ihm nur selten Steine in den Weg, ja, gelegentlich verhielt er sich sogar so, als wolle er die Definition des Bischofs Cathwulf anerkennen: Karl vertritt den Vater, er als Papst nur den Sohn. Um dieses gute Verhältnis zu stabilisieren, schenkte Karl ihm einige toskanische Städte und brach dann seinen Ausflug in den Süden ab.

Auf dem Rückweg traf er in Capua mit der byzantinischen Gesandtschaft zusammen, die gekommen war, um Hrothrud nach Konstantinopel zu holen, und teilte ihr, beflügelt von seinem mühelos errungenen Erfolg, in knappen Worten mit, seine Tochter stünde nicht zur Verfügung. Dann zog er weiter nach Rom, um dort zu erfahren, zwei Boten von Herzog Tassilo begehrten ihn dringend zu sprechen. Tassilo? Gab es denn dringende Probleme zwischen dem Baiern und ihm? Karls Berater, huldvoll herangewinkt, bestätigten, da wäre in der Tat einiges, das aus der Welt geschafft werden müsse. Der König ließ die beiden Abgesandten vor. Einer von ihnen war Hunrich, Abt des Klosters Mondsee im Salzkammergut, der andere Arno, Bischof von Salzburg, ehemals Abt von Elnon-St.-Amand in Flandern, ein geborener Oberbaier, bekannt als »der schwarze Arn«.

Arno mag ein frommer Mann gewesen sein, kann aber seinen Beinamen nicht ohne triftigen Grund getragen haben – was Tassilo freilich nicht zu wissen schien. Der Baier hatte die beiden Geistlichen aus schierer Unsicherheit über die Alpen geschickt. Er fürchtete, Karl werde nach seinem erfolgreichen beneventischen Unternehmen und da er schon einmal in Italien stehe, einen kurzen Abstecher über den Brenner machen, um ihn wie seinen Schwager Arichis mit einigem Nachdruck daran zu erinnern, wer Herr im fränkischen Hause sei. Ob Karl dies tatsächlich vorgehabt hatte, wußte nur er selbst. Nun, da ihm der schwarze Arn ins Gesicht blickte, begann er, an dem Gedanken jedoch zumindest Gefallen zu finden.

Man war in Rom, also wurde der Papst hinzugezogen. Hadrian hatte sich schon einmal willfährig gezeigt, als es darum ging, den

Baiern zur Räson zu bringen, wenn auch mit inneren Vorbehalten. Tassilo und die Kirche arbeiteten viel enger und vertrauensvoller zusammen als Karl und die Kirche. Der Agilolfinger setzte zwar in seinem Land die Geistlichen gelegentlich nach eigenem Gutdünken ein und wieder ab, betrachtete und behandelte sie aber gleichzeitig als politische Verbündete gegen den frankenfreundlichen Adel Baierns. Davon profitierte auch Rom. Um den Pakt zwischen Herzogsthron und Altar zu stabilisieren, mußten sowohl Tassilo wie seine Äbte und Bischöfe sich immer wieder der Rückendeckung durch den Papst versichern und ihm viel mehr zu Willen sein als die längst auf Karl eingeschworenen Geistlichen im fränkischen Westen. Baierns Sonderstellung im Reich hätte sehr wohl mit einem Begriff charakterisiert werden können, der erst im neunzehnten Jahrhundert aufkam: Es war bereits damals »ultramontan«, es bezog Weisungen von »jenseits der Berge«. Und natürlich war Hadrian keineswegs daran gelegen, dieses Verhältnis zu schwächen.

Andererseits freilich konnte er Tassilos wegen auch das gute Verhältnis mit Karl nicht gefährden. In dem Spiel, welches nun begann, machten dies und der Umstand, daß er gerade die toskanischen Städte entgegengenommen hatte, Hadrians Handikap aus. Nachdem Arno und Hunrich mitgeteilt hatten, sie seien nach Rom gekommen, um »den Frieden zwischen König Karl und Herzog Tassilo herbeizuführen«, versuchte er deshalb das Gespräch auf dieses eine Thema zu beschränken. Das aber reichte Karl bereits nicht mehr aus.

Der Franke erkannte eine günstige Gelegenheit und forderte, die baierischen Bischöfe müßten in Zukunft durch ihn, nicht durch Tassilo ernannt werden, um danach vom Papst nur noch bestätigt zu werden. Diese bittere Pille wiederum versüßte er Hadrian mit dem Hinweis auf Virgil von Salzburg. Der vor drei Jahren gestorbene Ire, noch von Tassilos Vater in sein Amt eingesetzt, hatte zu gelegentlichen Ausfällen gegen die päpstliche Politik geneigt und auch wissenschaftliche Ansichten vertreten, die mit der herrschenden Lehre nicht immer in Übereinstimmung zu bringen waren, so etwa jene, auf der anderen Erdseite gebe es Antipoden. In Rom war Virgil nicht übermäßig beliebt gewesen. Nach einer neuen Regelung der baierischen Verhältnisse würde man mit Karls Hilfe möglicherweise besseren Leuten als ihm zu hohen kirchlichen Würden verhelfen können. Das war auch ein verschleiertes Angebot. Während der König es vorbrachte, ruhte sein Auge auf dem schwarzen Arn. Und der verstand, was im Kopf des Königs vorging, er war ein guter Freund von Alkuin.

Als der Papst zu vermitteln begann und noch einmal verlangte, Karl möge Tassilo gewähren, worum dieser bitte, und als Karl sich tatsächlich schon dazu bereit erklärte, da sagte der ehemalige Abt von Elnon zur Überraschung aller, er und sein Standesgenosse könnten ihren Auftraggeber über das eben stattgefundene Gespräch lediglich informieren, sie seien jedoch nicht bevollmächtigt, den erbetenen, nunmehr gewährten Frieden hier und jetzt schon verbindlich abzuschließen. Nachdem sie vorher so dringlich um das Gespräch angesucht hatten, war dies entweder ein glatter Affront, ein Ausdruck ihrer Unsicherheit oder die subtile Annahme eines Angebotes, das Karl nicht minder subtil dem schwarzen Arn gemacht hatte. Der Franke wollte diesen Frieden im Grunde gar nicht. Er hatte gerade etwas Bewegungsspielraum und suchte deshalb nach einem Anlaß, den Baiern jetzt in die Schranken verweisen zu können. Arn hatte ihm geliefert, was er dazu brauchte: die Provokation.

Selbst Hadrian war nun nicht mehr in der Lage, sich vor seinen Schützling zu stellen. »Nachdem er ihre [der beiden Boten] Unzuverlässigkeit und Unwahrhaftigkeit erkannt hatte«, verhängte der Papst den Bannfluch über Tassilo, hinzufügend, »wenn der König Karl, seinen Söhnen und dem Frankenvolk nicht gehorsam wäre... dann seien König Karl und sein Heer von jeder Gefahr der Sünde frei, und was in seinem Land geschehe an Brand, Mord oder sonstiger Übeltat, das sollte über Tassilo und seine Genossen kommen«. Mit anderen Worten: Er gab dem katholischen Fürsten Karl die Erlaubnis, über einen anderen katholischen Fürsten herzufallen; er segnete seine Waffen. Mehr als dies hätte sein Gesprächspartner von der so zufällig zustande gekommenen Unterredung in Rom wirklich nicht erhoffen können. Für Karls ohnehin erfolgreiche Italienreise war es der krönende Abschluß.

Wenige Wochen später stand er vor der Reichsversammlung in Worms und berichtete voll ernster Würde über den Tort, den der Baier ihm angetan hatte. Nicht weniger ernst schlugen »die Großen« daraufhin vor, es noch einmal in Güte zu versuchen und Tassilo zu rufen, damit der den Eid von Compiègne ein zweites Mal bekräftigte. Die Aufforderung ging auch ab, die Frankenreiter mußten sich deswegen aber trotzdem in Bereitschaft halten. Und kein erhaltenes Dokument gibt Aufschluß darüber, wie die Botschaft an den Baiern formuliert war.

Tassilo jedenfalls, der es doch nach Möglichkeit vermied, ohne Not den Helden zu spielen, sah sich nicht in der Lage, die Einladung nach Worms anzunehmen. Des Königs berühmtestes strategisches Großunternehmen konnte damit anlaufen.

Nach der Devise »getrennt marschieren, vereint schlagen« hatte Karl schon öfter, ja eigentlich von Anfang an immer wieder gehandelt. Seine Logistiker, die über derlei im Sandkasten entwickelte Manöver vermutlich ganz anders dachten als ihr zu komplizierten Lösungen neigender König, hatten mittlerweile gelernt, wie die daraus resultierenden Schwierigkeiten zu bewältigen waren. Trotzdem muß ihnen kalter Schweiß auf die Stirn getreten sein, als Karl sie wissen ließ, nicht von zwei, sondern von drei Seiten her gedenke er diesmal den Gegner anzugreifen, und die Aufmarschgebiete der einzelnen Stoßkeile lägen mehrere hundert Kilometer auseinander.

Ostfranken und Thüringer, aber auch die Sachsen, die bereits unter der fränkischen Fahne dienten, sollten von Norden her bis Pförring unterhalb Ingolstadt marschieren, um dort die alte, schon von den Nibelungen benutzte Donaufurt zu besetzen. Karl selbst gedachte, von Worms aus den Rhein hinaufzuziehen, dann entlang Neckar und Kocher und durch das Nördlinger Ries gegen Augsburg vorzustoßen. Pippin, der vierzehnjährige König der Langobarden, erhielt den ehrenvollen Auftrag, ein italienisches Aufgebot bis nach Trient zu führen, in dieser Stadt aber zurückzubleiben und seine Truppe in Richtung Bozen weiterzuschicken. Stafettenreiter mit entsprechenden Befehlen in der Satteltasche stoben nach drei Richtungen hin auseinander. Sie müssen ihre Botschaften binnen kürzester Frist ans Ziel gebracht haben, denn noch vor Sommeranfang konnte Karl, der zu Ostern beim Papst gewesen war, sich auf den Weg machen, in der Gewißheit, auch die Befehlshaber der beiden anderen Heersäulen seien rechtzeitig aufgebrochen.

»Deutschland erzitterte unter dem Tritt unzähliger Scharen.« – Das war auch beabsichtigt. Karl wollte die ganze Macht, über die er verfügte, zur Schau stellen, wollte demonstrieren, was es hieß, ihn herauszufordern. An möglichst vielen Orten sollten die Menschen später sagen können, sie hätten seinen Heerwurm an sich vorbeiziehen sehen: zehntausend Männer hier, zehntausend da und zehntausend dort. Wären sie alle über eine einzige Straße marschiert, sie hätten Wüsten hinter sich zurückgelassen. Drei kleinere Kontingente hingegen waren in der Lage, nicht nur schnell voranzukommen, sondern sich auch aus den mitgeführten Vorräten zu ernähren.

Und Tassilo, was tat er? Rief er seine Krieger zusammen? Wich er wie einst Widukind in die Berge und Wälder aus, um den Franken einen Partisanenkrieg zu liefern? Bereitete er sich im »uneinnehmbaren« Regensburg darauf vor, seine Haut so teuer wie möglich zu verkaufen? Selbst wenn er etwas von dieser Art gewollt hätte, er wäre dazu nicht mehr in der Lage gewesen. Über seinem Haupt hing der päpstliche Bannfluch. Die Geistlichen wandten sich von ihm ab. Den Adeligen fiel ein, daß er ihnen schon immer zu eigenmächtig gewesen war. Wer konnte da vom Volk noch verlangen, daß es den »von Vieh und Herden aller Art« fast ganz bedeckten Boden der Verwüstung preisgab?

»Wie der Herzog nun erkannte, daß er von allen Seiten umschlossen war«, heißt es in den »Annales«, »und mit ansah, wie die Baiern alle dem König Karl mehr treu waren als ihm, da kam er persönlich... und gab das ihm von König Pippin übertragene Herzogtum heraus.« Es geschah auf dem Lechfeld, es war fürs erste nur ein symbolischer Akt. Der Baier legte seinen Herrscherstab in Karls Hand, erneuerte seinen alten Eid, stellte dreizehn Geiseln, darunter einen leiblichen Sohn – und erhielt das Zepter umgehend zurück. Nach der anschließenden Versöhnungsfeier brachen auch die Tausende von Soldaten wieder auf und traten den Rückmarsch an. Alles war wie zuvor. Das Dreisäulenunternehmen schien ein sinnlos anmutender, ungeheuer wuchtiger Schlag ins Wasser gewesen zu sein.

Es war indessen nichts weniger als das. Und nichts sollte wieder so sein, wie es im Lande Baiern zuvor gewesen war. Das Volk und der Adel hatte seinen Herzog nackt gesehen, entkleidet aller Würden, mit demütiger Geste um Gnade flehend. Sie hatten aber auch Karl erblickt, den Riesen im blauen Mantel vor seinem gewaltigen Heer.

Mit derlei Eindrücken wird selbst ein treuer Gefolgsmann nicht mühelos fertig. Sie lassen Zweifel in ihm aufkeimen, sie nagen die eigene Ehre an. Und Tassilo war nicht in der Lage, dieses Manko wieder auszugleichen. Wie auch Arichis, der seit Karls Rückkehr ins Frankenreich mit Byzanz konspirierte, verrannte er sich in die abenteuerlichsten Pläne zur Wiedergewinnung der alten Macht. Er versuchte, mit den Awaren Verbindung aufzunehmen, und beging vor allem den tödlichen Fehler, aus seinem Herzen keine Mördergrube zu machen. Wer immer es hören wollte, erfuhr von ihm, was er von Karl halte und wie er sich an ihm zu rächen gedenke.

Dieses Geschwätz aber war es, was ihm schließlich den Hals brach, denn natürlich blieb Worms, Diedenhofen oder Attigny nicht lange unbekannt, was der Baier von sich gab. Adel, Geistlichkeit und Volk ahnten, daß es mit ihm nicht mehr lange gutgehen könne. Und viele versuchten, sich bei Karl lieb Kind zu machen, indem sie ihn umgehend über die Regensburger Tischgespräche unterrichteten.

Karl hatte mit alledem offensichtlich gerechnet. Als er genug Beweise für die Untreue Tassilos besaß, ließ er den Baiern – das geschah bereits wenige Monate nach dem Einkreisungsmanöver von 787 – erneut zu einer Reichsversammlung laden. Und dieses Mal zeigte er weder Milde noch Huld.

Tassilo hatte sich kaum im Hofgut Ingelheim eingefunden, da war er auch schon entwaffnet und festgenommen. Gleichzeitig machten sich Häscher auf, um Luitberga, seine langobardische Frau, samt ihren Kindern vor den König zu bringen und den herzoglichen Schatz zu beschlagnahmen. Dann begann kaum minder pompös als der Aufmarsch vor Augsburg das Gerichtsverfahren.

Geradezu beflissen sagten »zuverlässige«, also frankenfreundliche baierische Zeugen aus, Tassilo habe nicht nur dem König gegenüber seinen Eid gebrochen, sondern auch die eigenen Vasallen gegen ihn einzunehmen versucht. »Wenn seine Leute [Karl] Treue schworen, forderte er sie auf [insgeheim], eine andere Gesinnung festzuhalten und den Schwur arglistig zu leisten« – der Lorscher Mönch, der dies berichtet, wußte nichts von dem altbaierischen Bauernbrauch, einen Eid »abzuleiten«, indem man mit den Schwurfingern der linken Hand hinter dem Rücken gegen die Erde weist. Weiterhin berichteten die Zeugen von Tassilos Verhandlungen mit den Awaren und übermittelten auch seinen Ausspruch, »wenn er zehn Söhne hätte, wollte er sie alle verderben lassen, ehe die Abmachungen [mit Karl] gültig blieben und er zu dem stehe, was er beschworen habe«. Und schließlich beschuldigten sie noch Luitberga, den Herzog in dieser Haltung bestärkt zu haben. Überhaupt sei sie die treibende Kraft hinter seinen frankenfeindlichen Aktivitäten gewesen und habe ihn wieder und wieder gegen Karl aufgehetzt.

Tassilo machte keine gute Figur vor den »Franken und Baiern, Langobarden und Sachsen und wer aus allen Ländern auf diesem Reichstag versammelt war«. Er wurde als Hochverräter entlarvt, als Großmaul, als Pantoffelheld, und er konnte keine der vorgebrachten Anschuldigungen widerlegen. Vielmehr mußte er »gestehen«, daß sie alle zutrafen. Welche Rechtsmittel er immer gehabt haben mag, Karls Tribunal trieb ihn gnadenlos in die Enge und raubte ihm den letzten Rest von Würde und Persönlichkeit, den er noch aufzubringen vermochte. Als die Ankläger endlich schwiegen, gab es nichts mehr, was ihn noch vor der Hinrichtung bewahren konnte. Schon sein *harisliz* in Nevers war ein todeswürdiges Verbrechen gewesen und hätte die Verhängung der Höchststrafe gerechtfertigt.

Karl indessen, der den Spruch fällen mußte, handelte nicht als Rächer und Richter, sondern als Politiker. So lautstark die Versammlung ihn auch aufforderte, Tassilo aufs Blutgerüst zu schicken, er zog es vor, sich jetzt, da der Mann ohnehin schon zerstört war, als »frommer und milder König« zu erweisen. »Aus Liebe zu Gott«, erklärte er, und weil der Baier sein Vetter sei (Tassilos Mutter war seine Tante), begnadigte er den abgesetzten Herzog zu lebenslanger Klosterhaft, ja, er ersparte ihm sogar die Schmach, in Ingelheim öffentlich geschoren zu werden. Am 6. Juli 788 ließ er Tassilo nach St. Goar am Rhein bringen und dort in die Kutte stecken. Später wurde der Baier nach Jumièges nahe der Seinemündung verbracht, noch später, 792, mußte er erneut vor einem Reichstag erscheinen, um allem Groll zu entsagen und endgultig abzudanken; in diesem Jahr war zu Regensburg eine Verschwörung seiner alten Anhänger gegen den Frankenkönig aufgedeckt worden.

Gestorben ist der Agilolfinger in Lorsch, demselben Kloster, dessen Mönche ihn auf den Seiten der »Reichsannalen« so heftig angegriffen hatten. Wann das geschah, wird nicht überliefert. Sein

Geschlecht trat mit ihm von der historischen Szene ab, denn seine Söhne mußten sich ebenfalls die Tonsur schneiden lassen, seine Frau und seine beiden Töchter den Schleier nehmen. Baiern war endgültig eine fränkische Provinz geworden.

Auf vielen Umwegen hatte Karl ein seit langem angestrebtes Ziel erreicht, aber die ausgeklügelte Art, in der er dabei vorgegangen war, ruft auch den Verdacht wach, ganz wohl sei ihm dabei keineswegs gewesen, er habe durchaus gewußt, daß das Recht nicht immer auf seiner Seite stand – zumindest nicht so eindeutig, wie die Lorscher Mönche es wahrhaben wollen. Einhard äußert sich über das baierische Unternehmen ohnehin viel zurückhaltender als sie. Die merkwürdige Tatsache etwa, daß der Exherzog vier Jahre nach seiner Verurteilung noch einmal offiziell abdanken mußte, übergeht er mit dem knappen Satz: »Tassilo wurde indes nochmals zum König gerufen und durfte nicht wieder heimkehren. Sein Land stand hinfort nicht mehr unter einem Herzog, sondern wurde von Grafen regiert.« Mit der baierischen Verfassung war diese letzte Maßnahme jedenfalls auch nicht zu vereinbaren: Die »Lex Baiuvariorum« schrieb zwingend ein erbliches Herzogtum für das ganze Land zwischen Lech und Salzach vor und eine entsprechende Unabhängigkeit. Durch die Einführung des Grafensystems nahm Karl es jedoch praktisch in sein persönliches Eigentum.

Der »schwarze Arn« aber erhielt seinen Lohn – wofür, das wußten nur Karl und er ganz genau – in Raten. Zunächst bestätigte der König seiner Diözese alle Schenkungen, die Odilo und Tassilo ihr einst gemacht hatten. 798 verhalf er ihm dann zur Würde eines Erzbischofs und Metropoliten von ganz Baiern. Außerdem zog er den Benediktiner in seinen engeren Beraterkreis hinein, wo er als Hofmann eine zweite steile Karriere machte. Als der alte Herrscher sein Testament aufsetzte, gehörte Arno zu den dreißig Vornehmen, die es durch ihre Unterschrift bestätigen durften.

Unter den damals (811) verteilten Schätzen aber dürften viel Gold und Silber, viel Schmuck und viele Prunkwaffen gewesen sein, zu denen Karl ebenfalls durch Tassilo verholfen worden war. Freilich hatte er sie vorher den mit dem Baiern verbündeten Awaren abnehmen müssen.

Die Awaren stammten aus dem Land, in dem Greife das Gold bewachen. Ihre schamanischen Priester konnten sich in Pfeile verwandeln und weit durch die Luft fliegen. Die Byzantiner glaubten zu wissen, daß die Awaren aus dem Kaukasus und den südrussischen Steppen stammten, in Wirklichkeit dürfte ihre Urheimat das goldreiche Altaigebirge Südsibiriens gewesen sein. Von dort waren sie zu Beginn des fünften Jahrhunderts nach Westen aufgebrochen, ein Reitervolk wie Goten, Hunnen und Vandalen, Nachzügler der großen Völkerwanderung oder Vorboten einer nächsten, der immer wieder aus dem Osten heranbrandenden Menschenwogen. Vor allem waren sie hervorragende Krieger und begabte Staatengründer.

In der Mitte des sechsten Jahrhunderts erstreckte sich das Reich ihres Großkhans Bajan vom Karpatenbecken bis an das Schwarze Meer. Byzanz mußte dem Awaren abenteuerlich hohe Tribute zahlen, nachdem er es einmal belagert hatte und fast genommen hätte. Alboin, der erste bekannte Langobardenkönig, war mit dem Cha-Khan, dem Khan der Khane, verbündet gewesen, ehe er von Ungarn nach Italien ging. Und Fredegar berichtet, die Awaren – bei ihm heißen sie »Hunnen« – hätten die slawisch-wendischen Stämme an der Südostgrenze des Merowingerreiches jedes Jahr aufgesucht, um bei ihnen zu überwintern und »mit ihren Frauen und Töchtern zu schlafen«.

Das sei, behauptet er, so lange gegangen, bis ein fränkischer Kaufmann namens Samo sich zum König der Wenden aufwarf und die Eindringlinge in mehreren Schlachten zurückschlug. Das Reich, welches Samo dann gründete, überspannte Niederösterreich und einen Teil von Mähren. Seine Entstehung markiert auch den Niedergang der awarischen Macht. Die Reiter mußten vom Pferd steigen und, entwürdigend genug, landsässige Bauern werden. Endlich, in den siebziger Jahren des siebenten Jahrhunderts, drang ein neues Reitervolk in ihre Reviere ein, es sollen die Urahnen der heutigen Ungarn gewesen sein. Doch dürfte diese Zuwanderung die Awaren eher wieder gestärkt und nicht geschwächt haben. Wenn sie damals von ihren nächsten germanischen Nachbarn, den Baiern, trotzdem weniger gefürchtet wurden als früher, so deshalb, weil sie die Lust am Krieg und den damit verbundenen Anstrengungen verloren hatten. Sie waren reich, sie wurden von niemand ernsthaft bedroht, sie begannen, sich den Luxus innerer Auseinandersetzungen zu leisten.

Ähnlich wie im Merowingerreich wurde dem regierenden Cha-Khan eine Art Hausmeier, der »Jugur«, an die Seite gestellt, und da dies wiederum den Machthunger und Ehrgeiz der geringeren Stammeshäuptlinge weckte, bildeten sich im Awarenreich Verhältnisse heraus, welche es Tassilo offenbar erlaubt hatten, mit einzelnen dieser »Tar-Khane« Verbindungen anzuknüpfen. Welcher Art ihre Abreden waren, liegt völlig im dunkeln, indes scheinen verschiedene Häuptlinge sich nach der Absetzung des Herzogs verpflichtet gefühlt zu haben, ihn zu rächen oder seine Anhänger gegen die Franken zu mobilisieren.

Noch 788 fielen sie in Baiern ein und stießen auch nach Friaul vor. Karls Feldhauptleute lieferten ihnen vier größere Schlachten, deren jede »mit Gottes Hilfe« gewonnen wurde. Der König selbst sah sich nicht genötigt, sofort persönlich an Ort und Stelle nach dem Rechten zu sehen. Er zog 789 gegen die ostelbischen Slawen und blieb 790 sogar ein ganzes Jahr lang friedlich zu Hause. Das könnte den Anschein erwecken, er habe das Awarenproblem auf die leichte Schulter genommen. Dabei ist viel eher die Frage angebracht, ob das Reitervolk im Südosten für ihn überhaupt so etwas wie ein »Problem« darstellte.

Karls erstes, wichtigstes und im Grund einziges Geschäft war noch immer das Reiten, der Vorstoß nach irgendwohin, die Eroberung. Solange er dazu imstande war, mußte er möglichst in jedem Frühjahr sein Pferd besteigen, seine Krieger auf dem Märzfeld mustern und das Aufbruchsignal geben. Anders war es ihm gar nicht möglich, sich selbst und ihnen zu demonstrieren, wer er sei. Seine Macht, so glaubte zumindest er selbst, hätte sich verflüchtigt, wenn er länger als ein Jahr – und ein Jahr war eigentlich schon viel zu lange – im abgelegenen Heristal, Worms oder Aachen sitzen geblieben wäre, um nur Arbeiten zu erledigen, die gewiß auch getan werden mußten, die ihn aber nicht selbst in königlicher Überlebensgröße zur Geltung brachten. Um zu sein, wer er zu sein hatte, mußte er in Erscheinung treten, ja mehr noch, zur Erscheinung werden. Das wußten auch die byzantinischen Herrscher, die ihre öffentlichen Auftritte so kunstvoll stilisierten. Aber Karl stand im Gegensatz zu ihnen keine Hauptstadt zur Verfügung, sondern fast nur die Heeresversammlung. Und deren Zweck bestand eben vor allem darin, die jeweils nächste kriegerische Aktion zu eröffnen.

Aus diesen Gründen hatte er sich mit den Sachsen herumgeschlagen und war sogar bis nach Salerno marschiert, aus demselben Grund stieß er jetzt immer häufiger nach Osten in den slawischen Siedlungsraum vor. Es war nicht so, daß er dringend Land für fränkische Bauern und Kolonisten benötigt hätte, obwohl verdiente Soldaten natürlich mit Land belohnt werden mußten. Karl war keinem Bevölkerungsdruck ausgesetzt oder dem Zwang, ein darbendes Volk zu ernähren. Doch hätte es einfach seinem Realitätsverständnis widersprochen, auf eine Beute, die in die Reichweite der eigenen Speere gekommen war, zu verzichten und mit der militärischen Macht, die er besaß, nicht zu wuchern. Macht war mehr als nur Kapital, war ebenfalls vor allem ein Mittel, sich darzustellen und zu verwirklichen, somit aber das wichtigste Lebenselement eines Herrschers überhaupt. Daß ihre Anwendung sich mit glaubenskämpferischen Argumenten auch noch rechtfertigen ließ, ist in diesem Zusammenhang wenig mehr als ein Zubrot gewesen. Und selbst der materielle Gewinn, den Karl etwa mit seinen Slawenzügen erwirtschaftete, fiel kaum ins Gewicht.

Über eines seiner Unternehmen in Ostelbien berichten die Annalisten: Karl »unterwarf mit des Herren Güte die genannten Slawen seiner Herrschaft… Und nachdem er hier Geiseln erhalten hatte und sehr viele Eidschwüre, kehrte er unter des Herren Schutz ins Frankenreich zurück.« Keine Rede davon, daß er Land besetzte, Tribute einstrich oder irgendwelche anderen wertvollen Güter nach Hause brachte. Er hatte seinen Einflußbereich ein bißchen ausgedehnt, ein paar Huldigungen erzwungen und den einen oder anderen Vertrag abgeschlossen, aber wer wußte, ob das alles ein paar Jahre später noch gelten würde. Nach der Art, in der Karl rechnete, hatte sich das Unternehmen dennoch gelohnt. Seine Bilanz war ausgeglichen, wenn er am Ende auf der Habenseite vermerken konnte: Soldaten eingesetzt, erfolgreich geblieben.

Die Awaren indessen dürfte er mit anderen Augen betrachtet haben als die Slawen. Sie galten als die Erben des fürchterlichen Attila, der Ruf, der ihnen anhing, hallte donnergleich durch Raum und Zeit. Außerdem waren sie ein Volk, welches man nun einmal mit großem Reichtum, mit Silber, Gold, sagenhaften Schätzen in Verbindung brachte. Und diesem Umstand kam schon deshalb ein besonders großes Gewicht zu, weil Karl mit gemünztem oder ungemünztem Geld nie reichlich ausgestattet gewesen war. Die vorletzte große Kriegsbeute, die auch seiner Kasse zugute kam, hatte er beim ersten

Sachsenzug gemacht, als seine Soldaten die kostbaren Weihegaben im Tempelhain der Irminsul entdeckten, die letzte, als er Tassilos Geldtruhen in Regensburg beschlagnahmen ließ. Im Awarenland, so hieß es nun, lägen ähnlich große Schätze verborgen wie an Diemel und Donau, ja sogar die größten, die es auf dieser Welt überhaupt gäbe.

»Das Land der Hunnen [der Awaren also]«, berichtet Notker aus Sankt Gallen, der es wiederum von einem alten Krieger gehört haben will, »war von neun Reifen umgeben... Ein einziger Reif umfaßte soviel Raum wie von der Burg Zürich bis Konstanz; er war von Eichen-, Buchen- und Fichtenstämmen derart errichtet, daß er sich in einer Breite von zwanzig Fuß, von Rand zu Rand gemessen, erstreckte [somit rund sechs Meter dick und ebenso hoch war]. Sein hohles Inneres hatte man mit harten Steinen oder zähem Lehm ausgefüllt und schließlich die Oberfläche dieser Wälle mit Rasen lückenlos bedeckt... Zwischen den einzelnen Wällen aber waren die Dörfer und Gehöfte so gelegen, daß man die Stimme eines Menschen von einem zum anderen vernehmen konnte. Gegenüber von ihnen wiederum waren nicht eben geräumige Tore [in den Wällen] gelassen, durch welche die ... innen Wohnenden auf Raub ausgingen. Ebenso betrug der Raum vom zweiten Ring, der wie der erste gebaut war, zum dritten Ring zwanzig deutsche Meilen [das wären hundertvierzig Kilometer gewesen] und dergleichen bis zum neunten Ring, obwohl von diesen [inneren] Ringen jeder viel enger war als der [jeweils] äußere. Von Ring zu Ring waren ebenfalls die Besitzungen und Wohnstätten derart verteilt, daß ein Trompetenstoß von der einen zur anderen gehört werden konnte. Und zu diesen Befestigungen schleppten die Hunnen zweihundert und mehr Jahre lang alle Schätze aller westlichen Völker, und da auch [ihre Verbündeten] Goten und Vandalen die Ruhe der Menschen störten, ließen sie die westliche Welt fast leer zurück.«

Was der alte Landsknecht dem Mönch von Sankt Gallen da erzählt hatte, mag gewiß zum Teil Soldatenlatein, jedoch keineswegs reine Erfindung gewesen sein. Ringburgen, zum Teil von gewaltiger Größe, kannten die Franken vor allem von ihren Zügen ins Slawengebiet her, und deren Wälle waren, genau wie Notkers Gewährsmann angibt, aus Holz, Steinen und Erde zusammengefügt, ein Gemenge, das den Rammböcken und anderen Belagerungsmaschinen zähen Widerstand entgegensetzte. Die Vermutung schließlich, ein räuberisches Nomadenvolk, welches seit Generationen die Welt ausplünderte, hätte hinter ihnen seine zusammengerafften Kostbarkeiten verborgen, entbehrte ebenfalls nicht einer gewissen Schlüssigkeit. Karl jedenfalls scheint zumindest von der Festungsbaukunst der Awaren gehört und daraus geschlossen zu haben, daß sie auch im Feld gefährliche Gegner sein würden. Während des Ruhejahres 790 hatte er Abgesandte der Khane in Worms empfangen, ohne sich mit ihnen aber über die »Grenze ihres und seines Reiches« einigen zu können.

Als er im darauffolgenden Frühling den Krieg gegen sie eröffnete, legten weder er noch seine Scara-Gardisten die sonst übliche Siegesgewißheit an den Tag. Sogar über dem Feldlager in Regensburg, wo er sein Heer zusammenzog, lag zunächst noch eine eher gedämpfte Stimmung. Lange Beratungen gingen dem Abmarsch voraus, sorgfältiger denn je wurde der Aktionsplan aufgestellt. Karl hatte alles aufgeboten, was ihm an Streitkräften zur Verfügung stand, neben der fränkischen Kerntruppe auch langobardische, sächsische und sogar friesische Einheiten. Tassilos ehemalige Hauptstadt war ein riesiges Depot voll Waffen und Kriegsmaschinen. Baierische Schiffer standen bereit, den marschierenden Haufen die notwendigen Vorräte nachzufahren. Und wie gewöhnlich sollte der Angriff auch dieses Mal über zwei Flügel vorgetragen werden.

König Pippin würde von Friaul aus in Richtung gegen das heutige Wien vorstoßen, Karl selbst auf alten Römerstraßen die Donau hinabziehen. In letzter Minute entschloß er sich dann, den Tar-Khanen oder dem Cha-Khan selbst noch eine förmliche Kriegserklärung zuzusenden, was bei seinen früheren Feldzügen selten genug geschehen war. Endlich setzte das Heer sich in Bewegung – um wenige Marschtage später schon wieder haltzumachen.

Lorch war erreicht, das ehemalige römische Legionslager Lauriacum. Hier mündete die aus den Radstädter Tauern kommende Enns in die Donau, damals der Grenzfluß zwischen Baiern und dem Awarengebiet, heute die Grenze zwischen Ober- und Niederösterreich. Hier erhielten Karls Soldaten den wohl seltsamsten Befehl, der ihnen jemals erteilt worden war.

Drei Tage lang sollten sie »Bittgänge veranstalten, Messen abhalten« und versuchen, »Gottes Trost zu bekommen für die Rettung des Heeres und die Hilfe unseres Herrn Jesus Christus und für den Sieg und die Rache an den Awaren«. Während dreier Tage mußten sie also in sich gehen, ihre Seelen erforschen und sich geistig auf das große, gefährliche Abenteuer vorbereiten. Ähnlichen Respekt hatte Karl noch keinem anderen Gegner gezollt.

Doch schien er wirklich durch diese dreitägige Meditationsübung den Himmel für sich eingenommen zu haben. Auf einmal lief alles wie von allein. Pippin meldete, daß er awarische Haufen in einer ersten Schlacht geschlagen habe, worüber Karl sofort nach Regensburg berichtete. Wenig später stand er selbst auf dem Tullner Feld unterhalb von Krems. Er sah bereits die zur Donau hin abfallenden Hänge des Wienerwaldes und stieß hier auch auf die ersten awarischen Festungen. Von der befürchteten mühsamen Belagerungsarbeit sollte jedoch keine Rede sein. Als die Krieger der Khane sein auf beiden Donauufern herankommendes Heer und auf dem Fluß auch noch die ungefügen Fahrzeuge der Baiern sahen, »da kam ein Schrekken über sie«, sie stoben in wilder Flucht davon »und ließen beide Heere ohne Verluste« in ihre gerüchteumwobenen Ringwallanlagen eindringen. Es schien ein leichter, ein allzu müheloser Sieg gewesen zu sein. Wie sich herausstellte, war es jedoch bestenfalls ein vorläufiger Erfolg.

Was die fränkischen Chronisten für zügellose Flucht hielten, war nur taktischer Rückzug. Die awarischen Reiter sahen keinen Sinn darin, sich der geballten fränkischen Macht in offener Schlacht zu stellen: Sie wichen in die Wälder und in die Sümpfe aus, sie griffen von nun an – welcher von Karls Veteranen wurde nicht an Sachsen erinnert? – nur noch aus dem Hinterhalt an, in der Nacht, im Nebel. Sie hielten sich an Nachzügler, an versprengte Einheiten und lockten die Franken damit tiefer und immer tiefer in die unwegsamen Gefilde Westungarns hinein.

Relativ kurze Zeit nur hatte der Marsch von Regensburg bis Tulln gedauert, aber von da an schien der Weg sich unerträglich in die Länge zu ziehen. Die Strecke von Wien bis zur Mündung der Raab in die Donau kostete Karl mehr als sieben Wochen, und seine Soldaten konnten dabei kaum etwas anderes tun, als die ganze Gegend, die sie durchzogen, so gründlich wie möglich zu verwüsten. Natürlich suchten sie in erster Linie nach der großen Ringburg und den darin vermuteten Schätzen. Als sie jedoch in der Nähe des heutigen Györ standen, waren sie noch immer nicht fündig geworden. Dafür zeichnete sich ein früher Winteranfang ab, außerdem brach eine Seuche aus, die sie den größten Teil ihrer Pferde kostete.

Zu Fuß also mußten sie den Rückweg antreten, unbesiegt zwar und »indem sie Gott priesen«, wie der Annalist schreibt. Es klingt freilich dieses Mal eher so, als hätten sie dem Herrn für ihre Rettung aus einer fliegenverseuchten Wüstenei gedankt. Sehr viel reicher war keiner von ihnen geworden, ein paar Beutewaffen gewiß, auch eine größere Anzahl von Gefangenen, aber von dem durch Greife bewachten Gold der Khane keine Spur.

Auch Karl selbst muß von dem Awarenzug enttäuscht gewesen sein. Zwar gedachte er keineswegs, sich mit dieser Beinaheniederlage abzufinden, vermochte aber andererseits auch die Energie nicht mehr aufzubringen, die er jahrelang in das sächsische Unternehmen investiert hatte (und damals immer noch investieren mußte). Sein erster Zug nach Südosten blieb sein letzter. Pippin und die baierischen Grafen mußten die Awaren endgültig niederringen. Und »obgleich diese den Krieg mit der größten Tapferkeit führten«, schreibt Einhard später, »ging er erst im achten Jahr zu Ende. Wie viele Schlachten während desselben geschlagen, wieviel Blut vergossen wurde, wird dadurch bewiesen, daß Pannonien [Ungarn] jetzt ganz unbevölkert ist und der Ort, wo vormals des Kagans Königsburg war, so verödet liegt, daß auch keine Spur menschlicher Behausung auf ihm zu entdecken ist.«

Des Cha-Khans Königsburg? Sollte es sie also doch gegeben haben? Einhard wußte mehr, als Karl im Jahr 791 wissen konnte. Unter anderem wußte er auch, daß der nunmehr beginnende Lebensabschnitt des Königs einer der weniger glücklichen sein sollte. Der Kampf gegen die Awaren trat für ihn selbst in den Hintergrund zurück, aber er blieb eines der vielen düsteren Motive, die diese Frist akzentuieren.

In die Zeit zwischen Widukinds Taufe im Jahr 785 und der Frankfurter Synode 794 fallen nicht nur die Gewinnung Baierns und der erste

Awarenzug, sondern auch Widrigkeiten, denen Karl nur gewachsen war, weil die verschiedenen Schichten seiner Persönlichkeit längst so etwas wie einen elastischen Panzer abgaben. Er zehrte von zu vielen Energiequellen, um zusammenzubrechen oder auch nur zu erlahmen, weil eine davon vorübergehend versiegte. Selbst wenn, wie in dieser Zeit, nichts zu gelingen schien, fuhr er noch Gewinne ein, die ihn weiterbrachten oder zumindest sein Weltbild erweiterten.

So hatte Karl bei der Vorbereitung des ersten Awarenzuges endlich erkannt, welche gewaltigen Vorteile die Wasserwege gegenüber den Landverbindungen boten. Und wie es seiner Natur entsprach, versuchte er, daraus umgehend Nutzen zu ziehen. Man könnte auch sagen, er habe einfach ein neues Spielzeug entdeckt. Es sind die baierischen Flußkähne gewesen, die ihn faszinierten.

Nach der Rückkehr aus Ungarn war Karl in Regensburg geblieben, um dort zweimal Weihnachten und zweimal Ostern zu feiern. Statt aber in der dazwischenliegenden Zeit nur zu jagen, sich auszuruhen oder Felix von Urgelis gegen baierische Kleriker im Streitgespräch antreten zu lassen, beschäftigte er seine Offiziere und Soldaten auch noch mit dem Bau einer Schiffsbrücke. Boote und Prähme, »mit Ankern und Seilen so verbunden, daß man sie zusammensetzen und wieder auseinandernehmen konnte«, boten doch eine hervorragende Möglichkeit, Flüsse an jeder beliebigen Stelle mit Mann und Roß und Wagen überschreiten zu können, ohne daß man vorher nach Furten suchen mußte, die dem Feind ohnehin meist bekannt waren und deshalb verteidigt wurden. Pontonbrücken erhöhten die Beweglichkeit des Heeres, sie erleichterten den Nachschub. So stellte Karl eine Art Pioniertruppe zusammen. Die Männer übten, die Schiffer fluchten – bei Regensburg ist die Donau ja nicht gerade zahm. Man kann Karl geradezu sehen, wie er am Ufer steht und sie anfeuert.

Aus der einmal gewonnenen Erkenntnis aber ergab sich sofort eine viel weitreichendere, nächste. Der Rhein war Germaniens wichtigste Verkehrsachse, die nun gesicherte Donau eine andere. Was, wenn man beide Ströme miteinander verband?

Geduld gehörte nicht zu Karls hervorstechenden Eigenschaften. Schon im darauffolgenden Frühjahr standen Tausende von hastig zusammengetrommelten Arbeitern auf der Wasserscheide zwischen beiden Flußsystemen, um jenen Karlsgraben zu schaffen, der dann im

Regen ersoff. Es war jedoch nicht nur technische Kühnheit, was dieses Unternehmen auszeichnete, sondern auch nahezu visionäre Weitsicht. Man hat Karl nachgesagt und viele seiner Unternehmungen damit gerechtfertigt, er sei durch die Eroberung Sachsens und die Eingliederung Baierns ins Reich zum Begründer des späteren Deutschlands geworden. Das ist schon deswegen ein etwas überzogenes Lob, weil er etwas Derartiges zumindest bewußt nicht anstrebte und, falls er doch darauf abgezielt hätte, sich nachsagen lassen müßte, daß er dann nur ein Gebilde zustande brachte, das noch Jahrhunderte brauchte, um sich selbst zu definieren. In der Erkenntnis aber, daß eine Kette von miteinander verbundenen Weihern zwischen Schwäbischer Rezat und Altmühl – nichts anderes war die *Fossa Carolina* – zwei Großräume wie Rheintal und Donautal miteinander verbinden könnte, leuchtet zumindest eine Vorstellung von der geographischen Struktur dieses späteren Deutschlands auf. Sein Skelett besteht ja wirklich aus der Süd-Nord-Achse Rhein und der West-Ost-Achse Donau. In dem kurzen historischen Augenblick, da Karl sich in sein Kanalprojekt verbiß, scheint er es vor Augen gehabt zu haben, er, der Reiter, der an beiden Strömen entlanggeritten war.

Doch war es ja nicht nur der Regen, der ihn von der Fossa wieder vertrieb, es war unter anderem auch Pippin, der rebellierende Sohn. Dessen Verbrechen mußte ebenfalls in Regensburg geahndet werden.

Dem buckligen Prinzen gegenüber übte Karl unangemessene Milde, seine Mitverschworenen hingegen verfielen dem Schwert, dem Strick oder dem Bann. In den Mauern der alten Herzogsstadt wurde öffentlich ausgepeitscht, gehängt und geköpft. Einer der Angeklagten konnte sich durch Gottesurteil, einen Zweikampf vermutlich, in dem er Sieger blieb, von jeglichem Verdacht befreien, alle anderen mußten das Leben lassen oder, ihres Vermögens beraubt, außer Landes gehen, zum Beispiel zu den Awaren.

Den Verschwörern war Karl damit einigermaßen beigekommen, nicht jedoch den Gründen, aus denen sie rebelliert hatten. Die angeklagten Adeligen verteidigten sich vor der Regensburger Versammlung vor allem mit dem Argument, sie könnten nicht eidbrüchig genannt werden, weil sie dem König nie einen persönlichen Treueid geleistet hätten. Damit sagten sie zwar wenig über ihre eigentlichen Motive aus, erlaubten es Karl aber, einen letzten Rest germanischen

Denkens und germanischen Freiheitsbewußtseins aus der Welt zu schaffen. Die Königsboten erhielten den Auftrag, alle weltlichen Großen und alle Kleriker, alle Freien und alle Unfreien, die das zwölfte Lebensjahr überschritten hatten, wo immer sie mit einem von ihnen zu tun bekamen, auf den Herrscher zu vereidigen und ihre Namen in Listen einzutragen. Mit gleicher Gründlichkeit sollten sie auch jene erfassen, die diesen Schwur verweigerten oder sich ihm durch Flucht entzogen. Ihnen drohte Anklage vor dem jeweils zuständigen Gaugericht. In Karls Reich breitete sich ein Hauch von Polizeistaat aus.

Selbst diese Entscheidung gehört indessen noch zu den eher positiven Ereignissen der in Regensburg verbrachten anderthalb Jahre. Der erste wirklich harte Schlag traf Karl 793, als er, im Begriff, »abermals nach Pannonien zu ziehen«, vom Aufstand der zweiten Sachsengeneration erfuhr. Ihm folgte die Nachricht von Überfällen der Sarazenen im Osten, und beide Meldungen zusammen ergaben, von hier unten aus betrachtet, ein mehr als bedrohliches Bild. Die Sachsen wußten offensichtlich nicht nur von Karls Aktivitäten in Ungarn, sie schienen sogar darauf zu setzen, »daß die Awaren tapfer gegen den König kämpften und ihn daran hinderten, ins Frankenreich zu kommen«. Davon wiederum gingen offensichtlich auch die Sarazenen aus. Gab es also Verbindungen von einem der drei Lager zum anderen? Waren die verschiedenen Aktionen vielleicht sogar aufeinander abgestimmt? Wenn ja, dann hätte das geheißen, daß Karl sich auf einen Mehrfrontenkrieg einrichten mußte, einen Generalangriff der heidnischen und muslimischen Völker gegen seinen christlichen Staat.

Eine weitere Nachricht trug nicht eben dazu bei, diese geballten Sorgen zu mindern: In Italien, Burgund und Südfrankreich war nach mehreren Mißernten eine katastrophale Hungersnot ausgebrochen. Karl sah ein, daß er auf einen weiteren Awarenzug fürs erste verzichten mußte. Nervös freilich wurde er deswegen nicht, und auch die Freude an seinem neuen Spielzeug wollte er sich keineswegs vergällen lassen.

Er bestieg ein Schiff, fuhr die Donau hinauf bis nach Kelheim, bog in die Altmühl ab und ließ sein Fahrzeug dort, wo der Kanal hätte entstehen sollen, zur Schwäbischen Rezat hinüberschleppen, um auf ihr über Rednitz und Pegnitz in Richtung Würzburg weiterzufahren.

Wer diese Flüßchen kennt, wird sich auch ein Bild von der Größe des Schiffes machen können, das er benutzte: Eine stolze Galeere kann es wahrhaftig nicht gewesen sein. Von Würzburg ging es dann weiter nach Frankfurt, wo die versammelten Bischöfe »Galliens, Germaniens und Italiens« auf ihn warteten, um sowohl die Adoptianisten wie auch Byzanz in ihre Schranken zu verweisen.

Der bereits verfallenen Fossa hatte Karl auf dieser Reise nur noch einen wehmütigen Abschiedsblick widmen können. Von Baiern und dem ferneren Südosten blieben ihm keine angenehmen Erinnerungen. Er wußte aber nicht, was damals im Awarenreich geschah.

Der letzte Großkhan des ehemals mächtigen Reiches erlitt nun endgültig das Schicksal des letzten Merowingerkönigs, nur daß er nicht wie dieser ins Kloster gesteckt, sondern umgebracht wurde. Sein Jugur konnte sich aber ebenfalls nicht lange halten, er erlag wiederum einem anderen Aufsteiger, den der Titel »Tudun« schmückte. Und selbst dieser fühlte sich nicht stark genug, eine neue Herrscherdynastie zu begründen. Als Karl 795 die Elbe erreichte, erwarteten ihn die Gesandten des neuen Awarenoberhauptes und boten ihm nichts weniger als völlige Unterwerfung an.

Um diese Zeit war bereits Markgraf Erich von Friaul, ein gebürtiger Elsässer, zum zweitenmal in die Gegend um Györ vorgestoßen und fand dort, was Karl bei seinem Awarenzug vergeblich gesucht hatte, den *hrinc,* die Ringburg des Cha-Khans. Sie erwies sich nicht einmal als unbezwingbar. Alte römische Angriffstechniken, die »Schildkröte« etwa, das Dach aus emporgehaltenen Schilden, an dem die Wurfgeschosse abprallten, reichten aus, ihre Wälle zu überwinden. Erichs Truppen, verstärkt durch Einheiten des Slawenfürsten Woinimir, richteten unter den Verteidigern jenes fürchterliche Blutbad an, von dem Einhard berichtet. Und als der innerste »Reif« durchbrochen war, erfuhren sie, daß nicht einmal der sagenhafte, von den »Hunnen« zusammengeraubte Schatz ein Phantom war: Es gab ihn. Die fränkischen Krieger standen vor wahren Bergen aus Schmuckstücken, Prunkwaffen, Truhen voll byzantinischer Goldmünzen, Säcken voll Silbergeld. »Kein Krieg, so weit Menschengedenken reicht, brachte ihnen jemals soviel Reichtum und Macht.«

Daß Erich vielleicht etwas mehr Beute gemacht hatte, als es einem

Markgrafen angestanden hätte, erfuhr er indes gleich nach seiner Rückkehr in die Heimat. Pippin, König in Italien, inzwischen dreiundzwanzig Jahre alt und darauf bedacht, sich auch einen Namen zu machen, stieß im darauffolgenden Jahr noch einmal zur Raabmündung vor. Er stellte fest, daß der Elsässer nicht gründlich genug gewesen war, zerstörte, was er übriggelassen hatte, konnte auch noch ein paar Tar-Khane stellen, die ihm Tribute leisten mußten, und ließ nach seiner Rückkehr verlauten, er sei es eigentlich gewesen, der den großen *hrinc* zerstört habe. Pippin brachte auch Gefangene mit, unter ihnen politische Flüchtlinge, die nach dem Scheitern der von seinem Halbbruder angefachten Verschwörung zu den Awaren gegangen waren – um dort die Fäden nach Sachsen hinauf und zu den Sarazenen hinüber anzuspinnen? Die Quellen geben darüber keine Auskunft.

Nur über einen Ajo aus Friaul gibt es urkundliche Belege. Er hatte seine Heimat bereits während des Langobardenaufstandes von 776 verlassen, den Karl damals, aus Sachsen herabstürmend, zerschlug. Nun bat er um Begnadigung und erhielt sie nach einer Wartefrist von drei Jahren auch gewährt. Sogar seinen Besitz bekam er wieder zurück. Als er starb, schmückten ihn der Grafentitel sowie der Ruf, seinem König als Diplomat gute Dienste geleistet zu haben. Der Dank für Ajos milde Behandlung gebührte Alkuin.

Karls Reichsmagister hatte sich mit Verve dafür eingesetzt, daß die in Sachsen gemachten Fehler im Awarenland nicht wiederholt werden würden, daß man der »Bitte um Freigebung aller Gefangenen milde zustimme« und auch das »rohe, unwissende, blöde« Volk der ungarischen Tiefebene nicht gewaltsam zu bekehren versuche, sondern ihm Priester sende, die »am Anfang des Bekehrungswerkes die süße Milch der Gebote zu reichen pflegen«. Als Oberaufseher der Awarenmission schlug er seinen Freund, den schwarzen Arn, inzwischen Erzbischof von Salzburg, vor. Dessen Sprengel reichte von da an bis an die Ufer des Plattensees, doch blieben die »Pannonischen Marken« ein kaum je durchdrungenes, wüstes und leeres Revier. Christliche Franken konnten sich darin nur mit äußerster Vorsicht bewegen.

Der awarische Adel, schreibt Einhard zwar, sei in den Kämpfen gegen Karl, Erich und Pippin zugrunde gegangen, »sein Ruhm verblaßt«, dennoch mußten fränkische Truppen bis zum Jahr 811 immer wieder einmal nach Ungarn marschieren, »um die Streitigkeiten der

Hunnen und Slawen zu beenden«. Daran änderte auch der Unterwerfungsakt des Tuduns nichts, der nach Sachsen gekommen war, noch sein späterer Besuch in Aachen, bei dem er erneut Treue gelobte und die Bereitschaft bekundete, sich samt dem ganzen Awarenvolk taufen zu lassen. Ebenso wie die zu den Franken übergegangenen sächsischen Adeligen hatte er einfach nicht die Macht, seine Entscheidungen durchzusetzen. Die breite Masse der Awaren verteidigte ihre Eigenständigkeit bis zuletzt. Sie wurden erst einigermaßen ruhig, als Karl einen neuen Cha-Khan über sie einsetzte und ihnen östlich von Wien neue Wohnsitze zuwies. Das gewonnene Land aber betrachtete der König fortan auch als Siedlungsgebiet für fränkische Reichsbürger, denen es in der alten Heimat zu eng geworden war. Die Mühe, für die Provinzen östlich der Enns einen eigenen Namen zu finden, machte er sich indessen nicht. Sie hießen einfach »Oriens«, also Ostland, oder »Sclavinia«, Slawengebiet, es war eine Bezeichnung, in der sich auch Geringschätzung ausdrückte.

Ein Krieger aus dem schweizerischen Thurgau, »so hoch gewachsen, daß man ihn für einen Sproß aus dem Stamm der Riesen hätte halten können«, soll damals über die Bewohner der späteren »Ostmark« gesagt haben: »Was wollt ihr mit diesen Kröten? Sieben und acht und sicherlich neun von ihnen pflegte ich, auf meine Lanze gespießt ... mit mir herumzuschleppen. Unnützerweise haben der Herr König und ich uns mit diesem Kroppzeug abgemüht.« Es ist dies eine Geschichte aus der Anekdotensammlung Notkers des Stammlers. Eine andere, die der Sankt Gallener von seinem Lehrer Werinbert als Kind gehört haben will, belegt auch noch, weshalb Karl sich für seine letzte bedeutende Eroberung nicht mehr so interessierte wie für die früher gewonnenen Provinzen. Er hatte einfach wichtigere Dinge im Kopf.

Notker schreibt: Nachdem er jetzt »einige Ruhe finden konnte«, wollte der König »nicht in Muße erschlaffen, sondern sich für den Dienst Gottes einsetzen, so daß er sich daranmachte, nach eigenem Plan in seinem Heimatland eine Kirche zu erbauen, herrlicher als die alten Werke der Römer«. Und Einhard präzisiert: »Der christlichen Religion... war er mit größter Ehrfurcht zugetan. Darum erbaute er auch das herrliche Gotteshaus zu Aachen und stattete es aus mit Gold und Silber, mit Leuchtern und mit ehernen Gittern und Toren.«

Nach seinem langen Regensburger Aufenthalt und den anschließenden letzten großen Sachsenzügen war Karl in der Tat nirgendwo mehr häufiger zu finden als in der »Pfalz zu Aachen«. Mittlerweile mehr als fünfzig Jahre alt, begann er, von seinem beschwerlichen Nomadenleben Abschied zu nehmen. Er mußte ja damit rechnen, daß ihm nicht mehr viel Zeit blieb. Martell war mit Zweiundfünfzig, sein Vater Pippin mit Vierundfünfzig gestorben. Er aber wollte noch seine große, selbstgestellte Aufgabe in Angriff nehmen, den Bau jener Kuppel, die das Reich symbolisieren sollte, die Vollendung des in Stein geformten Zauberspruchs, der das Ende der Völkerwanderung dokumentierte und der gleichzeitig auch sein eigenes Testament war.

Man nimmt an, daß Karl bereits zwei Jahre vor dem Zug gegen Tassilo den Auftrag gegeben habe, die Grundmauern für den Aachener Dom zu legen. Nun, nach der Eroberung der awarischen Ringburg durch Erich von Friaul, wurde ihm auch noch die Gewißheit zuteil, ihn so großzügig ausstatten zu können, wie es einem Herrscher seines Ranges und seiner Machtfülle entsprach.

Ende 795 traf in Aachen eine Karawane von sechzehn riesigen Lastwagen ein. Jeder wurde von vier Ochsen gezogen, jeder war bis zum Rand mit den Schätzen des Großkhans beladen. Es war eine funkelnde, schimmernde Beute, die tatsächlich alles zu umfassen schien, was »die Hunnen... früher anderen Völkern ungerechterweise geraubt hatten«. Aber vermutlich befanden sich auch Schmuckstücke aus gotischen, sarmatischen, awarischen Schmieden darunter, römische Schaumünzen und griechische Silberbecher, wie sie noch über tausend Jahre später, 1797 und 1889, in ungarischem Boden gefunden wurden. Den Franken gingen die Augen über, als sie die Flut dieser Kostbarkeiten sahen. Sie erkannten, daß man ihr Volk und seinen König »bis dahin beinahe als arm ansehen konnte«. Karl selbst geriet in eine wahre Geberlaune. »Bischöfe, Äbte, Grafen und alle Getreuen« wurden mit Geschenken überhäuft. Die Könige im mittelenglischen Mercia und im nordenglischen Northumbria erhielten kostbare Brustpanzer und seidene Prunkgewänder, Papst Hadrian eine ganze Ladung von Gold- und Silbergeräten. Doch schickte er auch Aufkäufer aus, die ihm für seinen entstehenden Bau »Säulen und Marmorplatten« aus Italien herbeischaffen mußten.

Was ihm damals vor Augen zu stehen schien, hat Modoin, der

Bischof von Autun, später in einem vielzitierten Vers auszudrücken versucht: »Wieder wird goldenes Rom der Welt erneuert geboren.«

Ohne Worte wie »Gold, sonnenstrahlend, juwelenfunkelnd« wird von nun an kein zeitgenössischer Chronist mehr auskommen, wenn er Karl beschreiben will. Ob er aber wirklich daran dachte, »Rom« zu erneuern, wie der in den alten bischöflich-senatorischen Vorstellungen denkende Modoin meinte, ist zumindest eine offene Frage.

# IX.

## Die Aachener Kirche
## und Der einsame Herrscher

Wer in den heißen Quellen von Aachen badet, verkehrt beinahe intim mit der Mutter Erde. Aus zweitausend Meter Tiefe schießen die mineralisch geladenen Wasser empor, ergießen sich dampfend in Becken und Wannen, umschmeicheln die Haut, dringen in ihre Poren ein und bearbeiten sie wie mit Myriaden unsichtbarer kleiner Hände. Ein Austausch zwischen lebender und scheinbar toter Materie findet statt, feinste Stoffe werden abgegeben und zugeführt, die Muskeln möchten erschlaffen, spüren indessen, daß sie Kraft aufnehmen, und beteiligen sich an dem Prozeß. Sie fühlen sich von schmerzbereitenden Partikeln befreit, fühlen sich auf wundervolle Art gereinigt, um endlich doch vor Erschöpfung aufzugeben. Wer den Wassern wieder entsteigt, scheint leichter zu sein als vorher und möchte dringend einige Stunden schlafen.

Karl hat seine Muskeln zeitlebens bis an die Grenze ihrer Leistungsfähigkeit belastet. Die Folgen der endlos langen Ritte, des Biwakierens auf blanker Erde waren rheumatische Beschwerden. Seine Vorliebe für gebratenes Fleisch dürfte ihm außerdem die Gicht eingetragen haben — Einhard sagt, er habe gelegentlich gehinkt. Dazu kamen noch die ganzen anderen Beschwerden, die ein Leben im Sattel nun einmal einbringt. Insgesamt war seine Gesundheit bis ins hohe Alter gut, aber irgendwann kam doch einmal die Zeit, wo ihm »die Dämpfe warmer Quellen« so angenehm wurden, daß er sie möglichst oft genießen wollte, um danach Kleider und Schuhe abzulegen, »wie er es bei Nacht tat«, und »zwei bis drei Stunden« zu ruhen.

Diese Zeit begann für Karl in seinem dreiundfünfzigsten Lebensjahr. Vor dem Awarenzug hatte er sich in kaum einer Stadt so häufig aufgehalten wie in Worms. Ab 795 heißt es in den »Annales« jedoch immer öfter, er »feierte in seinem Aachener ›palatio‹ Weihnachten und ebenso Ostern«. Die Bürger von Worms mußten damals enttäuscht zur Kenntnis nehmen, daß Karl ihre Stadt nun doch nicht, wie es lange den Anschein gehabt hatte, als ständigen Regierungssitz wählen würde. Dabei wäre es keine schlechte Wahl gewesen.

Worms lag an der wichtigsten Straßenkreuzung des ganzen Reiches. Eine Nord-Süd-Route, die von der Nordsee durchs Rheintal bis zum St. Gotthard und nach Italien führte, schnitt sich mit der West-Ost-Verbindung Paris–Verdun–Metz–Würzburg–Regensburg. Über diese Verkehrswege reisten die Kaufleute, wanderten die Pilger. Auf ihnen jagten die Boten dahin, die der König in alle vier Himmelsrichtungen hinaussandte, wenn das Heer aufgeboten oder ein Reichstag einberufen werden mußte. Und in Worms lebte es sich überdies recht angenehm. Es war hochwassersicher, bot eine Umgebung voller Fischwässer und Jagdreviere, von den nahen Gefilden der südlichen warmen Pfalz gar nicht erst zu reden. Kelten hatten hier schon gesiedelt, später Römer und Burgunder. Auf den Trümmern der von den Vandalen zerstörten »Civitas Vangionum« erhob sich inzwischen ein bequemer, zweigeschossiger Bau samt dreischiffiger Basilika und freistehendem Glockenturm. Zweimal hatte Karl hier geheiratet, erst Fastrada, dann Luitgard, und gerne hatte er hier gefeiert.

Gegenüber von Worms am Fuß des Odenwaldes lag Lorsch, das größte und reichste Benediktinerkloster diesseits der Alpen. In seiner berühmten Bibliothek wuchs jene Chronik der fortlaufenden Ereignisse heran, die einst aus Randnotizen auf den Ostertafeln bestand und *Codes Lauréshamensis*, Lorscher Urkundensammlung, genannt worden war, sich inzwischen aber zu einem offiziösen Reichstagebuch ausgewachsen hatte, den *Annales Regni Francorum*, den »Reichsannalen«. Auch dieses Zentrum der Nachrichtenauswertung, der Berichterstattung hätte es gerechtfertigt, drüben in Worms die Reichszentrale zu errichten. Die Lorscher Mönche scheinen derartige Erwartungen sogar durchaus gehegt, ein entsprechendes Bewußtsein gepflegt zu haben. Schon die Torhalle ihres Klosters war in einem Stil gehalten, der signalisieren will, auch hier ist Weltmittelpunkt, auch hier ist Byzanz. Freilich, es war Byzanz, gesehen mit den Augen eines naiven Künstlers.

Vier Halbsäulen flankieren auf der vorderen Wand der Lorscher Halle drei wuchtige Rundbogentore. Die Front des Obergeschosses ist mit so etwas wie der Skizze eines mächtigen Palastes verziert. Zehn Pilaster tragen neun gleich hohe Spitzgiebel; das sieht aus, als habe ein Kind in einfachen Strichen wiedergeben wollen, wie es sich ein neunschiffiges Märchenschloß vorstellt. Die Wände des geträumten Bauwerks verkleidete das Kind mit einem Mosaik aus sechseckigen roten und dreieckigen weißen Steinplatten, und in jeweils drei der neun Schiffe brach es reale, rundbogige Fenster hinein, wodurch das gezeichnete Phantasiegebilde mit der Wirklichkeit zusammenwächst. Die Lorscher Torhalle spiegelt eine Sehnsucht nach fernen und fremdartigen Welten wider, die schon ans Herz rührt, weil ihr mit so einfachen Mitteln Ausdruck verliehen wird.

Um ihren Ahnungen von der Bestimmung des Karlsreiches Substanz zu verleihen, hatten die Baumeister sich mit Bauklötzen behelfen müssen. Anstelle von Porphyr nahmen sie roten, anstelle von Marmor weißen Sandstein, und statt der Säulen, die ein Dach getragen hätten, behalfen sie sich mit Pilastern, die eine Wand nur graphisch aufgliederten. Natürlich hatte dies auch damit zu tun, daß sie im Vergleich mit den Byzantinern oder Harun ar-Raschid bitter arm waren, nicht an den Gütern, die man im Frankenreich zum Leben brauchte, sondern an den Dingen, die dem Dasein Glanz, Üppigkeit oder Luxus verleihen.

Lorsch war Reichskloster, es gehörte also mehr oder weniger dem König, und Karl hat oft genug darin gewohnt, wenn er in Worms zu tun hatte und im Odenwald jagen wollte. Als ständige Residenz wäre es ebensogut für ihn geeignet gewesen wie das Palatium am anderen Flußufer. Doch dann, das könnte bereits 787 geschehen sein, im Jahr seiner dritten Romreise und des großen Zuges gegen Tassilo, entschied er sich für Aachen. Das Zipperlein plagte ihn, und die Gefilde seiner Jugend lockten. Es hatte aber auch mit lange gehegten politischen Plänen zu tun. Seine Vision vom Reich sollte auf machtvollere Weise in Wirklichkeit umgesetzt werden, als die Schöpfer der Lorscher Torhalle es vermocht hatten.

Die heißen Quellen in Aachen waren bereits von Karls Vater genutzt worden. Allerdings scheinen sie damals in keinem guten Zustand gewesen zu sein. Ehe Pippin zum erstenmal darin baden konnte, mußte er sie reinigen lassen – von bösen Geistern. Ein »Schatten in

Menschengestalt«, der dort hauste, hatte ihre Ränder »mit Moder, Blut und abscheulichem Fett besudelt«, was auf den »unüberwindlichen König allerdings keinen Eindruck machte«. Er sagte zu seinem Kämmerer: »Mach dir darum keine Sorge. Lasse dieses verunreinigte Wasser abströmen, damit ich mich in dem, was sauber hervorkommt, reinigen kann.«

Der »Schatten«, von dem Notker so berichtet, dürfte ein heidnischer Quellgott gewesen sein, vermutlich der Kelte Grannus, nach dem die Römer den Badeort später benannten. Als *Aquae Grani* ist er bekannt, aber keineswegs berühmt geworden. Im Aachen der drei ersten christlichen Jahrhunderte wurde nicht große Geschichte gemacht wie etwa in Trier, Köln oder selbst in Xanten; hier erholten sich vielmehr abgekämpfte Legionäre von den an der Rheinfront erlittenen Strapazen. Angehörige der in Neuss stationierten »Sechsten« hatten um das Jahr 80 begonnen, »am Büchel« unweit des heutigen Rathauses eine Therme anzulegen, deren Hauptbassin immerhin zweiundzwanzig Meter lang und über acht Meter breit war. Um dieses und ein zweites, etwas kleineres Schwimmbecken gruppierten sich schon bald alle die anderen Einrichtungen, an die ein zivilisierter römischer Badegast gewöhnt war: Warmbad, Kaltbad, Heißluftsaal, Massageräume, Reinigungsräume, Lichthöfe und Wandelhallen. Da die Aachener Wasser zum Teil siedend heiß aus der Erde schossen, mußten sie temperiert werden, ehe ein Mensch sich ihnen anvertrauen konnte. Für die römischen Pioniere war das kein unlösbares Problem: Aus dem nahen Burscheid führten sie durch ein Aquädukt kaltes Bachwasser heran.

Das ehemalige keltische Quellheiligtum dürfte unter römischer Leitung zu einem freundlichen und gutgehenden Kurort herangewachsen sein. Die narbenbedeckten Urlauber gaben ihren Sold großzügig aus, die Einheimischen profitierten davon. Das Klima war mild, die Umgebung fruchtbar, der Lebensrhythmus leicht und heiter. Als die Franken nach Aachen kamen, fanden sie eine streng viereckige Siedlung vor, rund fünfzigtausend Quadratmeter groß, von Straßen begrenzt und durch weitere Straßen in saubere Rechtecke aufgeteilt. Das südöstliche Viertel des Städtchens umschloß die Badeanlagen, dort, auf leicht ansteigendem Grund, muß auch Pippin sein Landhaus samt einer Kapelle errichtet gehabt haben.

Aachen lag inmitten des karolingischen Privatbesitzes. Alle anderen Hofgüter, die Pippin besaß, gruppierten sich um den Ort herum von Compiègne im Südwesten bis Nimwegen im Nordosten, von Attigny an der Maas bis Diedenhofen an der Mosel. Heristal lag nahebei und ebenso Meerssen im heutigen Holland, aber – das mag für Karl hinzugekommen sein – auch nach Paderborn hinüber war es von Aachen aus nicht so weit wie etwa von Worms. Deshalb also berief er hier »die Meister und Werkleute aller Künste« zusammen, damit sie »nach seinem eigenen Plan eine Kirche erbauten« und einen Palast und in dem Palast eine Badeanlage. Er wollte endlich einmal irgendwo ankommen, wo er länger bleiben konnte als nur für ein paar kurze Wintermonate. Die sichere, behagliche Zuflucht war für ihn so wichtig geworden wie das Gotteshaus, das seine Anwesenheit dokumentieren und rechtfertigen sollte.

Als Baumeister der Aachener Anlage, für die sich, abgeleitet von dem lateinischen »Palatium«, die Bezeichnung *Pfalz* einbürgern wird, gilt ein gewisser Odo von Metz. Er muß ein weitgereister Mann gewesen sein, der sich besonders in Italien gut auskannte. Das heißt, seine Vorstellungen von monumentalem Bauen waren vor allem byzantinisch eingefärbt.

Wie die Macht sich architektonisch darzustellen habe, wußte man nur in Konstantinopel oder in den einstmals byzantinischen Städten auf der Apenninenhalbinsel. Die wichtigsten Grundregeln dieser Kunst waren in einem Kanon zusammengefaßt, der spätestens ab dem sechsten Jahrhundert als verbindlich galt, obwohl er bereits von Konstantin dem Großen begründet worden war.

Konstantin hatte um 330 das Grab Christi in Jerusalem mit einem Rundbau überwölben lassen und damit ein Symbol geschaffen, dessen Bannkraft sich weder seine Nachfolger entziehen konnten noch germanische Herrscher wie Theoderich der Große oder die omaijadischen und abbasidischen Kalifen. Rund war fortan gleichbedeutend mit sakral, vom Mittelpunkt der kreisförmigen Grundrisse ragte die heilige Achse direkt zu Gottes Thron empor. Rund war das himmlische Jerusalem und rund deshalb auch die erste Grundrißzeichnung, die Odo zu Papier brachte. Er mag sie sogar aus einem Bericht abgekupfert haben, den der fränkische Bischof Arculf von einem Besuch in der Grabeskirche mit zurückbrachte.

Indessen, darauf beharren sowohl Einhard wie auch Notker der Stammler, soll ja nicht er der eigentliche Architekt der Kirche in der Aachener Pfalz gewesen sein, sondern Karl persönlich. Das kann nur heißen, daß Odo die Ideen des Königs übernahm und sie so getreu wie möglich in Raum und Mauerwerk, zuvor aber in eine exakte und ungemein komplizierte Rechnung umsetzte.

Karl wollte kein Denkmal errichten, kein bloßes Monument und auch nicht nur eine Kirche, in der die Gemeinde zusammenkommt, um Gott zu feiern, sondern so etwas wie eine Maschine. Der geplante Bau sollte arbeiten und produzieren. Er mußte jene magische Macht erzeugen, die den Frankenherrscher befähigte, sein riesiges Reich von innen her zu beherrschen, zu durchdringen und nach seinem Willen zu formen. Man könnte das, was ihm vorschwebte, durchaus eine Art »Computer« nennen oder, zeitgemäßer ausgedrückt, eben eine aus Stein geformte, jedoch keineswegs versteinerte Zauberformel. Nach allen Seiten hin, in alle Höhen hinauf, in alle Tiefen hinab sollte von ihr Energie ausgestrahlt werden, die lösende, zwingende, bezeugende, bannende Kraft des rechtmäßigen Königs. Die »Aachener Maschine« sollte Karls eigene Wirkungsmöglichkeiten vervielfachen. Aus diesem Grund konnte wirklich nur er selbst ihr immaterielles Gerüst entwerfen. Alkuin und die übrigen Mitglieder der Denkfabrik mögen ihm dabei sogar mehr geholfen haben als Odo aus Metz.

Der Abt von Tours hatte damals bereits ein vollkommen neues Fundament für den augustinisch-karolinischen Gottesstaat aus dem Humus der Überlieferungen hervorgeschaufelt. Da der Papst sich bereits auf Petrus als den tragenden Felsstein der Kirche berief, war Alkuin in noch tiefere, alttestamentarische Schichten vorgestoßen, um das Frankenreich darin zu verankern. Salomo galt ihm nun als das große Vorbild aller christlichen Herrscher. Es paßte schon deshalb gut ins Bild, weil Salomo ja den ersten Tempel von Jerusalem erbaut hatte. Natürlich stellte Alkuin sich auch ihn als Zentralbau vor. Und Karl übersetzte die neue Anregung in praktische Anweisungen.

Er hatte Odo befohlen, den Altar der von Pippin erbauten Kapelle zum Mittelpunkt des neuen Gotteshauses zu machen. Nun bekam der Metzer den Befehl, diesen Altar auch noch um achtunddreißig Grad zu wenden, damit er genau auf einer nach Jerusalem weisenden West-Ost-Achse liege. Für Odo bedeutete dies, daß er in die quadratische

Römerstadt eine Schneise hineinschlagen mußte, die von deren Fluchtlinien ebenfalls um die genannten achtunddreißig Grad abwich, denn auf der festgelegten Achse sollte nicht nur der Altar liegen, auch die ganze Kirche samt dem dazugehörenden Palatium hatte sich an ihr auszurichten.

Die nächste Frage, die sich ergab, lautete schlicht: Was ist ein Rundbau? Odo kannte vermutlich die Kirche San Vitale und das Grabmal Theoderichs des Großen in Ravenna, aber vermutlich kannte er auch St. Gereon in Köln, das älteste christliche Bauwerk nördlich der Alpen. St. Gereon ist ein Pentagon, San Vitale hat einen achteckigen, das Grab des Gotenkönigs einen zehneckigen Grundriß. Achteckig war auch ein Bauwerk in Konstantinopel, welches als Kernzelle der kaiserlichen Macht schlechthin galt, das im sechsten Jahrhundert errichtete Chrysotriklinium.

Von diesem mit Goldmosaiken verkleideten Audienzsaal der byzantinischen Herrscher wird berichtet, er sei zwar rund gewesen und von einer Kuppel überwölbt, habe aber dennoch eine Längsausdehnung gehabt: Die dem Eingang gegenüberliegende Ostapse, eine von insgesamt acht halbrunden Nischen, war etwas länger als die übrigen, in ihr erhob sich der kaiserliche Thron. Weder Odo noch Karl können das Chrysotriklinium je gesehen haben – Karl war vor seiner Kaiserkrönung noch nicht einmal in Ravenna –, aber sie wußten von ihm, kannten die märchenhaften Gerüchte, die über das byzantinische Prunkgemach im Umlauf waren, und mußten es schon aus politischen Gründen in ihre Überlegungen mit einbeziehen. Konstantinopel allein bot ja den verbindlichen Maßstab für nahezu alles, was ein christlicher Herrscher unternahm. Karl selbst indessen betrachtete auch die Kölner Kirche als einen Teil seines Erbes, weil darin zwei Merowingerkönige auf den Schild gehoben worden waren, ebenso die Bauten in Ravenna; sie verkörperten seinen Anteil an ehemals byzantinischem Besitz und erinnerten an den von ihm außerordentlich geschätzten Theoderich.

Nimmt man also nur diese vier Werke als Vorbilder für das, was in Aachen entstehen sollte, addiert ihren jeweiligen symbolischen Wert hinzu und berücksichtigt außerdem, daß Karl auch die Erinnerung an germanische Königshallen, Langbauten also, in seinem angestrebten Rundbau wenigstens andeutungsweise wachhalten wollte, dann läßt sich von ferne erahnen, wie Odo planen, denken und rechnen mußte, wenn er seinen strengen königlichen Bauherrn einigermaßen zufriedenstellen wollte.

Notker aus Sankt Gallen, der möglicherweise beim Sprechen gestottert haben mag, im übrigen aber ein hochgebildeter Mann war, hat diese Schwierigkeiten in einem einzigen knappen Satz zusammengefaßt, als er schrieb, Karl habe »nach eigenem Plan« eine Kirche bauen wollen. Im Latein des Urtextes hieß das »*fabricare propria dispositione*«. Darin ist besonders das Wort »dispositio« wichtig, es bezieht sich auf die allen Architekten jener Zeit bekannte Baulehre des Vitruvius aus dem Jahr 25 v. Chr.

Zu den Kriterien, denen ein Bauwerk unterliegt, gehörten für den Römer die künstlerische Gestaltung, die er eben »dispositio« nennt, und neben vier weiteren ästhetischen Faktoren die »ordinatio«, die allgemeine Raumordnung. »Ordinatio« und »dispositio« zusammen bestimmen, was der Bau »aussagen« soll.

Was aber war für Karl »proprie«, also ihm eigentümlich?

Nimmt man an, er habe in erster Linie als Franke gedacht, dann erscheint es denkbar, daß er bei seinen frühen Überlegungen nicht nur nach Ravenna und Köln blickte, sondern auch nach Neustadt am Main, wo seit etwa 770 die klassische fränkische Adelskirche emporragte, ein kreuzförmiges Gehäuse, dessen vier Schiffe an die Seiten eines zentralen Quadrats grenzten. Das war bereits ein Zentralbau, wenn auch kein runder. Brachte man ihn jedoch zum Drehen, so erhielt man ein Oktogon und somit ein Gebilde, das sich dem gewünschten ringförmigen Grundriß viel nahtloser einpassen ließ als ein nur viereckiges Gebäude.

Wahrscheinlich war dies der erste Anhaltspunkt, auf den der Fachmann Odo von Metz den Laien Karl festlegen konnte, um von ihm aus nach den Regeln des Vitruvius weiterzurechnen und die Wünsche des Königs in konkretes Zahlenmaterial zu übertragen. Dem Römer zufolge mußte man dabei von einem Einheitsmaß, einem »modulus«, ausgehen, der es ermöglichte, die Porportionen der einzelnen Bauteile und des Ganzen mathematisch präzise aufeinander abzustimmen.

Das Aachener Modul, so haben französische und deutsche Bauforscher errechnet, betrug zwölf karolingische Fuß, das sind knapp vier

Meter. Nach diesem Maß konnte Odo zunächst den Grundriß der als Pfalzkapelle bezeichneten Kirche entwerfen, was nicht nur ihn als Planer befriedigte, sondern auch Karl als Konstrukteur der magischen Maschine. Zwölf war sowohl im biblischen wie auch im germanischen Sinn eine bedeutungsvolle, geradezu heilige Zahl. Christus hatte zwölf Jünger gehabt, das Jahr hatte zwölf Monate, in den zwölf Nächten zwischen Weihnachten und dem sechsten Januar ritt Wotan an der Spitze seiner Einherier durch die Luft, und im Duodezsystem rechnete ohnehin alle Welt. Nun übertrug Odo es auf den Aachener Monumentalbau.

Karls Kirche wurde zwölf mal zwölf »Latten« oder hundertvierundvierzig Fuß lang. Jede Seite des Achtecks maß eineinhalb Latten oder achtzehn Fuß, was zusammengenommen wiederum die Zahl hundertvierundvierzig ergab. Ebenso waren alle Größen der über die Fläche emporragenden Bauteile durch zwölf teilbar, die Höhe des ersten Stockwerks, die der beiden nächsten und die des Daches.

Soweit also die »ordinatio«, die Raumordnung, sie entsprach auch byzantinischen Vorstellungen. Blieb jedoch die weitaus schwierigere Aufgabe, dieses unsichtbare Gerüst auch künstlerisch zu dispositionieren, es zu gestalten und dadurch mit weiterer Bedeutung aufzuladen.

San Vitale und das Chrysotriklinium hatten ein Modell geliefert, an das Odo sich halten konnte: das Oktogon. Steil, schlank, beinahe turmartig würde es emporwachsen und mit einer Kuppel gekrönt werden. Durch seine hohen Rundbogenfenster mußte das Tageslicht von allen Seiten hereinströmen und den Innenraum in gleißende Helle tauchen. Das entsprach jedoch keineswegs der Absicht Karls. Er wollte die majestätische Düsternis, die auch die Hagia Sophia und San Vitale erfüllt, wollte matte Reflexe von den Goldmosaiken, hervorgerufen durch flackerndes Kerzenlicht. Um dies zu erreichen, ließ er das Oktogon samt seinen hohen Fenstern bis zur Höhe des zweiten Stockwerkes von einem sechzehneckigen Bau mit kleineren Fenstern umfangen. Dadurch erhielt er auch noch einen zwei Stock hohen Rundgang, auf dem der Zentralraum umschritten werden konnte, und zudem wurde dank dieser Ergänzung die betonte Schlichtheit des Untergeschosses auf der höheren Ebene in geradezu verwirrende

Formenvielfalt abgewandelt. Unten steht man in einem überschaubaren, höhlenartigen Raum, oben in einem strahlenden, weitläufig anmutenden Palast. Doch oben stand auch der königliche Thron. Diese Anordnung war ebenfalls nach den Regeln einer spezifischen symbolischen Logik sorgfältig errechnet worden.

Im Chrysotriklinium von Byzanz blickte der Kaiser aus einer verlängerten Ostapse heraus nach Westen. Das hieß: Ich als Stellvertreter Gottes auf Erden empfange die durch das Westtor hereinströmenden Vertreter der Welt in meinem Haus. Karls Thron hingegen war, genau umgekehrt, im Westen des den Innenraum umfassenden Sechzehnecks untergebracht, und zwar über dem Eingang. Er stellte seinen Herrschersitz also nicht direkt unter den himmlischen Stuhl, von dem man ja annahm, seine Füße berührten den Boden Jerusalems, sondern blickte aus einsamer Höhe über den Hauptaltar im Untergeschoß hinweg auf ein Mosaikbild des Erlösers. Und das hieß: Ich vertrete nicht Gott vor der Welt, sondern die Welt gegenüber Gott – allerdings bin ich der einzige in meinem Machtbereich, dem dies zusteht.

Da aber der Thronraum von einem turmüberragten Bau und der gegenüberliegende Altar von einer apsenähnlichen Erweiterung hinterfangen wurde, hatte der Aachener Rundbau eine Längsachse, was ihn einerseits dem byzantinischen Vorbild anglich, andererseits Erinnerungen an die germanische Königshalle wachrufen mochte. Diese Achse freilich konnte allein von Karl wahrgenommen werden. Den im Untergeschoß versammelten Besuchern des Gotteshauses erschloß sich eine einzige Blickrichtung, die nach oben. Wer auf dem Umgang stand, vermochte sowohl nach unten als auch nach oben zu schauen. Ein direktes Gegenüber hatte in dieser Kirche allein der Inhaber des Thrones.

Und der Thron bildete auch den eigentlichen Mittelpunkt des ganzen Bauwerks. Gewiß, da gab es diesen leeren, von offenen und mehrfach unterteilten Bögen umrahmten Zentralraum, der bis unter das Dach hinaufragte. Aber alle seine Kraftlinien zielten auf einen einzigen Platz und liefen dort zusammen. Karls Sitz stand in einer Loge, die auch seinem engeren Gefolge Platz bot. Die Marmorsäulen eines dreifach gegliederten Innenfensters schienen ihn vor der Umwelt eher verbergen zu wollen, aber jeder, der das ganze Bauwerk

»lesen« konnte, erlag einfach dem Zwang, sich nach dem Thron hin zu orientieren. Von ihm her erschloß sich seine Bedeutung und sein Sinn, auf ihn war es ausgerichtet, obwohl oder gerade weil er nicht in plumper Aufdringlichkeit direkt unter der Kuppel des Oktogons stand. Der Thron bildete den Schlußstein eines komplizierten, in Zahlen wie auch in Chiffren ausgedrückten Symbolgefüges. Abgesehen davon war er selbst ein höchst kunstvoll komponiertes Sinnbild.

Wie zum Königssitz Salomons führten auch zu ihm sechs Stufen hinauf. Aus römischem Marmor bestanden seine Seitenlehnen und die Rückenlehne. Die Sitzfläche war aus Eichenholz geschnitten, unter ihr befand sich ein Hohlraum, der wahrscheinlich ein Häufchen Erde barg, getränkt mit dem Blut des heiligen Stephanus. Was das zu bedeuten hatte, lag fast überdeutlich zutage. Karl berief sich auf den Erbauer des Tempels von Jerusalem, auf die römischen Cäsaren, auf seine germanischen Vorfahren und deren hölzerne Herrschersitze. Endlich berief er sich auch noch auf den ersten christlichen Märtyrer.

Der damit verbundene Anspruch umfaßte so das ganze Abendland, ohne jedoch irgendwelche anderen Ansprüche anzutasten. Die Aachener Kirche bestimmte in klarer, doch höflicher Entschiedenheit Karls eigenes Herrscherrecht. Niemand hatte es ihm verliehen, niemand konnte es bestreiten oder beschneiden, es war ihm zugewachsen, beruhte auf allgemein germanischer Tradition, auf fränkischer und römischer Überlieferung und war von Gott allein gewährt.

Gleichzeitig verlängerte es seine Ahnenreihe bis weit in die Tage der Völkerwanderung hinein. Konstantin der Große gehörte ihr ebenso an wie Theoderich der Große, denn beider Schöpfungen, die Grabeskirche und das Mausoleum von Ravenna, wurden in dem Aachener Gotteshaus zumindest zitiert; außerdem hatte er ein Reiterdenkmal des Gotenkönigs aus Italien kommen lassen und in seiner neuen Residenz aufgestellt. Ferner umschlossen die Mauern der Pfalzkapelle auch merowingisches und frühkarolingisches Erbe, repräsentiert von Bauelementen der St.-Gereons-Kirche und des kreuzförmigen Gehäuses in Neustadt. Und schließlich war ihre Formensprache byzantinisch, ohne aber eine rein byzantinische Aussage zu machen, etwa die, Karl betrachte sich als einen Herrscher, der über dem Haupt der Kirche stehe – obwohl sie das andererseits auch nicht klar verneinte.

Wenn ein Papst nach Aachen gekommen wäre, um hier die Messe zu zelebrieren, hätte er tief unter Karls Thron amtieren müssen. Außerdem hätte ihn ein riesiger Pinienzapfen im Vorhof der Pfalzkapelle daran erinnert, daß die Pfalzkapelle denselben Rang beanspruche wie die Petersbasilika in Rom. Deren Atrium zierte ebenfalls ein Abbild des uralten, sowohl von den Cäsaren wie auch von den frühen Christen verwendeten Lebens- und Heilssymbols. Alles zusammen indes hieß wiederum nur: Hier ist Jerusalem, hier ist Rom, hier sind auch jene Reiterkönige anwesend, die Rom einst zerstört und nun auf ihre Weise neu gestaltet haben. Es war Karls Zauber- und Bannspruch. Er begründete Ende und Anfang. Er definierte den Pol, um welchen fortan der fränkische Reiterschwarm zu kreisen habe: nicht mehr heimatlos in einer eroberten Welt, sondern angekommen und für immer zu Hause. Das Aachener Gotteshaus sollte diese Botschaft unablässig verkünden. Natürlich wollte Karl eines Tages auch unter seiner Kuppel begraben werden.

Wenn er die Kirche jedoch zu Lebzeiten betrat, war er ein Mann, der vor den Augen des Volkes aus der irdischen in eine schon nicht mehr irdische Sphäre hinüberwechselte.

Zu Anfang, als die übrigen Palastbauten noch nicht standen, sah man ihn an der Kirche vorreiten und durch ihre schweren bronzenen Türen verschwinden. Ihm folgten seine Vornehmen und die Angehörigen der »Cappella« nach, dann schlossen sich die Türen wieder. Kein gewöhnlicher Reiter, Bauer oder Handwerker durfte die Schwelle des Gotteshauses überschreiten, ja nicht einmal alle Offiziere und Adeligen.

Im dreistöckigen Westbau teilte sich dann das königliche Gefolge. Die Cappella betrat das Erdgeschoß des Oktogons, die Großen stiegen mit ihrem König über zwei gewendelte Treppen zum Obergeschoß empor, um sich dort je nach Rang auf dem Umgang zu verteilen oder hinter Karls Thron Aufstellung zu nehmen. Von der Meßfeier dürften allerdings nicht einmal sie sehr viel mitbekommen haben. Der einzige, der die Zeremonie überblicken konnte, war Karl auf dem erhöhten Sitz. In einsamer Majestät vertrat er sein Volk vor Gott, und auch die Priester dienten im Grunde nur zweien: dem himmlischen Herrn und ihm, dem irdischen.

Hatte er diese einzigartige, beinahe schon außermenschliche Position aber willentlich angestrebt? Sie war ihm eher zugewachsen, wenn auch nicht von selbst. Der blinde, manchmal verbissene Wille, der ihn vorantrieb, seine Entschlossenheit, alle Um- und Irrwege bis zum Ende abzuschreiten, seine Bereitschaft, sich jedem Problem zu stellen, welcher Art auch immer, und seine Fähigkeit, sich in die für ihn fremdartigsten Materien einzuarbeiten, hatten sich insgesamt als eine Kraft erwiesen, vor der alle zurückwichen, auf die er traf. Das fing bei den sächsischen Adeligen an, deren Widerstandswillen an ihm zerbrochen war. Das setzte sich fort mit den senatorischen Bischöfen, die ein neues Rom unter ihrer Oberhoheit angestrebt hatten, ihm dann aber doch die Kirche auf silbernem Tablett präsentierten. Das gipfelte darin, daß selbst ein Papst mit dem programmatischen Kaisernamen Hadrian immer häufiger nachgab, wenn Karl auf ihn eindrang, und sich inzwischen längst mit dem Wissen beschied, ein neues Rom, falls es im Westen jemals wiedererstehen sollte, würde den Namen Fränkisches Reich tragen. Das Ergebnis all dessen war, daß Karl eine Stellung einnahm, die sich von der byzantinischer Kaiser in nahezu nichts unterschied.

Ob er das aber bewußt gewollt hatte, spielte längst keine Rolle mehr. Seine Aachener Kirche mit ihrem fast orientalischen Gepränge bezeugte einfach, daß er herrschte wie einer der Nachfolger Konstantins. Doch war auch dieses Gotteshaus, so wie es am Ende einer rund zwanzigjährigen Bauzeit dastand, nicht auf dem Reißbrett entworfen worden, sondern mit ihm selbst gewachsen.

Möglicherweise wäre Karl zuerst noch mit einem einfachen Oktogon zufrieden gewesen, steile, kahle Mauern, umschließend eine Säule aus gruftkalter Luft. Aber dann waren aus Ravenna und Rom die schönen Syenit-, Granit- und Porphyrsäulen eingetroffen, die Platten aus Marmor und Breccie, und man hatte vielgegliederte Fenster in die Mauern des Achteckes einfügen können, Öffnungen, die Wind, Regen und viel zuviel Licht eingelassen hätten. Also mußte die zusätzliche sechzehneckige Ummantelung mit ihren kleineren Fenstern rund um die Kernzelle hochgezogen werden.

Einmal auf den Geschmack gekommen, fingen die Werkleute dann auch noch an, alle Römerbauten weit und breit bis nach Verdun hinüber auszuschlachten und Quadern, Kapitelle, Bogensteine heranzukarren. Daraus ergab sich die Notwendigkeit, immer neue Konstruktionen zu ertüfteln, in denen sie unterzubringen waren. Dies alles geschah jedoch nach dem Motto, welches später in der Kirche mit roten Buchstaben angebracht wurde: »Wenn das lebend'ge Gestein in friedlicher Eintracht gefügt ist und auf dieselbige Zahl jedes Verhältnis gestimmt, dann glänzt leuchtend das Bauwerk des Herrn.« Das unsichtbare arithmetische Gerüst durfte nicht verfälscht werden, mußte vielmehr den wachsenden materiellen Möglichkeiten immer von neuem angepaßt werden, wodurch es sich aber zwangsläufig doch veränderte und zusätzlichen Sinn gewann.

Als Karl den Altar der Pippins-Kapelle um achtunddreißig Grad aus der Achse drehen ließ, hatte er ein Grundthema seiner beabsichtigten kabbalistischen Komposition angeschlagen. Das Jahre später entstehende Obergeschoß mit diesen verwirrenden Ein- und Durchblicken war bereits eine rauschende Variation der vergleichsweise einfachen Idee von damals. Aber ihr wiederum entsprach auch sein neues, sich ständig wandelndes Selbstverständnis und Machtgefühl. Äußere Entwicklung und innere gingen Hand in Hand.

Und vielleicht ist ihm manchmal, wenn er von Aachen nach Heristal hinüberritt, blitzartig bewußt geworden, was aus ihm geworden war seit jenen weit zurückliegenden dort verbrachten Jugendtagen. Der Karl, der an den Traualtar gezerrt worden war, der gegen seine Mutter aufbegehrte, die Macht an sich riß, in seine ersten kriegerischen Abenteuer zog, mag sich dann in ihm geregt und mit Staunen die mächtige Erscheinung gemustert haben, die er jetzt darbot. Ähnlich verhielt es sich mit der Aachener Kirche. Sie war ebenfalls von vielen schattenhaften, mittlerweile verpuppten Erscheinungen Karls bewohnt. In den ersten Jahren, da er sie benutzte – die Handwerker arbeiteten noch –, stand sein Thron, so nimmt man wenigstens an, zu ebener Erde, wo auch das vor den Türen wartende Volk ihn sehen konnte. Sehr viel später erst soll er ihn in die einsame Höhe des Obergeschosses hinauf versetzt haben. Aber da war auch der ganze übrige Palast schon fertig.

Der erste Bau, den Karl in Aachen bezog, ist vermutlich ein viereckiger, etwa acht Stockwerke hoher Wohnturm gewesen, kein unbedingt gemütliches Domizil. Enge, dumpfe, fast lichtlose Kammern waren durch steile Holzstiegen miteinander verbunden. Vom Dach des

schmalen Gehäuses blickte sein Bewohner auf ein sorgfältig abge-
stecktes, etwa vierzehneinhalbtausend Quadratmeter großes Viereck
herab, die Fläche des geplanten Palastbezirkes. Natürlich verlief ihre
Achse ebenfalls von West nach Ost, und natürlich konnte auch sie
exakt in lauter kleinere Quadrate von zwölf mal zwölf Fuß aufgeteilt
werden. Der Turm lag an ihrem einen, die entstehende Kirche am
gegenüberliegenden Ende. Die ganze Anlage zerfiel in zwei gleich
große Hälften, den inneren und den äußeren Palast, den öffentlichen
und den nichtöffentlichen Teil – das erinnerte an orientalische Vorbilder, Sesamlik und Haremlik.

Zum inneren Palastteil, Karls eigenem Lebensbereich, gehörten die
Wohngebäude des Dienstpersonals und vor allem die Badeanlagen.
Sie dürften den alten römischen in Größe und Ausstattung kaum
nachgestanden haben.

Karl liebte es nämlich, seine Söhne, die »Vornehmen« und »nicht
selten auch das ganze Gefolge samt den Leibwächtern« aus einer
Laune heraus zum Schwimmen aufzufordern, »so daß bisweilen
hundert und mehr Menschen mit ihm badeten«. Das setzte in der Tat
außerordentlich große Becken voraus, zumal wenn man annimmt, die
»hundert und mehr« seien alle gleichzeitig ins Wasser gestiegen, der
Herrscher mitten unter ihnen. Karl beweist bei solchen Gelegenheiten, daß man ihm als Wassersportler »keinen vorziehen konnte«. Mit
mächtigen Bewegungen durchquert er die trüb-grünen, warmen Fluten aus den Aachener Quellen, taucht und kommt prustend wieder
empor; sein Seehundsbart ist an den runden Seehundsschädel
geklatscht, die Haare triefen. Dampf liegt über der Szene und unver-
kennbar ein leichter Geruch nach Schwefelwasserstoff, nach faulen
Eiern.

Karl hat gern in seinem gewaltigen Körper gewohnt und mit der
Umwelt durch die eigene Haut verkehrt. Zu seinen Vorstellungen
von Wohligkeit und Behaglichkeit gehörten Wärme, ein die Glieder
umschmeichelndes weiches Element und das erfüllte Bedürfnis nach
Reinlichkeit.

Die Umgebung, in der er sich privat und ungezwungen geben
konnte, hat Karl jedoch von der Außenwelt nicht nur abgeschieden,
sondern geradezu vor ihr verborgen. Quer durch das Palastgebäude
verlief ein optischer Riegel in Form eines gedeckten, über hundert

Meter langen Ganges, durch den er ungesehen von seinem Wohnturm und der später dort angebauten Aula in die Kirche gelangen konnte. In der Mitte dieser Galerie lag eine Torhalle, sie war die Verbindung zwischen äußerem und innerem Palast, gleichzeitig aber der Ort, an dem er öffentlich Gericht hielt. Im übrigen bestand der Gang aus Holz und mündete in der begehbaren Umfassung eines der Kirche vorgelagerten Atriums, wodurch er wie nahezu alles in Karls Palastanlage auch eine symbolische Funktion erfüllte.

Das hölzerne Bauwerk bildete die Verbindungsachse zwischen der Welt, in der er Anführer von Freunden und Gefolgsleuten war, und jener anderen, in der er die sakrale Würde seines Reiches verkörperte. In dem der Kirche vorgelagerten Turm des Westbaus wurde der fränkische Reliquienschatz aufbewahrt, darunter Teile der siegverbürgenden *cappa,* des Mantels, den Sankt Martin einst mit einem Bettler geteilt hatte. Seine Hüter waren die *cappellani,* die Kapläne, der Ort, an dem sie ihrem Amt nachgingen, eben die *cappella.* Aber mit dem gleichen Wort bezeichnete man bereits seit Merowingertagen auch die königlichen Amtsräume. Zu Aachen arbeiteten die Cappellani, die Hofschreiber, Sekretäre, Fachleute für innere Verwaltung in zwei Annexbauten, die sich links und rechts an die Kirche anschlossen und von ihr aus auch betreten werden konnten. Sie dürften ausschließlich Priester und Mönche gewesen sein, und nichts, was sie taten, zu Papier brachten oder veranlaßten, hatte völlig profanen Charakter.

Der Karl hingegen, der die lange Galerie durch ihren südlichen Ausgang verließ und über den Atriumhof die Kirche betrat, war, anders als sie, immer derselbe, ein Weltmann, der ganz privat mit Gott verkehrte. Die Pfalzkapelle gehörte nicht zum öffentlichen, sondern zum nichtöffentlichen Wohnbereich des Palastes.

In einem weiten, bis zum Boden reichenden Gewand, »dessen Gebrauch und Name« zu Notkers Zeiten »nicht mehr üblich war«, einer Art altfränkischem Hausrock, kam er zum Frühgottesdienst. Die diensttuenden Geistlichen warteten bereits in der Vorhalle, »damals Höfchen genannt«, zuweilen offenbar recht lange, denn mancher hatte es nötig, »seinen Kopf ein wenig in den Schoß seines Freundes zu legen« und noch ein paar Augen voll Schlaf nachzuholen.

Nach der Morgenfeier kehrte Karl dann zurück, kleidete sich um und nahm schon dabei die Tagesarbeit auf. Noch »während er Schuhe und Kleider anzog«, kamen die ersten Mitarbeiter in seine Turmstube. Es scheint eine Zeit gewesen zu sein, in der er ansprechbar war. »Wenn der Pfalzgraf«, Vertreter des Königs bei Gericht, »von einem Rechtsstreit sprach, der nicht ohne seinen Spruch entschieden werden könnte, so hieß er die streitenden Parteien sofort hereinführen und sprach nach Untersuchung des Falles das Urteil, als säße er auf dem Richterstuhl, und das war keineswegs alles. Was es für diesen Tag an Geschäften zu tun, an Aufträgen zu erteilen gab, das besorgte er zu dieser Stunde.«

Kein Mann also, der lange fackelte, dieser Karl, kein Mann des Schreibtisches und der Aktenlage. Was getan werden mußte, wurde erledigt, Zeit war zu knapp, als daß sie vergeudet werden durfte. Und angenehmeren Zeitvertreib als die Schlichtung irgendwelcher Querelen gab es ohnehin.

Die Jagd war und blieb eine von Karls großen Leidenschaften, denn zur Jagd gehörten die Gefahr und der Kampf. Wisente, Auerochsen und Keiler wurden nicht vom sicheren Hochsitz aus erlegt, sie mußten mit Lanze und Saufeder angegangen werden. »Karl der Held erschrak jedoch nicht. Auf seinem feurigen Rosse sitzend, näherte er sich den gewaltigen Wildrindern, zog sein Schwert und wollte einem von ihnen den Kopf abhauen. Der Hieb mißlang indessen: Das Tier zerfetzte dem König Schuh und Wadenbinde, riß ihm, wenn auch nur mit der Spitze des Horns, sein Bein auf und machte ihn damit etwas vorsichtiger. Schließlich entfloh es, gereizt durch die erlittene Wunde, in eine sichere, durch Bäume und Felsen geschützte Schlucht. Nun wollten fast alle Jagdbegleiter ihrem Herrn zu Gefallen die eigenen Hosen ausziehen«, um sie ihm zu geben, »aber er verhinderte es« und kehrte angeschlagen, wie er war, in den Palast zurück. Viel mehr als die Wunde schmerzte es Karl, daß Isambard, Graf von Thurgau, das verwundete Tier aufspürte und zur Strecke brachte. »Isambard übergab es noch zuckend dem Herrscher, doch dieser tat, als bemerke er es nicht, und überließ das Wild seinen Gefährten.« Die Königin mußte ihn später bitten, dem fürwitzigen Schweizer zu verzeihen, daß er gewagt hatte, ein besserer Jäger zu sein als Karl. Luitgard verstand genug von der Jagd, um ihm klarmachen zu können, daß es auch vom Glück abhängt, ob man zum Fangstoß kommt oder nicht. Gelegentlich nahm sie selbst an den Ausritten in die Aachener Reviere teil und genoß es dann, daß sie und nicht ihr Mann im Mittelpunkt der Aufmerksamkeit stand.

»Lange säumte die Königin«, berichtet der Hofpoet Angilbert, »endlich kam sie aus dem Schlafgemach, gefolgt von großer Schar. Die Locken hingen, von einem Purpurband durchzogen, auf den hellen Hals herab. Goldene Fransen säumten das dunkle Purpurgewand. An der Schulter glänzte ein kostbarer Beryll, auf der Stirn das goldene Diadem, am Hals eine Kette von Edelsteinen. Die Königin bestieg das Roß, das sich unter der Hand des Pagen bäumte.«

Wer blickte da noch auf den König in seiner Leinenhose und dem einfachen Wams? Karl hatte nun einmal recht konservative Ansichten, was Kleidung und Mode betraf.

Als seine Krieger in »Gallien« eine neue Tracht kennenlernten, zu der »gestreifte Mäntelchen« gehörten, und diese nun ebenfalls tragen wollten, ließ er sie zwar gewähren, setzte aber mißbilligend hinzu: »Was nützen diese kleinen Fetzen? Im Bett kann ich mich nicht damit zudecken, auf dem Pferd kann ich mich nicht gegen Wind und Regen schützen, und wenn ich austreten muß zu einem natürlichen Bedürfnis, dann sterbe ich, weil mir die Beine erstarren.« So sprach ein Reiter, der an das einfache Leben gewöhnt und damit zufrieden war. In Aachen, im neuen Palast, konnte er trotzdem nicht umhin, sich gelegentlich auch etwas förmlicher zu geben und sein Leben der Etikette zu unterwerfen.

Ob er es wollte oder nicht, um ihn herum bildete sich ein Hofstaat heraus. An seiner Spitze stand der Kämmerer, der, überwacht von der Königin, die allgemeine Kasse verwaltete: den Schmuck, die Kostbarkeiten, das Bargeld. Den Haushalt leitete ein Seneschalk, was eigentlich »Altknecht« bedeutete, den Reitstall der Schalk der Mähren: der Mariskalk oder Roßknecht. Den Wein kredenzte ein Oberschenk, und den Verkehr mit der Welt außerhalb des Palastes regelte ein »Obertürwart«.

Das alles atmete noch bäuerliche Luft. Man riecht Pferdedunst und sieht, wie der Küchenmeister die Küchenjungen prügelt. Aber lange konnte es so nicht bleiben. Derartige Haushaltshierarchien unterliegen, zumal wenn sie einem König zu Dienst sind, eigenen Entwicklungsgesetzen. Ihre Mitglieder eignen sich Würden und Ränge an, in denen sich die Würde ihres Herrn widerspiegelt. Das geschah auch an Karls Hof. Aus dem Mariskalk wurde auf deutsch ein Marschall und auf französisch – abgeleitet von »comes stabuli«, Stallgraf – ein »Connétable«, aus dem Küchenmeister ein »princeps cuquorum«, ein Fürst der Küche, aus dem Türsteher ein Zeremonienmeister, der bei Audienzen hinter dem König den Saal betritt und feierlich mit seinem Stock auf den Boden stößt, wenn er die Bittsteller einläßt.

Selbst verdiente Heerführer und Gaugrafen waren sich bald nicht mehr zu schade, nach diesen Hofämtern zu streben. Karls bekanntester Küchenchef war ein Audulf aus dem Taubergau, der vermutlich in Mergentheim residierte und schon erfolgreich gegen Bretonen und böhmische Slawen gekämpft hatte. Aus Ämtern, wie er oder sein Kollege vom Marstall es innehatten, entwickelten sich später jene der sieben deutschen Kurfürsten, die höchsten Würdenträger, die es unterhalb des Thrones gab. Und einem französischen Connétable stand noch zu Beginn des siebzehnten Jahrhunderts der Oberbefehl über das Heer zu.

So wie Karls Haushalt sich zum Hofstaat mauserte, so entwickelte sich aber in Aachen auch die Cappella zu einer ordentlich gegliederten Bürokratie. Ein Kanzler stand den *referendarii* und *notarii* vor, überwachte ihre Arbeit und ließ sie in seinem Auftrag die Urkunden und Erlasse unterfertigen. In ihrer Eigenschaft als Geistliche unterstanden diese Beamten dem Erzkaplan, der auch – nachdem Alkuin dieses Amt abgegeben hatte – eine Art Minister für Kirchenangelegenheiten war. Wenn Karl die Kirche besuchte, leitete dieser Mann den Gottesdienst, bei Tisch sprach er den Segen über Speisen und Getränke. Es war ebenfalls ein sehr begehrtes Amt. Um es bekleiden zu können, mußte man mindestens Bischof oder Erzbischof sein. All diese Einrichtungen wurden von den späteren deutschen Kaisern genauso übernommen wie von den meisten französischen Königen.

Indessen mußte schon Karl erfahren, daß an einem königlichen Hof nichts üppiger ins Kraut schießt als die Korruption, der Neid, die Gewinnsucht und die Intrige. Als er seine Pfalzkapelle einrichtete, meldete sich bei ihm ein Mönch namens Tancho aus Sankt Gallen, der vorgab, er sei der beste Glockengießer weit und breit. »Der freigebigste aller Könige« beschaffte ihm daraufhin, was er für seine Arbeit benötigte, Kupfer, Zinn und »wenigstens hundert Pfund Silber« – um prompt darum betrogen zu werden. Tancho unterschlug das Silber »und ging fröhlich hinweg«. Sein Landsmann Notker, der dies berichtet, scheint die Geschichte offensichtlich nicht erfunden zu haben, ein Tancho von Sankt Gallen hat tatsächlich existiert.

Auch Liutfried hat es gegeben, den Haushofmeister im Palast von Aachen, einen hohen Würdenträger. Karl vertraute ihm die Aufsicht über die an der Kirche beschäftigten Bauarbeiter und die Sorge für ihre Verpflegung »aus öffentlichen Mitteln« an. Als der König jedoch Liutfried aus den Augen ließ, »sammelte er aus den Mühsalen dieser Unglücklichen so viel Geld«, daß man es nur mit einem Kamel hätte wegschaffen können. Und derlei Verhalten scheint nicht einmal ungewöhnlich gewesen zu sein.

Die Höflinge, so erzählt wiederum Notker, hätten immer »auf den Sturz oder jedenfalls den Tod anderer« gelauert, um deren Stellungen einnehmen zu können, »ungeduldig und einer dem anderen mißgünstig«. Bischofsstühle waren dabei die begehrtesten Pfründen. Wer einen besonders reichen Sprengel erhielt, konnte leben wie nicht einmal der König selbst, saß beim Mahl »auf den weichsten bezogenen Daunenkissen, in prächtigste Seide, in kaiserlichen Purpur gehüllt... goldene, silberne und edelsteinverzierte Gefäße« vor sich, umgeben von »Meistern der Musik... vor deren Lied und Spiel die härtesten Herzen schmolzen und die flüssigsten Wellen des Rheins erstarrten«. Karl hätte in einem fort mit der Peitsche knallen müssen, um die raffgierige Meute, die ihn umgab, im Zaum zu halten. Statt dessen gewöhnte er es sich an, einfach nicht hinzuhören, wenn ihm Skandalgeschichten zu Ohren kamen. Mit der Zeit amüsierten sie ihn sogar, und zum Sittenrichter über seine erprobten, nunmehr begehrlich gewordenen ehemaligen Streit- und Kriegsgenossen glaubte er ohnehin nicht berufen zu sein.

Mit sich selbst hingegen begann er nach dem Umzug in die Aachener Residenz strenger ins Gericht zu gehen als vorher. Niemandem, der ihn kannte, blieb es verborgen, daß er seine prunkvolle Pfalzkapelle keineswegs nur als Repräsentationsbau betrachtete, sondern auch als Gotteshaus und daß seine Frömmigkeit nicht geheuchelt war.

Der »Gottesstaat« von Augustinus, dessen er sich einst aus politischen Gründen zu bedienen gesucht hatte, war ihm mit den Jahren zu einem persönlichen Wegbegleiter geworden, aus dem man ihm immer wieder vorlesen mußte. Er kannte seine Unzulänglichkeiten gut genug, um zu wissen, daß er Mühe haben würde, dereinst als ein rechtmäßiger Bürger »Civitas Dei« anerkannt zu werden, und bemühte sich darum, ein so guter Christ zu sein, wie es ihm in den Grenzen seiner eigenen Natur möglich war. Das verwies ihn auf die Kirche, den Kirchenbesuch und auf die Sorge darum, daß die Gottesdienste in Würde abgehalten werden konnten.

Wenn Karl in Aachen war, kam er nicht nur morgens über die lange Galerie zur Pfalzkapelle herüber, sondern auch abends und manchmal sogar in der Nacht, um den Stundengebeten beizuwohnen. Und kaum etwas konnte dabei seinen Unwillen mehr erregen als Schmutz auf dem Boden, herumliegender Unrat oder schlampig gekleidete Kirchendiener. Auch schlecht gesungene Hymnen regten ihn noch immer auf. Es war eine Abneigung, die er mit Drogo, dem Bischof von Metz, dem zweitjüngsten seiner Söhne, teilte. Dank Drogo konnte er diesem Übelstand dann auch abhelfen. Der junge Kirchenhirt, Frucht einer späten Friedelehe, gründete die Metzer Sängerschule, deren Wirken bald im ganzen Frankenreich derart zu spüren war, »daß noch heute bei allen, die Latein reden, der Kirchengesang als ›cantilena Mettensis‹ oder auf deutsch ›Mette‹ genannt wird«.

Seine Neigung, den eigenen Bedürfnissen zu sehr nachzugeben, suchte Karl dadurch zu bekämpfen, daß er die kirchlichen Fastengebote mit eiserner Strenge einhielt, obwohl es ihm erklärtermaßen schwerfiel. Er aß nun einmal gerne, verbrauchte auch bei seiner anstrengenden Art zu leben viel Energie und »klagte deshalb häufig, das Fasten schade seinem Körper«. Vor der Frühmesse nahm er dennoch nie etwas zu sich, und in der vorösterlichen Zeit war seine erste Tagesmahlzeit ein spätes Abendbrot.

Die Frömmigkeit, die in solchen Übungen zum Ausdruck kam, spiegelte nicht nur Schuldbewußtsein und Gottesfurcht, sondern auch die Überzeugung, gerade er, der soviel Macht gewonnen hatte und immer mehr davon anhäufte, werde sich eines Tages vor dem Letzten Gericht zu verantworten haben. Die Angst, dann keine Gnade zu finden, kannte er so gut wie alle seine Zeitgenossen, und er suchte ihr zu begegnen wie ein Soldat, indem er sich selbst disziplinierte. Wenn Notkers Anekdote vom »tödlichen Spinnenstich« wahr ist, dann überfiel ihn dieses Schuldbewußtsein sogar bei Gelegenheiten, über die ein anderer achselzuckend hinweggegangen wäre.

Die Geschichte geht so: Ein Diakon hatte sich seine Tonsur neu scheren lassen, weil er vor dem König predigen mußte. Während des Gottesdienstes nun bemerkte Karl, daß sich eine Spinne mehrmals hintereinander auf die »kreisrunde Platte« herabsenkte. Er sagte jedoch nichts, und auch der Diakon ignorierte das Tier. Nach der Lesung des Evangeliums aber wuchs auf dem Kopf des Geistlichen eine Beule empor, »und binnen einer Stunde starb er«. Dieser Vorfall soll Karl so erregt haben, daß er eine öffentliche Buße auf sich nahm. Er hätte, sagte er, eingreifen müssen, als die Spinne sich abseilte. Da er es nicht tat, sei er des Totschlags schuldig geworden. Für jemanden, der bedenkenlos schon derart viele Menschen hingeschlachtet hatte wie er, scheint dies eine merkwürdige Reaktion zu sein. Unglaubhaft ist Notkers kleine Erzählung deswegen aber noch lange nicht.

Der Karl, der in der Aachener Pfalz lebte, hatte mit dem Karl, der das Verdener Blutbad veranstaltete, so wenig gemeinsam wie jeder in Erfahrung gereifte Mann mit seinem früheren Ich. Er mochte noch derselbe sein wie damals, war aber längst nicht mehr der gleiche. Zuviel hatte er seither erfahren, zuviel gelernt, und alles, was ihm in langen Jahren widerfuhr oder zufiel, bildete mittlerweile einen Teil seiner Persönlichkeit. Stein für Stein, Erkenntnis für Erkenntnis hatte er sie um sich herum aufgebaut, ein wahrhafter Schöpfer seiner selbst. Und dieser Prozeß des Sichvollendens war keineswegs abgeschlossen. Er hatte immer noch mit Unsicherheiten hinsichtlich seiner Bestimmung zu kämpfen, suchte nach wie vor nach Maßstäben und Vorbildern und ließ davon selbst in seinen späten Jahren nicht ab. Daß seine Stellung einzigartig und unvergleichbar war, muß ihm klar gewesen sein. Aber wurde auch er selbst ihr gerecht? War er dazu berufen worden, oder bildete sie nur einen Teil seiner Kriegsbeute? Hatte Gottes Blick von Anfang an auf ihm geruht, oder ließ er ihn jetzt, da er hoch über der Welt stand, nur in Gnade gewähren?

Derlei Fragen mögen ihm den Blick für die Verstrickungen geöffnet haben, in die jedermann durch Unachtsamkeit oder Trägheit hineingeraten konnte, so etwa, wenn man dem Impuls nicht nachgab, einen predigenden Diakon vor einer Spinne zu warnen. Selbst auf dem sechsstufigen Thron hoch über dem Altar konnte ein Herrscher wie Karl jäh daran erinnert werden, daß auch er nur ein fehlbarer Mensch sei.

Dies scheint es denn auch gewesen zu sein, was der gewiß lehrhafte und nicht selten moralisierende Notker sagen wollte. Er beruft sich auf einen von drei zuverlässigen Gewährsmännern, die ihm seine gesammelten Geschichten übermittelt hätten. Aber selbst wenn jene von der giftigen Spinne nicht wahr sein sollte, Männer, die Karl kannten und ihn zu ergründen versuchten, haben ihn so gesehen, wie er in dieser kleinen Begebenheit zutage tritt: ein Herrscher, der über sich selbst erschrecken konnte.

Noch in hohen Jahren nahm er bei Alkuin und dem Diakon Petrus von Pisa Unterricht in Grammatik, Rhetorik und Dialektik, den ganz gewöhnlichen, trivialen Künsten also. Und unter seinem Kopfkissen hatte er »Tafel und Büchlein« verborgen, um nachts, wenn er aufwachte – er pflegte den Schlaf vier- oder fünfmal zu unterbrechen –, »die Hand an das Nachmachen von Buchstaben zu gewöhnen«. Der Herr des Abendlandes saß auf dem Bett und mühte sich bei Kerzenschein wie ein Abc-Schütze mit Schreibversuchen ab. Da er jedoch zu spät damit angefangen hatte, schreibt Einhard, war seinem »Bemühen wenig Erfolg« beschieden.

Auch das also ist der Erbauer der prunkvollen Aachener Kirche: tagsüber von »hundert und mehr Menschen« umgeben und derart pausenlos redend, »daß er sogar geschwätzig erscheinen konnte«, nachts in einsamer Verbissenheit gegen seine Unzulänglichkeiten ankämpfend. Der Wille, der ihn antrieb, kam nie völlig zur Ruhe, seine Energie schien unerschöpflich zu sein. Aber beide Kräfte speisten sich aus der Sorge, er könne versagt haben oder scheitern. Die gelehrten Männer seiner Umgebung, seine Berater, Freunde und Gefährten schützten ihn davor so wenig, wie die zwölf Weisen nach dem Maß des Hieronymus und Augustinus es hätten tun können. Und in der Sorge wurzelte auch seine besondere, fast kindlich anmutende Frömmigkeit.

Es gab andere Nächte, wo er auf dem Dach seines Wohnturmes stand und »den Lauf der Gestirne« erforschte. Da war er so einsam wie auf dem Thron unter der Kuppel der Pfalzkapelle.

# X.

## Die Boten aus dem Orient
## und Die unglückselige Krönung

Der Gesandte aus Byzanz kann vom Frankenreich keinen sehr günstigen Eindruck gewonnen haben, aber er hatte sich für seinen Besuch auch kein besonders gutes Jahr ausgesucht. Man schrieb 797, im ganzen Land grassierte der Hunger. Wer noch zu essen und trinken hatte, berichtet Alkuin, der teilte seine Vorräte mit niemandem, sondern schlang sie selbst hinab. Knechte, die man auf einen Botengang schickte, kehrten nicht zurück, weil sie von Sklavenhändlern eingefangen worden waren oder weil sie sich einer der überall herumstreunenden Bettlerbanden anschlossen. Vergebens hatte Karl in einem Kapitulare verfügt, »die Armen auf den Plätzen und Straßenkreuzungen« sollten zusammengetrieben und ansässig gemacht werden. Vergebens suchten Äbte ihre Mönchsbrüder von angeblichen Pilgerreisen abzuhalten, deren Ziel keiner zu erreichen gedachte. Die entlaufenen Klosterinsassen bettelten sich von einem Pfarrhaus zum anderen durch, stahlen kostbare Reliquien oder gaben sich als Wunderheilige aus. »Nackte Menschen, beladen mit Ketten, von einer Schuld berichtend, die sie umtreibe«, sah man an allen Orten. Doch schlüpften auch viele Kaufleute in das geistliche Gewand, um sich an den Zollstellen vorbeidrücken und ihre Ware vor der Besteuerung schützen zu können. Die größeren Städte mußten regelmäßig nach Gauklern, Taschenspielern, wandernden Dieben und Dirnen durchkämmt werden – für die Ordnungskräfte ein oftmals nutzloses Unternehmen, weil bestochene Richter sie anderentags sofort wieder aus der Haft entließen.

Von all diesen Vorfällen war Karl persönlich betroffen. Die Reisenden und Pilger unterstanden seinem Schutz, es gehörte zu den Pflichten des Königs, allen, die im Reich unterwegs waren, ein freigebiger Wirt zu sein. Karls guter Ruf hing davon ab, daß er diesen

Pflichten nachkam. Das aber wußten gerade die Berufsvaganten sehr gut. Zu Hunderten strebten sie den königlichen Hofgütern zu, einige in der Hoffnung, gegen die Urheber ihrer Misere Klage führen zu können, die meisten, weil sie auf milde Gaben aus den dort gespeicherten Vorräten spekulierten. In Aachen, dem besonders bevorzugten Ort ihrer Wahl, hatte man Bettelvögte einsetzen müssen, um sie im Zaum zu halten und nach Möglichkeit einer ordentlichen Arbeit zuzuführen.

Der byzantinische Gesandte, der auf einer langen und anstrengenden Reise alle seine Vorräte aufgebraucht und die Pfalz selbst nur mit Mühe und Not erreicht hatte, sah die zerlumpten Männer und Frauen vor den Toren von Karls Residenz herumlungern. Es kann wirklich keinen guten Eindruck auf ihn gemacht haben. Und die damals erst halb fertige Anlage imponierte ihm noch weniger. Im Magnaura-Palast von Konstantinopel hätte sie gerade einen mittelgroßen Hof ausgefüllt – einschließlich der Kirche. Davon freilich konnten die fränkischen Chronisten nichts wissen, sie hielten Karls Hof für den glänzendsten der Welt.

Der Byzantiner, so heißt es bei Notker, sei nach seiner Ankunft zuerst in einen Saal geführt worden, in dem Bischof Heito aus Basel »inmitten seiner Untergebenen« auf einem Hochsitz thronte. Schon wollte der Mann aus Konstantinopel ihn als den Herrscher begrüßen, da führten die Diener ihn in einen nächsten Raum, wo der Pfalzgraf gerade zu Gericht saß. Wieder beugte der Fremde die Knie, doch wieder wurde er weitergeführt, um nacheinander erst auf den Kammerdiener und dann den »Palastobersten« zu treffen, die er beide, da sie so prächtig hofhielten, ebenfalls für den König hielt. Erst als er schon vollkommen verwirrt war, kamen Leute, um ihn »ehrenvoll einzuführen«.

Karl empfing den Boten der Kaiserin Irene »an einem hellen Fenster, strahlend wie die Sonne bei Aufgang, geschmückt mit Gold und Edelsteinen«, umgeben von seinen Söhnen, seinen Töchtern, seiner Frau, »Äbten, ausgezeichnet durch Adel und Ehrwürdigkeit«, Bischöfen, Herzögen und Offizieren. Es ist ein sorgfältig arrangiertes, effektvoll ausgeleuchtetes Gruppenbild, das der Sankt Gallener zeichnet, doch es ist ein Wunschbild. In diesem Jahr 797 hatte Karl weder einen Anlaß noch die Möglichkeit, in seiner Pfalz hinter derart vielen Zimmerfluchten majestätisch zu thronen. Allein der Umstand, daß Theoctistos, so hieß der Byzantiner, die weite Reise von Konstantinopel bis nach Aachen gemacht hatte, um ihn zu sehen, beweist, daß er trotzdem eine Stellung innehatte, die man ernst nahm in der Welt. Und Theoctistos war keineswegs der einzige exotisch gekleidete Ausländer, der Karl damals zu sprechen begehrte.

Möglicherweise traf Irenes Abgesandter in der neuen Pfalz auch noch auf Abdallah, einen Sohn Abd ar-Rahmans von Spanien, auf König Alfonso von Asturien und Galizien und auf Emir Ibrahim aus Kairouan, der angeblich von Harun ar-Raschid gesandt worden war. Außerdem könnte der dem Juden Isaak begegnet sein, der sich darauf vorbereitete, mit den Grafen Lantfried und Sigimund seinerseits nach Bagdad zu fahren. Die drei Söhne des Königs, da stimmt Notkers Bericht wieder, waren ebenfalls anwesend. Und vielleicht hörte Theoctistos sogar das feine silberne Klingeln eines Gerätes, von dem Einhard schreibt: »Die Uhr war aus Messing und mit staunenswerter Kunstfertigkeit zusammengesetzt. Eine Wasseruhr maß den Verlauf der zwölf Stunden, bei deren Vollendung zwölf Kügelchen herabfielen und eine darunter befestigte Zymbel erklingen ließen. Die gleiche Anzahl von Reitern sprang zur vollen Stunde durch zwölf Tore heraus und schlossen dieselben durch den Schwung ihres Sprunges.« So beschrieb Karls Biograph eine »Klepshydra«, einen orientalischen Zeitanzeiger, der sich in den einfachen Räumen, in denen Karl wohnte, recht seltsam ausgenommen haben muß und als ein großes Wunderwerk bestaunt wurde. Der Byzantiner dürfte dennoch nur höflich gelächelt haben, als man es ihm vorführte. Dergleichen Apparate gehörten in seiner Heimat zur normalen Ausstattung jedes besseren Hauses.

Theoctistos hatte den Franken aufgesucht, um ihm mitzuteilen, daß Kaiserin Irene nun förmlich auf die von Karl schon lange in Besitz genommene Provinz Benevent verzichte. Es war eine Bitte um gut Wetter. Die Kaiserin hatte in diesem Jahr ihren Sohn »in so grausamer und unheilbarer Weise blenden lassen, daß er daran starb«, und sich anschließend zur Alleinherrscherin gekrönt. Bei Konstantins Tod, so berichtet der byzantinische Chronist Theophanes, habe sich die Sonne siebzehn Tage lang verfinstert, und alle Bürger von Konstantinopel »behaupten einmütig, das sei wegen seiner Blendung geschehen«. Gegen diese Stimmungen konnte Irene sich nur mit Mühe und weiterem Blutvergießen durchsetzen. Sie brauchte dringend einen Partner, der ihr wenigstens von außen her den Rücken stärkte, und versuchte deshalb, das seit dem Frankfurter Konzil gestörte Verhältnis zum Frankenreich wieder zu bereinigen. Am liebsten wäre es Irene freilich noch immer oder jetzt wieder gewesen, wenn Karl um ihre Hand angehalten hätte. Ob Theoctistos bei seinem Aachener Besuch so weit ging, diese Möglichkeit anzudeuten, wird indessen nirgendwo überliefert. Man weiß nicht einmal, mit welcher Botschaft Karl den Byzantiner schließlich an Irenes Hof zurückschickte. Das Jahr 797 war einfach nicht geeignet, über so weitreichende Pläne wie die »Vereinigung des Westens mit dem Osten« zu sprechen.

Auch die beiden anderen Besucher hatten keine große Chance, bei dem Frankenkönig mit ihren Bitten durchzudringen. Abdallah war von Abd ar-Rahman verstoßen worden und suchte nun Hilfe gegen seinen Neffen, den derzeit in Córdoba regierenden Emir al Haquem I. Ähnliche Absichten beflügelten auch Alfonso von Asturien, einen christlichen Westgoten. Die Kraft des Omaijadenreiches auf spanischem Boden beginne zu erschlaffen, sagte er, sei das nicht eine günstige Gelegenheit, über die Pyrenäen zu ziehen und die Schlappe von 778 auszuwetzen? Die antifränkische Stimmung in Iberien schien sich während der vergangenen neunzehn Jahre gelegt zu haben.

Karl hatte dennoch andere Pläne. Als er damals in Regensburg saß, um seinen Awarenzug vorzubereiten, waren – ohne daß er etwas dagegen tun konnte – sarazenische Heerhaufen weit in die Provinz Aquitanien hinein vorgestoßen, hatten Narbonne belagert, Carcassone bestürmt und ein Heer des Herzogs Guillaume von Toulouse völlig aufgerieben. Daß er weiteren Überfällen dieser Art rechtzeitig vorbeugen mußte, war dem König klar, er dachte aber keineswegs daran, noch einmal in Spanien einzumarschieren und sich dabei auf Versprechungen zu verlassen, wie sie ihm einst Suleiman al Kelbi gemacht hatte und wie er sie nun von Abdallah und Alfonso zu hören bekam. Vorsichtig und Schritt für Schritt sollten die Gaugrafen vielmehr jenseits der Pyrenäen eine Verteidigungslinie aufbauen, welche sein Land vor weiteren sarazenischen Razzien schützen würde. Diese sogenannte »Spanische Mark« begann mittlerweile schon Gestalt anzunehmen.

Zwischen Gerona und Urgelis wuchs eine Kette von fränkischen Sperrfestungen aus dem Boden. Ihre Erbauer profitierten davon, daß seit dem Einfall in Aquitanien das omaijadische Emirat in der Tat zu zerfallen schien. Bereits der 785 gestorbene Abd ar-Rahman hatte sich während seiner letzten Regierungsjahre abbasidischer Verschwörer erwehren müssen, die allerorten Aufstände anzettelten, und al Haquem, seinem Nachfolger, ging es kaum anders als ihm. Die Macht, die in Córdoba noch ausgeübt wurde, erstreckte sich nicht einmal mehr bis zum Ebro herauf. Das ganze Gebiet zwischen dem ehemaligen Grenzfluß und den Pyrenäen war Niemandsland geworden, auf das jeder die Hand legen konnte, der sich stärker fühlte als seine Regionalfürsten.

Karls Beauftragte besetzten ohne größeren Aufwand Ortschaften, umgaben sie mit Wällen und legten Besatzungen hinein. Christen der Region schlossen sich mit diesen Grenztruppen zu Guerillaarmeen oder Räuberbanden zusammen und stießen Jahr für Jahr zur Erntezeit nach Süden vor, um Bauern auszuplündern oder Kaufmannszüge zu überfallen. Die Spanische Mark gedieh nicht nur, sie erfüllte auch bereits ihre Funktion, Ausfallpforte und ständig offengehaltene Wunde in der Flanke eines feindlichen Staates zu sein. Mehr wollte Karl jenseits der Pyrenäen auch nicht erreichen, und deshalb erregten Abdallah wie auch Alfonso in Aachen nicht die Aufmerksamkeit, mit der sie gerechnet hatten.

Was von ihnen und ihresgleichen zu halten sei, hatte Karl ohnehin schon zu Anfang dieses Jahres 797 erfahren. Da war Said bei ihm gewesen, der Gouverneur von Barcelona, und hatte seine Stadt feierlich dem Franken unterstellt. Als Karls Heerführer jedoch von dem Angebot Gebrauch machen wollten, blieben Barcelonas Tore geschlossen.

Der König beschloß damals, Said zu zeigen, daß man so nicht mit ihm umspringen könne. Und zum Vollstrecker seines Willens bestimmte er den jüngsten »der drei schon zu Mitherrschern gewordenen Söhne«.

Ludwig, im Jahr des unglücklichen Spanienzuges geboren, war später, noch von Rom aus, wo der Papst ihn gesalbt hatte, nach Aquitanien geschickt worden. »Bis Orléans trug man ihn im Kindertragstuhl.«

Sobald die Grenze zwischen Burgund und dem ihm zugewiesenen Königreich überschritten war, bekam er »seinem Alter angemessene Waffen« und mußte ein besonders zahmes Pferd besteigen. Er war gerade erst drei Jahre alt. Karl erwartete natürlich nicht, daß der kindliche Prinz die Zügel der Regierung bereits in die Hand nehme. Die eigentliche Gewalt in der unruhigsten aller Provinzen des Frankenreiches übernahmen, wie Ludwigs Biograph Theganbert schreibt, »Grafen, Äbte und viele andere, deren Klugheit und Tapferkeit mit Schlauheit oder Gewalt zu begegnen für keinen ungefährlich gewesen wäre«. Ludwig selbst sollte, »gestützt auf solche Helfer, den Trotz der Aufrührer, wenn solche auftauchten, brechen«. Vor allem aber kam es dem Frankenherrscher darauf an, den notorisch unruhigen Bewohnern der Region einen König zu geben, der unter ihnen aufwuchs und mit dem sie sich früher oder später würden identifizieren können – obwohl er Abkömmling eines Fremdherrschers war.

Verhindern wollte Karl indessen, daß »der Sohn in der Zartheit seiner Jugend einige von den fremden Sitten annehmen könnte, die man im Alter schwer wieder ablegt« – die Bewohner der südfranzösischen Provinzen standen auch in dem Ruf, einem ziemlich lockeren Lebenswandel zu huldigen. Als Ludwig zum erstenmal nach Sachsen kam, hatte er sich dennoch wenigstens äußerlich schon ganz zum Gascogner gemausert. Wie diese trug er »ein rundes Oberkleid, gebauschte Hemdsärmel, gepuffte Beinkleider, Stiefel mit Sporen dran und in der Hand einen Wurfspieß«. Er muß ausgesehen haben wie d'Artagnan, der Gefährte der »Drei Musketiere«, hatte aber sonst mit diesem Streithahn und Draufgänger nur wenig gemein.

Von allen Söhnen Karls war Ludwig der unfähigste und unbegabteste, weder ein guter Reiter noch ein Soldat oder ein Mann des tatkräftigen Zupackens. Zum Heeresappell kam er grundsätzlich zu spät, den kriegerischen Aufgaben, die sein Vater ihm übertrug, zeigte er sich so wenig gewachsen, daß man ihm oft noch während des Feldzuges das Kommando wieder abnehmen mußte. Und nicht einmal die Befürchtung, er könne an den Ufern der Garonne oder im leichtlebigen Poitou dem Wein oder den Frauen erliegen, war ernst zu nehmen, selbst dazu mangelte es ihm an Temperament.

Ludwigs größte Tugend scheint der Gehorsam gewesen zu sein. Wenn Karl ihn alle vier Jahre einmal zu sich rief, kam er getreulich angeritten, zeigte sich in der Eresburg, besuchte Paderborn, wohnte den Reichsversammlungen in Worms bei, um dann »mit Erlaubnis des Vaters« wieder nach Aquitanien zurückzukehren. Auch 797 hatte Ludwig sich eingefunden, diesmal in Aachen. Bei den Audienzen, die Karl gab, stand er mit seinen beiden Brüdern neben dem Thron.

Hildegard, die Mutter der drei, hatte stets Karlmann ihren übrigen Söhnen vorgezogen und es ja noch erlebt, daß er von Hadrian auf den Großvatersnamen umgetauft wurde. Mittlerweile war Pippin nicht nur König von Italien, sondern auch der erklärte Liebling des ganzen Hofes, ein munterer, lebensfroher junger Mann, der überall dort eine gute Figur machte, wo Ludwig so schmählich versagte: auf dem Schlachtfeld, im Ratssaal und im Bett.

Daß er sich trotzdem wenig hervortun konnte, lag an seinem Vater. Karl sorgte dafür, daß Pippin an gefährlichen Unternehmen nicht teilnahm und allenfalls dort Ruhm einheimste, wo, wie im Awarenland geschehen, ein erfahrener Berufssoldat schon die entscheidende Vorarbeit geleistet hatte. So haben auch die Chronisten nie recht von Pippin Notiz genommen. Allein Alkuin verhalf dem rotblonden Jüngling zu einem Hauch von Nachruhm, weil er ihn einmal ermahnte: »Sei ehrbar und keusch in deinem Lebenswandel. Genieße die Freuden der Ehe mit dem Weib deiner Jugend, und lasse keine andere Frau an dir teilhaben.« Der Rat verhallte ungehört. Pippins einziger Sohn stammte von einer Friedelfrau.

Der älteste der drei Brüder war Karl, geboren 772, ein Mann, der dem Vater nachzuschlagen schien und deshalb auch von ihm bevorzugt wurde – es brachte nicht immer Vorteile mit sich. Karl bekam keine abgelegene Provinz, in der er einigermaßen selbständig schalten und walten konnte. Er mußte bei Hofe bleiben, um sich in die Angelegenheiten des Reiches einzuarbeiten. Aus diesem Grund ist von ihm in den Chroniken ebenfalls nur beiläufig die Rede. Er führte ein paar Sachsenzüge an und kämpfte einmal gegen böhmische Slawen, doch waren nicht einmal das herausragende Unternehmungen. Wenn es oben im Norden wirklich gefährlich wurde, schwang sich immer noch der Vater selbst in den Sattel. Und des Sohnes bemerkenswertestes politisches Vorhaben durchkreuzte er, ohne dabei Rücksicht auf dessen Gefühle zu nehmen.

Karl, der Sohn, hatte gebeten, die Tochter des Königs Offa von

Mercia, dem mittleren der drei bedeutenderen englischen Reiche, heiraten zu dürfen: Die angelsächsischen Reviere lagen etwas verloren am Rande Westeuropas, fühlten sich durch gemeinsame Überzeugungen mit dem Karlsreich verbunden und wären seinem Herrscher sicherlich gute Bündnispartner etwa gegen die Wikinger gewesen.

Karl, der Vater, indessen widmete ihnen stets nur geringe Aufmerksamkeit. Auch nach der Kontaktaufnahme seines Sohnes mit Offa hielt er beide lange Zeit hin, um endlich, als der Brite ihm auch noch den Vorschlag machte, das anvisierte Bündnis durch eine Doppelhochzeit abzusichern (eine gleichzeitige Vermählung von Karl junior mit seiner Tochter und einer Tochter Karls mit seinem Sohn), fürchterlich zu explodieren. Er lehnte den Vorschlag des Angelsachsen nicht nur rundweg ab, er drohte, ihm sogar die von ihm kontrollierten Festlandshäfen für englische Güter zu sperren. Es war ein Ausbruch, der Offa um so mehr erschreckte, als er gar nicht wußte, womit er den Franken beleidigt haben könnte. Er konnte ja nicht ahnen, daß Karl Probleme, die ihm unbehaglich waren, gelegentlich noch immer vor sich herschob, bis er in der Stimmung war, sie einfach vom Tisch zu fegen. Was Karl an der ganzen Angelegenheit mißfiel, wurde freilich auch dadurch nicht besonders klar. Verabscheute er einfach alle Sachsen, auch die auf der Insel? Störte ihn das Gerücht, Offa habe Ethelbert, den König von Northumbria, seinen Nachbarn, ermorden lassen? Oder wollte er keine von seinen heißgeliebten Töchtern hergeben? Karl, der Jüngere, erfuhr es vermutlich nie. Gehorsam fuhr er fort, für seinen Vater Dienst zu tun, und starb 811 als kinderloser Junggeselle.

Sein Unglück wie auch das der anderen Karlssöhne bestand darin, daß ihnen ihr Erzeuger die Luft wegnahm, die sie gebraucht hätten, um frei zu atmen und in Freiheit zu eigenständigen Persönlichkeiten heranzuwachsen. Auf dem Boden, über den Karl emporragte, konnten keine anderen Schößlinge gedeihen.

Ein arabischer Besucher soll nach einer Audienz bei Karl, dem Vater, gesagt haben: »Bisher kannte ich nur Menschen aus Erde, jetzt kenne ich einen aus Erz.«

Nach dem Gespräch mit Karl kehrten Abdallah der Sarazene und Alfonso der Asturier Ende 797 in ihre Heimat zurück. Ludwig begleitete sie. Abdallah ließ danach nichts mehr von sich hören, Alfonso dagegen stieß im darauffolgenden Jahr gegen Lissabon, »die fernste Stadt Spaniens«, vor und sandte Karl von dort erbeutete »Panzer, Maulesel und maurische Gefangene«. Das omaijadische Emirat, das Abd ar-Rahman einst so kraftvoll regiert hatte, war immer noch zu sehr mit seinen inneren Zwisten beschäftigt, um sich gegen Angriffe von außen wirkungsvoll wehren zu können. Vor allem dank dieser Schwäche gelang es Ludwig schließlich, den Auftrag des Vaters auszuführen und die Spanische Mark endgültig zu sichern.

Einer seiner Gaugrafen belagerte Barcelona, bis seine Verteidiger bereit waren, zu kapitulieren. Ihr Angebot akzeptierte der Aquitanier jedoch erst, als Ludwig herbeigerufen war, um die Stadt in Besitz zu nehmen und sich »einen ruhmvollen Namen« zu verschaffen. Ähnlich verliefen die anderen Unternehmen auf iberischem Boden. Solange die Gefahr bestand, daß Karls Jüngster als Feldherr in eine schwierige Situation geraten und sie durch falsche Befehle noch mehr verschlimmern könne, sorgte sein Vater dafür, daß er irgendwo im sicheren Inland wichtige Aufgaben zu erledigen hatte. Erst wenn die schwerste Arbeit schon getan war, durfte auch er die Pyrenäen überschreiten, um die Schlüssel sturmreifer Festungen in Empfang zu nehmen. Auf diese Weise konnte die fränkische Herrschaft über das ganze Niemandsland zwischen Ebro und Gebirge ausgedehnt werden. Einige wichtige Städte auf beiden Flußufern wie Tortosa und Saragossa blieben zwar arabisch, aber das hielt fränkische Siedler nicht davon ab, sich in den Sierras und Ebenen festzusetzen und lehmbraune Einöden zum Blühen zu bringen.

Ob sich sämtliche christlichen Bewohner Nordspaniens über die Erfolge Ludwigs freuten, ist allerdings eine andere Frage. In dem nunmehr ebenfalls fränkisch gewordenen Urgelis etwa amtierte noch immer Bischof Felix, der Begründer des Adoptionismus, und die Schar seiner Anhänger war größer als je zuvor. Jetzt, als frischgebackene Reichsbürger, gewannen diese »Ketzer« den Eindruck, man könne im muslimischen Teil des Landes seinem Glauben weitaus ungestrafter leben als im christlichen. Elipandus, der Gesinnungsgenosse und Streitgefährte von Felix, wurde im sarazenischen Toledo von niemand belästigt und von niemand angegriffen. Gegen den

Bischof von Urgelis hingegen trat heftig wie immer der Reichsmagister Alkuin an.

»Erhebe Dich, Streiter Christi, und verteidige die Braut des Herrn, Deines Gottes«, schrieb er an Karl, der, als Urgelis fiel, gerade wieder einmal in Sachsen stand. Der König reagierte augenblicklich. Er berief eine Synode nach Aachen ein und befahl Felix, seine Lehre dort noch einmal in offener Disputation zu verteidigen. Der greise Geistliche trat die weite Reise an, obwohl er wußte, daß das Wortgefecht nicht seine Stärke war. Sechs Tage lang vermochte er sich in der Arena zu halten, um endlich wie schon in Regensburg aufzugeben – man möchte annehmen vor Erschöpfung. Karl ließ ihn daraufhin absetzen und in Lyon internieren, wo er kurz darauf starb, ohne von seiner Überzeugung abgerückt zu sein. Aus nachgelassenen Schriften des Exbischofs geht hervor, daß er Christus bis zuletzt für einen von Gott adoptierten Menschen hielt.

Den Kampf gegen seine Anhänger führte Alkuin auch nach seinem Tod weiter. In einer wahren Missionierungskampagne wurden sie so lange mit Predigten und Streitschriften überflutet, bis die meisten vergessen hatten, worum es bei der ganzen Auseinandersetzung überhaupt gegangen war, und zur »Rechtgläubigkeit« zurückkehrten. Als der letzte von ihnen der Adoptionslehre abschwor, dürfte auch Karl sich ihrer kaum noch erinnert haben. Zuviel war geschehen, seit er Ludwig befohlen hatte, in Spanien endgültig für Ruhe zu sorgen.

Hätte Karl dazu geneigt, gelegentlich innezuhalten und in Muße zu überblicken, was er während der zurückliegenden Jahre geschaffen hatte, was ihm geglückt oder mißglückt war, wäre ihm vielleicht vieles aufgefallen, was in den fränkischen Landen im argen lag: ein unzulängliches Gerichtswesen, korrupte Gaugrafen, Geistliche, die sich mehr um ihr eigenes Wohlleben als das ihrer Gemeinden sorgten, gelegentliche Hungersnöte und soziale Unruhen. Aber vor allem wäre ihm dabei bewußt geworden, daß seine Stellung in der Welt einzigartig war. Er hatte keine Gegner mehr, die ihm gefährlich werden konnten, ja nicht einmal ernsthafte Widersacher oder ernst zu nehmende Rivalen. Wohin er auch blickte, niemand bewegte sich auf der gleichen Ebene wie er, weder der Papst in Rom noch die von ihren Palasteunuchen bedrängte Kaiserin in Konstantinopel. Von den spanischen Emiren, den asturischen oder britischen Königen ganz zu schweigen. Allein Harun ar-Raschid in seiner funkelnden Kalifenstadt am Tigris vermochte seine Neugier noch zu reizen. Vielleicht war er ja wirklich jemand, an dem man Maß nehmen konnte. Lantfried, Sigimund und ihr jüdischer Dolmetscher Isaak hatten sich aufgemacht, um es herauszufinden, in den seither verstrichenen zwei Jahren aber noch nichts von sich hören lassen. Karl, könnte man sich vorstellen, saß da, das Kinn auf die Hand gestützt, und schaute sinnend in die Weite – es ist unwahrscheinlich, daß er es getan hat.

Kontemplation war seine Sache nicht. Karls Leben wurde von der Aktion bestimmt, den Kriegszügen, den Jagdausflügen, dem immerwährenden Gespräch mit seiner Umgebung bei Hof, unterbrochen allenfalls von stilleren Stunden, in denen er aber kaum weniger angestrengt an sich selber arbeitete. Trotzdem muß selbst der Wirbel um ihn herum gelegentlich zum Stillstand gekommen sein, wenn ihn Botschaften, ja fast schon Zeichen erreichten, die anzudeuten schienen, daß seine Lebenskurve noch immer nicht abflachte, sondern weiterhin steil nach oben wies. So etwa im Jahre 799, als der Mönch aus Jerusalem sich bei ihm meldete.

Es war kein benediktinischer Klosterbruder, der an die Pforte der Aachener Pfalz pochte, sondern ein bärtiger Mann in griechischer Tracht, er kam vom Patriarchen der Heiligen Stadt. Karls Abgesandte an Harun ar-Raschid, so schien es, hatten auf ihrer Reise in Palästina Station gemacht und von ihrem König erzählt. Nun schickte der Hüter des Grabes Christi und des Kalvarienberges dem fernen Franken seine Segenswünsche samt einigen kostbaren Reliquien. Es war wirklich keine Botschaft, wie man sie alle Tage erhielt. Jerusalem gehörte zum geistlichen Einflußbereich von Byzanz und war in der Hand des Kalifen. Wenn der Patriarch sich nun dennoch weder an die Kaiserin noch, was ebenfalls nahegelegen hätte, an den Papst wandte, sondern aus freien Stücken Karl seinen Respekt bezeugte, dann konnte das nur heißen, daß er ihn als den vornehmsten Herrscher der Christenheit betrachtete oder ihn den Byzantinern zumindest gleichstellte. Gab es also wirklich niemand mehr, der ihn überragt hätte, dessen Namen und Ruhm den seinen überstrahlten?

Karl nahm die Botschaft aus Jerusalem ungeheuer ernst. Fast umgehend schickte er Zacharias, einen hochrangigen fränkischen

Geistlichen, mit reichen Geschenken ins Heilige Land. Er wollte wissen, wie das Zeichen zu deuten war, das er so unerwartet erhalten hatte, er erhoffte eine Antwort auf Fragen, die ihn schon lange umtrieben. Im Grunde waren es noch immer die gleichen, die er – nach der Lektüre von Cathwulfs Brief – Alkuin gegenüber formuliert hatte: Welche Stellung kommt mir in der Welt zu? Wer bin ich im Verhältnis zu den anderen Notablen der Christenheit? Mit der Antwort, die der Reichsmagister ihm damals gab, wäre er inzwischen nicht mehr zufrieden gewesen, um so mehr konnte er es mit der sein, die Zacharias in Jerusalem erhielt.

Bei seiner Rückkehr wurde der Hofgeistliche von zwei griechischen Mönchen begleitet, und in seinem Gepäck hatte er eine Fahne der Heiligen Stadt sowie die Schlüssel des Grabes Christi. Karl, so lautete die Botschaft des Patriarchen, sei der berufene Schutzherr Jerusalems – der wahre Nachfolger Konstantins des Großen.

Zacharias und seine Begleiter waren kurz vor den Weihnachtstagen des Jahres 800 in Rom angekommen, wo sie Karl trafen. Sie konnten nicht ahnen, daß er schon kurz darauf wirklich Kaiser sein würde.

Papst Hadrian I. hatte Karl gegenüber den Ausdruck »Gottkaiser« zum erstenmal gebraucht, ohne seine damit verknüpften Überlegungen aber deutlich zu formulieren. Am Weihnachtstag des Jahres 795 war er dann gestorben. Er hatte den Stuhl Petri vierundzwanzig Jahre lang innegehabt, sein eigentliches Lebensziel jedoch nicht erreicht: Der Kirchenstaat, aus dem ein neues christliches Rom mit ihm als weltlichem und geistlichem Oberhaupt hervorgehen sollte, begann zwar Gestalt anzunehmen, aber zum Souverän über die zusammengestückelten Landfetzen in Mittelitalien war er von Karl nie eingesetzt worden. Der geschenkte Grundbesitz gehörte zwar der Kirche, begründete aber kein Herrscherrecht, das den Papst von irgendeinem anderen grundbesitzenden Bischof im Fränkischen Reich unterschieden hätte. Die Hoffnung, in den eigenen Latifundien wie ein Gottkaiser zu regieren, blieb so utopisch wie eh und je. Doch hat Hadrian sich für die Mißachtung seiner Wünsche wenigstens dadurch gerächt, daß er es auch Karl nie nahelegte, seinen Rang über den des Königs hinaus zu erhöhen. Der einzige Titel, den er ihm je zugestand, war der eines *Patricius Romanorum*.

Karl hatte Hadrian nur dreimal gesehen, 774, 781 und 787. Ihr persönliches Verhältnis zueinander war von Rombesuch zu Rombesuch besser geworden, aber das lag in erster Linie daran, daß der Papst sich nach Kräften um die Gunst des Königs bemühte, daß er ihm zu Willen war, sich nachgiebig zeigte und bei jeder Gelegenheit seine guten Dienste anbot – immer in der Hoffnung, dafür eines Tages belohnt zu werden. Karl hatte ihn indessen nur hingehalten, hatte ihn ausgenützt und ausgetrickst, ohne jemals mehr Land herzugeben, als er unbedingt mußte. Als die Nachricht von Hadrians Tod bei ihm eintraf, soll er trotzdem getrauert haben, »wie wenn er einen Bruder oder einen lieben Sohn verloren hätte«. Dem Franken mag damals klargeworden sein, daß er mit ihm einen verläßlichen und berechenbaren Mitarbeiter eingebüßt hatte. Außerdem könnte ihm Sorge bereitet haben, ob er mit Hadrians Nachfolger ebensogut zurechtkommen würde wie mit dem Verstorbenen.

Diese Sorge zumindest erwies sich zunächst als unbegründet. Der neue Papst, Leo III., übersandte ihm gleich nach seiner Wahl die Schlüssel zum Grab Petri und das Banner der Stadt Rom, womit er Karls königliche Oberherrschaft anerkannte. Außerdem datierte er seine Sendschreiben nicht mehr wie Hadrian nach den Jahren der eigenen Amtszeit, sondern nach denen »des Herrn Karl, des ausgezeichnetsten Königs der Franken und Langobarden«. Darin schien sich mehr als nur die Bereitschaft zur Zusammenarbeit auszudrücken, das grenzte fast an Unterwürfigkeit.

Allerdings gab es auch Gründe, die Leo eine solche Haltung nahelegten. Karl hielt es für angemessen, den Pontifex durch seinen Freund und Berater Angilbert »dringend« ermahnen zu lassen, er möge einen »ehrbaren Lebenswandel« führen und vor allem die »simonistische Ketzerei« ausrotten, »welche den Körper der heiligen Kirche an vielen Orten befleckt«. Simonistische Ketzerei, das war ein vornehmer, theologisch verbrämter Ausdruck für Ämterverkauf und Bestechlichkeit. Leo stand in dem Ruf, derlei Vergehen begangen zu haben, er bereicherte sich rücksichtslos, indem er hohe Kirchenämter an die Meistbietenden abgab, bezahlte Gefälligkeitsurteile lieferte und die Bürger der Stadt bis aufs Blut auspreßte. Die Römer haben ihn entsprechend gehaßt, Karl schien davon gewußt zu haben. Er kann darum auch nicht völlig überrascht gewesen sein, als er Anfang

799 erfuhr, der Papst sei mit Mühe und Not einem Anschlag auf sein Leben entgangen.

Am 25. April, dem Tag des heiligen Markus, so lautete die Nachricht, habe Leo die übliche Reiterprozession zur Kirche Sankt Laurentius angeführt, neben ihm trabten seine beiden höchsten Würdenträger. Das Volk drängte sich an den Straßenrändern, um den päpstlichen Segen zu erhaschen. Aber kurz vor dem Ziel des Bittganges brach plötzlich ein bewaffneter Haufen aus dem Hinterhalt hervor, riß den Pontifex vom Pferd, prügelte auf ihn ein und riß ihm die Kleider vom Leibe. »Nackt und halb tot« sei er auf der Straße gelegen, bis ihn ein paar Männer aufhoben und ins nahe Kloster des heiligen Erasmus trugen. Angeblich wollten sie seine Wunden verbinden, in Wirklichkeit hatten sie ihn gefangengesetzt.

Der Überfall war nur Auftakt eines von langer Hand geplanten Staatsstreiches gewesen. Und möglicherweise wäre der Putsch sogar gelungen, wenn Leo nicht so unverschämt viel Glück gehabt hätte oder so unverschämt gerissen gewesen wäre. Sein Kämmerer Albinus soll ihm mit einer Strickleiter über die Mauer von Sankt Erasmus geholfen haben, gleichzeitig alarmierte er eine in Spoleto stationierte fränkische Truppeneinheit. Herzog Winniges, deren Befehlshaber, brachte den Papst dann in Sicherheit. Es war eine Rettungstat von zweifelhaftem Wert.

Leo hatte in Rom den letzten Rest seines guten Rufes eingebüßt, er mußte alle verfügbaren Mittel anwenden, um sich von diesem Rückschlag wieder zu erholen, doch standen ihm davon mehr zur Verfügung, als alle, die ihn kannten, zu ahnen vermochten. Das Spiel, das er nun begann, war ein Drahtseilakt ohnegleichen, eine Partie, bei der er bedenkenlos die höchsten wie die niedrigsten Trümpfe ausreizte. Es sollte Folgen haben, die sich auf die politische Lage in ganz Europa auswirkten und noch jahrhundertelang seine Geschichte beeinflußten.

Zunächst erwies Leo sich als ein begnadeter Propagandist. Noch ehe sich die Geschichte von dem Überfall nach allen Seiten hin verbreitet hatte, klang sie schon so, als habe er darin die Rolle des unschuldig Verfolgten gespielt. Dem Neid, der Mißgunst und der herkömmlichen römischen Feindschaft gegen alle Päpste sei er zum Opfer gefallen. Die Männer, die ihn ins Kloster schleppten, hätten beabsichtigt, seine Zunge auszureißen und seine Augen auszustechen. Er sei bereits so gut wie geblendet gewesen, als ein Wunder ihn in letzter Sekunde rettete. Das war jedoch nur die erste Fassung der Fabel. In der zweiten ist er schon stumm und augenlos. Aber was tut Gott für einen getreuen Diener wie Leo? Er setzte ihm beide Organe sofort wieder ein.

So phantastisch diese Geschichte anmuten mochte, sie wurde geglaubt – weil sie unglaublich war. Bänkelsänger, Legendenerzähler, Wunderprediger bemächtigten sich der Berichte von dem angeblichen Mirakel. Und über Nacht hatte Leo den Rang eines schwergeprüften, fast heiligmäßigen Märtyrers erlangt. Selbst der König von Franken konnte es sich jetzt nicht mehr ohne weiteres erlauben, an dem Piedestal zu rütteln, auf dem er stand.

Als ihn die Nachricht vom Überfall auf Leo und seiner wundersamen Rettung erreichte, bereitete Karl sich gerade darauf vor, wieder einmal nach Sachsen zu ziehen. 799 war der Kampf gegen die zweite Generation von Freiheitskämpfern ja noch in vollem Gang. Alkuin riet ihm dennoch, das geplante Unternehmen aufzugeben und statt dessen nach Rom zu gehen. »Eurem Urteil«, so schrieb er, »ist es allein vorbehalten«, am Tiber für Recht und Ordnung zu sorgen, »zu bessern, was gebessert werden kann, zu erhalten, was erhaltenswert ist... im Namen desjenigen, der seinen Knecht gerettet und aus der Verfolgung... befreit hat«. Der Reichsmagister ließ keinen Zweifel daran, daß Karl sich bedingungslos vor Leo stellen und seine Widersacher abschmettern sollte.

Der Papst indessen hatte zu dieser Zeit schon seinen nächsten Schachzug gemacht. Er legte wenig Wert darauf, in einer Stadt, deren Bewohner viel zuviel über ihn wußten, mit dem König zusammenzutreffen. Noch ehe Karl entschieden hatte, was zu tun sei, erfuhr er, Leo befinde sich auf dem Weg zu ihm. So setzte er das bereitstehende Heer in Marsch und ließ den Bescheid zurück, der hohe Besucher möge sich nach Paderborn bemühen. Dort werde er mit ihm reden.

Doch Leo, so schien es, hatte seinerseits die eigenen Gegner unterschätzt. Langsam und gemächlich zog er noch durch das fränkische Land, vom Volk wie ein lebender Heiliger gefeiert, da erfuhr Karl auch noch, daß eine zweite Delegation aus Rom auf dem Weg zu ihm sei. In Paderborn würde er also nicht nur den Papst, sondern zugleich dessen Ankläger hören und die Vorbringungen beider zu würdigen haben. Es war eine Vorstellung, die Alkuin entsetzte. »Ich höre«, schrieb er aus Tours, »Feinde des Heiligen Vaters versuchten, durch hinterlistige Vorspiegelungen ihn abzusetzen. Sie beschuldigen den Papst des Ehebruchs und des Meineides und verlangen, er solle sich durch einen Eid von diesen Verbrechen reinigen, widrigenfalls er sich in ein Kloster zurückziehen müsse.« Alkuins Schreiben ist an den schwarzen Arn gerichtet, es schließt mit dem fast verzweifelten Ausruf: »Welcher Bischof bleibt noch unangetastet, wenn selbst das Haupt der Christenheit abgesetzt werden kann?«

In der Tat: Auf diese Frage mußte sich bei den Paderborner Verhandlungen alles zuspitzen. Leos Widersacher erwarteten von Karl, daß er den Papst wie einen gewöhnlichen Gesetzesbrecher behandle. Damit erklärten sie aber gleichzeitig: Wir betrachten dich, König der Franken, als den höchsten Richter der Christenheit, ja, mehr noch als ihr eigentliches Oberhaupt.

Von den vielen Zeichen, die Karl damals zuteil wurden, war es das weitaus konkreteste. Wenn er jetzt zugriff und einen Papst absetzte, würde er der anerkannte Herr des Abendlandes sein. Was sprach dagegen, es zu tun? Damals, als sein Bruder Karlmann gestorben war, hatte er ja auch bedenkenlos nach dessen Krone gegriffen, ohne sich darum zu kümmern, ob es rechtens sei.

Indes, der Karl des Jahres 799 war nicht mehr der bedenkenlose Machtmensch von einst. Zu intensiv hatte er seither unter Alkuins Anleitung über das prekäre Gleichgewicht zwischen weltlicher und geistlicher Macht nachgedacht. Zu schwer wogen die Skrupel, die ihm dabei zugewachsen waren. Außerdem hatte er entscheidende, unwiderrufliche Entschlüsse eigentlich immer erst dann gefaßt, wenn er mit dem Rücken an der Wand stand. Bevor es so weit gekommen war, hatte er sich lieber treiben lassen in der unausgesprochenen und wohl auch uneingestandenen Hoffnung, er würde irgendwann schon den Punkt erreichen, an dem er gezwungen war, zu springen. Im Augenblick, so glaubte er wenigstens, war sein Bewegungsspielraum jedoch noch lange nicht derart eingeengt. Noch konnte er die Dinge auf sich zukommen lassen, um abzuwarten, wie sie sich weiterentwickelten. Den Rahmen, in dem er zu Paderborn agieren mußte, steckte er trotzdem mit großer Sorgfalt und einem hohen Maß an Berechnung ab.

Auf weitem, baumlosem Feld an den Ufern der Pader stellte Karl in geschicktem Arrangement seine ganze versammelte Macht zur Schau. »Wohlan«, rief er den fränkischen Vornehmen zu, »ergreift die Waffen, mit denen ihr auch in den Krieg zieht, und eilt raschen Schrittes dem Papst, dem erhabenen, entgegen.« Als Leo eintraf, schmetterten die Kriegshörner, wirbelten Reiterscharen den Staub in dichten Massen auf, blitzten die Lanzen und flatterten die Fahnen. In blinkender Rüstung, einen goldenen Helm auf dem Kopf, reitet der König seinem Gast entgegen. »Die Soldaten bewegt der Wunsch, die Stimme des Papstes zu hören. Glühende Inbrunst dringt ihnen bis ins Mark.«

Leo wird inmitten eines dreifachen Kreises empfangen. Den äußeren Ring bildet das zusammengeströmte sächsische Volk, zum mittleren haben sich die Angehörigen der Scara formiert, der innere besteht aus Geistlichen, die unter wehenden Kreuzesbannern angetreten sind. Karl geht dem Papst ein paar Schritte weit entgegen, schließt ihn in die Arme und hört staunend, wie er mit der verstümmelten, jetzt wieder gesunden Zunge spricht. Dann führt er Leo zur Kirche, wo die Kleriker im Wechselgesang Gott für die wunderbare Rettung danken, anschließend in eine prächtig ausgeschmückte Festhalle. Gestickte Teppiche hängen von den Wänden, die Sessel strotzen vor Gold und Purpur, die Tafel ist überladen mit Gerichten aller Art, in den kostbaren Bechern schäumt der Falerner Wein. Über Stunden zieht sich das Gelage hin, endlich suchen Gast und Gastgeber ihre Gemächer auf, um zu ruhen.

So schildert ein Aachener Hofpoet, vermutlich Karls Freund Angilbert, in fünfhundertsechsunddreißig Hexametern die Paderborner Veranstaltung. Von der versteckten Botschaft, die Karl dem Papst übermittelte, berichtet er jedoch nichts, obwohl sie so versteckt eigentlich keineswegs war. Der König hatte Leo ziemlich klar und unmißverständlich erklärt: Dies ist meine Macht. Sie beruht auf einem treuen Volk – hier sind es sogar bekehrte Heiden –, einem gewaltigen Heer und einer mir völlig ergebenen Geistlichkeit. Auf dieser Basis werden wir miteinander verhandeln. Du bist in meiner Gewalt, ich könnte mit dir umspringen, wie ich wollte, aber habe ich dich das auch nur einen Augenblick lang spüren lassen? Ich tat es nicht. Also verhalte dich so, wie es deiner Lage angemessen ist, und überlege, wie wir aus der unerquicklichen Situation, in die wir durch deine Schuld geraten sind, wieder herausfinden können, ohne Schaden zu erleiden.

Leo dürfte viel zu klug gewesen sein, um diese Botschaft nicht deutlich zu verstehen. Außerdem witterte er, daß Karl zwar etwas von ihm wollte, er aber selbst erraten müsse, was das sei. Als klare Forderung konnte es offenbar nicht auf den Tisch gelegt werden.

Während der nächsten Tage verdichtete sich dieser Eindruck bei dem Papst dann zur Gewißheit. Die Delegation seiner Gegner war ebenfalls eingetroffen. Nachdenklich lauschte Karl den Anschuldigungen, die gegen seinen Gastfreund vorgetragen wurden: Amtsmißbrauch, lockerer Lebenswandel, Eidbruch – es war eine beachtlich lange Liste, und die römischen Herren hatten Beweise. Alkuins nachträglicher Rat: »Ich würde für ihn, wenn ich an seiner Seite gestanden wäre, geantwortet haben: Wer von euch ohne Schuld ist, der werfe den ersten Stein« konnte nicht so ohne weiteres befolgt werden.

Karl saß dem Papst gegenüber, wie er schon seinem Vorgänger gegenübergesessen war, ernst, sorgenvoll, bekümmert. Er wollte ja wirklich das Beste für ihn, aber aus seiner Verantwortung für Recht und Ordnung konnte er sich deswegen nicht hinausstehlen. Leo begriff immer besser, daß es letztendlich an ihm sein würde, sich aus dem Netz, in das er geraten war, selbst zu befreien. Als die Verhandlungen endlich abgeschlossen wurden, hatte Karl den Papst so weit in die Ecke manövriert, daß dieser ernsthaft überlegen mußte, wie er die Initiative wieder an sich reißen könne.

Leo wurde in Paderborn ehrenvoll entlassen, aber von zwei Erzbischöfen, Hildebald aus Köln und Arno aus Salzburg, nach Rom zurückeskortiert. Im Lateran sollten die beiden noch einmal sorgfältig alle gegen ihn vorgebrachten Beschuldigungen überprüfen, sollten neue Zeugen anhören und so viel Klarheit in die ganze Angelegenheit bringen, daß der König eine endgültige Entscheidung treffen konnte, wenn er im darauffolgenden Jahr selbst nach Rom kam. Bis dahin wollte er den Papst noch schmoren lassen. Es würde eine qualvoll lange Zeit für ihn werden. Die Villa Laterani war nur eine kleine Insel im wogenden Meer seiner Feinde. Und die Römer hatten weiß Gott genug gegen Leo in der Hand, um ihm Schwierigkeiten zu machen. Sogar Alkuin war über einen Brief seines Freundes Arn, der pikante Details aus dem päpstlichen Privatleben auflistete, derart entsetzt, daß er ihn vorsichtshalber verbrannte.

Das Jahr 800 begann für Karl nicht gut. Im Frühjahr wurden die seeräuberischen Wikinger lästig. Er mußte an den Kanal reisen, um dort einen Küstenwachdienst einzurichten und eine Flotte auf Kiel legen zu lassen. Auf der Rückreise machte er in Tours Station, weil Königin Luitgard, die ihn begleitet hatte, schwer erkrankt war. Seine Gebete am Grab des heiligen Martin halfen jedoch nicht. Luitgard starb am 4. Juni, die dritte Frau, die er nun schon überlebt hatte. Im Juli schien sich dann auch noch eine jener Witterungskatastrophen abzuzeichnen, die zu den gelegentlichen Hungersnöten im Frankenreich führten. Wie sich später herausstellte, hatte der »ungewöhnlich schwere Reif« den Feldfrüchten aber kaum geschadet.

Anfang August endlich kam Karl in Mainz an, wo das Heer sich sammelte, das er über die Alpen führen wollte. Es gab auch in Italien einiges zu erledigen, Routineangelegenheiten überwiegend. Karl beauftragte seinen Ältesten mit der Führung einer Strafexpedition nach Benevent und benützte selbst die Gelegenheit, Ravenna zu besuchen.

Die ehemalige Hauptstadt des Ostgotischen Reiches war kein schlechter Ort zum Nachdenken. Hier hatten die Reiter der großen Wanderung zum erstenmal versucht, sich des römischen Erbes zu bemächtigen, zuerst Odoaker, ein germanischer Söldnerführer, der den letzten Augustus absetzte, dann Theoderich der Große, der Odoaker bei einem Gastmahl erschlug. Von dem Goten kündeten noch die achteckige Taufkapelle der Arianer, Denkmal eines mißglückten politischen Experiments, und sein wuchtiges Mausoleum, gekrönt von einem einzigen zur Kuppel zurechtgehauenen Kalksteinblock. Beide Bauwerke, vor allem die wie von innen heraus leuchtenden Mosaiken in San Vitale und Sant'Apollinare Nuovo, erinnerten aber auch daran, daß schon dieser frühe Herrscher sich geistig und militärisch mit der Macht im griechischen Osten auseinanderzusetzen gehabt hatte, deren Bann selbst er, Karl, noch nicht völlig entronnen war. Byzanz besaß für ihn fast die gleiche Bedeutung, die es schon für Theoderich gehabt hatte. Es war die Quelle der Souveränität, der einzig feste Pol der Christenheit.

Mit den beiden Päpsten, die er kannte, war Karl beinahe mühelos fertig geworden, Hadrian hatte zuletzt nur noch hinhaltenden Widerstand geleistet, Leo würde nicht einmal mehr dazu imstande sein. Byzanz hingegen reagierte zwar auf seine Angriffe, Anschuldigungen, Beschimpfungen und Verwünschungen, zeigte aber letztendlich so gut wie keine ernsthafte Wirkung, obwohl es immer noch von einer Frau regiert wurde.

Irene, die zähe Athenerin, hatte – zu der Zeit, da Karl nach Ravenna ritt – gerade ihren mächtigsten innenpolitischen Gegner matt gesetzt, seine Anhänger »mit Verbannung wie auch anderen Strafen belegt« und ihr sechzehnjähriges Thronjubiläum begangen. Nun war sie wieder in der Lage, sich mit jener Unnahbarkeit zu umgeben, die schon ihre Vorgänger zur Schau gestellt hatten, und den Franken in die Rolle eines barbarischen Emporkömmlings zu verweisen. Ob das auch wirklich ihren Absichten entsprach, war dabei nicht einmal wichtig. Karl mußte es von seinem Standpunkt aus einfach so sehen und seine Lage entsprechend einschätzen.

In Aachen wuchs jene magische Maschine empor, der er anvertraut hatte, daß ihm nach eigener Ansicht kein geringerer Rang zustehe als dem Inhaber der einzigen Kaiserkrone dieser Welt. Die Botschaften und Zeichen, die ihn in seiner Haltung bestärkten, mehrten sich von Jahr zu Jahr. Weder Alkuin noch irgendein anderer Berater hätten ihre Zustimmung lange verweigert, wären sie aufgefordert worden, ihn als heiligen Herrscher, als Imperator und Augustus anzuerkennen. Jetzt stand er an einem Ort, an dem altrömische, germanische und byzantinische Traditionen aufeinandertrafen, an dem ihm sichtbar vor Augen stand, woher er kam und wer er war.

Ravenna gehörte ihm; Theoderich und alle, die hier geherrscht hatten, waren seine Vorgänger. Er hatte sie beerbt, er stand auf ihren Schultern, ein einfacher Schritt noch, und er würde vollendet haben, was sie einst anstrebten. Doch kein Bote ging nach Rom ab, um einem mehr als willfährigen Papst mitzuteilen, der König von Franken gedenke, die Peterskirche nach den Weihnachtsfeiertagen im kaiserlichen Purpur zu verlassen.

Karl blieb in dieser Angelegenheit gespalten, er zog es vor, weiterhin darauf zu vertrauen, daß sein Weg von einer höheren Macht vorgezeichnet sei. So vieles war ihm seit dem Tod seines Vaters schon zugefallen, die Macht über das ganze Reich, aber auch Italien, das er hatte nehmen müsse, weil Desiderius nicht einmal für viel Geld bereit gewesen war, die Pippinische Schenkung zu honorieren. Warum sollte ihm nun, zumal er sich soviel anderen Besitz auch hart erkämpft hatte, nicht der letzte, höchste Siegespreis ebenfalls zufallen?

Der Mann, der durch Ravenna streift, ist der Karl, der mit staunenden Augen in die von Alkuin aufgeschlossene Welt des Geistes hineinblickt, der über sich selbst erschrecken kann, der das ewige Gericht fürchtet, nicht der Karl der schnellen, eiskalten, harten und bösen Entscheidungen. Aber eigentlich ist er weder das eine ganz noch das andere nicht ganz, sondern nur ein schlauer fränkischer Bauer. Er verläßt sich auf sein Glück, nachdem er schon vorher ein bißchen dafür gesorgt hat, daß die Dinge sich so entwickeln könnten, wie er es insgeheim wünscht. Leo III. weiß, daß es an ihm ist, seine geistliche Macht in irgendeiner Weise zugunsten Karls in die Waagschale zu werfen und ihm eine sehr wichtige Entscheidung entweder leichtzumachen oder sie ihm sogar völlig zu ersparen.

Mit derartigen Erwartungen bricht Karl Anfang November nach Rom auf. Und nichts spricht dafür, daß sie enttäuscht werden würden.

Leo III. kam Karl samt großem Gefolge entgegen und begrüßte ihn zwölf Meilen vor der Stadt »mit höchster Demut und größten Ehren«. Tags darauf, am 24. November, fand im Vorhof der Petersbasilika ein zweiter Empfang statt. »Scharen von Fremden und Bürgern« waren aufgeboten worden, um »dem Ankommenden Lob zu singen«. Roms Geistlichkeit begleitete den König die Marmortreppe zum Gotteshaus hinauf, wo der Papst ihn »stehend« erwartete. Die hinbefohlenen Römer indessen hatten sich mit dem habgierigen Pontifex noch lange nicht ausgesöhnt, sie erwarteten von Karl, daß er alsbald hart mit ihm ins Gericht gehen würde.

Sieben Tage später schien das zu geschehen. Vor einer Versammlung von Adeligen, Priestern und fränkischen Reichswürdenträgern »legte der König die Gründe seines Kommens dar« und kam dann unmittelbar zur Sache. Er eröffnete »die Untersuchung über alle dem Papst zur Last gelegten Verbrechen«. Und er war gut vorbereitet.

Bei seinem Aufenthalt in Tours hatte Karl von Alkuin zu hören bekommen, daß es wenig sinnvoll sei, auf eine Absetzung des Papstes hinzuarbeiten, denn das hieße nur, »einem alten Kleid einen neuen Flicken aufzunähen und so den Riß noch deutlicher zu machen«. Auf dem Ritt durch Italien war er vom schwarzen Arn begleitet worden, dem Leiter der Kommission, die in Rom Material über Leos angebliche Vergehen zusammengetragen und dabei auch jene Liste delikater Details aufgestellt hatte, die Alkuin dann ins Feuer warf. Ein weiterer Berater an seiner Seite war Fridugis Candidus aus dem Kloster von Tours. Beide besaßen Erfahrung genug, um Karl den Kurs weisen zu können, den er steuern mußte. Es lag ja nur im Interesse weniger, einen regelrechten Strafprozeß zu führen und den Papst am Ende möglicherweise zu verurteilen. Lediglich um die Frage ging es, ob die Kirche gefährdet sei, wenn sie weiterhin von dem derzeitigen Pontifex geleitet würde, Karl hatte keine juristische, sondern eine politische Entscheidung zu treffen. Das machte er in seiner Einleitungsrede auch ausreichend deutlich, um dann den Dingen – scheinbar – ihren Lauf zu lassen.

Leos Ankläger, von der prächtigen Versammlung eingeschüchtert, traten den »Annales« zufolge weit weniger forsch auf, als man es hätte erwarten können. Dennoch wurden alle bereits bekannten Vorwürfe auf den Tisch gelegt und auch einigermaßen offen diskutiert. Der Papst versuchte, sich mit dem Hinweis auf seine wundersame Heilung zu exkulpieren. Dann stellte er sich auf den Standpunkt, jeder Nachfolger Petri sei, egal, was er tue oder wie er sich verhalte, ein Inbild der Makellosigkeit schlechthin, er könne sozusagen von Amts wegen gar nicht sündigen. Schließlich versuchte er es auch noch mit einer subtilen Drohung: Mußte nicht jeder, der einen Heiligen Vater anklagte, damit rechnen, daß er dafür einmal vor Gottes Gericht zitiert werden könne?

Selbst für die meisten der in Ehren ergrauten hohen Kleriker muß das reinste, fast schon blasphemische Spiegelfechterei gewesen sein. Doch waren sie sich darüber im klaren, daß bei einer öffentlichen Staatsaktion auch die Kulisse vom Angeschuldigten ins Kalkül gezogen werden kann, das einem solchen Prozeß beiwohnende fromme

Volk. Leo appellierte weniger an die aufgeklärten, wissenden Richter als an die umstehende naive Menge. Und die Richter mußten sein Spiel wenigstens eine Zeitlang mitspielen.

Später – die ganze Verhandlung dauerte rund drei Wochen – sortierten sie die Anklagepunkte säuberlich auseinander und setzten Fachkommissionen ein, deren jede streng nach Zuständigkeit vorging. Der schwarze Arn vertrat dabei die Anklageseite, andere aus Karls Beraterkreis wie Richolfus, Erzbischof von Mainz, oder Theodulf, Bischof von Orléans, übernahmen die Aufgaben von bestellten Pflichtverteidigern. Der damals bereits siebzigjährige Alkuin, der sich für die weite Reise von Tours bis Rom zu gebrechlich gefühlt hatte, war jedoch der eigentliche Meister des Verfahrens. So wie er es von Anfang an festgelegt hatte, so agierten nun seine Beauftragten. Bei gelegentlichen Plenarversammlungen hörte Karl sich an, zu welchen Ergebnissen die einzelnen Arbeitsgruppen gekommen waren, um sie dann wieder in ihre jeweiligen Sitzungsräume zu entlassen. Worauf das ganze aufwendige Verfahren hinauslaufen würde, stand freilich schon relativ früh, wenn nicht überhaupt von Anfang an fest.

Niemand würde es auf sich nehmen wollen, einen Papst zu verurteilen und aus dem Amt zu jagen, also würde man letztendlich die himmlischen Instanzen selbst anrufen und ein Gottesgericht anberaumen müssen. Nach uraltem indogermanischem – also eigentlich heidnischem – Brauch konnte ein Angeschuldigter, der nicht eindeutig zu überführen war, selbst entscheiden, ob er sich einem Zweikampf stellen oder die Feuerprobe, die Wasserprobe, die Kreuzprobe auf sich nehmen wollte. Das Duell entschuldigte ihn, wenn er lebend daraus hervorgegangen war, die Feuerprobe, wenn er es geschafft hatte, mit nackten Füßen über glühendes Eisen zu gehen, die Wasserprobe, wenn er aus siedendem Wasser einen Gegenstand herausgeholt und seine Hand dabei nicht verbrüht hatte, die Kreuzprobe, wenn er es aushielt, mehrere Stunden oder sogar Tage lang mit ausgebreiteten Armen dazustehen. Bei allen diesen »Ordalien« verließ man sich darauf, daß Gott einem Unschuldigen beistehen würde, notfalls durch ein Wunder.

Karl und seine Kleriker hatten derlei Praktiken schon früh zu bekämpfen versucht. Hier in Rom würden sie jedoch über ihren eigenen Schatten springen müssen, um ohne Gesichtsverlust das Spiel, das Leo ihnen aufgezwungen hatte, zu bestehen. Und sie wußten, daß es undenkbar war, dem Papst ein Schwert in die Hand zu drücken oder ihn irgendwelchen körperlichen Martern auszusetzen. Nur eine einzige Form des Gottesgerichtes war seiner Würde angemessen: der Reinigungseid.

Vor aller Öffentlichkeit mußte Leo beschwören, daß die gegen ihn vorgebrachten Anklagen nicht zuträfen, wobei man stillschweigend davon ausging, daß der Herr der Himmel diesen Schwur sowohl annehmen wie zurückweisen könne. Im letzteren Fall würde er eben auch ein Wunder tun und den Meineidigen auf der Stelle entseelen müssen. Leo legte das gebührende Entsetzen an den Tag, als ihm der Beschluß der Versammlung mitgeteilt wurde.

Insgeheim jedoch dürfte er aufgeatmet haben. Die zweiundsiebzig Kleriker der verschiedenen Kommissionen hatten es nicht geschafft, ihm einen einwandfreien Lebenswandel zu bescheinigen. Karl selbst aber hatte zu erkennen gegeben, daß er seinen freiwilligen Rücktritt trotzdem nicht wünsche. Da blieb nur diese eine Möglichkeit, sich öffentlich zu demütigen, um danach wieder zu sein, was er bestenfalls bei seinem Amtsantritt für kurze Zeit gewesen war, ein unbescholtener Nachfolger Petri. Leo lieferte noch ein glänzendes rhetorisches Rückzugsgefecht, dann schickte er sich mit gutgespielter Ergebenheit ins Unvermeidliche.

In vollem Ornat, das Evangelienbuch in der Hand, bestieg er am 23. Dezember die Kanzel der Peterskirche und las seine vorbereitete Erklärung ab: »Weithin, teuerste Brüder, wurde gehört und verbreitet, daß schlechte Menschen gegen mich aufgestanden sind, mich schwerer Verbrechen beschuldigen und mich verstümmeln wollten. Zur Untersuchung dieser Angelegenheit ist der gnädigste und erhabenste König Karl mit seinen Bischöfen und Vornehmen in diese Stadt gekommen. Deswegen reinige ich, Leo, Papst der heiligen römischen Kirche, von niemandem verurteilt noch gezwungen, mich aus freiem Willen in eurer Gegenwart vor Gott, der mein Gewissen kennt... von dem Vorwurf, jene verbrecherischen und verruchten Dinge, die man mir vorwirft, getan oder befohlen zu haben. Gott, vor dessen Gericht wir kommen werden, vor dessen Angesicht wir stehen, ist mein Zeuge. Und ich tue dies freiwillig, um jeden Verdacht auszuräumen, nicht weil es in den kirchlichen Satzungen vorgeschrieben wäre oder ich meinen Nachfolgern, Brüdern und Mitbischöfen dies als Gewohnheit oder Pflicht auferlegen wollte.«

Es war dies ein sorgfältig ausgefeilter juristischer Schriftsatz, zu Protokoll gegeben vor Gott und der Welt. Er bezog sich nur auf den gegenwärtigen Papst, begründete also keinen Präzedenzfall für seine Nachfolger, was die Kirche ihm später auch dankte, indem sie Leo heiligsprach. Damals in Rom mußte das etwas beklommene Schweigen, das sich nach seiner Rede ausbreitete, noch mit dem Tedeum überbrückt werden. Die Chöre sangen, die Synodalen stimmten in den Lobgesang ein. Karl, der seiner eigenen Stimme nicht recht traute, bewegte wie immer nur die Lippen. Ging er davon aus, daß Leo wußte, warum er ihn zwar bis aufs Blut gedemütigt, aber dennoch darauf verzichtet hatte, seinen Rücktritt zu erzwingen?

Am darauffolgenden Tag traf – es mutete wie ein wunderbarer Zufall an – Zacharias mit den zwei griechischen Mönchen und den Weihegaben des Patriarchen von Jerusalem ein. Der Hüter der heiligen Stätten erkannte den Franken als obersten Schutzherrn der Christenheit an. Hatte Karl dies arrangiert, um dem Papst einen Wink zu geben, oder Leo, um dem König seinen nächsten Schritt anzukündigen? Eines ist ziemlich sicher: Verbindliche Absprachen hatten die beiden nicht getroffen, sonst wäre der übernächste Tag, der 25. Dezember 800, anders verlaufen, als es geschehen ist.

Die Annalisten aus Lorsch, für die dieser Weihnachtstag bereits der erste Tag des Jahres 801 ist, gehen über eines der wichtigsten Ereignisse in Karls Leben mit viel weniger Worten hinweg als etwa über die drei großen Schlachten des Sachsenkrieges. Einhard gibt sich noch wortkarger als sie, und der byzantinische Chronist Theophanes behandelt es sogar nur in einem einzigen Satz. Immerhin übermittelt jedoch Einhard zumindest, was sein königlicher Freund selbst von der ganzen Angelegenheit hielt. »Wenn er des Papstes Absichten hätte vorherwissen können«, soll Karl später angedeutet haben, »dann würde er an jenem Tag, obgleich es ein hohes Fest war, die Kirche nicht betreten haben.« Sehr viel mehr, als diese drei Autoren, ein weiterer Byzantiner und die Verfasser des sogenannten »Papstbuches« berichten, weiß man über das, was damals geschah, nicht. Auch Leo hat sich nie dazu geäußert, dabei wäre er der einzige gewesen, der wirklich Bescheid wußte.

Der Papst hatte den Prozeß überstanden, seine Haut aber noch lange nicht gerettet. Karl würde irgendwann nach Weihnachten aus Rom abreisen und ihn seinen alten Feinden überlassen, die genausogut wie er selber den Wahrheitsgehalt seines Reinigungseides kannten. Also mußte Leo zuvor noch versuchen, sich den König der Franken so zu verpflichten, daß der auch weiterhin seine Hand über ihn hielt.

Nahegelegen hätte es in dieser Situation, bei Karl eine Privataudienz zu erbitten und in vertraulichem Gespräch anzudeuten, daß es sinnvoll, politisch wünschenswert und durchaus möglich sei, ihn den Herrschern in Byzanz rangmäßig gleichzustellen. Leo muß zumindest gespürt haben, daß Karls ganzes Regierungsprogramm auf eine derartige Erhöhung zulief. Zwei seiner Söhne hatte der Franke schon zu Königen erhoben, sein ältester sollte am 25. Dezember die Krone Austriens erhalten. Hieß das nicht, er sei wie die Kaiser in Konstantinopel im Begriff, eine Familie von Herrschern, deren Oberhaupt er dann war, um sich herum aufzubauen? Und mußte diese besondere Stellung nicht durch einen besonderen Titel unterstrichen werden? Auch die Selbstverständlichkeit, mit der Karl den Vorsitz in dem Prozeß gegen ihn übernommen hatte, deutete darauf hin, daß er sich den Byzantinern ebenbürtig fühlte, deren Stadtpräfekten in Rom noch immer die Gerichtshoheit zustand. Kam endlich das glänzende Schauspiel hinzu, welches er in Paderborn so absichtsvoll inszeniert hatte, sowie das von Angilbert verfaßte rauschende Gedicht. Darin war er bereits ganz offen als Augustus bezeichnet worden, als Haupt der Welt, Leuchtturm Europas und seine Hauptstadt als neues Rom.

Wirklich, wenn Leo zusammenfügte, was er an Hinweisen in der Hand hatte, so ergab sich daraus die eindeutige Erkenntnis, Karl wolle Kaiser werden. Er hielt es nur nicht für angebracht oder seiner würdig, diese Ernennung offen zu fordern. Vielmehr wünschte er, daß sie ihm von einer dazu berechtigten Instanz angeboten werden würde, entweder der Kaiserin Irene oder notfalls auch dem Papst. Daß Leo selbst nur zweite Wahl war, dürfte ihm bewußt gewesen sein. Trotzdem hätte er zumindest den Versuch unternehmen können, seine Dienste anzubieten und alle dagegenstehenden Bedenken mit der ihm eigenen Beredsamkeit zu zerstreuen – wenn er nicht in so drängender Zeitnot gewesen wäre.

Bei sozusagen protokollmäßigem Vorgehen bestand ja die Gefahr, Karl würde, nachdem er Zustimmung bekundet hatte, zunächst einmal eine Prozedur festlegen, die zu seiner Erhebung führen sollte. Das hätte zur Einsetzung von Synoden samt vielen Unterausschüssen geführt und Karls auf solche Anlässe erpichten Räten, Bischöfen, Äbten, Juristen Gelegenheit geboten, des langen und breiten alle Codices, alle Präzedenzfälle, alle Argumente, welche die Kirchenväter boten, zu durchforsten, zu zergliedern, gegeneinander abzuwägen, um endlich ein sorgsam verklausuliertes Ja zu formulieren. Leo aber konnte einfach nicht warten, bis die fränkischen Fliegenbeinzähler vom Schlage eines Alkuin sich endlich geeinigt hätten. Ihm brannten die eigenen Probleme auf den Fingernägeln.

In der einen Nacht und dem einen Tag, die ihm zwischen seinem Reinigungseid und der Weihnachtsmesse zur Verfügung standen, faßte er deshalb den kühnsten Entschluß seines bisherigen Spielerlebens und setzte ihn bewundernswert geschickt in die Tat um.

Mit großem Gefolge betritt Karl am 25. Dezember zur festgelegten Stunde die Peterskirche. Das versammelte Volk empfängt ihn mit ehrfurchtsvollem Schweigen. Der Papst schickt sich an, die Messe zu zelebrieren. Die beiden Frankenherrscher, Vater und ältester Sohn, treten zum Altar und legen ihre Kronreife auf den Opfertisch. Dann knien sie zum Gebet nieder. Abgesprochen ist, daß Karl nach der Feier sein eigenes Diadem wieder an sich nehmen und dem Sohn das andere auf die Stirn drücken wird. Danach soll dieser von Leo gesalbt werden.

Statt dessen geschieht jedoch, was der Papst geplant und vorbereitet hat. Das Schlußevangelium ist verklungen, Karl und sein Sohn liegen noch auf den Knien, da tritt Leo an den Altar, ergreift die fränkische Königskrone, hält sie hoch empor und setzt sie dem Vater aufs Haupt. Er sinkt vor ihm zu Boden und betet ihn an. Im selben Augenblick klingen in der Gemeinde vereinzelte Rufe auf, die sich rasch zu einem Sprechchor verdichten: »Karl dem Augustus, dem von Gott gekrönten großen und friedebringenden Kaiser der Römer, Leben und Sieg.«

Es ist der vollkommene, der perfekte Staatsstreich. Als Karl sich wieder erhebt, ist er Kaiser. Gemacht hat ihn dazu ein Mann, der vor etwas mehr als vierundzwanzig Stunden in der gleichen Kirche noch schwören mußte, er sei kein Verbrecher. Die Situation, schreibt Einhard, war Karl »zuwider«.

Sie war, soviel steht fest, zumindest undelikat.

Rund tausend Jahre nach dem ereignisreichen Gottesdienst in der Peterskirche, am 2. Dezember 1804, zeigte ein Mann, der sich durchaus als Nachfolger Karls des Großen begriff, wie man auch unter weniger zwielichtigen Bedingungen, als der Franke sie hingenommen hatte, zu einer Kaiserkrone kommen könne. Napoleon I. nahm Papst Pius VII., nachdem er von ihm gesalbt worden war, das Diadem gelassen aus der Hand und setzte es sich selbst auf den Kopf. Das war ebenfalls ein Staatsstreich, von keinem gesetzten Recht begründet, dennoch schuf er von vorneherein klare Verhältnisse. Napoleon hatte Kaiser werden wollen, er wußte, daß er die Macht besaß, sich in diesen Rang zu erheben, also tat er es. Um das Byzanz seiner Zeit, die habsburgische Hauptstadt Wien, kümmerte er sich dabei nicht eine Sekunde lang. Der einzige rechtmäßige Kaiser Europas, Franz II. von Deutschland und Österreich, würde ihn früher oder später anerkennen müssen – er hat es schließlich auch getan.

Karl hingegen mußte, nachdem er sich erhoben hatte und auf den vor ihm knienden Leo herabblickte, zur Kenntnis nehmen, daß jemand es gewagt hatte, heimliche Überlegungen, mit denen er sich seit Jahren herumschlug, auf krude Weise zu Ende zu denken und ihm eine Entscheidung aus der Hand zu nehmen, die er selbst hätte treffen müssen. Es war, als seien ihm vor aller Öffentlichkeit die Kleider vom Leib gerissen worden, und schlimmer noch: Vor dieser Öffentlichkeit stand er jetzt auch noch als Komplize eines Papstes von höchst zweifelhaftem Ruf da. Keiner der in Palastintrigen und Winkelzügen erfahrenen römischen Würdenträger hätte ihm geglaubt, daß Leos Coup ihn vollkommen überrascht hatte. Und zumindest diejenigen, die nach vorheriger Probe in den Huldigungsruf ausgebrochen waren, wußten ja, daß er wirklich mit Sorgfalt vorbereitet worden war. Nur von Leo allein? Welche Zumutung an einen nüchtern denkenden Menschen, auf solche Unterstellungen hereinzufallen! Was sie da mit angesehen hatten, war die Besiegelung eines klaren politischen Geschäfts: Ich vermittle dir einen Freispruch, du verhilfst mir zur Krone.

Der Papst hatte sich im übrigen strikt an die Regeln gehalten, die für eine Kaiserkrönung galten. Er hatte dem »Volk« angezeigt, was er zu tun gedenke, indem er den Reif emporhielt; das Volk hatte seinem Vorhaben durch Akklamation zugestimmt; der Reif hatte Karls Stirn berührt, und Leo war auf die Knie gefallen, um den neuen Augustus anzubeten. Auf diese Weise pflegten seit Diokletians Tagen auch byzantinische Herrscher in die höchste weltliche Position auf Erden erhoben zu werden. Karl hatte nicht einmal die Möglichkeit, den einmal erfolgten Akt rückgängig zu machen. Er war rechtsgültig und unanfechtbar.

Sein von Einhard bezeugtes Unbehagen aber rührte auch daher, daß ihm bewußt wurde, wie sehr er selbst durch seine Unentschiedenheit, sein zögerliches Verhalten und die alte Gewohnheit, sich in schwierigen Situationen treiben zu lassen, dem Papst in die Hände gearbeitet hatte. Auf den Gedanken, ähnlich wie später Napoleon zu handeln, wäre er zwar nicht einmal im Traum gekommen, doch sicherlich hätte es Möglichkeiten gegeben, die Krönung so vorbereiten zu lassen, daß die Welt sie als Schlußpunkt und Erfüllung eines klaren politischen Programms akzeptieren konnte. Karl wäre dann in voller Größe als der hervorgetreten, der er schon lange war, Europas mächtigste herrscherliche Erscheinung. Jetzt sah es so aus, als habe er sich der Krone in einer raschen, beinahe räuberischen Aktion bemächtigt, und das war seiner nicht würdig. In »den Haß der römischen Kaiser [von Byzanz], die ihm die Annahme des Kaisertitels sehr verübelten«, wie Einhard schreibt, mag deshalb auch eine Spur von Geringschätzung gemischt gewesen sein. Karl, der einst gegen ihre Überheblichkeit gewettert hatte, mußte ihnen von nun an mit größerer Zurückhaltung entgegentreten als je zuvor und sie fast schmeichlerisch »in seinen Briefen als Brüder anreden«.

Weit zufriedener als der Franke war auf alle Fälle Leo III. In den wenigen Sekunden zwischen dem Hochheben des Reifes und seinem Kniefall war er vor der Öffentlichkeit derjenige gewesen, der aus eigener Machtvollkommenheit einem König von geringerer Macht zur Kaiserwürde verhalf. Damit hatte er auch den Anspruch begründet und wahrgenommen, die Päpste seien den weltlichen Herrschern gleichgestellt, wenn nicht sogar von höherem Rang als sie. Es war der gleiche politische Schachzug, den Papst Zacharias schon gegenüber

Karls Vater angewandt hatte, als er ihn ungebeten zum Nachfolger des letzten Merowingers ernannte.

Und noch günstiger für Leo: »Komplize« Karl konnte ihn jetzt nicht mehr ungeschützt der Rache seiner römischen Widersacher aussetzen. »Wenige Tage« nach der Kaiserkrönung wurden auch wirklich »alle diejenigen, welche den Papst im letzten Jahr [vor dem Weihnachtsfest] abgesetzt hatten, vor Gericht geführt... und nach römischem Recht als Majestätsverbrecher zum Tode verurteilt«. So schreiben die Lorscher Annalisten, sie meinen jedoch, Karl habe Leos von ihm selbst berufene Ankläger unschädlich gemacht – nicht durchs Schwert freilich, sondern durch Verbannung ins Innere des Frankenreiches. Nachdem er die Krone akzeptiert hatte, war ihm gar nichts anderes übriggeblieben. Ein weiterer Überfall auf den Papst wäre auch ein Angriff gegen ihn gewesen.

Sein Unbehagen aber über alle ihm aufgezwungenen Maßnahmen bekam derjenige seiner Mitarbeiter zu spüren, der ihn durch seine Neigung, jedes Problem auf die denkbar komplizierteste Weise anzugehen, selbst zum Zauderer gemacht hatte. Dank Alkuin war er seit langem nicht mehr in der Lage, den Wald vor lauter Bäumen zu erkennen. Der Brite hatte ihn mit seinen skrupulösen Ermahnungen und Einwänden immer wieder daran gehindert, klare, harte Grundsatzentscheidungen zu treffen. Nun, nach dem Weihnachtstag des Jahres 800, begann er, sich von seinem Einfluß mehr und mehr zu befreien.

# XI.

# Der Musenhof
# und Das lockere Leben

Audulf, Graf des Taubergaus, vom Armeeführer zum königlichen Küchenmeister, vom Küchenmeister zum Seneschalk, dem ranghöchsten Hofdiener, aufgestiegen, mußte in vielen Sätteln zu Hause sein. Von Berufs wegen war er Soldat, hatte aber auch schon als Statthalter in Baiern regiert und vertrat zu Hause in Mergentheim sowohl seine persönlichen Interessen wie die des Herrschers. Dann machte Karl ihn noch zum *Königsboten*, einem Reichskommissar, der die Grafen, seine Standesgenossen, zu kontrollieren hatte.

Vor Ort, im eigenen Heimatrevier, war Audulf Träger der obersten Befehlsgewalt. Er berief die Centversammlungen ein, zu denen nach fränkischem Recht jeder mündige Freie zu erscheinen hatte. Die Teilnehmer kamen in Waffen, sie trugen den einschneidigen Sax an der Seite, am linken Fuß den bronzenen Reitersporn, im Haar den Beinkamm, der ihren Rang bezeugte. Insgesamt bildeten sie eine Art von Parlament, doch hielten sie auch Gericht und vollstreckten die Urteile. Das alles geschah überwiegend nach hergebrachtem Gewohnheitsrecht. Als Audulf sein Amt antrat, begannen diese alten Sitten jedoch bereits in Vergessenheit zu geraten.

Aus Gründen der Verwaltungsvereinfachung faßte Karl die Centgrafschaften zu immer größeren Einheiten zusammen, reduzierte die Anzahl der sogenannten »echten Things«, die alle sechs Wochen stattgefunden hatten, auf vier Versammlungen im Jahr, erlaubte es den Grafen, Unterbeamte zu ernennen, die sie vertraten, wenn sie auf Kriegszug oder bei Hofe waren, und schränkte auch ihre Befugnis, den »Grafenbann«, immer mehr zugunsten seines eigenen, des »Königsbannes«, ein.

Jetzt, nachdem er Kaiser geworden war, mußte Karl diese Maßnahmen noch verschärfen, es schien unvermeidlich zu sein. Die germanischen Reichsbürger, vor allem Schwaben, Baiern, Thüringer und Franken, fürchteten, ein Herrscher, der seine Macht aus der Hand des Papstes neu entgegengenommen hatte, werde nicht mehr wie ein gewählter Volkskönig, sondern wie ein Beauftragter Roms über sie zu herrschen versuchen und sich ihnen gegenüber ähnlich verhalten, wie er es gegenüber den unterworfenen Sachsen am Anfang getan hatte. Dagegen wehrten sie sich, je nach Stand auf völlig unterschiedliche Weise.

Die Grafen bemühten sich mehr denn je, ihren Amtsbesitz und die ihnen zugewiesenen Befugnisse in erbliches Familieneigentum überzuführen. Zusammen mit den einheimischen Schultheißen verbündeten sie sich gegen neuernannte Würdenträger aus dem großen Reservoir verdienter Offiziere und Hofbeamten, denen Karl eine Pfründe in ihren Revieren zuwies.

Freie und Halbfreie dagegen hielten es für klüger, auf die Kirche zu setzen, da ihr ja von nun an eine viel größere Bedeutung zukommen zu schien als in früheren Jahren. Mehr Bauern denn je überschrieben ihren Grundbesitz einem Kloster, ließen sich dafür eine Leibrente garantieren und ihren enterbten Söhnen Kirchenämter zuweisen. Das hatte ganz nebenher auch noch den Vorteil, daß sie sich als nunmehr besitzlose Landbewohner nicht mehr nahezu in jedem Frühjahr auf dem Märzfeld einfinden und – auf eigene Rechnung – Kriegsdienst leisten mußten. Die Lust der Frankenreiter, für ihren König die Welt zu durchziehen und Feinde niederzumachen, hatte sich während der letzten Jahre beträchtlich vermindert. Es war auch ein Zeichen dafür, daß es ihnen besser ging als noch zur Zeit von Karls Regierungsantritt. Die Dörfer waren stattlicher, die Häuser wohnlicher, die Viehherden zahlreicher geworden. Sie entdeckten allmählich, daß auch ein Dasein in Frieden und Ruhe seine Reize haben könne. Den schwersten Dämpfer hatte ihre Kriegslust allerdings während der Sachsenkriege erfahren. Warum sollte man bei so geringer Aussicht auf Beute und Erfolg seine Nächte noch in klammen, regenfeuchten Zelten verbringen, wenn man zu Hause einen wohlaufgeschütteten Strohsack unter einem festen, dichten Dach liegen hatte?

Zwar hieß das keineswegs, daß Karl nicht mehr genügend Krieger hätte aufbieten können, wenn er ein neues Unternehmen ansetzte, aber so, wie er älter geworden war, begannen auch seine Veteranen allmählich ihre Knochen zu spüren, und die Jüngeren fanden nicht mehr alles so aufregend, was ihnen die Väter nach der Rückkehr aus den nebligen Revieren des Nordens und Ostens berichteten. Beides zusammen, die überhandnehmenden Versuche, sich vom Militärdienst zu drücken, um statt dessen ein angenehmes Rentnerdasein zu führen, und der zunehmende Widerstand der ortsansässigen Grafen gegen seine die alten Stammesgrenzen übergreifenden Verfügungen, machte es notwendig, dem Staatsapparat – soweit man Karls Verwaltung überhaupt einen Apparat nennen konnte – neue Korsettstangen einzuziehen.

Zunächst einmal bemühte sich der Herrscher, alle Bedenken gegen sein neues Amt und eine etwaige damit verbundene Machtverschiebung auszuräumen, indem er erklärte: »Die kaiserliche Gewalt ist von Gott allein dazu eingesetzt, um das Volk zu regieren und sein Wohl zu fördern. Wer in diesem Sinne amtiert, kann weder der Herrschsucht noch der Kriegslust geziehen werden.«

Den Bischöfen, Äbten, »auch den Äbtissinnen« warf er dann vor, sie suchten ihren ohnehin anschwellenden Besitz noch dadurch zu mehren, daß sie Bauern so lange zwängen, gegen den Feind zu ziehen, »bis er, verarmt, sein Eigentum wohl oder übel übergibt oder verkauft«, während andere, die freiwillig übergeben hätten, »ohne Belästigung durch irgend jemand zu Hause« bleiben könnten. Und auf die Mängel im weltlichen Verwaltungssystem wies er mit den Worten hin: »Die Grafen sagen selbst, daß ihnen einige ihrer Gaugenossen nicht gehorchen wollten, mit der Begründung, sie seien [nur] den Sendboten des Herrn Kaisers... Rechenschaft schuldig, nicht aber dem Grafen.«

Schließlich verkündete Karl, wie diesen Übelständen in Zukunft gesteuert werden solle. Er verfügte, daß ohne seine Genehmigung niemand mehr zum Priester geweiht werden dürfe. Begründung: »Wir haben vernommen, daß oftmals nicht ein frommes Herzensbedürfnis der Grund dafür ist, sondern die Absicht, sich auf solche Weise der Heerespflicht oder anderen Pflichten gegenüber dem Staat zu entziehen.« Und die Rechtsunsicherheit, über welche die Grafen geklagt hatten, versuchte er durch Verschärfung der bereits in Regensburg beschlossenen Eidespflicht für nahezu jedermann zu beseitigen. Alle Franken von einiger Bedeutung sollten sich von nun an durch »Handmal« in ein öffentliches Register eintragen und damit die Verbindlichkeit seiner ordentlich erlassenen Gesetze anerkennen, »auch wenn Wir ihnen diese Sache nicht persönlich zur Kenntnis gebracht haben«.

Mit der Exekution seiner neuen Gesetze beauftragte er die sogenannten *Königsboten*. Amtsträger ihrer Art hatte es zwar auch schon bisher gegeben, sie waren jedoch nur von Fall zu Fall ernannt und hinausgeschickt worden, etwa wenn ein Kriegszug notwendig geworden war, den der Herrscher nicht persönlich anführen konnte. Von nun an traten an die Stelle dieser außerordentlichen Delegierten hauptberufliche Legaten, die ständig unterwegs zu sein hatten und die Befugnis besaßen, überall dort schlichtend und regelnd einzugreifen, wo die ortsansässigen Grafen sich überfordert fühlten oder versagt hatten. Sie waren ständige Vertreter der Krone, ihre Amtsgewalt brach die jedes lokalen Regenten. Niemand außer dem Kaiser selbst übte im Fränkischen Reich mehr Macht aus als die Königsboten neuer Art.

Audulf, der Graf im »dubragoe«, war einer von ihnen. Es gab viel, worüber er zu wachen und worauf er zu achten hatte. Und manche Erfahrung, die er oder etwa Arno aus Salzburg, welcher den gleichen Titel verliehen bekommen hatte, auf den Landstraßen und Marktplätzen machten, schlug sich später in einem ordentlichen Gesetz nieder.

Ein Übel, auf das Audulf fast täglich stieß, wurde von den immer größer werdenden Haufen besitzlos umherziehender Vaganten verkörpert. Wer diese armen Teufel ins Unglück gestoßen hatte, war sattsam genug bekannt. Die meisten von ihnen gehörten zu den Opfern der habsüchtigen Äbte, Bischöfe und hohen Reichsbeamten, von deren Praktiken selbst Alkuin gehört hatte. »Das Übel [der Bestechlichkeit]«, schrieb er, »ist außerordentlich stark verbreitet unter den Christen, und diejenigen, die [eigentlich] ihre Angelegenheiten geringachten sollten [weil sie selbst schon genug haben], raffen fremdes Gut in unrechtmäßiger Weise an sich.« Theodulf von Orléans schrieb ein Gedicht »gegen die Richter«, und von einem besonders besitzgierigen aquitanischen Machthaber erzählte man sich im Volk, er sei nach seinem Tod in die Hölle gekommen, wo ihm die Teufel flüssiges Gold in den Rachen schütteten. »Danach hast du zu

Lebzeiten gedürstet und deine Gelüste nie stillen können«, riefen sie, »jetzt trinke dich satt!«

Doch mußten der schwarze Arn oder Audulf auch Verträge prüfen, durch die, wie in Inzig bei Passau geschehen, ein Bauer »mit seinen Söhnen und Töchtern« sowie all seinem Besitz sich der Kirche übergab, seiner Frau aber das Recht blieb, »mit ihrem Mann zu verkehren, als ob er noch frei wäre«, und alle ihre »nach dieser Übereinkunft« geborenen Kinder in Freiheit aufzuziehen. Sie erfuhren, daß in den Fronhöfen der Eifel jede Hufe Landes mit einem anderen Recht belastet sein konnte. Besitzer von Knechtshufen mußten dem Eigentümer »das ganze Jahr hindurch wöchentlich drei Tage« zu Diensten sein, Besitzer von »Litenhufen« – Liten waren Halbfreie – »nicht so ununterbrochene Dienste leisten wie die der Knechtshufen«. Aber auf jeder »Vollhufe« lag auch ein »Schweinezins« in Höhe von einem Eber jährlich und auf allen Hufen überhaupt eine Abgabepflicht für genau bestimmte Mengen von Gerberrinde, Feuerungsholz, Latten und Schindeln zu Dachreparaturen, »leinenen Hemdenstoffen, Tüchern aus reinem Flachs«.

Die Königsboten konnten in Hofbeschreibungen Einblick nehmen, welche dergleichen mit geradezu pedantischer Genauigkeit regelten. Sie mußten sich fragen, wie ein Bauer, zumal wenn er Besitzer von Hufen verschiedener Klassen war, damit zurechtzukommen und zu leben vermöge – natürlich waren alle diese Forderungen und Vorschriften auch noch auf lateinisch abgefaßt. Mutete es da noch unverständlich an, daß so viele einfache Franken mit dieser Art von Leben nicht mehr zurechtkamen, daß sie nach Übertretung irgendwelcher unverständlicher Regeln in Schwierigkeiten gerieten, aufgaben und auf die Straße gingen?

Seit die neuen Königsboten unterwegs waren, scheint immerhin auch Karl ein bißchen besser über die Vorgänge in seinem Land informiert worden zu sein. In einem »Kapitulare« stellte er fest: »Es ist auch zu fragen, ob der der Welt entsagt hat, der ... bald durch Anpreisung der Seligkeit des Himmelreiches, bald durch die Androhung ewiger Höllenstrafen und im Namen Gottes oder irgendeines Heiligen ... die Armen, die einfältiger von Natur sind, ihrer Güter beraubt und deren rechtmäßige Erben um ihr Erbe bringt. Zahlreiche Leute werden infolge der Notlage, in die sie dadurch gestürzt wurden, zu Schandtaten und Verbrechen getrieben. Notgedrungen gewissermaßen übt der Diebstähle und Räubereien aus, dem von einem anderen das väterliche Erbe weggeschnappt worden ist, so daß er es nicht antreten kann.«

»Notgedrungen gewissermaßen«, das ist eine Formulierung, die bezeugt, daß Karl Verständnis hatte für seine verarmten Untertanen und daß er die Wurzel des ganzen Übels kannte. Aber was sollte er machen, wenn zum Beispiel das Kloster Fulda eine Urkunde verfertigte, in der er, »Karl von Gottes Gnaden, König der Franken und Langobarden«, dem »ehrwürdigen Abt Ratger« Zehntrechte »für den Ausbau und die Erneuerung der Gebäude, der Kirchenbeleuchtung und zur Aufbringung des Unterhaltes für Uns und Unsere Getreuen« zubilligte, ohne daß er selbst etwas davon wußte? Das Papier wurde ausgestellt, gesiegelt und später von Karls Nachfolgern immer wieder bestätigt. Es war nicht die einzige derartige Fälschung, die im Frankenreich existierte. Selbst sein neuer langer Arm, die Königsboten, konnten nicht alle Winkel und Höhlen ausräumen, in denen die Großbetrüger am Werk waren.

Wurde aber einer von ihnen doch einmal gestellt und vor das königliche Gericht befohlen, dann verließ er sich darauf, daß »ich dort meine Anwälte habe... eine ganze Anzahl von Freunden und Verwandten, die es zweifellos so einrichten werden, daß ich nicht dem Zorn des Königs verfalle«. Männer oder Frauen von geringerem Einfluß hingegen mußten damit rechnen, daß sie mit falschen Zeugen konfrontiert wurden, wenn sie gegen einen Großen zu klagen wagten – oder daß Sie die Aachener Pfalz überhaupt nicht lebend erreichten.

Viel Filz, viel Unterschleif, viel Unrecht also in dem Reich, das einmal als irdischer Gottesstaat konzipiert worden war. Wenn die lange Reise von seiner Burg über Wimpfen und Worms in die neue Hauptstadt wieder einmal hinter Audulf lag, mag er sich oft genug von Kopf bis Fuß beschmutzt gefühlt haben von dem, was er unterwegs gehört, gesehen und erfahren hatte.

Aber zunächst einmal mußte der Taubergraf in Aachen die Kleider, die Rolle und den Namen wechseln. Aus dem Reiter wurde der Hofmann, aus dem Königsboten der Seneschalk, aus Audulf wurde Menalcas. Und möglicherweise schrieb er nach der Ankunft als erstes nicht seinen Bericht, sondern ein Gedicht.

Es ist Sonntag. Karl kommt durch die gedeckte Galerie vom Gottesdienst zurück und betritt den Bankettsaal im inneren Teil des Palastes. Hier wird er vom Kreis seiner engsten Freunde und Berater erwartet, den Alkuin durchaus als »Akademie« bezeichnet haben will.

Die *achademici* sind alle schon anwesend und bereit, ihrer Festämter zu walten. Karl läßt sich den Mantel, die Handschuhe und das Schwert abnehmen. Seine Schwester Gisela, die Äbtissin von Chelles, und seine Töchter begrüßen ihn. Der kahlköpfige Meginfried, einst mit Itherius zusammen Leiter der Kommission, die Hadrians Ansprüche auf das Patrimonium Petri untersuchte, nunmehr Kämmerer, weist die Plätze an der Tafel zu. Nachdem man sich gesetzt hat, kommt der in die Tracht des Seneschalks geschlüpfte Audulf, um servieren zu lassen. Der Mundschenk bringt und prüft die Weine. Erzkaplan Hildebald segnet zuerst die Speisen und Getränke des Kaisers, dann die Alkuins und danach, streng nach Rangfolge, jene der anderen anwesenden Gäste. Richolfus von Mainz ist da, ein Mann, dem man nachsagt, daß er auch von der weitesten Reise nicht mit leeren Händen zurückkommt. Ferner der Notar und Kanzler Erchanbald sowie Einhard, die emsige Ameise aus Mainfranken. Außerdem zwei gelehrte Geistliche, ein Schotte, dessen Name ungenannt bleibt, und derjenige, der diese ganze Szene beschreibt, Theodulf, Bischof von Orléans.

Der Westgote, der seit 790 an Karls Hof zu Hause ist, hat ein seltsames Bild von ihm hinterlassen. Kein Außenstehender würde verstehen, worauf er in seiner Schilderung anspielt, denn keiner der Festgäste wird bei seinem richtigen Namen genannt. Karl ist nicht Karl, sondern David. Meginfried wird als Thyrsis, Alkuin als Flaccus, der abwesende Angilbert als Homer und Audulf – eben – als Menalcas bezeichnet. Die Pseudonyme stammen aus der Bibel oder aus der griechischen und lateinischen Literatur. Mit Flaccus etwa ist Flaccus Horatius gemeint, der römische Dichter, Menalcas war eine Gestalt aus den Schriften Ovids.

Ebensowenig würde ein Nichteingeweihter aber die launigen oder übellaunigen Anspielungen verstehen, mit denen Theodulfs Schilderung – ein aus hundertzweiundzwanzig Distichen bestehendes Gedicht – durchsetzt ist. Spottet er etwa über Alkuin-Flaccus, wenn er ihn »die Zierde unserer Dichter« nennt und ihm bescheinigt, daß er sowohl »fromme Dogmen« aus den heiligen Schriften hervorholt als auch »mit lieblichem Scherz« mal schwierige, mal leichte Rätsel aufgibt? Daß Theodulf den Einhard-Nardulus milde belächelt, wenn er schreibt: »wie die Ameise kommt emsig sein Fuß und geht«, scheint auf der Hand zu liegen. Aber worauf wiederum spielt er an, wenn er von dem namenlosen Schotten – es könnte der gelehrte Jonas gewesen sein – sagt, er müsse eigentlich nicht »Scottus«, sondern »sottus«, der Dummkopf, genannt werden?

Man wird die Gedichte des Theodulf wohl nie mehr ganz enträtseln können. Sie sind nicht an ein großes Publikum adressiert, sondern an den kleinen Kreis der um Karl versammelten »Akademiker«, sind ein reiner Insider-Spaß und verdeutlichen eben dadurch, wie es an seinem Hof zuging. Ein König hatte sich mit den klügsten und gebildetsten Männern umgeben, die er in aller Welt finden konnte. Nun saß er als Gastgeber in ihrer Mitte und bemühte sich, mit ihnen auf gelehrte, geistvolle Weise zu verkehren. Dabei hielt er sich ausschließlich an Regeln, die von Alkuin entworfen worden waren.

Der Brite hatte das Spiel mit den Pseudonymen erfunden, es entsprach seiner Art, sich zugleich lehrhaft, bedeutungsvoll und dennoch launig aufzuführen. Wie vieles, was er von sich gab, wirkte es auch ein bißchen neckisch, erinnerte an Scherze, wie sie in Kloster-schulen üblich waren, wenn Lehrer und Studenten sich abends zusammensetzten, um auf harmlos-herzliche Weise miteinander umzugehen. Daß Karl, der Reiter, Krieger, Jäger und Allbesamer, sich dieser leicht sterilen Atmosphäre anpaßte, zeigt noch einmal, wie sehr, wie geradezu beflissen er alles respektierte, was von höherer Bildung, von Geist und vollendeter Form zu zeugen schien. Er nahm es sogar hin, daß er in diesem Kreis wie ein Gleicher unter Gleichen behandelt wurde, auch wenn die ihm zugewiesenen Namen – Karl hieß nicht nur David, sondern gelegentlich auch Salomo oder Kon-stantin – seinen höheren Rang hervorhoben. Theodulf jedenfalls konnte das Spiel, das Alkuin trieb, nicht völlig ernst nehmen und offenbar auch Karl nicht, weil der es mitspielte. Etwas ironisch sagt er von dem Herrscher, er sitze in der Mitte, regiere alle mit seinem Zepter und teile friedlich mächtige Portionen aus.

Die eigentliche Hauptperson des Kreises aber ist Alkuin. Er spricht nicht nur »Worte des Gebets«, sondern »flößt mit der Hand und dem

Mund gerne die Speisen sich ein«. Das Getränk des Bacchus, der Wein, ist ihm dabei so lieb wie jenes der Ceres, das Bier. Alkuin braucht beides, damit er »noch besser doziere« und »seine Flöte noch besser ertöne«. Er genießt in vollen Zügen, was ihm von Audulf-Menalcas serviert worden ist, und genießt es danach, die anderen an seiner Weisheit und seinen Erkenntnissen teilhaben zu lassen – vor allem den König.

»Wisse«, sagt er an Karl gewandt, »daß Gott dich durch Verleihung von Würden geadelt hat, deshalb sollst du auch adelig in deinen Sitten sein.« Er fordert ihn auf, sich einfach zu kleiden, mahnt den Herrscher, »nicht bäurisch« zu sein, und spart auch keineswegs mit Hinweisen auf die hohe Stellung seiner Eltern, die ihn zu würdevollem Verhalten verpflichte. Hatte Karl etwa schlechte Tischmanieren, oder neigte er dazu, sich unter Männern, die er für Freunde hielt, gelegentlich etwas gehenzulassen? Was immer es gewesen sein mag, der strenge Zeigefinger Alkuins spießte jede seiner Schwächen unnachsichtig auf. Und Karl reagierte darauf mit entsprechendem Schuldbewußtsein.

Irgendwann in den Jahren nach der Kaiserkrönung hatte freilich auch der allzu lehrhafte Brite sein Konto überzogen. Als er es dann noch wagte, einen unter Strafverfolgung gesetzten Geistlichen den zuständigen Behörden zu entziehen und bei seinem Freund Arno im fernen Salzburg unterzubringen, zeigte Karl deutlich, daß er genug von ihm habe. Er schrieb, nicht an ihn, sondern an seine Mönche in Tours: »Wir können uns nicht genug darüber wundern, daß Ihr es gewagt habt, Unseren Befehlen zu trotzen. Sind doch sowohl nach altem Herkommen wie auch den gesetzlichen Bestimmungen die Entscheidungen des Königs für jedermann bindend.« Und er beantwortete fortan keinen der Briefe seines ehemaligen Lehrmeisters mehr, ja – er scheint sich sogar Besuche von ihm verboten zu haben. Alkuin ist während seiner letzten Lebensjahre nicht mehr in Aachen gewesen. Er starb 804 im Alter von (vermutlich) neunundsiebzig Jahren. Zu denen, die ihm gewiß nicht nachtrauerten, gehörte Theodulf von Orléans.

Der Westgote war während des spanischen Feldzugs von Karl entdeckt und angeworben worden. Er hatte sich durch seinen Kunstsinn empfohlen, durch seine umfassende Bildung, seinen scharfen

Verstand, vor allem aber durch seine hervorragenden Lateinkenntnisse. Theodulf bewältigte jede Aufgabe, die der König ihm zuwies, auf geradezu mustergültige Weise. Seine Diözese Orléans galt schon bald als eine der wenigen, in denen Karls Schulerlasse beherzigt und durchgeführt wurden. Theodulfs Mönche und Priester mußten unentgeltlich unterrichten und selbst Schüler in den abgelegensten Winkeln des Bistums betreuen. Später wurde auch er zum Königsboten ernannt und bewies dabei, daß er zumindest nicht bestechlich war. Als man ihm einmal eine prunkvolle antike Vase anbot, damit er ein bißchen durch die Finger sehe, schrieb er zwar eine Hymne auf das wertvolle Stück, lehnte seine Annahme jedoch ab. Die einzige Neigung, der er gelegentlich über Gebühr die Zügel schießen ließ, war sein Hang zum Spott, zur Ironie und zum Sarkasmus. Das Gastmahl, an dem auch Audulf teilnahm, ist aus seiner Sicht eine Veranstaltung, in der die grotesken, ja sogar rein närrische Züge überwiegen.

Da saß etwa Wibod mit an der Tafel, ein »gliedergewaltiger Recke«, der eher durch Zufall in den Kreis der *achademici* geraten sein mag. Als eines von Theodulfs etwas gewagten Gedichten vorgetragen wird, versteht er kein Wort und schon gar nicht seinen Sinn, »schüttelt den feisten Kopf dreimal, ja viermal sogar«, droht dem Sprecher mit »Blicken und Worten«, um gleich darauf tödlich zu erschrecken, als Karl ihn zu sich ruft. »Mit krummem Schritt und schlotterndem Knie« geht er zu ihm hin, »und es schwebt seiner Brust vorauf der geblähte Schmerbauch«. Was hat ein biederer Haudegen wie er auch unter solch feinsinnigen, gelehrten Herren zu suchen?

Theodulf findet auch den zweiten Teil der Veranstaltung nicht sonderlich rühmenswert. Diener kommen herein, um die Tafel »aufzuheben«, indem sie die Tische einfach wegtragen. Zurück bleibt der engere Kreis, um sich auf geistreiche Weise zu unterhalten. Aber wie geistreich vermag man unter Karls Dach überhaupt zu sein? Da sitzen Elstern zusammen, welche die menschliche Stimme nur nachahmen. Da maßt ein Papagei es sich an, die Muse Homers zu feiern. Ein Kuckuck stößt stammelnde Rufe aus, eine Krähe sträubt ihr Gefieder, Orpheus der Sänger sieht sich gezwungen, stinkende Ziegen zu hüten, und Esel bringen mit knarrender Stimme seltsame Laute hervor.

Den Taubergrafen Audulf-Menalcas hingegen nimmt Theodulf in Schutz, vor allem, weil dieser den namenlosen Schotten so wenig leiden kann wie er selbst und ihn in einem eleganten Distichon verspottet hat.

Der engere Kreis gibt sich nun einem ebenfalls von Alkuin eingeführten Spiel hin, dem Rätselraten. Es war eher eine Art von dichterischem Wettstreit. Petrus von Pisa etwa, Karls ältester Grammatiklehrer, fordert seinen Rivalen Paulus Diaconus mit den folgenden Versen heraus:

»Höchstes Heil hat der Mensch, wenn er nicht in verbotener
  Kühnheit
Seinen Gefährten verletzt, der des Herrn Gesetze beachtet.
Im Gehege des Geistes verbleibe der weiße Zahn nun,
und ein Daktylus soll vor Euren Augen erscheinen.«

Paulus vermag die Aufgabe nicht auf Anhieb zu lösen, er nimmt sie mit nach Hause und entschuldigt sich am nächsten Morgen in einem sechsmal so langen Gedicht beim König, er habe die Antwort noch immer nicht gefunden, werde jedoch den ganzen Tag daransetzen, um die Nuß des Petrus zu knacken. Endlich, nachdem er weitere achtundvierzig Hexameter zu Papier gebracht hat, scheint er auf die Lösung gestoßen zu sein:

»Nicht ein Schöpfer nur gibt, was er glaubt nicht selbst zu besitzen,
  Seinem Geschöpf. Vielmehr vollbringt das eine zahlreiche Menge.«

Da aber diese Antwort den Empfänger genauso rätselhaft anmuten muß wie die Aufgabe selbst, fügt er noch eine ganze Reihe erläuternder Angaben hinzu, deutet den verlangten Daktylus als die Aufforderung: »Laß ab davon« und verzichtet endlich auf eine eindeutige Lösung, um seinem Herausforderer dafür ein Rätsel von ähnlicher Machart anzubieten. In den Versen dazwischen jedoch hat er die verklausulierte, beinahe verschlüsselte Bitte eingefügt, Karl möge endlich gewähren, was er ihm schon so oft vorgetragen habe. Dieser Bitte wegen hatte sich Paulus überhaupt ins Frankenreich begeben und von dessen König vereinnahmen lassen.

Über seine Familie berichtet Paulus: »Zu der Zeit, als das Volk der Langobarden aus Pannonien nach Italien zog, traf auch mein Ururgroßvater Leupchis ein, der von demselben Langobardenvolk abstammte.« Paulus gehörte also einem Geschlecht an, das bis in König Alboins Tage zurückreichte, und er hat sich stets mit Stolz darauf berufen, wie er sich auch jederzeit zu seiner Nation bekannte.

Als junger Mann unterrichtete Paulus eine Tochter von Desiderius und siedelte mit ihr nach Benevent über, als sie den Herzog Arichis heiratete. Zu ihrer Belehrung verfaßte er eine aus zehn Büchern bestehende Geschichte Roms, die bis zum Jahr 1000 immer wieder »aufgelegt« wurde, sowie eine Reihe von kunstvoll stilisierten Lehrgedichten. Arichis beauftragte ihn auch mit Inschriften für die Bauten, die er in Salerno errichtete. Paulus Diaconus – woher er seinen Beinamen hatte, verrät keine seiner Arbeiten – war damals ein eleganter Weltgeistlicher, der an einem angenehmen, kultivierten Hof lebte. 774, als Karl das Langobardenreich zerschlug, ging er ins Kloster Monte Cassino, es dürfte nicht ganz freiwillig geschehen sein. Paulus hatte zu den Männern gehört, die Desiderius bis zuletzt in seiner antifränkischen Politik bestärkten. Vermutlich wäre er seines Lebens unter dem neuen Regime nicht mehr sicher gewesen, wenn man ihn außerhalb der Konventsmauern gefaßt hätte.

Auch einer der Brüder von Paulus hatte bis zuletzt gegen die Franken gekämpft und 776 auch noch an dem Aufstand teilgenommen, der vom Herzog von Friaul entfesselt worden war. Als Karl die Rebellen zerstreut hatte, gehörte er zu den von den fränkischen Grafen hart bestraften langobardischen Adeligen. Er verlor seinen ganzen Besitz und wurde selbst in Gefangenschaft abgeführt. Unter die Amnestie, die Karl bei seinem zweiten Rombesuch erließ, fiel er nicht.

Paulus, der Mönch in Monte Cassino, schluckte damals seinen ganzen Stolz hinunter und setzte eine Bittschrift an Karl auf, in der er um Gnade für den Inhaftierten bat – natürlich in Form eines Gedichtes:

»Mein Bruder sitzt so lang in Eurem Land als Gefangener,
Elend ist ihm zumute, mittellos ist er und arm.
Bettelnd ums tägliche Brot zieht die Frau durch die Straßen der
  Heimat.«

Paulus machte sich auch auf, um die Arbeit selbst am Hof des Königs abzugeben, brachte dann aber Petrus von Pisa, den italienischen Landsmann und späteren Rätsel-Duellgegner, dazu, es an seiner Stelle zu tun.

Karl reagierte auf das Gedicht mit einem Manöver, wie es für ihn nicht charakteristischer hätte sein können. Die Formvollendetheit, die Paulus an den Tag gelegt hatte, sein klares Latein, die männlich-würdevolle Haltung des Autors, dies alles sagte ihm derart zu, daß sofort sein Sammler-Instinkt erwachte. Der Mann versprach nützlich zu sein, er wollte ihn haben. Da er aber nicht bereit war, einem aufständischen Langobarden zu verzeihen, nur weil sein Bruder so hervorragende Gedichte schreiben konnte, warf er eine regelrechte Angel für Paulus aus. Petrus von Pisa wurde beauftragt, das Poem mit einem anderen Poem zu beantworten und so zu tun, als sei es von Karl selbst verfaßt.

»Ein Homer scheinst du in Griechisch, ein Vergil im Latein.
Durch dein Handeln beispielgebend, hast du uns glauben gelehrt,
Daß du, wenn du auf dem Acker unserer Liebe eingepflanzt,
Fest dich wurzelnd nach Cassinos alten Winkeln nicht mehr dich sehnst.«

Und auf diese Schmeicheleien folgte sofort der klare Auftrag: »Griechische Grammatik lehrst du deshalb unsere Kleriker.« Kein Wort über den eingesperrten Bruder und seine hungernde Frau. Statt dessen nur ein wohlüberlegtes Angebot. Karl, der Menschenfänger, hatte jedoch nicht mit dem Stolz und der Hartnäckigkeit des Langobarden gerechnet.

Kühl erklärte Paulus, an königlichem Lob und literarischem Ruhm sei ihm nichts gelegen. Er weist die Überschätzung seiner Griechischkenntnisse weit von sich, interpretiert sie sogar als Spott auf Kosten eines einfachen Klosterbruders und sagt noch einmal deutlich, worauf es ihm einzig und allein ankommt: »Kauf' ich nicht durch Wissen Leben, hab' ich nichts, was sonst ich gebe.« Das ist freilich auch schon ein verschleiertes Gegenangebot. »Ich biete«, schreibt er, »in der Gabe meinen guten Willen nur«, aber dieser gute Wille solle bitte auch honoriert werden, sonst müsse er eben unverrichteterdinge wieder nach Monte Cassino zurück.

Karl kann diesen geschickt gegeneinander abgewogenen, elegant formulierten Vorbringungen noch eine Weile hinhaltend begegnen. Endlich jedoch, als in der Antwort auf die Rätselfrage von Petrus die Bitte um Gnade für Paulus' Bruder ein letztes Mal anklingt, gibt er nach und läßt den Gefangenen frei. Und erst daraufhin erklärt der Langobarde seine Bereitschaft, noch eine Weile für den Frankenherrscher tätig zu sein. Er kann sich fortan vor Aufträgen nicht mehr retten.

Paulus schreibt eine Geschichte der Vorfahren Karls, die auch deren Thronbesteigung rechtfertigt. Er verfaßt ein Lateinlehrbuch, stellt für den König Exzerpte aus einem antiken Lexikon zusammen, gibt eine Mustersammlung von zweihundertvierundvierzig Predigten heraus, die an alle Klöster des Reichs verschickt wird, kommentiert die benediktinischen Regeln und beginnt endlich auch noch eine Geschichte seines eigenen Volkes, die »Historia Langobardum«. Das alles geschieht noch vor der Aachener Zeit. Mit dem wandernden Hofstaat zieht auch Paulus ständig umher, diesen Winter in Diedenhofen, den Sommer darauf in Heristal oder Nimwegen. Gelegentlich klagt er darüber, daß ihm nicht die notwendigen Mittel für ernsthafte, gründliche Arbeit zur Verfügung stünden, weder eine vollständige Bibliothek noch gute Kopisten, und daß ihm die Verpflichtungen bei Hofe nur wenig Muße ließen, um eigene Gedanken zu entwickeln und auszubauen.

Zwischen 782 und 787 ist er dennoch immer dabei, wenn Karl mit seinen *achademici* die von Alkuin erfundenen Spiele spielt, wenn in den einfacher ausgestatteten Hofgütern drei jeweils gleich große Männer sich zusammensetzen und von den Dienern ein Brett auf die Knie legen lassen, das als Tafel dient, und wenn zwischen Suppe und Braten die gelehrten Anspielungen ausgetauscht, die kleinen Eifersüchteleien ausgetragen werden. Freilich scheint Paulus sich, wenn auch auf andere Weise als der scharfzüngige Theodulf, von dem ganzen Treiben ein wenig distanziert zu haben. Ernst und zurückhaltend hört er sich Vorträge und Gespräche an. Wenn es darum geht, den König zu verherrlichen, bleibt er um mehrere Töne kühler als die anderen. Er redet Karl bestenfalls mit »Rector« an und geht auf allzu plumpe Scherzfragen überhaupt nicht ein. Im übrigen gehört er zu den wenigen aus dem Kreis der Akademiker, die sich um eine Sinekure nie bemühten. Kein Kloster wird ihm angeboten, keine reiche Diözese. Das einzige, was er jemals forderte, war die Freilassung seines Bruders. Und für die Erfüllung seiner Bitte leistet er fünf Jahre lang getreulich die geforderten Dienste. Als Karl sich endgültig in Aachen festsetzt, ist er bereits nicht mehr dabei. Er hat sich wieder nach Monte Cassino zurückgezogen, das ihm, im Vergleich mit den fränkischen Königsgütern, schon immer vorgekommen war, »als sei es das Paradies«.

Karl, der so dringlich um ihn geworben hatte, hinderte Paulus so wenig daran, ihn wieder zu verlassen, wie er auch anderen seiner Akademiker Steine in den Weg legte, wenn sie des Hoflebens überdrüssig wurden und sich auf die Besitzungen zurückziehen wollten, die er ihnen zugewiesen hatte.

Trotzdem konnte er den Langobarden lange nicht vergessen. Noch kurz vor dessen Tod schrieb er nach Monte Cassino: »Schnell soll durch Stadt und Dorf, über Berg, Wald und Fluß dieser Brief die Worte des Königs vor das Antlitz des ehrwürdigen Paulus tragen, und wenn er den Greis gefunden hat, soll er mit freundlicher Rede zu ihm sagen: Es grüßt dich Karl, der König.«

Paulus und der Herrscher von Franken, das war auch die Geschichte einer freilich einseitigen Liebesbeziehung unter Männern. Karl hatte um den Langobarden geworben und war am Ende abgewiesen worden. Andere Freundschaften, die er mit seinen Akademikern anknüpfte, erwiesen sich als tragfähiger, obwohl es nicht allzu viele gewesen sein dürften. Die zwischen Angilbert, dem »Homer« des inneren Kreises, und ihm blieb davon die festeste und ungetrübteste. Aber Angilbert war auch ein ganz anderer Mann als der ernste Paulus oder der etwas altjüngferliche Alkuin.

Eines Nachts, Karl konnte wieder einmal nicht schlafen, blickte er in den schneebedeckten Hof der Aachener Pfalz hinab und sah dort ein merkwürdiges Zweigespann. Berta, Hildegards zweite Tochter, trug auf ihren Schultern einen Mann durch die Dämmerung. Möglicherweise konnte sich Karl nicht gleich einen Reim auf das machen, was die beiden trieben, aber allzulange blieb es ihm auch nicht verborgen. Berta und Angilbert, der Abt von St. Riquier, hatten ein Verhältnis miteinander. Angilbert war am Abend in die Kammer seiner Geliebten gestiegen, aber als er sie wieder verlassen wollte, mußte er feststellen, daß es während ihres Beisammenseins geschneit hatte. Wäre er auf eigenen Füßen in sein Quartier zurückgekehrt, hätte er Spuren im Schnee hinterlassen und Berta bloßgestellt. Was konnten die beiden tun? Das Mädchen nahm den Liebhaber kurzerhand huckepack und trug ihn in seine Kammer zurück, damit nur die Abdrücke ihrer zierlicheren Füße in der weißen Decke zurückblieben. Karl stand am Fenster und lachte schütternd in sich hinein. Er hatte Sinn für solche Dinge, und er mochte beide, Angilbert wie seine Tochter.

Angilbert war alles, was man an Karls Hof sein mußte, um Karriere zu machen: ein Diplomat, der den Verkehr mit den Päpsten mühelos abwickeln konnte, ein glänzender Weltmann und ein von sämtlichen Akademikern neidlos anerkannter Dichter. Die Verse flossen ihm derart schnell aus der Feder, daß er binnen weniger Tage das lange, rauschende Gedicht über das Paderborner Treffen mit Papst Leo hatte verfassen können. Und auch die meisten seiner anderen Verse waren ganz auf Jubel, Lob und Verherrlichung gestimmt:
»Schart euch zusammen, ihr Dichter, schart euch alle zusammen,
Singet meinem David, singet ihm süße Gesänge.
David liebt die Dichter, der Dichter Ruhm, es ist David.«

Karl hörte es gern, wenn man ihn so feierte. Auf die Idee, dem um drei Jahre jüngeren Mann die Hand Bertas zu geben, kam er jedoch auch dann noch nicht, als sie Angilbert schon zwei Söhne geboren hatte. Freundschaft war eine Sache für ihn, seine Töchter waren eine andere. Und das hatte nichts damit zu tun, daß Angilbert auf seinem geschenkten Besitz als Abt amtierte. So ernst es Karl in allen Glaubensdingen meinte, auf dem Gebiet der Moral ließ er nur seine eigene, höchst persönlichen Maßstäbe gelten. Sie waren allerdings auch auf ihn allein zugeschnitten und wurden in diesem Sinn mit patriarchalischer Strenge angewandt.

Seine sechs Töchter mußten um ihn sein, wenn er in Aachen als weltlicher Herrscher feierte. Sie führten, wie die Akademiker, lateinische Namen, Hrothrud hieß Columba, Gisla Lucia, eine dritte, vielleicht war es Berta, hieß Delia. Und sie trugen im Wettstreit mit Karls Gelehrten ihre eigenen Gedichte vor. »Da sie ungemein schön waren und von ihm aufs zärtlichste geliebt wurden, ist es zu verwundern, daß er keine von ihnen einem seiner Gefolgsleute oder einem Fremden zum Weibe geben wollte. Aber er sagte, er könne ohne ihre Gesellschaft nicht leben, und behielt alle bis zu seinem Tode bei sich zu Hause.« Das schreibt Einhard in der »Vita Karoli«, um im selben Atemzug den ominösen Satz hinzuzufügen: »Darob mußte er, der sonst so glücklich war, die Tücke des Schicksals erleiden.«

Tücke des Schicksals? Was wollte die emsige Ameise aus Mainfranken damit andeuten? Einhards Erklärung scheint auf dem Fuß zu folgen: »Er [Karl] ging jedoch so über die Sache hinweg, als wäre nie der geringste Verdacht wegen eines Fehltritts gegen sie entstanden.«

Da beide Bemerkungen nicht in allen der rund achtzig erhaltenen Handschriften von Einhards Karlsbiographie enthalten sind, könnte man vermuten, sie seien hier und dort den Korrekturbemühungen des frommen Ludwig zum Opfer gefallen. Hatte der zweite Frankenkaiser den guten Leumund seiner Schwestern retten wollen? Oder war es ihm um den Ruf des von allerlei Inzestgerüchten umwitterten Vaters gegangen? Daß Karl, der unersättliche Frauenliebhaber, gerade seine als schön gerühmten Töchter so eifersüchtig hütete, scheint den Schluß nahezulegen, er habe die erotische Ausstrahlung weiblicher Wesen, die er selbst in die Welt gesetzt hatte, als unveräußerlichen Besitz, ja sogar als einen Teil seiner selbst, betrachtet und damit den heimlichen Instinkten vieler Väter von schönen Mädchen nachgegeben. Seine Intimsphäre hat er stets mit tyrannischer Rücksichtslosigkeit verteidigt, und zu ihr gehörte jegliches, was ihm so nahe war wie die eigene oder verwandte Haut.

Daß die Töchter sich dennoch alle Freiheiten erkämpften, die in dem von ihm gezogenen Rahmen zu haben waren, bezeugen die Geschichte von Berta und Angilbert – ursprünglich hatte man sie Einhard und seiner Frau Imma angehängt –, aber auch die anderen Gerüchte, die über das Treiben an den verschiedenen Karlshöfen umliefen. Vor allem in Aachen muß es ziemlich locker zugegangen sein. Nicht nur Berta hatte ihren ständigen Liebhaber, Hrothrud, die zeitweilige Verlobte Konstantins von Byzanz, tröstete sich über ihre vom Vater erzwungene Ehelosigkeit ebenfalls mit einem offenen Verhältnis hinweg; ihr Lebensgefährte war ein Graf Rorich von Mainz. Und als 810, nach dem Tod Karlmann-Pippins, auch dessen fünf Töchter an den Hof kamen, zitierten Zeitgenossen noch häufiger als früher Alkuins Warnung vor dem durch alle Kammern flatternden Schwarm der »gekrönten Tauben«.

Die Hofpoeten hingegen verherrlichten Karls Töchter und Enkelinnen in den gleichen Tönen, in denen sie einst seine Frauen besungen hatten. Wenn es zur Jagd ging, erschien Theoderada, Pippins Jüngste, nicht anders als die verstorbene Luitgard in schimmerndem Edelsteinschmuck, »Juwelen funkelten an ihren Füßen, an Händen, Gewandsaum, Schläfen und Brust«. In Karls Jagdhütte, beim unvermeidlichen schäumenden »Falerner Wein«, fielen dann jedoch nicht nur diese Schmuckstücke. Die dort gebotenen Versuchungen sollen so aufreizend gewesen sein, daß – dies hatte ebenfalls noch Alkuin angeregt – Mönchen die Teilnahme an derartigen Waldpartien verboten werden mußte, da sie Gefahr liefen, ihr Seelenheil zu verlieren. Und kaum übertrieben klingt auch die Behauptung, von allen verheirateten Damen am Hof sei es nur einer einzigen gelungen, »im Schatten des Laubes« ihre Tugend zu verteidigen.

Ein anderer Chronist berichtet von Festen, auf deren Höhepunkt unter den anwesenden Frauen ein »Tugendpreis« ausgelobt wurde. Doch habe nur Guntrada, eine der Pippinstöchter, »wie es heißt, die Siegespalme der Keuschheit erhalten, da es ihr allein gelang, unter den sinnlich nach dem Mann Rasenden, nicht zu straucheln und im Taumel der Begierden die Sinnenlust zu überwinden«. Ob Karl selbst an diesen orgiastischen Treiben teilnahm, verschweigt der Berichterstatter. Die derben, oft zweideutigen Geschichten und Tierfabeln, die von Bänkelsängern verbreitet wurden, hat er indessen genauso geschätzt wie sein Freund Angilbert.

Und für die eigenen sexuellen Bedürfnisse stand ihm seit dem Tod Luitgards ein Frauenhaus zur Verfügung, in dem nacheinander oder gleichzeitig eine Sächsin namens Gerswind, eine Madelgard, eine Regina und eine Adallind untergebracht waren. Nach und nach zeugte er mit ihnen sieben Kinder, unter ihnen Drogo, den späteren Bischof von Metz, und zwei weitere Söhne. Da er aus der Existenz dieses haremsähnlichen Institutes aber keinen Hehl machte und da sein ganzer engerer Hofstaat ohnehin einer einzigen Großfamilie glich, in der keiner vor dem anderen Geheimnisse haben konnte, mußte Karl auch hinnehmen, daß es in Aachen wirklich wie in einem Taubenschlag zuging. Nicht nur seine Töchter und Enkelinnen rasten sinnlich nach dem Mann, auch die Männer taten sich keinen Zwang an.

Nachdem Ludwig das Erbe seines toten Vaters angetreten hatte, veranlaßte er als erstes eine Säuberung des ganzen Palastes von den Kurtisanen, die sich dort eingenistet hatten. Eine ganze Reihe von Hofbediensteten soll damals ihre bezahlten Liebhaberinnen auf den Marktplatz von Aachen haben tragen müssen, wo sie – natürlich nur die Frauen – ausgepeitscht und anschließend fortgejagt wurden.

Der Palast selbst glich um diese Zeit einem kleinen Städtchen. Der innere Hof hatte sich ebenso mit einfachen Fachwerkbauten gefüllt wie der äußere. Östlich des gedeckten Ganges waren Karl und seine Familie untergebracht, westlich davon hausten seine engeren Mitarbeiter, unter ihnen Einhard und Angilbert. Ihre Häuser, behauptet Notker, »waren auf Pfeilern so über der Erde gebaut, daß unter ihnen nicht bloß die Soldaten und Diener, sondern auch alle Menschen sich vor den Unbilden der Witterung schützen konnten«. Eine Pfahlbausiedlung muß es also gewesen sein, ein etwas stabileres Heerlager, Stroh auf den Dächern, kleine Fenster und rauchende Kamine. Das wuchtigste Gebäude der ganzen Anlage war die nach der Kaiserkrönung entstandene *Aula Regia*, eine einstöckige Königshalle aus Stein, etwa fünfzig Meter lang, mit ihrer Rückseite an Karls ehemaligen Wohnturm grenzend. Insgesamt bot diese kleine Siedlung aber auch ein Abbild des Reiches, dessen Hauptstadt sie war: zwischen der gemauerten Aula, dem letzten Monumentbauwerk römischen Stils, das nördlich der Alpen entstand, und der Pfalzkapelle, in ihrer fremdartigen Pracht, eine Ansammlung von besseren Bauernhäusern, wie man sie überall im weiten Frankenreich auf dem flachen Land fand. Insgesamt ergab das keine Einheit, zeugte schon gar nicht von einem klar geprägten Stil und noch weniger von einem entsprechenden starken Willen.

Aber wie hätte das auch der Fall sein können? Das Aachener Palastdorf war nicht zuletzt ein Abbild der selbstgeschaffenen Persönlichkeit seines Gründers. Es spiegelte Karls ganze Biographie, sein vielschichtiges Wesen, seine Irrungen und Wirrungen, seine großen Erfolge und seine Fehlschläge. Karl war der einzige, dem dieses zusammengestückelte Gewand wirklich nahtlos paßte. Und dem entsprach der Geist, der es durchwehte.

Die von Alkuin erfundenen Spiele waren bessere Charaden. Kluge, hochgebildete Gelehrte schmückten sich mit dem Flitter und Glanz versunkener Kulturen, schneiderten sich Masken und Kostüme aus den Fetzen, die sie im Fundus der jüdischen, griechischen, lateinischen Literatur gefunden hatten, stiegen auf den klassischen Kothurn und übten sich in Formen, die nicht ihre waren. So elegant die Gedichte eines Petrus, Paulus, Theodulf auch gewesen sein mögen – von denen Angilberts gilt es weniger –, es blieben Imitationen oder bestenfalls Stilübungen. Da die Form, deren sie sich bedienten, nicht originär war, konnten die damit ausgedrückten Gefühle oder Gedanken nur selten originell sein. Ein etwas schaler Geruch muß deshalb über den Veranstaltungen dieses Männerbundes gelegen haben, ein Hauch von Sterilität. Aber einige von Karls Beratern, wie der Spötter Theodulf, haben das ja auch gespürt und dagegen auf ihre Weise aufbegehrt. Freilich stand ihnen dabei nur die Waffe der Intellektuellen, die Ironie, zur Verfügung. Der einzige in ihrem Kreis, dem es zuweilen gelang, eigene Gefühle auf unverfälschte Weise auszudrücken, ist Paulus gewesen, doch hat gerade er sich am frühesten auch wieder aus ihm zurückgezogen. Der Langobarde begriff, daß das, was er und seinesgleichen hervorzubringen vermochten, am besten den Schriftsammlungen eines stillen Klosters anvertraut wurde: Substanz, aus der später einmal lebende Bäume wachsen mochten. Im Augenblick schien dafür die Zeit einfach nicht reif zu sein; auch byzantinische Literaten waren damals außerstande, Geschichten zu erzählen oder Gedichte zu schreiben, in denen das Leben pulst. Auch sie produzierten nur für das literarische Seminar und für die Archive.

Trotzdem glaubte man später, der am Hof von Aachen gepflegten Kultur das Etikett »karolingische Renaissance« aufkleben zu können. Es glich einer Verbeugung vor dem großen Franken, der die *achademici* um sich gesammelt hatte und sie bezahlte, doch es war ein Ausdruck der Hilflosigkeit. Dieses gewaltige Reich sollte Karl geschaffen, aber in der Welt des Geistes nichts Entsprechendes bewirkt haben? Durfte man dem eigenen herkömmlichen Geschichtsverständnis eine derartige Vermutung überhaupt zumuten? Da es undenkbar schien, wurde eine kulturhistorische Nische geschaffen, in der Karl untergebracht werden konnte. Er selbst hätte sich in ihr vermutlich nicht einmal wohl gefühlt.

Daß er die Alkuinschen Spiele so geduldig mitspielte, hatte vor allem mit seiner schülerhaften Bereitschaft zu tun, Leuten, die er für klüger hielt als sich selbst, respektvoll zuzuhören und sich so zu benehmen, wie sie es taten. Diese Haltung wiederum wurzelte in gnadenloser Selbsteinschätzung; er wußte einfach zu gut, wie wenig er wußte – womit er sich freilich gelegentlich unterschätzte. Hinzu kam noch, daß er als fränkischer Krieger daran gewöhnt war, sich immer und überall als Mitglied eines Männerbundes zu betrachten. Im Feld trug er zwar stets die oberste Verantwortung, fällte aber wichtige Entscheidungen nicht hinter den herabgelassenen Vorhängen seines Feldherrnzeltes, sondern im Austausch mit erfahrenen Offizieren, die er kannte wie sich selbst und denen er bedingungslos vertraute. Ein ähnliches Instrument hatte er auch für die Bewältigung interner politischer Probleme schaffen wollen, als er seinen Beraterkreis aufbaute. Da der zwischenmenschliche Verkehr innerhalb solcher Gremien aber nun einmal durch einen bestimmten Komment geregelt wurde, nahm er es hin, daß Leute von höherem geistigen Niveau als seine Soldaten sich ihr Zusammengehörigkeitsgefühl auf ähnliche, wenn auch kompliziertere Weise als sie bescheinigten. Was Karl suchte, war eine Atmosphäre freundschaftlicher Kameradschaft, die es gestattet hätte, alle anliegenden Themen zwanglos zu besprechen. Letztendlich suchte er vor allem Freundschaft – etwa mit Paulus Diaconus. Daß der Langobarde aus anderem Holz war als der etwas pompöse Alkuin, kann ihm nicht entgangen sein, aber die Verhältnisse in dem Akademikerkreis ordneten sich nun einmal immer anders, als es eigentlich hätte sein sollen: Weizen fiel durchs Sieb, viel Spreu blieb zurück.

Selbst von denjenigen, die länger bei Karl ausharrten als Paulus, erlagen viele in dem Maß, in dem sie älter wurden, dem Verdacht, sie führten eigentlich ein eitles, wenn auch angenehmes Leben voll belangloser Nichtigkeiten. Alkuin war einer der ersten, der auch dies zu erkennen gab. In seinen späten Briefen klagt er über die Sünden, die er als Hofmann begangen habe, über die Wunden, die ihm die Habsucht schlug, und über die »Schweine der Unreinheit«, unter denen er sich auf »Galliens Gefilden« getummelt habe. Er begann von seiner idyllischen, nicht unkomfortablen Zelle in Tours zu schwärmen und bat den Papst um Gebetshilfe zur Vergebung seiner Missetaten. Andere erinnerten sich plötzlich der Abteien oder Diözesen, die Karl ihnen so freigebig zugewiesen hatte, und baten, sich dorthin zurückziehen zu dürfen, angeblich, um ihren Pflichten als Bischöfe oder Klostervorstände nachzukommen, in Wirklichkeit aber, weil sie sich ebenfalls um den Sinn ihres Lebens und das eigene Seelenheil zu sorgen begannen. Sogar der lebensfrohe Angilbert stellte auf seinem Besitz St. Riquier dreihundert Mönche und hundert Kleriker an, die in »fortwährendem Gebet« für ihn und »für meinen ruhmvollen Augustus Karl« tätig sein sollten, wobei »fortwährend« nichts anderes hieß als rund um die Uhr. Jeweils ein Drittel der ganzen Mannschaft tat Schichtdienst vor dem Altar, während die anderen zwei Drittel sich ausruhten oder schliefen.

Aber derlei Sorgen wurden von Karl ja durchaus geteilt, weshalb er alle, die bei ihm um ihren Abschied einkamen, ziehen ließ. Es hing freilich auch damit zusammen, daß er seiner überklugen, übergelehrten Akademiker mit den Jahren etwas müde wurde. Gelegentlich äußerte sich das darin, daß er ihre kunstvollen Argumente mit bewußt naiven Fragen zu durchlöchern versuchte oder sie sogar ganz hart zurechtwies. »Ihr könnt«, erklärte er ihnen einmal, »nicht durch Spekulieren die göttlichen Geheimnisse durchdringen; ehrt lieber im Glauben, was die menschliche Unzulänglichkeit nicht erfassen kann.« Karl war viel zu unverbildet, um nicht zu begreifen, wie künstlich die Gespinste waren, in die sie ihn und sich selbst eingesponnen hatten. Auch ergaben ihre übermäßig formvollendeten Gedichte für ihn keine sättigende Kost. Warum sonst hätte er so sorgfältig jene »barbarischen« Heldensagen sammeln lassen, die in knappster Diktion Charaktere umrissen, Handlungen entwarfen und dramatische Situationen schilderten? Das eine war süßes Schaumgebäck, das andere kerniges Schwarzbrot.

Was er den *achademici* am Ende zu verdanken hatte, war die Fähigkeit, komplizierte Sachverhalte besser durchdringen zu können oder ihnen zumindest unbefangener zu begegnen als in seinen früheren Jahren. Sie hatten ihn denken gelehrt, und zwar so gut, daß er nun auch seiner eigenen Logik vertraute. Mit dem unsichtbaren Abakus, den er mit ihrer, vor allem mit Alkuins Hilfe geschaffen hatte, konnte letztlich noch immer nur er alleine umgehen. Und das einzige für ihn gültige Bild von seinem Reich blieb jenes, das er im Kopf trug. Es war eine organisch gewachsene, mit ihm selbst gereifte, nur ihm zugängliche Vorstellung, welche mit seinem Tod auch wieder verlöschen würde. Die vielen heterogenen Teile des karolinischen Staates, der fremdartige Putz, mit dem er ihn versehen hatte, dieses grandiose Flickengewand aus germanischen, römischen, byzantinischen, heidnischen und christlichen Elementen – nur in seinen Augen nahm es Gestalt an.

Darin, daß dies so war, gründet Karls zunehmende Einsamkeit. Die Schaffung der Hofakademie war ein Versuch gewesen, ihr zu entrinnen. Er hat sich indessen nie völlig darauf verlassen, daß es gelingen würde, und hatte sich deshalb als eigentliches Retiro den »königlichen Taubenschlag« gesichert, der von seinen Töchtern bewohnt wurde, und als Annex dazu das Frauenhaus.

»Quattuor habuit concubinas«, sagt Einhard dazu trocken, »er hatte vier Beischläferinnen«. Nachruf auf die gute alte »Spinnstube« oder Anzeige ihrer Wiederkunft?

Einhard, achtundzwanzig Jahre jünger als Karl, war bereits ein akademischer *consiliarius* der zweiten Generation. Er hatte nicht aus Spanien, Italien oder Britannien geholt werden müssen, sondern entstammte dem neuen, von Karl geschaffenen Ausbildungswesen. 794 entdeckte ihn der König, als er zusammen mit Alkuin das Kloster Fulda besuchte. Einhard arbeitete dort als Bibliothekar, und Karl war von seinen vielfältigen Kenntnissen, vor allem aber seinem hervorragenden Latein, derart beeindruckt, daß er ihn auf der Stelle mit sich nahm. Es ist keine schlechte Wahl gewesen; der Ostfranke besaß alle Eigenschaften eines guten Höflings: Intelligenz, Geschmeidigkeit, Takt und Behutsamkeit, aber auch die Gabe, sich unauffällig und geschickt freigewordener Posten zu bemächtigen. Zunächst wurde er königlicher Geheimsekretär, dann leitender Redakteur der Reichsannalen und der Hofprotokolle, schließlich übernahm er noch die Stellung eines Chefarchitekten und Leiters der königlichen Werkstätten in Aachen, die zuletzt Odo von Metz innegehabt hatte, und endlich, mit dreißig Jahren, war er auch zuständig für den Wege-, Brücken-, Kirchen- und Klosterbau im ganzen Reich. Theodulf von Orléans scheint Einhard wahrhaftig nicht schlecht charakterisiert zu haben, als er diesen »homuncio«, dieses Menschlein, mit einer Ameise

verglich. Alkuin verlieh ihm auch noch den Namen »Bezaleel«
– naheliegenderweise; so hatte der Erbauer der biblischen Stiftshütte
geheißen.

Berühmt wurde Einhard durch seine *Vita Karoli Magni,* jenes
ungemein knapp und schnörkellos geschriebene Lebensbild, aus dem
Karl in holzschnittartiger Klarheit hervortritt. Es ist jedoch weniger
eine Biographie als ein Epitaph. Obwohl der Verfasser sagt, er wolle
vor allem des Königs »Lebensweise aufzeichnen«, entwirft er das von
keinerlei anekdotischen Einsprengseln beeinträchtigte Idealbild eines
Herrschers, unterschlägt alles, was Karls Größe mindern könnte,
stellt ihn aber gerade dadurch in ein unbarmherzig kaltes Licht, das
die wenigen Falten, die er ihm zugesteht, geradezu überdeutlich
hervorhebt. Dieses Licht scheint auch die Atmosphäre zu kennzeich-
nen, in der Karl zuletzt lebte. Einhard konnte ihn über zwanzig Jahre
lang beobachten. Wenn die übrigen Akademiemitglieder ihren David
mit ähnlicher Distanziertheit betrachteten wie er, muß die Luft um
ihn herum zuweilen sehr kühl gewesen sein. Gelegentlich fragt man
sich sogar, ob Einhard den Helden seiner Biographie überhaupt
mochte.

Daß er alle Gerüchte über seine Kindheit und Jugend wegwischt,
war das Zugeständnis eines vorsichtigen Hofmannes; aber mußte er
denn andeuten, daß es da überhaupt Unklarheiten gab? Daß er Karl
als körperlichen Riesen schilderte, entsprach, wie man inzwischen
weiß, der Wahrheit; aber hätte er, der doch auch sonst retuschierte,
den feisten Nacken und den hervortretenden Bauch nicht ebenfalls
weglassen können? Daß Karl »sogar geschwätzig erscheinen konnte«,
ist für jeden interessant, der sich ein Bild von ihm machen möchte;
aber gehört es wirklich in dieses so sehr auf ein Idealmaß zugeschnittene Bild hinein? Einhard bemüht sich, Karl als einen bildungsbefliss-
senen, geistig interessierten Menschen hinzustellen, doch wenn er
sich zu seinen »verkehrt« angefangenen Bemühungen um die Kunst
des Schreibens äußert, klingt leise Häme auf. Und wenn er methodisch alle seine Frauen aufzählt, dabei aber eine »Konkubine«
erwähnt, »deren Namen mir nur nicht einfallen will«, meint man
sogar, einen Ton von Geringschätzung zu vernehmen.

Einhard hat jede gängige Formel aus den Kaiserbiographien Sue-
tons herangezogen, um Karl auf stilvolle Weise zu verherrlichen.

Gelegentlich kann er es sich indessen nicht verkneifen, dem Leser anzudeuten, es sei ein reines Virtuosenstück, was er da abliefert. Er läßt dann die Maske ein bißchen fallen und gibt zu, daß Karl nicht ganz so war, wie er ihn darstellt. Und das wiederum weckt den Verdacht, er huldigte solcherart einem Brauch, der an der Aachener Tafelrunde nicht unüblich war. Möglicherweise haben sich auch andere akademische *consiliarii* zuweilen heimlich über Karl lustig gemacht. Möglicherweise war er in ihren Augen nur ein freundlicher Halbbarbar, der eben den Ehrgeiz hatte, seinem Hof einen Anstrich von Weltläufigkeit und Eleganz zu geben. Und vielleicht waren einige von ihnen nur deshalb bereit, an den von Alkuin inszenierten Mummereien teilzunehmen, weil Karl sie so königlich dafür belohnen konnte. Paulus Diaconus mag der einzige gewesen sein, der dieses Treiben durchschaute, während Theodulf von Orléans bestenfalls gespalten war. Er hatte zwar den Mut, seine ironischen Gedichte offen vortragen zu lassen, was er jedoch wirklich von der Aachener Tafelrunde hielt – es sei eine Versammlung von Papageien, Krähen, Elstern –, äußerte er nur in Privatbriefen an Hrabanus Maurus, den Leiter der Fuldaer Klosterschule. Und Einhard schließlich war zu sehr darauf bedacht, Karriere zu machen, um seine wahre Meinung über Karl in mehr als einigen mokanten Bemerkungen aufscheinen zu lassen. Aber selbst das tat er erst, als der Kaiser schon tot war.

Andererseits: Mit welchen Worten hätte Karl seinen hochgelehrten, Katenen knüpfenden, in komplizierten Bezügen, in Symbolen und Allegorien denkenden Räten deutlich machen können, wie er sich den wohlgeordneten, dem König und seinen Untertanen gerecht werdenden, alle Bedürfnisse befriedigenden Staat vorstellte? Wären sie ihm denn gefolgt, wenn er angefangen hätte, von Würsten zu reden, von Eiern, Federvieh, Hengstfohlen und Saatgut? Karl hat es gar nicht erst versucht. Er nahm sich einen Schreiber und diktierte ihm alles, was er dazu zu sagen hatte, in die Feder.

Gerechtigkeit sollte herrschen in dem von ihm beschriebenen Gemeinwesen und strenge Zucht. Amtmänner waren nicht befugt, ihre Angestellten auch privat für sich arbeiten zu lassen oder Geschenke von ihnen anzunehmen. Sie wurden aber angehalten, im äußersten Fall hart durchzugreifen, auch mit Prügelstrafen und mit der Verhängung von Bußgeldern. Ihre Kirchensteuer, den Zehnten, mußten sie pünktlich bezahlen und ihre Pflichten derart eisern erfüllen, daß alle anderen sich ein Beispiel an ihnen nehmen konnten – Überstunden durften gesondert abgerechnet werden. Aber nicht nur fleißig hatten die Amtmänner zu sein, sondern auch pünktlich und genau. Als zugelassene Hohlmaße galten in ihren Bezirken nur die, die auch an der königlichen Pfalz verwendet wurden: der Scheffel, der Sester, das Seidel, der Korb. Wenn einer andere verwendete, und sei es auch nur aus Nachlässigkeit, dann mußte er »nüchtern« vor dem Herrscher oder seinem Stellvertreter erscheinen, um sich zu rechtfertigen.

Zu diesen Verwaltungsvorschriften kamen hygienische Regeln. Mit ganz besonderer Sorgfalt, befahl der König, sei darauf zu achten, »daß alles, was mit den Händen verarbeitet und zubereitet wird – wie Speck, Rauchfleisch, Sülze, Pökelfleisch, Wein, Essig, Brombeerwein, Würzwein, Most, Senf, Käse, Butter, Malz, Malzbier, Met, Honig, Wachs, Mehl –, daß dies alles mit größter Sauberkeit hergestellt wird«. Und niemand solle sich unterstehen, die Trauben etwa mit den Füßen zu keltern.

Zur Geschäftsordnung gehörte schließlich auch die Bilanzierungspflicht. »Alle Abgaben, Dienste und Abzüge« sind in ein »Rechnungsbuch einzutragen, in ein anderes die Ausgaben. Den Überschuß sollen sie [die Buchhalter] durch ein Verzeichnis nachweisen.« Und am Ende jedes Jahres war eine zusätzliche Gesamtabrechnung vorzulegen. »Unsere Amtmänner«, fügte Karl dann ein, »mögen es nicht für eine Zumutung halten, wenn Wir alles das von ihnen fordern. Denn Wir wollen, daß sie selbst entsprechende Anforderungen an ihre Unterbeamten stellen können, ohne deren Unwillen zu erregen.« Noch einmal also: Ein leitender Beamter hatte Vorbild zu sein.

Aber worauf nun sollte er sein Augenmerk vor allem richten? Da war einmal der Wein. Kein Tropfen dieses kostbaren Getränks durfte vergeudet werden. War eine Jahresernte zu gering ausgefallen, dann mußten zusätzliche Mengen eingekauft werden. Gab es Überschüsse, dann entschied die vorgesetzte Behörde in der Königspfalz, was mit ihnen zu geschehen habe.

Dann die Pferde: Zuchthengste waren zu bewegen, damit sie nicht unbrauchbar würden, die Stuten gut zu pflegen, die Hengstfohlen rechtzeitig abzusondern und am Sankt-Martins-Fest, dem 11. November, zur Begutachtung vorzuführen. Aber auch das Kleinvieh entging Karls Aufmerksamkeit nicht. »Auf Unseren Haupthöfen«, diktierte er, »halte man mindestens hundert Hühner und dreißig Gänse.« Dazu noch, »um der Zierde willen«, Edelgeflügel wie »Pfauen, Fasanen, Enten, Tauben, Rebhühner, Turteltauben«. Den Spinnstuben »soll man, wie verordnet, zu rechter Zeit Material liefern, also Flachs, Wolle und [die drei Färbemittel] Waid, Scharlach, Krapp, dazu Wollkämme, Seife, Fett, Gefäße und die übrigen kleinen Dinge, die dort benötigt werden«. Zum männlichen Gesinde gehörten: Grob-, Gold- und Silberschmiede, Stellmacher, Fischer, Falkner, Seifensieder, »Leute, die Bier, Apfel- und Birnenmost oder andere gute Getränke zu bereiten verstehen, Bäcker, die Semmeln für unsere Hofhaltung backen ... und sonstige Dienstleute, deren Aufzählung zu umständlich wäre«.

Dies alles und noch viel mehr ließ Karl zu Papier bringen, siebzig Punkte insgesamt. Kein Aspekt eines bäuerlichen Großbetriebes wurde dabei außer acht gelassen. Ein Landwirt sprach so, ein Gutsbesitzer, ein sorgender Hausvater. Auch ein Staatsmann?

Das um 795 entstandene Papier trägt die Überschrift *Capitulare de villis et curtis imperialibus*, Verordnung über die Krongüter und Reichshöfe. Es ist eine fast private Schrift, mit der Karl auf seinen Domänen Ordnung schaffen will, und sie dient in erster Linie der eigenen Versorgung. »Für Unseren Bedarf«, so heißt es darin wieder und wieder, sollen die Masthühner und Mastgänse, die Jagdhunde und Jagdfalken, die Schweine und die Ochsen gepflegt, die Fenchelhirse, die Rettiche, die Steckrüben gezogen werden. Dieser »Bedarf« aber weist Karl als einen Genießer von hohen Graden aus. Nicht nur bestes Fleisch, nicht nur neue und alte Weine will er haben, sondern auch Edelkastanien, Pfirsiche, Mandeln, Haselnüsse, Walnüsse, Feigen, Kirschen und ganz bestimmte Apfelsorten, nämlich: Gosmaringer, Geroldinger, Krevedellen, Speieräpfel, Frühäpfel und Daueräpfel, ebenso süßere und »mehr zum Kochen geeignete Birnen«. Er war in diesen Dingen sehr genau, und er wußte, was ihm schmeckte.

Kein Zweifel aber, daß das Gemeinwesen, in dem er selbst am liebsten Herrscher gewesen wäre, nicht viel anders ausgesehen hätte als dieses Domänenreich aus Äckern, Weinbergen, Fischteichen und

Forsten, reichend von den südlichen Gefilden seines Staates bis zu den nördlichen, verwaltet von gestrengen, ordentlichen Amtsleuten und bewohnt von arbeitenden Menschen, die ihre Pflichten hatten, ihre Rechte kannten, denen es an nichts mangelte. Sein heimliches Utopia war ein Garten, und die bunten Bauerngärten im weiten Revier zwischen Seine und Elbe, die er durch seine genaue Beschreibung fördern half, künden deshalb noch heute auf lebendigere Weise als alles, was er sonst hinterließ, von ihm, dem König und Kaiser, von Karl, den man den Großen nennt.

Als Gärtner ist dieser Utopist zumindest so explizit gewesen wie als Gesetzgeber. Nicht weniger als zweiundsiebzig Pflanzen zählt er auf, die – »Wir befehlen es« – zum eigenen und seiner Untertanen Wohl angebaut werden sollten. Dazu gehören Blumen wie Lilien, Rosen, Schwertlilien, Malven und Heliotrop; Gemüse und Salate wie Endivie, Karotten, Kohlrabi, Porree und Schalotten; Gewürze wie Rosmarin, Feldkümmel, Katzenminze, Petersilie, Liebstöckel, Mauskraut, Knoblauch und Dill. »Und auf seinem Haus soll der Bauer Donnerkraut ziehen«, eine Wolfsmilchart, sie wehrt bekanntlich den Blitz ab.

Ein Garten also, ein nutzvolles, friedliches, blühendes Stück gepflegter Natur, das hat er mit liebevoller Genauigkeit beschrieben, daran hing sein Herz. Aber was sind Gärten anderes als unvollkommene Abbilder des Paradieses?

# XII.

# Die letzte Botschaft aus Byzanz
# und Das gefährdete Erbe

Tief und fest schlief die Kaiserin Irene; sie hatte nichts mehr von ihren Untertanen zu befürchten. Nach der Gewährung großzügiger Steuernachlässe und anderen sozialen Wohltaten stand sie bei Volk und Bürgertum in bestem Ruf. Daß es immer noch Politiker gab, die ihr nach dem Thron trachteten, mußte sie hinnehmen. In den Palästen und Villen von Konstantinopel wurden zu allen Zeiten politische Winkelzüge vorbereitet und Komplotte geschmiedet. Man schrieb den 31. Oktober 803.

»Um die vierte Nachtstunde« geschah es. »Als der Tag schon graute, ein Montag zog herauf«, drangen Angehörige der Palastgarde in die *Chalke* ein, die von einer riesigen Kuppel überwölbte Eingangshalle des Magnaura-Palastes. »Sie täuschten einige von den Kommandanten der Garderegimenter und ließen das Eleutherios-Gebäude, in dem sich die Kaiserin gerade befand, mit Wachen umstellen.« Irene wurde aus dem Bett geholt und von ihrem Finanzminister Nikephoros unterrichtet, daß sie gestürzt und er der nächste Kaiser sei. »Nikephoros sicherte ihr mit listigen Schwüren alle Bequemlichkeiten zu, die eine Herrin von ihrem Diener nur fordern könne, und bat sie, die Absetzung nicht als Unglück zu betrachten.« Gefügig erklärte die überrumpelte Irene: »Die Ursache meiner gewaltsamen Absetzung schreibe ich mir selbst und meinen Söhnen zu.« Dann ließ sie sich auf ein Schiff bringen und nach Lesbos fahren, den Ort ihrer Verbannung.

»Es befanden sich«, schreibt der Chronist Theophanes, »die Abgesandten Karls des Großen noch in der Stadt und sahen diese Vorgänge mit an.« Die Franken waren gekommen, um Irene zu bitten, »daß sie sich mit Karl verheirate«. Diesen Plan konnten sie nun vergessen, für den Kaiser des Westens war es ein doppelter Rückschlag. Zum einen bekam er die Frau nicht, die er, seit seiner Krönung in Rom, plötzlich doch wieder für eine wünschenswerte Ehepartnerin gehalten hatte, zum anderen sah er seine neu errungene Stellung gefährdet. Auf dem Thron von Byzanz saß nach dem Putsch des Nikephoros nun ein männlicher Herrscher. Das entwertete vor allem die Hilfskonstruktion Alkuins, an die Karl sich bisher halbherzig geklammert hatte: Eine Frau sei kein vollwertiger Kaiser. Erneut stand er vor der Frage, ob der Gipfel der Welt Platz genug für zwei gleichrangige Machthaber biete. Nun, da er selbst als Augustus angebetet worden war, schien sie sogar dringlicher zu sein als vorher. Konnte es denn nach Recht und Gesetz mehr als einen christlichen Kaiser geben? Oder andersherum: Mußte sich seine Erhebung in den Stand eines Imperators nach der Absetzung Irenes nicht als illegal erweisen?

Karl nahm diese Probleme ungeheuer ernst. An die Gültigkeit seines neuen Titels wagte er ohnehin kaum zu glauben, er hatte ihn bisher auch noch nie benutzt. Nicht »Kaiser der Römer« nannte er sich auf seinen Münzen, sondern *Romanorum gubernans imperium*, der, der das Römische Reich regiert. Die Heirat mit Irene, so glaubte er, hätte solche Unsicherheiten vielleicht beseitigt, aber wie sich nun erwies, war er mit seinem Antrag zu spät gekommen. Nikephoros, das schien auf der Hand zu liegen, würde kein Interesse daran haben, die Stellung seines Rivalen im Westen zu festigen.

Immerhin, ein Hauch von Hoffnung blieb dem Franken noch: Der neue Basileus schickte seine Abgesandten nicht einfach nach Hause, er gab ihnen sogar ein paar Diplomaten mit. In Salz an der Saale trafen die Byzantiner mit Karl zusammen. Der Kaiser des Westens tat alles, um sie und Nikephoros für sich einzunehmen. Er bot ihnen einen Friedens- und Freundschaftsvertrag an, er war bereit, eine Garantieerklärung für den Rest des byzantinischen Besitzes in Italien abzugeben. Und er verlangte als Preis dafür nur eines: Nikephoros, der Putschist, sollte ihn als »kaiserlichen Bruder« anerkennen. Kallisthos, Anführer der Delegation, nahm diese Vorschläge zur Kenntnis und gab sogar zu verstehen, sie würden in Konstantinopel möglicherweise auf Wohlwollen stoßen. Darüber war Karl so erleichtert, daß er am Ende ihrer Gespräche ausrief: »Wenn doch dieser kleine Abgrund des Meeres nicht zwischen uns wäre! Wie würden wir sonst die Schätze des Ostens teilen oder sie gemeinsam besitzen!«

Für Nikephoros hätte es in der Tat gute Gründe gegeben, auf Karls Angebot einzugehen. Leo III. war, als er den Franken krönte, von der Vorstellung ausgegangen, er setze einen neuen Universalkaiser ein, der, wie vormals Konstantin, über die ganze Christenheit herrsche und keinen gleichrangigen Titelträger neben sich zu dulden brauche. Der Papst hatte also, nach eigenem Verständnis, nicht nur einen neuen Mann ernannt, sondern auch den Träger – in diesem Fall die Trägerin – des alten Kaisertitels abgesetzt.

Bei dieser radikalen Überlegung war ihm Karl jedoch nicht nur nicht gefolgt, sie hatte ihn sogar derart beunruhigt, daß er am Ende langer quälender Überlegungen meinte, allenfalls eine Heirat mit Irene könne ihr die gefährliche Spitze nehmen. Daß er diese Idee nunmehr gezwungenermaßen begrub und nur noch gleichberechtigter kaiserlicher Bruder sein wollte, war ein weiterer Ausdruck seiner Zweifel und ein unangemessen hohes Zugeständnis an Nikephoros. Er signalisierte dem Byzantiner, daß dieser alles vergessen könne, was der Papst sich vorstelle. Eine Christenheit mit nur einem weltlichen und demnach auch nur einem einzigen geistlichen Herrscher, dem Nachfolger Petri, brauche es nicht zu geben. Wenn sie sich verglichen, könne jeder in seinem Machtbereich das sein, was er ohnehin schon war, er im Franken-, Nikephoros im byzantinischen Reich. Und Leo wäre dann, ähnlich wie der Patriarch von Konstantinopel, nicht mehr als ein etwas höherrangiger Bischof.

Leo indessen hörte von dem in Salz gemachten Vorschlag Karls, denn Kallisthos reiste über Rom an den Bosporus zurück. Er begriff sofort, was Karl eigentlich im Schilde führte, und meldete sich umgehend für das nächste Weihnachtsfest bei ihm an. Worüber er reden wollte mit dem Mann, den er nach der Krönung in Rom halb und halb für sein Geschöpf halten mußte, war leicht zu erraten. Aber der Papst biß auf Granit. Die Annalisten, damals bereits unter Einhards Aufsicht stehend, behaupten steinernen Gesichtes, Leo sei gekommen, weil »in der Stadt Mantua Christi Blut aufgefunden wurde« und er »die Wahrheit dieses Gerüchts habe überprüfen wollen«.

Karl, das geht aus diesen dürren Worten hervor, dachte nicht daran, sich von dem schlauen und ehrgeizigen Römer in seine byzantinischen Geschäfte hineinreden zu lassen. »Acht Tage [nur] verweilte der Papst bei ihm und kehrte dann nach Rom zurück.« Leo hatte eine deutliche Abfuhr erhalten.

Aber auch Karl erhielt eine Abfuhr, zumindest mußte er diesen Eindruck gewinnen. So dringend er auf eine Antwort aus Konstantinopel wartete: Nikephoros ließ nichts von sich hören. In Aachen begannen bereits wieder die alten Gerüchte von der Überheblichkeit und dem Hochmut der Byzantiner zu kursieren. Die Höflinge im Magnaura-Palast, so hieß es, machten sich lustig über Karl, sie hielten ihn für einen Barbaren und erzählten, er sei halbnackt, nur mit Fellen bekleidet, zu seiner Kaiserkrönung erschienen. In Wirklichkeit hatte Nikephoros einfach schwierigere Probleme zu bewältigen als die Frage, in welchem Verhältnis er zu dem Franken stehe. Die Wolgabulgaren, ein Turkvolk, drangen in seine Balkanprovinzen ein, die Araber unter Harun ar-Raschid machten ihm mehr zu schaffen denn je, und seine Landsleute nahmen es ihm immer noch übel, daß er Irene abgesetzt hatte. »Alles tat er nur zum äußeren Schein und nichts nach dem Willen Gottes«, schreibt sein Zeitgenosse Theophanes, »gleich den Frauen standen ihm von Natur aus scheinheilige Tränen zur Verfügung... aber den meisten blieb die Wahrheit [über ihn] nicht verborgen.« Nikephoros selbst spürte, daß ihm der Wind ins Gesicht wehte – wovon Karl freilich nichts wissen konnte. Er meinte, der Byzantiner erwarte lediglich größere Zugeständnisse von ihm als die, die er bisher schon gemacht hatte. Und da er, je weiter die Zeit voranschritt, immer dringender zu wissen begehrte, ob er nun rechtmäßiger Kaiser sei oder nicht, zog der Franke endlich eine weitere Trumpfkarte aus dem Ärmel: Er bot Nikephoros Venedig an.

Venedig, gehörte es ihm überhaupt? Karls Karte war ein wenig gezinkt. Auch ihm hatte man die Stadt, noch während der Salzer Gespräche mit Kallisthos, lediglich angeboten. Der Patriarch von Grado war gekommen, um von ihm Beistand gegen seine innenpolitischen Widersacher zu erbitten; in der Lagunensiedlung herrschte damals ein erbitterter Parteienstreit um die Besetzung des Dogenstuhls. Wenn Karl sich aber am Rialto zur Geltung bringen wollte, mußte er Venedig erst einmal erobern. Pippin, der König von Italien, erhielt denn auch Befehl, dies umgehend zu tun, aber Pippin hatte nur ein starkes, kampferprobtes Landheer, keine Flotte. Herr der Adria hingegen war der byzantinische Admiral Niketas. Und da der nun ebenfalls heranrückte, um sich für eine der anderen rivalisierenden Parteien stark zu machen, kam es, bevor der von Karl vorgeschlagene Handel noch getätigt werden konnte, zu einem Krieg, in dem Frankenreiter und langobardische Fußsoldaten gegen byzantinische Kriegsschiffe standen. Pippin begriff bei seinem ersten Vorstoß im Jahr 807, daß er keine Chancen habe, diese ungleiche Partie zu bestehen. Deshalb schloß er mit Niketas einen Waffenstillstand. Drei Jahre später griff er erneut an, und diesmal muß auch ihm eine Flotte zur Verfügung gestanden haben. Die Annalisten berichten, Pippin sei »zu Wasser und zu Lande« gegen die Lagunenstadt vorgegangen und habe sie zur Unterwerfung gezwungen.

Erst jetzt, sieben Jahre nach den Salzer Gesprächen, begann auch Nikephoros einzulenken. Er mußte befürchten, daß die Franken von ihrer neugewonnenen Seebastion aus das byzantinische Dalmatien, ja vielleicht sogar seine sizilischen Kolonien angreifen könnten. Deshalb sandte er einen Botschafter, nicht an den Hof Karls, sondern an jenen Pippins. Aber als der Diplomat in Italien eintraf, war Hildegards Lieblingssohn gerade gestorben. Dem Byzantiner blieb nichts anderes übrig, als sich auf den weiten Weg nach Verden an der Aller zu machen. Karl stand wieder einmal in Sachsen, wenn auch nicht gegen Widukinds letzte Nachfolger, sondern gegen dessen ehemalige Verbündete, die Wikinger. Es sollte der letzte große Feldzug sein, an dem er teilnahm.

Die Auseinandersetzung mit dem Dänenkönig Göttrik war eine Ausgeburt der von Karl fast gewohnheitsmäßig betriebenen Expansionspolitik. Sosehr er sich auch darauf verlegt haben mochte, das Reich im Inneren zu festigen und auszubauen, seine Reiter sammelten sich noch immer fast Jahr für Jahr auf dem Märzfeld, das inzwischen allerdings ein Maifeld geworden war. Und Gegner der Frankenschar konnten noch immer ebensogut spanische Sarazenen sein wie die versprengten Haufen awarischer Tuduns oder »jene Slawen, welche Beheimi [Böhmen] heißen«, oder ostelbische Nordalbingier. Bei ihren Zügen gegen diesen letzten noch nicht unterworfenen Sachsenstamm kamen Karls Reiter freilich immer häufiger auch den dänischen Wikingern ins Gehege, was bei diesen entsprechende Unruhe auslöste.

König Göttrik war selbst für den mächtigen Franken kein ungefährlicher Gegner. Sein Reich erstreckte sich von der Schlei bis hinüber zur schwedischen Küste, und er konnte jederzeit bis zu zweihundert Kriegsschiffe aufbieten. Trotzdem versuchte er, mit Karl zunächst im guten auszukommen. Als seine Heerführer die mit den Franken verbündeten Obodriten angegriffen hatten, entschuldigte er sich hinterher dafür und fand sich dann sogar zu einer Friedenskonferenz bereit, die im holsteinischen Beidenfleth stattfand. Als Karl im Jahre 810 bei Itzehoe den ersten fränkischen Stützpunkt jenseits der Elbe anlegen ließ, konterte er mit der Errichtung des »Danewerks«, eines Verteidigungswalles, der sich auf der Schleswiger Landenge von der Nordsee- zur Ostseeküste herüberzog. Erst als Göttrik den Eindruck gewonnen hatte, diese hinhaltenden Manöver bewirkten nichts, beschloß er, seine Sicherheit im Angriff zu suchen.

Mit einer gewaltigen Flotte landete der Däne in Friesland, legte starke Brückenköpfe an »und vermaß sich sogar, demnächst mit großer Heeresmacht in Aachen zu erscheinen«. Dieser Satz aus Einhards Feder spiegelt den ganzen Schrecken wider, der sich damals im Frankenreich ausbreitete. Karl rief sofort den allgemeinen Heerbann aus, was im Grunde einer totalen Mobilmachung gleichkam, und trat an die Spitze des größten Heeres, das er seit Jahren aufgebracht hatte.

In Lippeham, jenseits des Rheins, erwartete der Kaiser seine Männer, dann zog er in Eilmärschen nach Verden, den Ort, an dem er achtundzwanzig Jahre zuvor viereinhalbtausend wehrlose Sachsen hatte niedermetzeln lassen. Besaß er denn kein Gespür für die ominöse Bedeutung solcher Stätten? Fürchtete er, am Beginn eines riskanten Kriegsunternehmens stehend, nicht die rachedurstigen Schatten der Toten?

Karl kannte solche Ängste keineswegs. Er war ein Feldherr, er handelte nach rein strategischen Überlegungen, und er fühlte sich inmitten seiner Soldaten vollkommen sicher. Der gut eingespielte fränkische Militärapparat bot wie immer ein Bild unüberwindlicher Stärke. Um Karls Zelt gruppierten sich die eigens für ihn konstruierten Transportwagen. Sie waren so in Leder und Häute eingenäht, daß jeder von ihnen »mit voller Ladung Flüsse durchqueren konnte, ohne Wasser einzulassen«, und jeder barg »für Unseren Gebrauch«

zwölf Scheffel Mehl sowie zwölf Scheffel Wein, das waren mindestens jeweils vierhundert Liter – hat Einhard nicht behauptet, er sei nur ein mäßiger Trinker gewesen? Außerdem war unweit von Karls Lagerplatz Abu'l Abbas angepflockt, ein »*elephantum bestiam*«, das der Kalif Harun ar-Raschid ihm geschenkt hatte. Schon dieser graue Koloß allein mochte bezeugen, welcher Art die Macht war, die sein Besitzer verkörperte.

Doch dann erwies es sich, daß die Aller für Karl so etwas wie ein Fluß ohne Wiederkehr werden sollte. Er kam von Verden nicht mehr als der vom Schicksal bisher ungeschlagene Herrscher zurück. Die erste Unglücksbotschaft hatte er noch auf dem Weg nach Norden erhalten: Seine Tochter Hrothrud war am 6. Juni gestorben.

Eines anderen Morgens wurde ihm dann mitgeteilt, Abu'l Abbas sei tot – das war zumindest kein günstiges Zeichen. Der Elefant muß für Karl eine Art Symbol gewesen sein, ein Zeichen seiner Auserwähltheit. Der Kalif im fernen Morgenland hatte ihn geschickt, um zu bekunden, daß er den Franken als gleichberechtigten Herrscher anerkenne, und um seine Stellung gegenüber Byzanz zu festigen. Ob aber Harun von dem Rüsseltier und allen den anderen Geschenken wußte, die Karl in seinem Namen überreicht wurden, einem reichbestickten Prunkmantel etwa und der von Einhard beschriebenen Wasseruhr, ist mehr als zweifelhaft. In keinem von ihm hinterlassenen Dokument werden sie erwähnt. Der jüdische Dolmetscher Isaak, der mit Sigimund und Lantfried nach Bagdad gereist war, hatte den Elefanten im Jahre 802 mitgebracht, hatte erzählt, die beiden Grafen seien unterwegs gestorben, und ein schmeichelhaftes Schreiben des Kalifen abgegeben. Heute glaubt man zu wissen, daß Isaak nichts weiter als ein geschickter Geschäftemacher war, der Karl diese Geschichte aus Tausendundeiner Nacht vorspiegelte, um von ihm Importlizenzen zu erlangen. Für einen erfahrenen Orienthändler dürfte es kein Problem gewesen sein, die »Klepshydra«, die kostbar aussehenden Gewänder, ja selbst das »*elephantum bestiam*« in irgendeinem Levantehafen zu erwerben und über die Alpen zu schaffen. Abu'l Abbas hatte also mit seiner ganzen Masse nur eine schillernde Seifenblase verkörpert, aber das konnte Karl nicht einmal ahnen. Lediglich das böse Omen, das sein Tod anzeigte, hätte er erkennen müssen.

Aber vielleicht sah er ja doch, daß sein Schicksal sich verdüsterte, als kurz darauf im Lager Verden auch noch die Nachricht eintraf, »der König von Italien habe am 8. Juli das Zeitliche gesegnet«. Pippins Verlust traf ihn nicht nur als Vater, sondern auch als Politiker, er gefährdete insbesondere die Pläne, die er für die Zukunft entworfen hatte.

Seit den Weihnachtstagen des Jahres 806 wußten alle Franken, wie es nach Karls Tod weitergehen würde. Auf einer großen Reichsversammlung in Diedenhofen hatte er damals seinen Besitz in drei Königreiche aufgeteilt. Seinem Ältesten waren das heutige Nordfrankreich, die Rheinlande, die sächsischen Gebiete bis zur Elbe, Thüringen, Hessen und Nordwürttemberg zugesprochen worden. Pippin hatte zu seinem italienischen Bezirk noch Baiern, Südschwaben und Südostfrankreich hinzuerhalten, Ludwig war mit dem westfranzösischen Rest abgefunden worden. Damit hatte Karl sich strikt an die Tradition seines und des merowingischen Hauses sowie den »Pactus legis Salicae« gehalten: »Alles Land falle an das männliche Geschlecht, und zwar die Brüder.« Er hatte jedoch keinem der drei die volle Souveränität zugesprochen, sondern sämtliche geltenden Reichsgesetze für alle als verbindlich erklärt. Das ließ ihm Spielraum genug, den Einheitsgedanken, solange er lebte, noch weiter zu festigen und während dieser Frist auch zu entscheiden, auf welche Weise, und wenn überhaupt, das Kaisertum von seinen Nachfolgern bewahrt werden sollte. Im Grunde war es die schwerste Entscheidung, die er vor seinem Tod noch treffen mußte. Sein Hof hatte sich ihretwegen schon jetzt in zwei große Lager gespalten.

Theodulf von Orléans, Wortführer der einen Partei, drängte Karl, seinen Ältesten ausdrücklich als den nächsten Kaiser der Franken anzuerkennen und ihm die beiden jüngeren Brüder zu unterstellen. Dagegen wehrten sich jedoch verständlicherweise Pippin und Ludwig, wobei sie vor allem darauf beharrten, daß es dem »Pactus legis Salicae« zufolge kein Erstgeburtsrecht gebe. Wurde aber, so wieder Theodulf und sein Anhang, in einem Gottesstaat nicht Frankenrecht durch biblisches Recht gebrochen? Auch David hatte nur einen seiner Söhne zum König über Israel eingesetzt, alle anderen jedoch übergangen. Und Karl hatte sich lange genug als David anreden lassen.

Der Kaiser selbst glaubte, diesen ganzen Streit erst dann entscheiden zu können, wenn er wußte, wie es mit seiner eigenen Stellung überhaupt beschaffen sei. Die Antwort darauf mußte aus Konstantinopel kommen, von jenem Nikephoros, der ihn seit nunmehr acht Jahren so beharrlich anschwieg. Doch wie immer der Byzantiner sich äußern würde, was konnte seine Botschaft noch bewirken, jetzt, da Pippin tot war und die Nachfolge nur noch auf vier Augen stand? Hätte es denn Sinn gemacht, einen seiner Söhne als Kaiser und den anderen als König einzusetzen? Zwei unter einem, das wäre ein Gebäude gewesen, aber ein höherrangiger und ein minderberechtigter Herrscher nebeneinander, das schien keine sinnvolle Konstruktion zu sein.

Dennoch befahl Karl, den endlich eingetroffenen Abgesandten des Nikephoros, der Pippin nicht mehr lebend angetroffen hatte, nach Verden einzuladen. Wie dunkel die Wolken auch immer sein mochten, die sich über dem Kriegslager an der Allermündung zusammenzogen, es war ungeheuer wichtig zu erfahren, ob er nun kaiserlicher Bruder sei oder nicht. Bis der Mann endlich hier sein würde, blieb Zeit genug, König Göttrik und seine Wikinger hinter das »Danewerk« zurückzutreiben.

Aber dann, noch ehe es zu einer ersten Schlacht gekommen war, traf in Verden die letzte Nachricht ein: Göttrik sei von einem seiner Gefolgsleute ermordet worden und die dänische Flotte sei bereits wieder von der friesischen Küste abgezogen. Der Rückmarsch nach Aachen war trotzdem kein Triumphzug.

Der Weg, den das Heer nahm, wurde von Rinderkadavern gesäumt. Eine Viehseuche hatte das Land befallen und nicht nur die Soldaten ihrer mitgeführten Vorräte an lebendem Fleisch beraubt, sondern auch die Bauern »in allen dem Kaiser unterworfenen Ländern«. Es sah wirklich so aus, als habe Karl mit seiner Entscheidung, von Verden aus gegen die Wikinger zu ziehen, Unheil heraufbeschworen. Sogar die Annalisten scheinen es andeuten zu wollen, wenn sie notieren: »In diesem Jahr verfinsterten sich die Sonne und der Mond zweimal.«

Arsaphios, der Gesandte des Nikephoros, aber war gar nicht mehr an die Aller gelangt, er erwartete Karl in Aachen.

Daß der Kaiser von Byzanz endlich einlenken wollte, bezeugten der Rang und die Persönlichkeit seines Bevollmächtigten. Arsaphios trug die Amtskette und die weiße, goldgesäumte Tunika eines *Proto-*

*sphatarios,* was eigentlich Chef der Leibwächter bedeutete, und er war ein umgänglicher Mann. Karl empfing ihn mit all dem Pomp, den er in seiner Residenz entfalten konnte. Was er von Nikephoros zu erhalten hoffte, stand schon in der Anrede des Schreibens, das Arsaphios mitbrachte. Die *fraternitas,* die Bruderschaft der beiden Herrscher, wurde darin beschworen, und auch die nachfolgenden Sätze flossen über von Segenswünschen und den Versicherungen freundschaftlicher Gefühle.

Auf dieser Basis wurden sich die beiden Verhandlungspartner dann auch rasch über alle anderen Problempunkte einig. Karl forderte eine ausdrückliche Bestätigung seiner Kaiserwürde und bot dafür zunächst einmal einen Präliminarfrieden, danach die Herausgabe des von Pippin eroberten Venedig. In dem Schreiben, das er selbst an Nikephoros richtete, beteuerte er in nicht minder blumigen Wendungen, als dieser sie verwendet hatte, wie groß seine Freude über die so lange und sehnsüchtig erwartete Antwort auf die Vorschläge sei, die er damals in Salz gemacht hatte. »Deshalb«, schloß er endlich, »sagen Wir dem allmächtigen Gott Dank... daß er Deinem teuren Herzen den Willen zum Frieden, den Wir gesucht und gewünscht haben, einzuhauchen geneigt war, und beten mit den Aposteln zu IHM, daß ER, der Uns den Wunsch nach diesem Frieden eingab, auch das Vollbringen gewähre.«

Der ganze Brief klingt wie ein einziger Seufzer der Erleichterung. Nichts hatte Karl in seinen letzten Jahren so dringend gewünscht wie die Bestätigung aus Byzanz. Jetzt endlich sollte ihm von einer Autorität, die er anerkannte, bestätigt werden, daß er der war, der er immer zu sein geglaubt hatte. Alle Zweifel, mit denen er sich so lange herumgeschlagen, alle Hoffnungen, die er genährt, alle Wünsche, denen er sich überlassen hatte – in diesem Schreiben verdichteten sie sich auch zu einem Stoßgebet. Erst jetzt war die Erinnerung an den unwürdigen Akt in der Peterskirche von ihm abgetan, samt dem Gefühl, er sei mitschuldig geworden, weil er insgeheim ersehnt hatte, was der Papst damals tat, und weil er es hinnahm. Daß Nikephoros seine eigene Kaiserwürde gewaltsam errungen hatte und viel weniger dazu legitimiert war, eine Krone zu tragen, als er selbst, spielte für Karl nicht die geringste Rolle. Der Byzantiner saß auf Konstantins Thron, er war von allen Insignien der ehrwürdigsten Macht auf Erden umgeben, das reichte aus, ihm das notarielle Recht zuzugestehen, das er nun wahrnehmen wollte. Nur ein Kaiser konnte einen anderen Kaiser anerkennen, jeder andere, der es zu tun versuchte, maßte sich die Stellung eines Über-Kaisers an. Leo hatte das getan, jetzt war Leo wieder auf das ihm zustehende Maß reduziert.

Karl stellte eine große Gesandtschaft zusammen, die Arsaphios nach Konstantinopel zurückbegleiten und dort die endgültige Bestätigung seiner Kaiserwürde entgegennehmen sollte. Eines ihrer Mitglieder war jener Ajo von Friaul, der als politischer Flüchtling bei den Awaren gelebt, nach Pippins Zug an die Raab zurückgekommen und begnadigt worden war. Aber weder Ajo noch seine Kollegen Graf Hugo von Tours und Bischof Heito von Basel bekamen Nikephoros zu sehen. Am 26. Juli 811 war der Kaiser von Byzanz in Thrakien von bulgarischen Soldaten erschlagen worden. Wie ihre Vorgänger im Jahr 803 gerieten auch die Angehörigen der zweiten Frankendelegation ans Goldene Horn in einen turbulenten Thronstreit hinein.

Staurakios, der Sohn von Nikephoros, war dem Gemetzel, in welchem sein Vater zu Tode kam, zwar lebend, wenn auch keineswegs unbeschädigt entronnen. Er mußte auf einer Bahre nach Konstantinopel zurückgebracht werden, und bald darauf entdeckten die Ärzte, daß er »im Urin Blut absonderte«. Damit war die Bahn für seinen Schwager, den Hofmarschall Michael, frei geworden, einen relativ jungen, aber ehrgeizigen und anpassungsfähigen Mann. Auch er wurde, während Staurakios noch lebte, in einem staatsstreichähnlichen Unternehmen zum Kaiser proklamiert. Für die Franken war es eine eher günstige Entwicklung: Michael brauchte sofort alle Unterstützung, die er überhaupt nur bekommen konnte, und Karl, der ja bereit war, Venedig herauszugeben, schien ihm nicht der schlechteste Partner zu sein. So schickte der neue Herrscher die von Ajo, Hugo und Heito angeführte Delegation in Begleitung eigener Diplomaten umgehend zurück, mit den besten Wünschen und dem Auftrag, Karl als kaiserlichen Bruder huldreichst anzuerkennen. Eine kleine Bitte hatte er noch am Rande: Der Franke möge seinem Sohn Theophylaktos eine der vielen Töchter, die in seinem Haus herumflatterten, zur Frau geben.

Das alles geschah 812. Kaiser Michael I. konnte nicht wissen, was mittlerweile im Westen geschehen war.

Karl begann, müde zu werden. Seine Kräfte ließen nach, die Gicht setzte ihm zu. Er weigerte sich aber, den körperlichen Verfall mit anderen als seinen hausgemachten Mitteln zu bekämpfen. Den Rat der Ärzte, nicht mehr soviel Fleisch, und wenn schon Fleisch, dann wenigstens kein gebratenes, sondern gesottenes, zu essen, schlug er in den Wind. Gegen die Gliederschmerzen, so glaubte er, helfe nur, was ihm schon immer geholfen hatte: die warmen Bäder, aber auch die Jagd und die langen Ausritte. Wann immer sich die Gelegenheit bot, stieg er auf sein Pferd und verschwand in den Wäldern, die er schon als junger Mann durchstreift hatte. Auch die Staatsgeschäfte begannen ihm allmählich lästig zu werden. Keine der von ihm geschaffenen Einrichtungen schien sich ja zu bewähren. Die Königsboten vermochten so wenig für Ordnung zu sorgen wie die Grafen, die Verwaltung erstickte in Fluten beschriebenen Papiers, die allgemeine Korruption nahm zu, ebenso der Unwille der kriegspflichtigen Bürger, sich auf dem März- oder Maifeld einzufinden.

Nur die Auseinandersetzung um geistliche Probleme, die Karl schon früher so sehr beschäftigt hatten, vermochte sein Interesse noch einigermaßen wachzurufen. Der letzte große Kirchenstreit um das *filioque,* die Frage, ob der Heilige Geist nur vom Vater oder auch vom Sohn ausgehe, war 809 in Aachen zugunsten des Sohnes entschieden, aber vom Papst abgelehnt worden. Theodulf von Orléans hatte bei dieser Gelegenheit noch einmal glänzend für seinen fränkischen Herrscher gefochten, ohne sich jedoch völlig durchsetzen zu können. Drohte also auch der Griff zu erlahmen, mit dem Karl die Kirche umklammert hielt?

Im Grunde gab es jedoch nur ein Thema, das ihn wirklich beschäftigte: die Kaiserwürde. Erhielt er vor seinem Tod noch die endgültige Bestätigung, daß er dem byzantinischen Herrscher gleichgestellt war, oder nicht? Darauf allein konzentrierten sich Karls nachlassende Kräfte und sein erlahmender Wille. Aber ärgerlicherweise war das auch jenen seiner Berater bekannt, die ihn nach Pippins Tod mehr denn je darauf festlegen wollten, daß er über diese Kaiserwürde noch zu Lebzeiten verbindlich verfüge. Und als ihr Wortführer galt nach wie vor der so vielseitig verwendbare Theodulf.

Das Reichsteilungsgesetz, so drängte er, müsse aufgehoben werden, bevor es zu spät sei. Der jüngere Karl müsse rechtzeitig zum designierten Kaiser ernannt werden. Theodulf feilte sogar bereits an den Formulierungen, in die diese Entscheidung der Öffentlichkeit gegenüber gekleidet werden sollte, er hatte sich auch halb und halb schon durchgesetzt. Karl, der Vater, sah ja ein, daß der Westgote im Grund recht habe. Trotzdem fiel es ihm schwer, seine endgültige Zustimmung zu geben. Er war an einem Punkt seines Lebens angekommen, an dem ihn auch die Vergangenheit einholte – nicht die Erinnerung an seine hitzigen oder kaltblütigen Gewalttaten, sondern die an Menschen aus seiner engeren Umgebung, die er einfach aus dem Weg geschoben hatte, Pippin zum Beispiel, seinen Erstgeborenen aus der Friedelehe mit Himiltrud.

Seit fünfundzwanzig Jahren lebte der schöne, aber bucklige Prinz nun schon im Kloster Prüm. Eines Tages standen Boten aus Aachen vor ihm und fragten, ob er noch an die Möglichkeit glaube, sich mit seinem Vater wieder auszusöhnen. Pippin, mit dem Jäten eines Gartenbeetes beschäftigt, warf den Besuchern einen uninteressierten Blick zu und sagte, ohne die Arbeit zu unterbrechen: »Bestellt dem Herrn Kaiser, er solle dasselbe tun wie ich.«

Dasselbe wie ein verurteilter, im Mönchshabit büßender Verschwörer? Karl dachte lange über diese verächtlichen Worte nach, dann erklärte er: »Nein, nicht zum Mönchtum hat er mir geraten, vielmehr soll ich wie er das Unkraut ausreißen, wo ich es finde.« Viel Zeit blieb ihm nicht mehr, den Rat in die Tat umzusetzen.

Karl erfuhr auf einmal, daß zu einer Existenz wie der seinen notwendigerweise auch das Scheitern gehört – was diejenigen, die ihm den weltlichen Heiligentitel »der Große« verliehen, eigentlich von Anfang an gewußt hatten. Daß ein Mann, möge er noch so gewaltig sein, ein Reich erschafft, welches zu den größten der Geschichte zählt, und es dann in ordentlichem Zustand an seinen Erben abgibt wie ein Bauer seinen Hof, das ist in den wahren Geschichten, die das Leben erzählt, einfach nicht vorgesehen. Das Ende eines solchen Lebens muß allemal verdüstert sein, es unterliegt den Gesetzen der Tragödie, nicht denen des Kindermärchens. Diese Riesen, die die Welt durchpflügen, als ob sie ein Acker sei, verschwinden schattenhaft in der Dunkelheit, aus der sie einst hervorgetreten sind. Sie gehören zu den Erscheinungen, denen es beschieden ist, keine Erben von gleichem Rang zu haben.

Ob Karl, der Jüngere, die Kraft und die Fähigkeit gehabt hätte, das Zepter des älteren Karl zu übernehmen und festzuhalten, weiß niemand, er hat sich nie so nachdrücklich ins Licht gedrängt, daß man ihn beurteilen könnte. Im übrigen wäre jede Spekulation darüber müßig.

Der Vater, das ist einigermaßen sicher, hatte sich schon so gut wie entschlossen gehabt, seinen ältesten legitimen Sohn als kaiserlichen Erben einzusetzen, da wurde der junge Karl plötzlich krank und starb am 4. Dezember 811, man vermutet, an Hirnhautentzündung. Er war gerade neununddreißig Jahre alt geworden.

Im Hof von Aachen breitete sich, nach diesem unerwarteten Todesfall, schwarzes Entsetzen aus. Und Theodulf begann zu ahnen, daß seine Karriere sich dem Ende nähere. Jetzt war von allen Söhnen Karls nur noch Ludwig übrig, und zu dessen Eigenschaften gehörte Großmut so wenig wie irgendein anderer Wesenszug, den man hätte königlich nennen können. Er war schwach, er war unfähig, auch seine Methoden würden – das ließ sich jetzt schon sagen – kleinlich sein. Dennoch wollte der Westgote noch nicht völlig aufgeben. Er bereitete ein Gedicht vor, in dem alle Beiwörter untergebracht werden sollten, mit denen man einen neuen »frommen und gütigen Kaiser« rühmen konnte.

Einhard hingegen war schlauer gewesen als er – und schneller. Der jüngere Karl lag kaum unter der Erde, da warf er sich auch schon Karl, dem Vater, zu Füßen und bat ihn, »Ludwig zum Mitregenten und Kaiser zu machen«. Das sprach sich natürlich ebenso schnell herum wie die inzwischen überholten Vorschläge, die Theodulf gemacht hatte, und es war wirksamer als ein Gedicht.

Dann, das geschah 811, kam aus Prüm die Nachricht, auch der bucklige Pippin sei gestorben. Und endlich – da schrieb man schon 812 – traf die byzantinische Delegation in Aachen ein.

Es war Karls vorletzter großer Auftritt vor den Vornehmen und Großen des Reiches. In der Pfalzkapelle empfing er Kaiser Michaels Abgesandte, deren Anführer, den Protosphatarios Arsaphios, er bereits kannte. Der Franke trug noch einmal großen Ornat, nicht die römische Tunika, die er auf Leos etwas hinterlistigen Rat in Rom angelegt hatte, sondern den durch eine goldene Spange zusammengehaltenen viereckigen Königsmantel und die edelsteinbesetzten Schuhe. Er nahm auf dem Thron Platz, der im Grunde schon bezeugt hatte, was er war und was er sein wollte, noch ehe er sich damit hatte auseinandersetzen müssen, aus welchem Recht er Kaiser sei. Aber dieser qualvolle Prozeß sollte ja nun sein Ende finden.

Karl übergab Arsaphios die versprochene Friedensurkunde und ein anderes Papier, in dem er auf Venedig verzichtete. Daraufhin traten die Byzantiner nach vorn, stimmten die Kaiserhymne an und begrüßten ihn »nach ihrer Art in griechischer Sprache als Imperator und Basileus«. Es war ein verbindlicher Akt und für Karl der endgültige Triumph – zumindest hätte er es sein müssen.

Die Welt war ein für allemal in Ordnung gebracht. Zwei einander gleichberechtigte Kaiser gab es jetzt und, eine Stufe unter ihnen, zwei gleichberechtigte geistliche Würdenträger, den Patriarchen von Konstantinopel und den Papst in Rom, daran konnte niemand mehr rütteln. Aber war dieses Ergebnis die ganze aufgewandte Mühe überhaupt wert? Vermehrte es Karls Macht auch nur um ein Jota? Fügte es dem Glanz der fränkischen Krone etwas Wesentliches hinzu? Über der glanzvollen Zeremonie unter der Kuppel des Aachener Oktogons lag vor allem auch der Schatten der Nachfolgefrage.

Karl scheint an diesem Tag wenig Freude empfunden zu haben. Etwas grämlich stellte er fest, daß Michael ihm für den schriftlichen Friedensvertrag und die Abtretungsurkunde nur eine mündliche Erklärung geboten hatte, die Kaiserehrung seiner Botschafter. Deshalb bestand er darauf, daß Arsaphios sofort wieder zurückkreise und ihm ein Dokument besorge, welches in der gleichen Form abgefaßt sein müsse wie die von ihm ausgefertigten Papiere; einen Kontrakt wollte er haben, der den Byzantiner ebenso an sein Wort band, wie er sich gebunden hatte. Erzbischof Amalarius von Trier und Abt Petrus von Nonantula bei Modena sollten den Protosphatarios begleiten. »Wir bitten Deine geliebte und glorreiche Brüderlichkeit«, heißt es in dem Schreiben, das er den beiden mitgab, »wenn Du mit der von uns gefertigten Vertragsniederschrift übereinstimmst, eine gleichlautende, in griechischen Buchstaben geschrieben und auf die gleiche Weise gegengezeichnet, Unseren Boten zu übergeben.«

Juristische Federfuchserei! Damit klang das lang herbeigesehnte große Ereignis aus. Es sollte noch eine ganz andere Pointe erhalten.

Als Arsaphios mit den beiden fränkischen Geistlichen nach Konstantinopel zurückkehrte, war Michael schon nicht mehr Kaiser. Er hatte eine entscheidende Schlacht gegen die Bulgaren verloren, hatte danach, mehr oder weniger »freiwillig«, zugunsten des Generals Leon abgedankt und war Mönch geworden. Mit ihm ging auch sein Sohn Theophylaktos ins Kloster, was Karl der Mühe enthob, seinem neuen kaiserlichen Bruder, ebenso wie einst Irene, eine fränkische Prinzessin als Schwiegertochter vorenthalten zu müssen. Und Leon hatte natürlich Wichtigeres zu tun, als sich sofort um Karls Bitte zu kümmern. Die Bulgaren standen bei Adrianopel, dem heutigen Edirne, also praktisch vor den Toren der byzantinischen Hauptstadt. Das geforderte Papier kam deshalb erst in Aachen an, als es schon wieder ungültig war. Da nämlich existierte auch sein Adressat nicht mehr. Es mußte erneut zurückgeschickt werden, um den Namen Karl durch den Namen Ludwig zu ersetzen und die Änderung paraphieren zu lassen.

Gegen den Gedanken, seinen Jüngsten als kaiserlichen Thronfolger einzusetzen, hatte Karl sich bis zuletzt gesträubt. Als es endlich doch unvermeidlich geworden war, versuchte er wenigstens noch, eine Regelung zu finden, die Ludwig an der vollen Ausübung der Macht hindern könne. Aus der Klosterschule Fulda ließ er seinen Enkel Bernhard holen, den siebzehnjährigen Sohn Pippins, und ernannte ihn zum König von Italien. Wie die beiden nach seinem Tod miteinander auskommen sollten, legte er jedoch nur in ganz groben Zügen fest. Er war, wie Einhard schreibt, »schon sehr von Alter und Krankheit geschwächt«. Die Kraft, sich auf Einzelheiten einzulassen, brachte er nicht mehr auf und schon gar nicht die Energie, alle Probleme, die eine Doppelherrschaft mit sich bringen würde, zu durchdenken oder die Kompetenzen des einen und des anderen der beiden Regenten detailliert gegeneinander abzugrenzen. Um so größere Mühe verwendete er auf die Ordnung seines Privatbesitzes.

Was gehörte ihm überhaupt persönlich? Für Karl gab es nicht die geringsten Zweifel: Alles, was er im Lauf seiner Kriege an beweglichen Gütern zusammengebracht hatte, Gold und Silber, Waffen und kostbares Gerät, das alles war sein eigen, die bei der Irminsul gefundenen Weihegaben ebenso wie die Reste des Awarenschatzes. Und ihm selbst oder seiner unsterblichen Seele mußte es auch nach seinem Tod zugute kommen.

Mit der etwas bauernschlau anmutenden Begründung, die Erben sollten nicht in Versuchung kommen, um Geld zu streiten, ordnete er an, zwei Drittel des fränkischen Reichsschatzes der Kirche zu übereignen, das letzte Drittel noch einmal zu vierteln, einen Teil davon an die einundzwanzig Metropolitanstädte des Reiches zu überweisen, den Rest seinen Kindern und Enkeln, den Armen und der Hofdienerschaft zu geben. Zu diesem letzten Legat gehörte Karls ganzer Haushalt, alle Waffen und Kleider, alle kostbaren und minderwertigen Vorhänge, Teppiche, Decken, Polster, Filz- und Lederwaren. Die von ihm bedachten Metropolitanstädte waren Rom, Ravenna, Mailand, Cividale del Friuli, Grado, Köln, Mainz, Salzburg, Trier, Sens, Besançon, Lyon, Rouen, Reims, Arles, Vienne, Moutiers en Tarantaise, Embrun, Bordeaux, Tours und Bourges. In ihnen sah er die geistlichen und weltlichen Zentren des Fränkischen Imperiums, vier davon lagen im deutschsprachigen Raum, fünf in Italien, der größere Rest im heutigen Frankreich. Wo blieben Regensburg, wo Fulda oder Paderborn? Karl scheint im Geist den Machtbereich der römischen Cäsaren nie verlassen zu haben.

Ein anderer, halb versteckter Satz in diesem Testament deutet auf die Geistesverfassung seines Urhebers hin. Die ersten zwei Drittel des gesamten Vermögens, so verfügte Karl, sollten sofort verteilt werden, das letzte aber erst nach seinem Tod »oder seinem freiwilligen Rücktritt aus dem weltlichen Leben«. Das klingt, als habe er mit dem Gedanken gespielt, den Rat des buckligen Pippin doch anders zu interpretieren, als er es Notker zufolge tat, und seine letzten Tage im Kloster zu verbringen. Siebenhundert Jahre später hat ein anderer Kaiser Karl, der fünfte seines Namens, ebendies getan.

Und eine weitere Anordnung lautete nach den Angaben Einhards: »In gleicher Weise hat er auch bezüglich der Bücher, deren er in seiner Bibliothek eine große Menge gesammelt hatte, verfügt, daß sie von denen, die sie haben wollten, um den richtigen Preis gekauft werden könnten.« Er wirft also hin, was ihm doch teurer gewesen sein müßte als alle seine anderen Besitztümer, Evangeliare und Psalter in kostbaren, gold- und elfenbeingeschmückten Prachteinbänden, hergestellt von Künstlern seiner Hofwerkstätten, geschrieben auf

316

Pergamentblättern, die in wochenlanger Arbeit glattgeschliffen worden waren, alle Buchstaben so sauber hingemalt, daß man sie von gedruckten kaum unterscheiden kann. Diese Lettern aber, »Minuskeln« mit Ober- und Unterlängen, die Mutterschrift der gesamten neueren Schriftenfamilie Europas, waren zudem noch auf seine, des Analphabeten Anregung hin entwickelt worden, eine Leistung, die ihn länger überdauern sollte als nahezu alles, was er sonst geschaffen hatte. Bedeuteten ihm diese Arbeiten auf einmal nur noch derart wenig, daß er sie praktisch verhökern lassen wollte?

Karl warf Ballast ab in diesen letzten Lebensjahren, er schleuderte von sich, was ihm Freude gemacht und was ihn belastet hatte, er zog sich ganz auf sich selbst zurück. Und er scheint sich dabei wirklich als einen Mann ohne Krone, ohne Macht und Reichtum gesehen zu haben, einen Eremiten im härenen Gewand. So, glaubte er, sei er in die Welt getreten, so wollte er sie wieder verlassen. Alles, was er in der Zeit dazwischen getan, angestrebt, erreicht hatte, galt ihm bereits als Schall und Rauch, als Scheinwerk von zweifelhaftem Wert. Das halb possenhafte Spiel um seine Anerkennung als Kaiser mochte ihm noch zuletzt die Augen dafür geöffnet haben. War es denn die Mühe Wert gewesen, so lange darauf zu warten, daß ein paar Byzantiner angereist kamen, die Knie vor ihm beugten und ihn auf griechisch »Basileus« nannten?

Das Testament spiegelt aber auch eine Art grimmiger Verachtung nicht nur für seinen Nachfolger, sondern für alle, die ihn überleben würden. Ähnlich wie Chlodwig I., wie der blutige Chlothar oder noch Karl Martell enthielt er ihnen einen Teil dessen vor, was sie sicher zu besitzen meinten, verschleuderte unermeßliche Schätze und überließ es ihnen, wie sie zurechtkommen wollten, wenn er einmal nicht mehr war. Auch seine Töchter und die Kinder seiner Beischläferinnen waren, wiewohl mit Klöstern und anderen kirchlichen Pfründen ausgestattet, nicht gerade königlich versorgt. Karl spielte zwar mit dem Gedanken, für sie noch eine besondere Erbregelung zu treffen, schob es aber so lange hinaus, daß das Vorhaben »nicht mehr ins Werk gesetzt werden konnte«.

Die Staatsgeschäfte ließ er ebenfalls schleifen. Das einzige, was ihn noch interessierte, waren kirchliche Fragen. An die Bischöfe gingen Schreiben hinaus, die sie zu eifriger Predigt und zu gründlichem

Unterricht ermahnten. Provinzialsynoden zur weiteren Reform der Kirche wurden einberufen und eine Reichssynode, die möglichst alle ausstehenden strittigen Glaubensfragen regeln sollte. Seiner letzten, schwierigsten Entscheidung konnte Karl jedoch auch damit nicht mehr ausweichen: Er mußte endlich festlegen, wer nach ihm Kaiser sein sollte und wie der Thronfolger diese schwer errungene Würde zu begreifen habe. Am 11. September 813 tat er den Schritt.

Vor der nach Aachen einberufenen Reichsversammlung erschien ein alter, weißhaariger Mann, der sich auf einen Stock stützte und den einen Fuß mühsam nachzog. Mit dürren Worten gab Karl seine Entscheidung bekannt: Ludwig werde nach ihm die Kaiserkrone tragen und Bernhard König von Italien sein. »Dieser Beschluß wurde mit großem Beifall aufgenommen, denn er schien ihm von Gott eingegeben zu sein.« Der Ernennung folgte umgehend die Krönung.

Noch einmal sahen die Großen des Reiches den Kaiser im funkelnden Staatsgewand. Auf seinen Sohn gestützt, betrat er die Kirche und ließ sich zum Altar hinführen. Dort lag eine »andere Krone als die, die er selber trug«. Karl hob sie empor, fragte die Anwesenden, »ob es ihnen recht sei, daß er seinen kaiserlichen Namen dem Sohn übertrage«, wartete, bis die zustimmenden Rufe verklungen waren, »und betete dann lange Zeit«. Anschließend ermahnt er Ludwig vor der ganzen Versammlung zur Gottesfurcht, zum Schutz der Kirche, befiehlt ihm, seine Schwestern und Brüder, seine Neffen und anderen Verwandten in Fürsorge zu beschützen, fordert ihn auf, die Klöster und die Armen zu unterstützen, unbestechliche Staatsdiener einzusetzen und selbst ein tadelfreies Leben zu führen. »Dann aber«, so berichtet Ludwigs Biograph Thegan, der dieser Zeremonie wahrscheinlich beiwohnte, »befahl ihm der Vater, die Krone, welche auf dem Altar lag, mit eigener Hand zu nehmen und sich auf das Haupt zu setzen.« Es war eine wohlüberlegte Geste und ein letzter Kommentar Karls zu seiner eigenen Krönung in Rom.

Kein Papst stand zwischen Gott und dem neuen Kaiser. Der abtretende Herrscher bekundete nachträglich, daß er sich schon damals – wie später Napoleon – selber hätte krönen können. Was am 25. Dezember 800 falsch gemacht worden war, wurde nun korrigiert, und so hatte es auch in Zukunft zu sein. Ludwig »vollzog den Befehl des Vaters«. Er war jedoch bereits entschlossen, ihm zuwiderzuhandeln, sobald der Alte tot sei, und sich dann auch vom Papst noch salben zu lassen. Nicht einmal die Souveränität, die Karl mit schweren Mühen und in langwierigen inneren Kämpfen für sich errungen hatte, konnte er also über seinen Tod hinaus bewahren.

Hätte es ihn an diesem Tag noch interessiert? Nachdem er Ludwig wieder nach Aquitanien zurückgeschickt hatte, »tat der Kaiser nichts anderes mehr, als daß er seine Zeit auf Beten und Almosen verwendete«. Und die Annalisten und Chronisten breiten schon den Mantel des Mythos über ihm aus. Sie berichten von Sonnenflecken, die sein nahes Ende verkündet haben sollen, stellen erschauernd fest, daß die gedeckte Galerie zwischen Aula und Pfalzkapelle unter seinem Hofstaat zusammenbrach oder daß die hölzerne Rheinbrücke, die er in zehnjähriger Arbeit bei Mainz hatte errichten lassen, von brotlos gewordenen Fährleuten in Brand gesteckt wurde. Auch registrierten sie einen Meteor, ein Erdbeben und einen Blitzeinschlag in der Aachener Kirche, der das an Karls Namen angefügte Wort »Princeps« auslöschte.

Karl selbst ritt noch einmal auf die Jagd ins Rheinische Schiefergebirge, obwohl er sich kaum noch im Sattel halten konnte. Anfang November kehrte er, vom Fieber geschüttelt, heim. Im Januar 814 wurde er bettlägerig, wies aber nach wie vor alle Ärzte und ihre Ratschläge zurück. Als er dann auch noch eine Rippenfellentzündung bekam, wurde dem halsstarrigen Greis klar, daß der Körper, auf den er sich zweiundsiebzig Jahre lang hatte verlassen können, aufgebraucht war. Erzkaplan Hildebald wurde gerufen, um ihm das Abendmahl zu reichen.

Noch einen Tag und eine Nacht lang hatte er zu leiden. »Am anderen Morgen, da es hell wurde, streckte er, in vollem Bewußtsein dessen, was er tun wollte, die rechte Hand aus und machte so kräftig, als er vermochte, das Zeichen des heiligen Kreuzes auf die Stirn, die Brust und den ganzen Körper. Zuletzt zog er die Füße zusammen, legte Arme und Hände über die Brust, schloß die Augen und sang mit leiser Stimme den Vers des dreißigsten Psalms: ›In Deine Hände, Vater, befehle ich meinen Geist.‹« Kurz darauf war er tot.

Und noch vor dem Sonnenuntergang dieses Tages lag er unter der Erde. Sein Hofstaat begrub ihn so hastig, als ob er die Leiche loswerden wolle. Der Sarkophag, in den man ihn bettete, war von Marmor, eine Arbeit aus dem antiken Rom, auf dessen Seitenwänden der Raub der Proserpina dargestellt ist. Grablege war seine Pfalzkapelle.

Die Grabinschrift lautete, dürftig genug für einen so gewaltigen Herrscher: »Unter diesen Steinen liegt der Leib Karls, des großen und rechtgläubigen Kaisers, der das Reich der Franken herrlich erweitert und sechsundvierzig Jahre lang glückhaft beherrscht hat. Er starb etwa siebzigjährig am 28. Januar 814.« Verfasser des Nachrufs war Ludwig, worauf schon die Bezeichnung »orthodoxus«, rechtgläubig, hindeutet. Karls Nachfolger hatte über dreißig Jahre lang unter den senatorischen Bischöfen des Westens gelebt und sich von ihnen formen lassen. Mit »orthodoxus«, einem den byzantinischen Kaisern geraubten Prädikat, legte Ludwig fest, auf welchen Teil seines Erbes er sich besonders zu stützen gedenke.

Die fränkische Geschichte schien mit ihm dann noch einmal neu zu beginnen – vor der Zeit seines Vaters.

753 hatte Pippin sich vor einem Papst Stephan zu Boden geworfen und sich ein Jahr später von ihm salben lassen. 816 warf sein Enkel »sich dreimal mit dem ganzen Körper zu den Füßen des höchsten Bischofs nieder« und ließ sich anschließend ebenfalls salben. Das geschah in Reims, der Papst hieß wiederum Stephan.

Zu dieser Zeit war Theodulf von Orléans schon längst in Ungnade gefallen, während Einhard bereits die ersten Früchte seines Eintretens für Ludwig genoß, er hatte Michelstadt im Odenwald und Mühlheim am Main erhalten. Bevor er sich ins Privatleben zurückzog, sollte »die Ameise« noch eine ganze Reihe von Klöstern zugesprochen bekommen, die ihn so unabhängig machten wie einst den verstorbenen Alkuin. Wenn er von seinem nördlichsten Besitztum Gent nach Pavia reiste, konnte er fast jede Nacht in einem eigenen Haus verbringen.

Trotzdem hielt auch Einhard es nur bis zum fünfzigsten Lebensjahr an dem neuen Kaiserhof aus. Er schien nicht mit ansehen zu wollen, wie Ludwig an der Aufgabe scheiterte, das Erbe des Vaters zu bewahren. Die Bürde, die der ehemalige König von Aquitanien trug, wäre jedoch auch für jeden anderen zu schwer gewesen. Das Fränkische Reich war derart auf seinen Schöpfer zugeschnitten, daß kein anderer es im Griff halten konnte. Allein in Karls Kopf hatte es als lebendiger und überschaubarer politischer Organismus existiert, nur er kannte die Gesetze, denen es gehorchte, und nur er konnte sie auf sinnvolle Weise anwenden. Für alle, die nicht mit seinem Gehirn denken und mit seinen Augen sehen konnten, war es eine zusammengestückelte, zusammeneroberte Ländermasse ohne inneren Zusammenhalt, ohne ausgeglichene gesellschaftliche Struktur.

Das einzige Werkzeug, das Ludwig zur Verfügung stand, um diesen vielfältigen Mängeln abzuhelfen, war der Apparat der Kirche, und seiner hat er sich auch zu bedienen versucht, mit der Hilfe einer ganzen Reihe von hervorragenden gelehrten und reichstreuen Geistlichen. Die Gesetze, die Ludwig unter ihrer Anleitung erließ, waren durchaus sinnvolle Ergänzungen der bereits von Karl getroffenen Maßnahmen, der Gedanke, auf den erborgten römischen Kaiserglanz zu verzichten und das Reich als *regnum Francorum* zu begreifen, entsprang sogar einer Betrachtungsweise, die weitaus nüchterner anmutet als alle Bemühungen Karls, durch Byzanz anerkannt zu werden. Freilich, um derlei Reformansätze weiterzuverfolgen, hätte Ludwig ein ebenso kühler Realist sein müssen wie seine Berater und mindestens so durchsetzungsfähig wie sein Vater.

Willenskraft, die Fähigkeit, konsequent an einem Vorhaben festzuhalten, und die Gabe, sich weit genug von allen Vorhaben ideologischer Art zu distanzieren, um sie auch als reine Mittel der Politik begreifen zu können, gehörten indes nicht zu Ludwigs Stärken. Seinen Beinamen »der Fromme« hingegen trug er zu Recht, denn alle Glaubensfragen waren ihm so sehr Herzensangelegenheiten, daß er gelegentlich mit dem Gedanken spielte, seine Krone niederzulegen und ins Kloster zu gehen. Da ihn seine Umgebung davon jedoch immer wieder abhielt, brach er nach einer anderen Seite aus der Bahn. Er überließ sich mehr und mehr einer Frau, der willensstärksten und schönsten, die seit langem auf der fränkischen Szene erschienen war. Judith hat sie geheißen, sie entstammte einem schwäbischen, später nach ihrem Vater, dem Grafen Welf, benannten Geschlecht.

Mit Judiths Auftritt begann der Zerfall des Karlsreiches. Sie war Ludwigs zweite Frau, er hatte sie in einer Art von Schönheitswettbewerb unter den Töchtern des Hochadels ausgesucht. Als die Welfin ihm nach vierjähriger Ehe einen Sohn gebar, besaß er schon mehrere erwachsene Söhne, von denen einer als sein Nachfolger bestimmt und zwei andere mit Teilkönigreichen ausgestattet waren, während alle übrigen einem Erbverzicht hatten zustimmen müssen, damit das Reich nicht zersplittert werde. Judith wollte davon nichts wissen. Mit einer Zähigkeit ohnegleichen kämpfte sie für ihren Sprößling Karl, der später »der Kahle« genannt wurde, und brachte ihren Mann auch wirklich dazu, daß er gegen sein eigenes feierlich verkündetes Testament verstieß, um aus dem bereits verteilten Erbe noch ein viertes Teilreich für diesen Karl herauszuschneiden.

In dem daraus erwachsenden Krieg der benachteiligten Söhne gegen den Vater wurde Ludwig vorübergehend abgesetzt und eingesperrt, das Karlsreich aber zerschlagen. Nach seinem Tod zerfiel es in drei getrennte Staaten, von denen lediglich zwei für längere Zeit Bestand hatten: Ostfranken, das spätere Deutschland, sowie Westfranken, das heutige Frankreich. Es war ein Vorgang, der sich bereits zur Zeit der Merowinger angebahnt hatte und von den ersten Karolingern bis hin zu Karl dem Großen eigentlich nur hinausgeschoben worden war.

Daß das Unvermeidliche aber zu einer Zeit geschah, in der, wie ein Vierteljahrtausend zuvor, gerade wieder einmal die von Martell und seinen Nachfolgern ebenfalls entmachtete »Spinnstube« im Frankenreich am längeren Hebel saß, ist für eine so ernsthafte Geschichte wie die Karls des Großen zumindest eine allerletzte hübsche Pointe. Es ist auch eine Prise Ironie in dem recht salzlosen Streit, was er denn nun gewesen sei, mehr Charlemagne oder mehr der deutsche »Kerl«.

Wenn man die Frage nur unter dem Aspekt seines Verhältnisses zu den Frauen betrachtet, ließe sich sagen, er habe eine Mätressenwirtschaft geführt wie die französischen Ludwige, die auch seinen blauen Königsmantel übernahmen und die widerhakigen fränkischen Lanzen zur bourbonischen Lilie stilisierten. Aber die *maîtresse declarée* aus späteren Versailler Tagen – was war sie denn anderes als die Nachfahrin der germanischen Friedelfrau? In den Rahmen dieser speziellen Tradition zumindest fügt sich Karl als Franzose ebenso fugenlos ein wie als Deutscher. Und einen gewichtigeren Kommentar ist die ganze Angelegenheit kaum wert.

Karl hatte aus dem Strudel der Völkerwanderung ein festes Plateau emporgestemmt, auf dem die rastlosen Reiter sich neu formieren konnten. Unter seiner Hand schienen sie sogar zu einer Einheit zu verschmelzen, die man Europa hätte nennen können. Aber was damals schon beinahe Realität geworden war, gerinnt erst heute, mehr als tausend Jahre später, gerade wieder zu einer Art von Utopie. Um diese Frist, so könnte man sagen, war Karl seiner Zeit voraus.

# Literaturhinweise

Aretin, J. A. von: »Älteste Sage über die Geburt und Jugend Karls des Großen«, o.O. 1803

Berndt, H.: »Das vierzigste Abenteuer«, Oldenburg 1968

Borst, A.: »Karl der Große. Das Nachleben«, Düsseldorf 1967

Braunfels, W.: »Die Welt der Karolinger«, München 1968

Braunfels, W.: »Karl der Große«, Reinbek 1972

Braunfels, W. (Hg.): »Karl der Große – Lebenswerk und Nachleben« 5. Bde., Düsseldorf 1968

Brent, P.: »The Viking Saga«, London 1975

Brepohl, W.: »Industrievolk Ruhrgebiet«, Tübingen 1957

Breyer, L. (Hg.): »Bilderstreit und Arabersturm in Byzanz«, Graz 1957

Brown, P.: »Augustine of Hippo«, o.O. 1957

Buchner, R. (Hg.): »Quellen zur karolingischen Reichsgeschichte« Band I–VII, Darmstadt 1972

Buchner, R. (Hg.): »Quellen zur Geschichte des 7. und 8. Jahrhunderts«, Darmstadt 1982

Buchner, R. (Hg.): »Quellen zur Geschichte des deutschen Bauernstandes«, Darmstadt 1974

Burckhardt, J.: »Die Zeit Constantins des Großen«, Darmstadt 1962

Calmette, J.: »Charlemagne«, Paris 1945

Diehl, C.: »Histoire de l'empire byzantine«, Paris 1919

Dittmar, H.: »Der Kampf der Kathedralen«, Düsseldorf 1964

Europarat, Ausstellung des: »Karl der Große – Werk und Wirkung«, Aachen 1965

Faber, G.: »Auf den Spuren von Karl dem Großen«, München 1984

Fichtenau, H.: »Das karolingische Imperium«, Zürich 1949

Fichtenau, H.: »Karl der Große und das Kaisertum«, Darmstadt 1971

Granzotto, G.: »Carlo Magno«, Mailand 1978

Guerdan, R.: »Vie, grandeur et misères de Byzance«, Paris 1954

Hachmann, R.: »Die Germanen«, Genf 1971

Halphen, L.: »Charlemagne et l'Empire carolingien«, Paris 1949

Hampe, K.: »Herrschergestalten des deutschen Mittelalters«, Darmstadt 1978

Herm, G.: »Strahlend in Purpur und Gold«, Düsseldorf 1979

Kalckhoff, A.: »Karl der Große. Profile eines Herrschers«, München 1987

Kluxen, K.: »Geschichte Englands«, Stuttgart 1968

Kühner, K.: »Neues Papstlexikon«, Zürich 1956

Lammers, W. (Hg.): »Die Eingliederung der Sachsen in das Frankenreich«, Darmstadt 1970

Langosch, K.: »Profile des lateinischen Mittelalters«, Darmstadt 1965

Lásló, G.: »Steppenvölker und Germanen«, Budapest 1974

Levison, W.: »England and the continent in the eight century«, Oxford 1946

Lot, F.: »Naissance de France«, Paris 1948

Ludwig, V.: »Kleine Kirchengeschichte«, Wien 1947

Mühlbacher, E.: »Deutsche Geschichte unter den Karolingern«, Stuttgart 1896

Ohnsorge, W.: »Abendland und Byzanz«, Darmstadt 1958

Paetow, K.: »Die schönsten Wesersagen«, Hannover 1961

Palm, R.: »Die Sarazenen«, Düsseldorf 1978

Pirenne, H.: »Mahomet und Karl der Große«, Frankfurt 1963

Pörtner, R.: »Die Erben Roms«, Düsseldorf 1964

Pörtner, R.: »Die Wikinger Saga«, Düsseldorf 1971

Ranke, L. von: »Weltgeschichte« Band 7, Hamburg

Reichard, H.: »Westlich von Mohammed«, Köln 1957

Schrott, L.: »Die Herrscher Bayerns«, München 1967

Sterzl, A.: »Der Untergang Roms an Rhein und Mosel«, Köln 1978

Wahl, R.: »Karl der Große«, München 1978

Wallach, L.: »Alkuin and Charlemagne«, Ithaca 1968

Wiegler, P.: »Geschichte der Weltliteratur«, Berlin 1920

Wies, E. W.: »Karl der Große. Kaiser und Heiliger«, München 1987

# Personen- und Sachregister

334

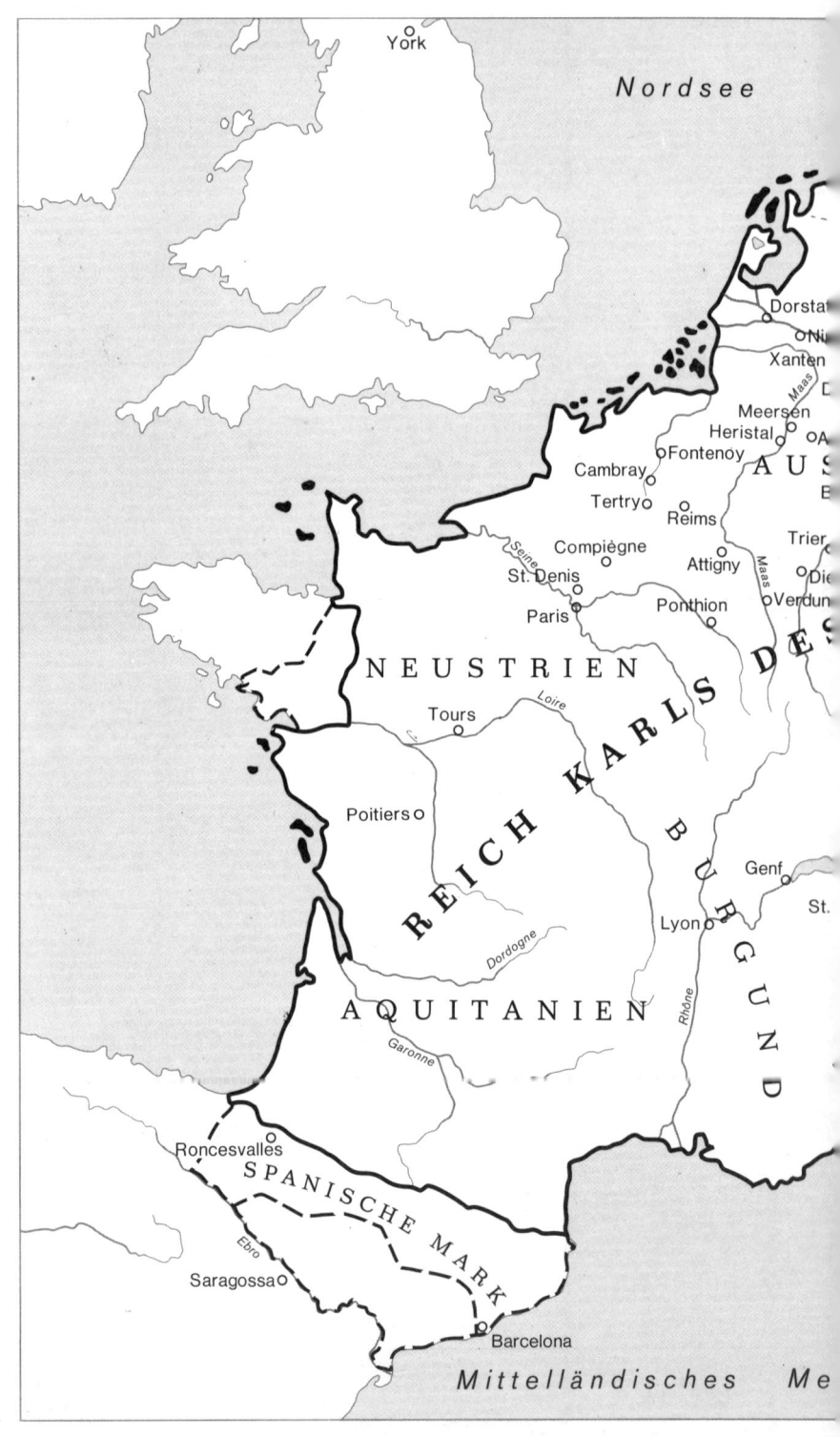

York

*Nordsee*

Dorsta
Ni
Xanten
Meersen
Heristal
Fontenoy

Cambray

Tertry

Reims

Compiègne

St. Denis

Paris

Ponthion

Attigny

Trier

Die
Verdun

A U S

B

NEUSTRIEN

Tours

Poitiers

R E I C H   K A R L S   D E S

B U R G U N D

Genf

St.

Lyon

A Q U I T A N I E N

S P A N I S C H E   M A R K

Roncesvalles

Saragossa

Barcelona

*Mittelländisches   Me*

*Seine*

*Loire*

*Dordogne*

*Garonne*

*Ebro*

*Rhône*

*Maas*

*Maas*